U0370477

# Quantitative Phase Imaging of Cells and Tissues

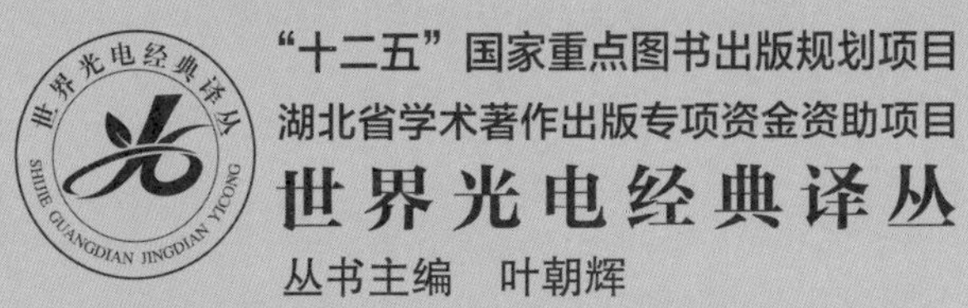

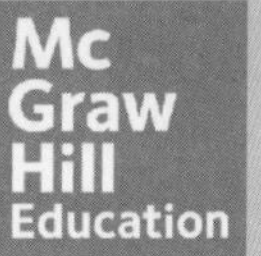


# 细胞与组织的定量相位成像


Gabriel Popescu 著

袁 菁 吕晓华 邓 勇 杨孝全 译

骆清铭 LIU Yang 审校



華中科技大學出版社
http://www.hustp.com
中国·武汉

Gabriel Popescu
Quantitative Phase Imaging of Cells and Tissues
ISBN：0071663428


湖北省版权局著作权合同登记 图字：17-2017-063 号

**图书在版编目（CIP）数据**

细胞与组织的定量相位成像/（美）波佩斯库著；袁菁等译. —武汉：华中科技大学出版社，2017.11
（世界光电经典译丛）
ISBN 978-7-5680-2914-8

Ⅰ.①细… Ⅱ.①波… ②袁… Ⅲ.①光学显微镜-应用-细胞诊断 Ⅳ.①R446.8

中国版本图书馆 CIP 数据核字（2017）第 123138 号

**细胞与组织的定量相位成像** Gabriel Popescu 著
Xibao yu Zuzhi de Dingliang Xiangwei Chengxiang 袁菁 吕晓华 邓勇 杨孝全 译

---

策划编辑：徐晓琦 责任编辑：余 涛
封面设计：原色设计 责任校对：张 琳
责任监印：周治超
出版发行：华中科技大学出版社（中国·武汉） 电话：（027）81321913
武汉市东湖新技术开发区华工科技园 邮编：430223
录 排：武汉正风天下文化发展有限公司 印刷：湖北新华印务有限公司
开 本：710mm×1000mm 1/16 印张：24 插页：2 字数：403 千字
版 次：2017 年 11 月第 1 版第 1 次印刷 定价：138.00 元

---

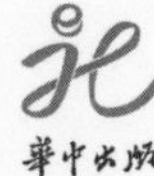
本书若有印装质量问题，请向出版社营销中心调换
全国免费服务热线：400-6679-118 竭诚为您服务

致敬 Catherine、Sophia、Sorin 以及我的母亲

“显微镜呈现的是衍射现象的干涉效应。”

***Ernst Abbe，1873.***

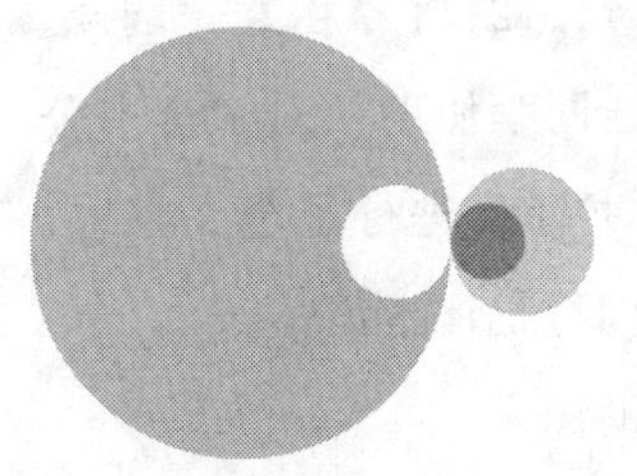

# 译者序

光学显微镜是生物与医学领域一种至关重要的工具。因为大多数细胞和组织在显微镜下是“透明的”,人们传统上是通过对细胞和组织染色使其“可见”。相位显微镜首创于20世纪30年代,它打破了这一传统,通过将光在样本中传输时产生的相位偏移转换为图像上的强度差,使透明未染色(或无标记)的对象实现可视化。自那以后,它在活细胞研究中扮演了重要角色。尽管它具有如此深远的影响,相位显微镜过去大多受限于定性的可视化研究,无法满足现代定量生物学中对复杂生物过程的研究日益增长的需要。近些年来一系列技术创新突破了相位显微镜过去的限制,采用简单而准确的方式精确地提取高达亚纳米精度的相位,这导致了定量相位成像(quantitative phase imaging,QPI)的出现。QPI在过去十年得到快速发展,改善了相位灵敏度、稳定性和速度,使其成为细胞生物学、临床诊断以及材料科学的一个强大工具。

由QPI领域的开拓者之一,Gabriel Popescu教授所著的这本书,对QPI进行了综述,涵盖了从相位显微镜的理论基础,到不同技术创新以实现在最小外部及空间噪声影响下以视频速率精确地提取定量相位信息,再到诸如监测细胞生长、研究细胞动力学以及癌症组织诊断等不同生物医学的前沿应用。这本书以相位显微镜为主线,有效地将光学显微镜成像机制、全息成像、相干成像、生物物理学与组织光学等联系起来。不论是对刚刚入门的光学或电子工程、生物医学工程以及生物物理等专业的学生,还是想紧跟前沿研究或扩宽

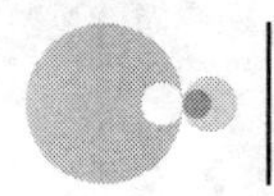


研究领域的高级读者而言，这本书都将是研究定量相位成像的有益参考。

感谢骆清铭教授热忱地统筹并推动这本书的引进、翻译工作。由于本书涉及不同学科的知识，因此，为了保证中文版的准确性，特邀请了相关方向的老师来参与翻译工作：第1、3、4、5、6章由杨孝全老师翻译，第7、15章由吕晓华老师翻译，第2、8、9、10、13章由邓勇老师翻译，第11、12、14章由袁菁翻译。由袁菁和吕晓华老师对全书进行统稿和校对，张德洁同学协助校对了全书公式。特别感谢美国匹兹堡大学 Liu Yang 教授对本书译稿进行了全文校对。由于水平有限，书中难免存在翻译错误及疏漏，恳请同行批评指正。

希望这本译著对发展定量相位成像技术有所帮助。

袁菁

2017年4月

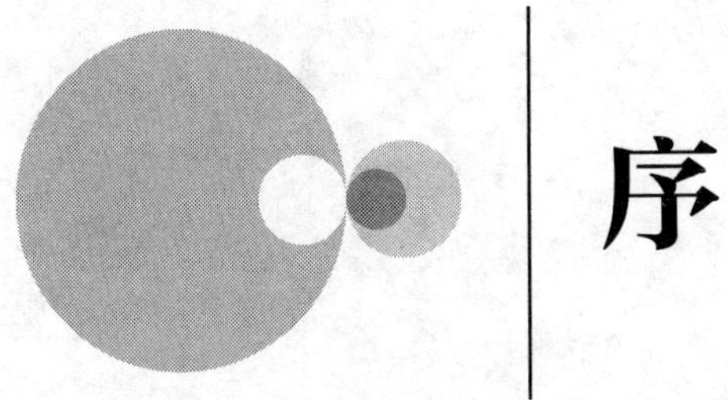

# 序

本书是对一门相对新颖并在迅速发展着的学科的权威阐述，生物学家、化学家、物理学家、内科医生以及工程师们可能对这本书会有特别的兴趣。书中讨论的技术在近年来已经得到了发展，并且这些技术能提供许多信息，例如，在纳米级上同时反映样本的厚度以及折射率的动态波动。本书由此领域中的权威专家撰写，并且，本书即使不是第一本，也是关于该主题最早的几本综合性书籍之一。本书的论述清晰、插图优美，阅读并学习它将会是一种享受。

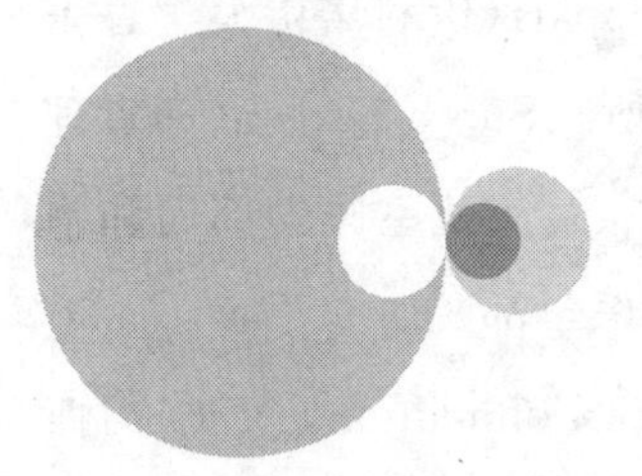

# 致谢

在过去的十年中，我从定量相位成像领域的同事的工作中学到了很多。在写这本书的过程中，参考成千上万份出版物并且选择出要讨论的主要进展是一件极具挑战性的任务。虽然这本书的参考文献总量有 794 条，仍可能有一些重要的作品被忽略了，为此我提前致歉。

我从我的论文导师 Aristide Dogariu 以及博士后导师 Michael Feld 身上学到不少东西，让我受益匪浅。我特别要感谢 Ramachandra Dasari，他给了我一个 Ali Javan 实验室的旧显微镜，就是用这个显微镜我获得了我的第一个定量相位图像(被用于本书(英文原版书——译者注)的封面)。

非常感谢 Emil Wolf 帮助修订本书的第 3 章。我很感激我现在以及以前的同事，我有幸能够和他们在过去十年中一起工作：Huafeng Ding、Zhuo Wang、Mustafa Mir 和 Ru Wang(伊利诺伊大学香槟分校电子计算机工程系，定量光成像实验室)；Young Keun Park、Niyom Lue、Shahrooz Amin、Lauren Deflores、Seungeun Oh、Christopher Fang-Yen、Wonshik Choi、Kamran Badizadegan 和 Ramachandra Dasari(麻省理工学院，光谱实验室)；Takahiro Ikeda 和 Hidenao Iwai(滨松光子学株式会社)。

我还要感谢我的合作者们所做出的贡献：Catherine Best-Popescu(伊利诺伊大学香槟分校医学院)、Martha Gillette(伊利诺伊大学香槟分校细胞与发育生物学系)、Alex Levine(加州大学洛杉矶分校化学系)、Scott Carney(伊利诺伊大学香槟分校电子计算机工程系)、Dan Marks(伊利诺伊大学香槟分校电子计算机工程系,现在为杜克大学工作)、Krishna Tangella(Provena Covenant Medical Center 病理学系)、Supriya Prasanth(伊利诺伊大学香槟分校细胞与发育生物学系)、Marni Boppart(伊利诺伊大学香槟分校运动机能学与社区健康系,贝克曼高级科学技术研究所)、Stephen A. Boppart(伊利诺伊大学香槟分校电子计算机工程系,贝克曼高级科学技术研究所)、Subra Suresh(麻省理工学院)、Michael Laposata(范德比尔特大学医学中心,实验室医学部门和临床实验室)、Carlo Brugnara(波士顿儿童医院实验室医学部)。

如果没有美国国家科学基金会(National Science Foundation, NSF)的慷慨支持,这本书将不可能完成。特别的,我的名为“细胞和组织定量相位成像”的提案获得了“职业奖”并受到资助(CBET 08-46660),这些资助帮助我的实验室在研究和教育上取得了新的进展。计算纳米科学网(Network for Computational Nanoscience, NCN)作为一个受 NSF 资助的中心,也为有关发展新的教育材料的本科生活动提供了支持。感谢 NCN 的 Umberto Ravioli 和 Nahil Sobh 对于这样的学术活动的热情支持。Joe Leigh 是 NCN 资助的主要学生,他协助将材料准备为恰当的形式。我非常感谢 Julie McCartney 在整个过程中对我的协助。

感谢 McGraw-Hill 团队,特别是 Michael Penn、David Fogarty 和 Richard Ruzycka。特别感谢 Glyph International 对本书文字和插图的细心编辑及排版。

Gabriel Popescu

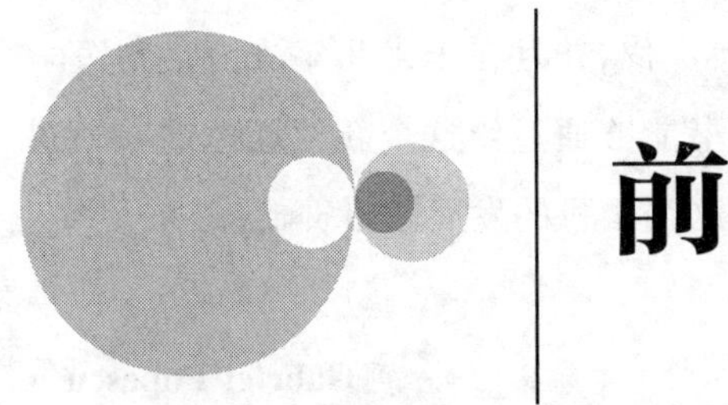

# 前言

本书旨在为应用于生物医药的新兴领域“定量相位成像(quantitative phase imaging, QPI)”提供深入的见解,也是一份对处在不同职业生涯阶段的研究者们的邀请,希望他们去探索这个新兴而激动人心的领域。我花了很多精力去寻找足够多的材料来让这本书尽可能地完整。因此,本书按如下结构从基础到高级概念展开叙述。

QPI 背后的动机以及基本概念在“绪论”中得到呈现,并且特别注意明确了如“纳米级”和“三维”等容易混淆的概念。第 2 章(基本原理)回顾了光在真空和非均匀介质中的传播(散射),并强调了傅里叶光学。光场的相关特性在第 3 章中讨论。第 4 章回顾了图像的基本性质(如分辨率、对比度、对比噪声比等)。光学显微镜的概念,从 Abbe 的图像描述到 Zernike 的相衬理论在第 5 章中进行了讨论,而第 6 章则回顾了全息摄影的主要发展历程。其余的章节,也就是第 7～15 章则专门用于描述 QPI 的各个方面。

除了致力于描述点扫描 QPI 并且包含了全面的低相干干涉法的第 7 章,其他章节讨论的都采用全场 QPI 法。第 8 章阐述了 QPI 背后的主要思想,并且规定了 QPI 中的主要性能系数:采集率、横向分辨率、时间相位稳定性以及空间相位均匀性。接下来的四个章节(第 9～12 章)描述了四种 QPI 方法,这四种方法默认会在某一性能参数上表现优异:轴外(高采集率)、移相(高横向分辨率)、共光路(高时间相位稳定性)以及白光(高空间相位均匀性)。

第13章阐述的是光散射的傅里叶变换,从本质上建立QPI和光散射测量的等价性。最后两章(第14和15章)则讨论了近年来方法上和应用上的进展,这些进展在目前看来非常有前景。在本书的最后还有三个附录:复解析信号(附录A)、二维与三维傅里叶变换(附录B)以及QPI作品(附录C)。

我一直坚信QPI将会继续加快发展步伐,并且在未来几年成为生物医学光子学中占主导地位的领域。希望这本书能够通过给这个新领域提供一个逻辑框架以及对现有研究的浓缩总结来为这个学科的发展做出贡献。

**Gabriel Popescu**

**厄巴纳,伊利诺伊州**

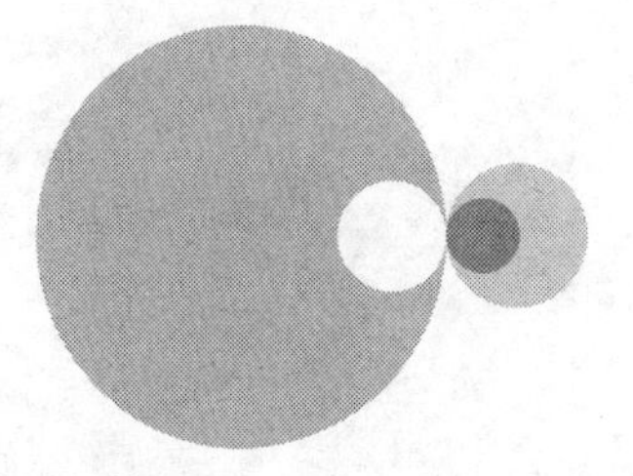

# 目录

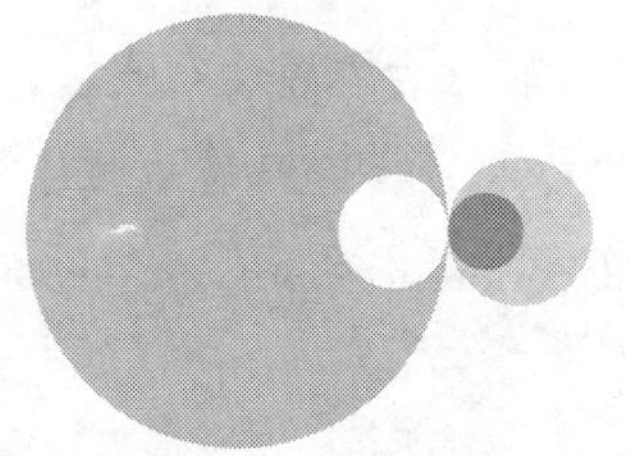

# 第1章 绪论

## 1.1 光学显微成像术

光学显微镜是人类历史上一个重大的发明，与望远镜一样在始于1600年左右的科技革命中扮演了极其重要的角色[1]。尽管其已有超过4个世纪的漫长历史，显微成像领域一直在不断扩展，不同的成像方法层出不穷[2]。这个领域的大部分工作都集中在改进显微成像的两个重要特性中：分辨率和对比度。就分辨率而言，阿贝在1873年提出了远场成像理论上的分辨率极限差不多为光波长的一半[3]。自从那时起，研究者们的主要工作都是趋近而不是超出这个极限（如通过像差校正），直到最近才出现第一种超分辨光学成像方法，其采用倏逝波代替传播波[4]。值得注意的是，在过去的十年左右，好几种方法已经打破了远场荧光显微镜的衍射极限限制。以受激发射损耗显微成像术(stimulated emission depletion，STED)[5][6][7]、（荧光）光敏定位显微成像术(fluorescence photoactivation localization microscopy，(f)PALM)[8]~[14]、随机光学重建显微成像术(stochastic optical reconstruction microscopy，STORM)[15][16][17]和结构光成像[18]为代表的技术突破了阿贝建立的衍射极限成像公式[3]。

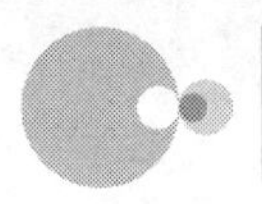


对比度有两种主要类型：内源性和外源性。内源性（固有）对比度由展现其自然呈现的结构而产生，通常通过光学方法来解决，比如利用光与物质相互作用的现象。外源性对比度通过在感兴趣的结构上附着对比剂（如着色剂、荧光染料）产生。基于绿色荧光蛋白（green fluorescent protein，GFP）的技术是荧光显微成像术发展中的重大进步[19]。在这一技术中，活细胞通过基因修饰来表达从水母中提取的 GFP，从而最终把外源性对比度转化为内源性对比度。深层组织成像同样是个对比度问题，它可以通过一些技术如共聚焦显微成像术、非线性显微成像术和光学相干层析成像（optical coherence tomography，OCT）来解决。

## 1.2　定量相位成像

在光学薄样品（包括活细胞）中产生内源性对比度的最大障碍通常都是样品本身不吸收光或者有较强的散射，如透明物体或相位物体。在阿贝理论中，成像是一个干涉现象[3]，由此为用干涉测量来精确阐述对比度问题打开了一扇大门。利用这个概念，在 20 世纪 30 年代，泽尔尼克发展了相衬显微成像术（phase-contrast microscopy，PCM），其中通过将散射光和非散射光的相对相位改变四分之一个波长，同时匹配其振幅，提升了散射光和非散射光所产生的干涉图的对比度（即图像的对比度）[20][21]。PCM 代表了内源性对比成像中一个重大进步，因为它能展示未经染色或标记的透明结构内部的详细信息。然而，得到的相位对比图像是强度分布图，相位信息被非线性地耦合到了该图像中，因此不能定量地恢复相位。

在 20 世纪 40 年代，Gabor 认识到相位信息在成像中的重要性并提出全息术用来为成像获取相位信息[22]。显然，如果同时知道光场的相位和振幅信息，则成像过程就可以看作是信息的传输，类似于无线电通信[23]。

定量相位成像（quantitative-phase imaging，QPI）本质上结合了阿贝、泽尔尼克和 Gabor（见图 1.1）的开拓性观点，其产生的图像是与样品有关的光程变化图。当然，该图像包含了局部厚度和结构的折射率信息，这使得解耦它们各自的贡献具有挑战性。同时，最近的研究表明，QPI 可以作为强大的工具来研究与厚度和折射率波动有关的动力学。值得注意的是，活细胞的定量相位图反映了细胞的干物质密度，即细胞的非水性物质[24][25]。因此，QPI 可以无接触地以 fg($1\ \text{fg}=10^{-15}\ \text{g}$)的灵敏度定量分析细胞的生长[26]。

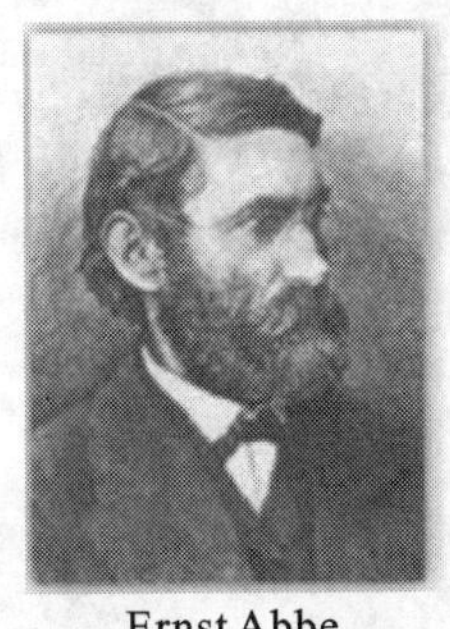
Ernst Abbe
(1840—1905)

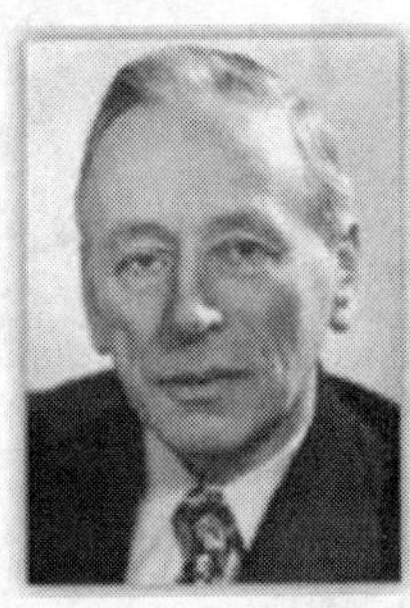
Frits Zernike
(1888—1966)

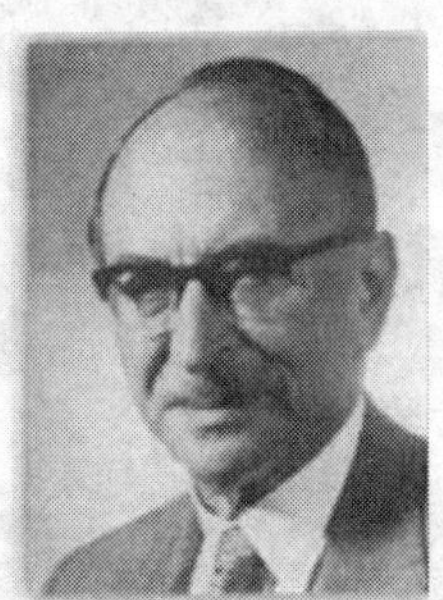
Dennis Gabor
(1900—1979)

图 1.1　相干光显微成像术的先驱者

## 1.3　QPI 和多模式研究

利用空间分辨的相位分布函数 $\phi(x,y)$的知识，其他各种可视化模式可以很容易地通过简单的数值计算获得。图 1.2 展示了通过对定量相位图像进行一维梯度计算，我们得到了一张类似于微分干涉衬比(differential interference contrast，DIC)显微成像术所获得的图像(见图 1.2(b))。在 QPI 中，我们还有额外的灵活性，可以利用数值方法移除 DIC 图像的“阴影伪影”。该伪影是在边界的一阶求导导致符号改变而产生的，可以很容易通过求梯度的模量来消除(见图 1.2(c))。进一步地，相位图像的拉普拉斯变换揭示了样品的更多细节(高频分量)(见图 1.2(d))。

QPI 最突出的特点之一就是对光散射极其灵敏。这是因为给定面的复数场(即振幅和相位)能让我们推断出包括远场区域的任何其他面的场分布。换句话说，图像和散射场互为傅里叶变换；对于强度分布这种关系并不成立。图 1.3 展示了一个树突结构的定量相位图(见图 1.3(a)的右下角)和通过对图像进行傅里叶变换得到的其对应的散射图。该方法称为傅里叶变换光散射(Fourier transform light scattering，FTLS)，由于是在光场最均一的像面进行的测量，该方法比起常见的基于测角仪的角散射要灵敏许多。因此，FTLS 可以轻易地呈现出前所未有的亚细胞结构的散射特性。

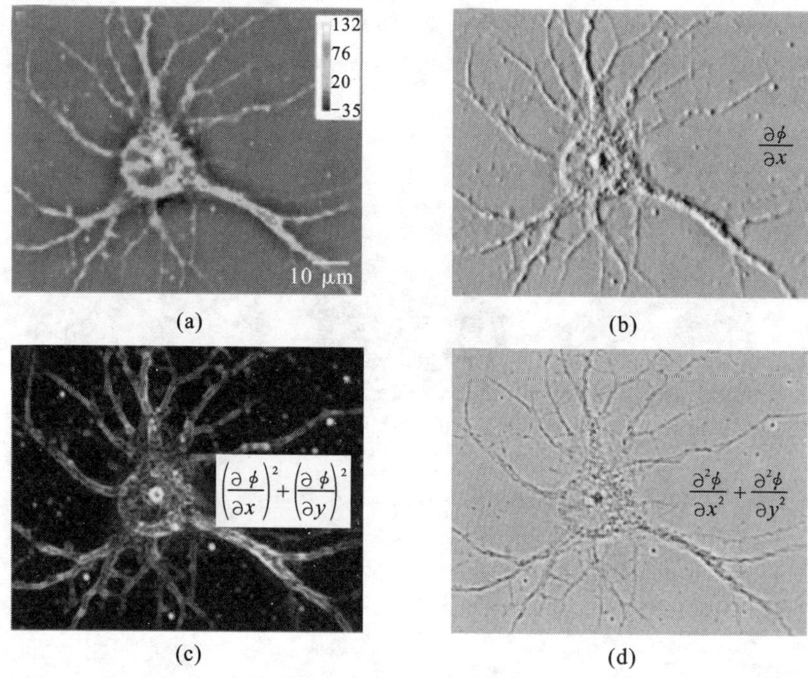


图 1.2　(a)一个神经元的定量相位图像(竖条表示以 nm 为单位的光程);(b)对图(a)一维求导得到合成的 DIC 图像;(c)对图(a)的梯度模平方得到的图像;(d)对图(a)做拉普拉斯变换得到的图像

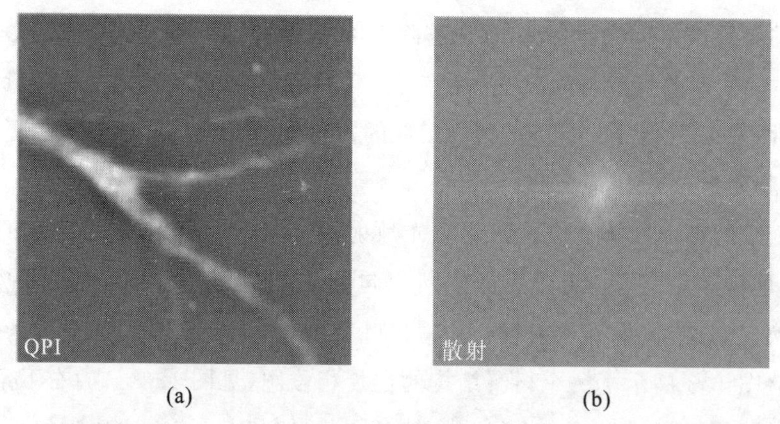


图 1.3　光散射的傅里叶变换。(a)树突的定量相位图像;(b)图(a)中的树突的散射图

## 1.4 纳米尺度和三维成像

有时,我们会对 QPI 产生一些混淆,特别是在纳米尺度和三维成像的大背景下。在这里我们简要地阐述这两个问题。

首先,我们非常清楚 QPI 在时间和空间上的光程变化的灵敏度达到纳米尺度。这一特点已经得到了应用,如用于研究红细胞(red blood cell,RBC)波动和纳米结构的形貌图。图 1.4 展示了对沿神经元树突运输导致的路径长度变化的纳米尺度灵敏度。然而,这种灵敏度不应该称为轴向分辨率。纳米分辨率或者分辨力描述的是 QPI 能够区分出轴向相距 1 nm 的两个物体。当然这是不可能的,因为这将违背不确定性原理。

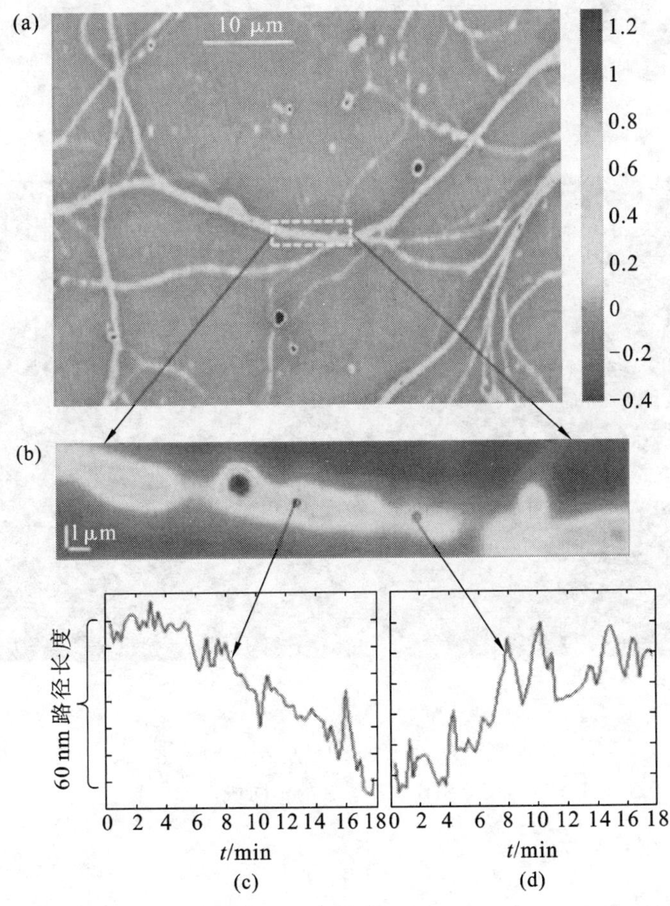


图 1.4 (a)活神经活动的定量相位图像;(b)图(a)中指示区域的放大;(c)、(d)对应图(b)中相应点各自路径长度波动的纳米尺度时间灵敏度

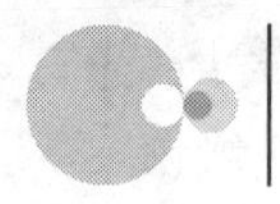


其次，QPI 也会偶尔表现为图 1.5(a)中对表面进行绘制的形式。也许由于这些绘制包含有三个轴($\phi,x,y$)，有时 QPI 会被误认为是三维成像。需要注意的是，三维成像或者说断层成像意味着在所有三个轴上区分物体的物理特性(在这种情况中是折射率 $n$)。表示这些断层成像数据需要 4 个轴($n,x,y,z$)，这意味着每个绘制仅仅包含了整个数据的某些特定切面或者投影(见图 1.5(b))。尽管 QPI 可以用来进行断层成像(见第 14 章)，但该操作需要对一个额外的维度获取图像，如波长、样品旋转角度或者样本轴向位置。

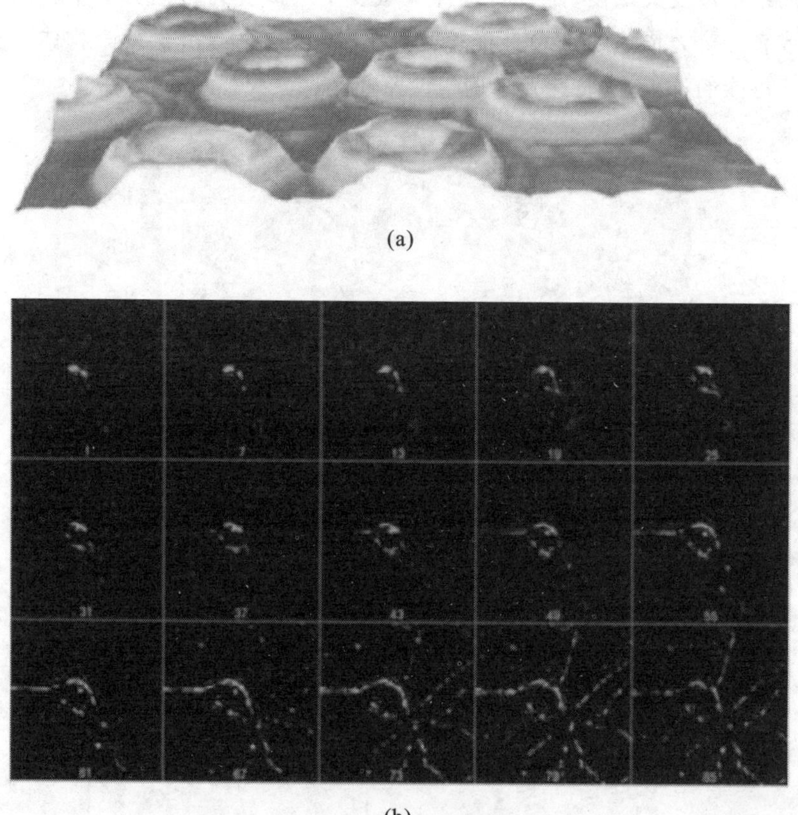

图 1.5　(a)QPI 的曲面图展示，$\phi(x,y)$；(b)断层图 $n(x,y,z)$ 的蒙太奇表现。1～85 号图分别代表沿 $z$ 轴的不同切片

## 参考文献①

[1] R. P. Carlisle, Scientific American Inventions and Discoveries: All the Milestones in Ingenuity—from the Discovery of Fire to the Invention of the Microwave Oven(John Wiley & Sons, Hoboken, N, 2004).

[2] Milestones in light microscopy, Nat Cell Biol, 11, 1165-1165 (2009).

[3] E. Abbe, Beiträge zur Theorie des Mikroskops und der mikroskopischen Wahrnehmung, Arch. Mikrosk. Anat. , 9, 431 (1873).

[4] E. Betzig, J. K. Trautman, T. D. Harris, J. S. Weiner and R. L. Kostelak, Breaking the diffraction barrier-optical microscopy on a nanometric scale, Science, 251, 1468-1470 (1991).

[5] R. Schmidt, C. A. Wurm, S. Jakobs, J. Engelhardt, A. Egner and S. W. Hell, Spherical nanosized focal spot unravels the interior of cells, Nature Methods, 5, 539-544 (2008).

[6] J. Folling, M. Bossi, H. Bock, R. Medda, C. A. Wurm, B. Hein, S. Jakobs, C. Eggeling and S. W. Hell, Fluorescence nanoscopy by ground-state depletion and single-molecule return, Nature Methods, 5, 943-945 (2008).

[7] K. I. Willig, R. R. Kellner, R. Medda, B. Hein, S. Jakobs and S. W. Hell, Nanoscale resolution in GFP-based microscopy, Nature Methods, 3, 721-723 (2006).

[8] H. Shroff, C. G. Galbraith, J. A. Galbraith and E. Betzig, Live-cell photoactivated localization microscopy of nanoscale adhesion dynamics, Nature Methods, 5, 417-423 (2008).

[9] S. Manley, J. M. Gillette, G. H. Patterson, H. Shroff, H. F. Hess, E. Betzig and J. Lippincott-Schwartz, High-density mapping of singlemolecule trajectories with photoactivated localization microscopy, Nature Methods, 5, 155-157 (2008).

[10] H. Shroff, C. G. Galbraith, J. A. Galbraith, H. White, J. Gillette, S.

① 本书参考文献均直接引用英文版的参考文献。

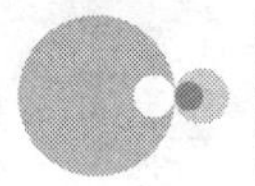


Olenych, M. W. Davidson and E. Betzig, Dual-color superresolution imaging of genetically expressed probes within individual adhesion complexes, Proceedings of the National Academy of Sciences of the United States of America, 104, 20308-20313 (2007).

[11] E. Betzig, G. H. Patterson, R. Sougrat, O. W. Lindwasser, S. Olenych, J. S. Bonifacino, M. W. Davidson, J. Lippincott-Schwartz and H. F. Hess, Imaging intracellular fluorescent proteins at nanometer resolution, Science, 313, 1642-1645 (2006).

[12] T. J. Gould, M. S. Gunewardene, M. V. Gudheti, V. V. Verkhusha, S. R. Yin, J. A. Gosse and S. T. Hess, Nanoscale imaging of molecular positions and anisotropies, Nature Methods, 5, 1027-1030 (2008).

[13] S. T. Hess, T. P. K. Girirajan and M. D. Mason, Ultra-high resolution imaging by fluorescence photoactivation localization microscopy, Biophysical Journal, 91, 4258-4272 (2006).

[14] M. F. Juette, T. J. Gould, M. D. Lessard, M. J. Mlodzianoski, B. S. Nagpure, B. T. Bennett, S. T. Hess and J. Bewersdorf, Threedimensional sub-100 nm resolution fluorescence microscopy of thick samples, Nature Methods, 5, 527-529 (2008).

[15] B. Huang, W. Q. Wang, M. Bates and X. W. Zhuang, Threedimensional super-resolution imaging by stochastic optical reconstruction microscopy, Science, 319, 810-813 (2008).

[16] M. Bates, B. Huang, G. T. Dempsey and X. W. Zhuang, Multicolor super-resolution imaging with photo-switchable fluorescent probes, Science, 317, 1749-1753 (2007).

[17] M. J. Rust, M. Bates and X. W. Zhuang, Sub-diffraction-limit imaging by stochastic optical reconstruction microscopy (STORM), Nature Methods, 3, 793-795 (2006).

[18] M. G. L. Gustafsson, Nonlinear structured-illumination microscopy: Wide-field fluorescence imaging with theoretically unlimited resolution, Proceedings of the National Academy of Sciences of the United States of America, 102, 13081-13086 (2005).

[19] R. Y. Tsien, The green fluorescent protein, Annual Review of Biochemistry, 67, 509-544 (1998).

[20] F. Zernike, Phase contrast, a new method for the microscopic observation of transparent objects, Part 2, Physica, 9, 974-986 (1942).

[21] F. Zernike, Phase contrast, a new method for the microscopic observation of transparent objects, Part 1, Physica, 9, 686-698 (1942).

[22] D. Gabor, A new microscopic principle, Nature, 161, 777 (1948).

[23] D. Gabor, theory of communicaton, J. Inst. Electr. Eng., 93, 329 (1946).

[24] H. G. Davies and M. H. Wilkins, Interference microscopy and mass determination, Nature, 169, 541 (1952).

[25] R. Barer, Interference microscopy and mass determination, Nature, 169, 366-367 (1952).

[26] G. Popescu, Y. Park, N. Lue, C. Best-Popescu, L. Deflores, R. R. Dasari, M. S. Feld and K. Badizadegan, Optical imaging of cell mass and growth dynamics, Am J Physiol Cell Physiol, 295, C538-544 (2008).

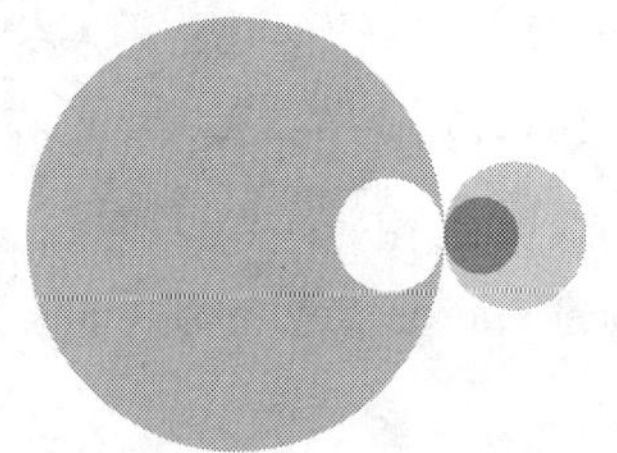

# 第 2 章 基本原理

## 2.1　自由空间中的光传播

我们现在将回顾一下自由空间的光传播和傅里叶光学原理，这些概念是光学显微成像术的基础。首先回顾我们熟知的自由空间(或真空)中波传播的解。源 $s$ 发射的频率为 $\omega$ 的场的传播可用亥姆霍兹方程描述为

$$\nabla^2 U(\boldsymbol{r},\omega)+k_0^2 U(\boldsymbol{r},\omega)=s(\boldsymbol{r}) \tag{2.1}$$

式中：$U$ 是标量场，且是位置 $\boldsymbol{r}$ 和频率 $\omega$ 的函数；$k_0$ 是真空波数(或传播常数)，$k_0=\omega/c$。

求解式(2.1)，首先，需要明确说明传播在一维、二维，还是三维，并利用问题的一些对称性(如三维中的球对称和圆柱对称)。其次，用脉冲函数，如狄拉克 $\delta$ 函数，代替式(2.1)中的源项得到与其相关的基本方程，该方程可提供该问题的格林函数。随后，在频域中求解基本方程。下面，我们将分别推导众所周知的平面波一维传播解和球面波三维传播解。

### 2.1.1　一维传播：平面波

对于一维传播(见图 2.1)，其基本方程是

$$\frac{\partial^2 g(x,\omega)}{\partial x^2}+k_0^2 g(x,\omega)=\delta(x) \tag{2.2}$$

式中：$g$ 是格林函数；$\delta(x)$是一维 $\delta$ 函数，表示一维空间中位于原点处的无限大平面源。

对式(2.2)中的 $x$ 做傅里叶变换得到如下代数方程：

$$-k_x^2 g(k_x,\omega)+k_0^2 g(k_x,\omega)=1 \tag{2.3}$$

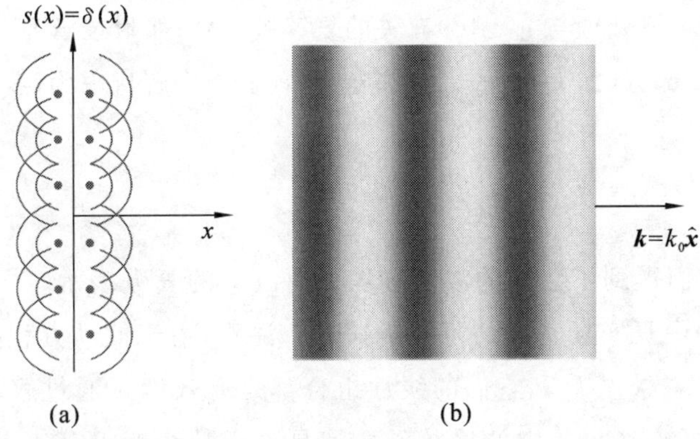


图 2.1 由平面源 $s(x)$所产生场的一维传播。(a)源；(b)沿着 $x$ 传播的场的实部；$\boldsymbol{k}=k_0\hat{\boldsymbol{x}}$ 是与平面波有关的波矢量。这里利用了傅里叶变换的微分定理，$(\mathrm{d}/\mathrm{d}x)\leftrightarrow \mathrm{i}k_x$(详情见附录 B)

因此，频域解简单地为

$$\begin{aligned} g(k_x,\omega) &= \frac{1}{k_0^2-k_x^2} \\ &= \frac{1}{2k_0}\left(\frac{1}{k_0-k_x}+\frac{1}{k_0+k_x}\right) \end{aligned} \tag{2.4}$$

为了得到格林函数，需要将 $g(k_x,\omega)$傅里叶逆变换回空间域。在对式(2.4)进行傅里叶逆变换时，我们注意到方程中 $1/(k_x-k_0)$是 $1/k_x$ 的函数，并平移了 $k_0$。因此，可对 $1/k_x$ 做逆傅里叶变换并运用位移定理(见附录 B)

$$\begin{cases} \dfrac{1}{k_x}\leftrightarrow \mathrm{isign}(x) \\ \dfrac{1}{k_0\pm k_x}\leftrightarrow \pm \mathrm{e}^{\mp \mathrm{i}k_0 x}\cdot \mathrm{isign}(x) \end{cases} \tag{2.5}$$

结合式(2.4)和式(2.5)，我们很容易得到

$$\begin{aligned} g(x,\omega) &= \frac{-\mathrm{i}}{4k_0}(\mathrm{e}^{\mathrm{i}k_0 x}-\mathrm{e}^{-\mathrm{i}k_0 x})\mathrm{sign}(x) \\ &= \frac{1}{2k_0}\sin(k_0 x)\mathrm{sign}(x) \end{aligned} \tag{2.6}$$

对于位于原点处的无限大平面源所发射的波，式(2.6)给出了波传播的解。该解是关于原点对称的，表明波是沿着正方向和负方向对称传播。所以我们将只需讨论 $x \geqslant 0$ 的情况。因此，当 $x \geqslant 0$ 时，有

$$g(x,\omega)=\frac{1}{2k_0}\sin(k_0 x) \quad (x \geqslant 0) \tag{2.7}$$

函数 $g(x,\omega)$ 包含了两个反向传播的波的叠加，波数分别是 $k_0$ 和 $-k_0$。如果相反，我们宁愿处理与 $g(x,\omega)$ 有关的复解析信号，如附录 A 所述，我们应抑制反向的频域部分（如 $k_x=-k_0$）。在这种情况下，复解析解为（我们保持同样的符号 $g$）

$$g(x,\omega)=\frac{1}{2k_0}\cdot e^{ik_0\cdot x} \tag{2.8}$$

由此，我们得到了熟知的波动方程平面波解的复数表示，并确定它可看作与式(2.7)中真实场有关的复解析信号。注意，由于波动方程在空间包含二阶导数，$e^{ik_0\cdot x}$、$e^{-ik_0\cdot x}$和它们的线性组合都是有效解。通过解基本方程式(2.2)推导出的式(2.7)中的格林函数就是这样的线性组合。因此，平面波振幅是一个常数，但是它的相位是随着传播距离线性增加的（见图 2.2(a)和(b)）。如果一维源沿着 $x$ 有特定的分布，如 $s(x)$，这样的源所发射的场是 $s(x)$和 $g(x)$的卷积。

最后，值得注意的是如果传播方向不平行于某个坐标轴，平面波方程则采用一般形式

$$g(\boldsymbol{r},\omega)=\frac{i}{2k_0}\cdot e^{ik_0\cdot\hat{\boldsymbol{k}}\cdot\boldsymbol{r}} \tag{2.9}$$

式中：单位向量定义了传播方向，$\hat{\boldsymbol{k}}=\boldsymbol{k}/k_0$。

因此，位置矢量 $\boldsymbol{r}$ 处的相位延迟是 $\varphi= k_{\parallel} r$，这里 $k_{\parallel}$ 指 $\boldsymbol{k}$ 平行于 $\boldsymbol{r}$ 的分量（见图 2.2(c)和(d)）。

平面波格林函数允许由传播方向分布组成的任意场用平面波来表示。稍后我们将看到这种分解在许多问题中是很有帮助的，尤其是在成像方面。

### 2.1.2 三维传播：球面波

为得到与真空传播有关的格林函数或单色点源（即脉冲响应）的自由空间响应，基本方程可变为

$$\nabla^2 g(\boldsymbol{r},\omega)+k_0^2 g(\boldsymbol{r},\omega)=\delta^{(3)}(\boldsymbol{r}) \tag{2.10}$$

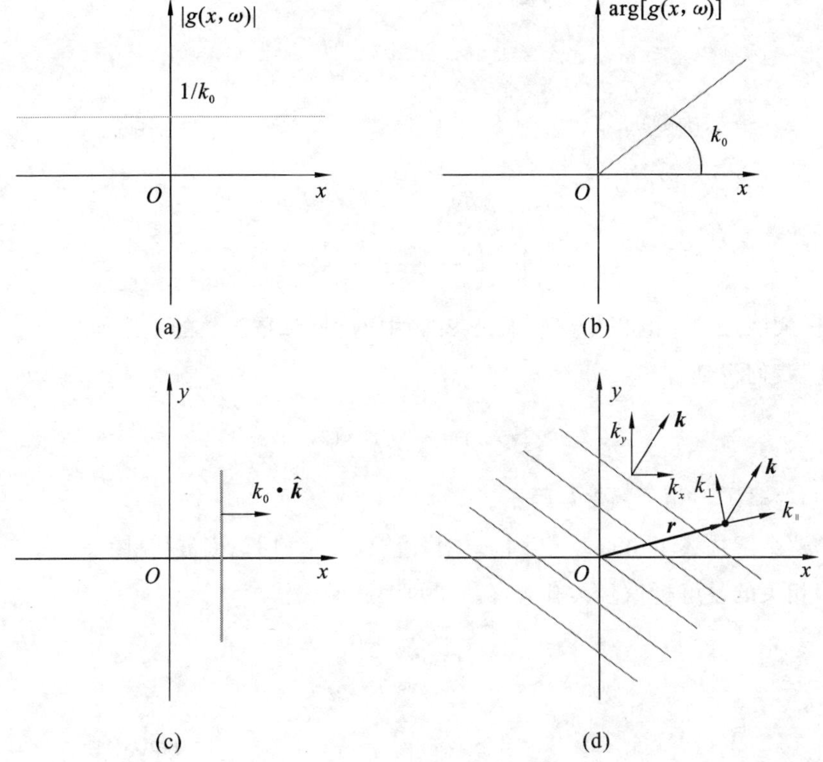


图 2.2　平面波传播

$\delta^{(3)}$ 表示三维 $\delta$ 函数。我们对式(2.10)中的变量 $\boldsymbol{r}$ 做傅里叶变换，并利用关系 $\overline{\nabla}\leftrightarrow \mathrm{i}\boldsymbol{k}$(见附录 B)，可得出

$$-k^2 g(\boldsymbol{k},\omega)+k_0^2 g(\boldsymbol{k},\omega)=1 \tag{2.11}$$

式中：$k^2=\boldsymbol{k}\,\boldsymbol{k}$。

式(2.11)很容易得到用$(k,\omega)$表示的解

$$g(k,\omega)=\frac{1}{k_0^2-k^2} \tag{2.12}$$

式中：$g$ 仅依赖于 $\boldsymbol{k}$ 的模而不是它的方向，即在真空的传播是各向同性的。

注意，除了波矢量的 $x$ 分量 $k_x$ 用波矢量的模 $k$ 来代替，式(2.12)看起来非常类似于其类比的一维解(见式(2.4))。类似于一维中的情况，为了获得空间域解 $g(\boldsymbol{r},\omega)$，我们对式(2.12)做傅里叶逆变换回到空间域。对于在各向同性介质如自由空间的传播，问题是球对称的，式(2.12)的傅里叶变换可采用球坐

标写成一维积分的形式(见附录 B),即

$$g(\boldsymbol{r},\omega)=\int_0^{+\infty}\frac{1}{k_0^2-k^2}\frac{\sin(kr)}{kr}\cdot k^2\mathrm{d}k \tag{2.13}$$

展开被积函数的第一个因子,并以指数形式表示 $\sin(kr)$,即

$$\begin{aligned}g(\boldsymbol{r},\omega)&=\frac{1}{2r}\int_0^{+\infty}\left(\frac{1}{k_0-k}-\frac{1}{k_0+k}\right)\frac{\mathrm{e}^{\mathrm{i}kr}-\mathrm{e}^{-\mathrm{i}kr}}{2\mathrm{i}}\mathrm{d}k\\&=\frac{1}{4\mathrm{i}r}\int_{-\infty}^{+\infty}\left(\frac{1}{k_0-k}-\frac{1}{k_0+k}\right)\cdot\mathrm{e}^{\mathrm{i}kr}\mathrm{d}k\end{aligned} \tag{2.14}$$

注意,式(2.14)中的积分类似于式(2.4)中的积分,是函数的一维傅里叶变换。因此,我们得到

$$g(\boldsymbol{r},\omega)=\frac{1}{r}\cdot\cos(k_0r) \tag{2.15}$$

式中,忽略了不相干的常数因子。

这个解描述了由点源产生的球对称波的传播,即球面波(见图 2.3)。与这个解相关的复解析信号具有大家熟知的表达形式:

$$g(\boldsymbol{r},\omega)=\frac{\mathrm{e}^{\mathrm{i}k_0r}}{r} \tag{2.16}$$

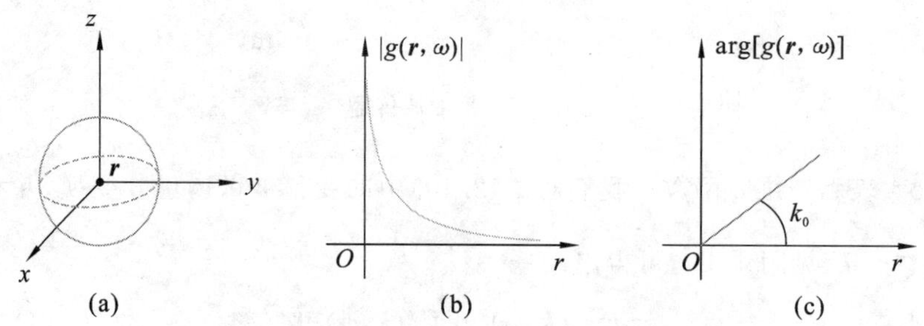


图 2.3 (a)球面波的传播;(b)振幅与 $\boldsymbol{r}$ 的关系;(c)相位与 $\boldsymbol{r}$ 的关系

知道了自由空间的格林函数(见式(2.16)),即点源的响应,我们通过三维卷积积分就容易计算出任意源 $s(\boldsymbol{r},\omega)$ 发射的场,即

$$U(\boldsymbol{r},\omega)=\int_V s(\boldsymbol{r}',\omega)\cdot\frac{\mathrm{e}^{\mathrm{i}k_0|\boldsymbol{r}-\boldsymbol{r}'|}}{|\boldsymbol{r}-\boldsymbol{r}'|}\mathrm{d}^3\boldsymbol{r}' \tag{2.17}$$

式中,积分是在整个源的体积内进行的。

式(2.17)是惠更斯原理(17 世纪)的本质,其中规定传播时场内振荡的点会变成新的(次级)源,并且所有次级源发射的球面波的总和形成新的场。因此,场到达的每个点会变成一个次级源并发出一个新的球面波。显然式

(2.17)的积分难以计算。在下节，我们研究远离源处的场传播，如远区(我们将使用词“远区”来代替“远场”以避免与真实的复数场混淆)。注意这个源项 $s$ 应归于主(自发)和次级(散射)两个源。这些将在 2.5～2.9 节中介绍。

## 2.2 波传播的菲涅尔近似

下面我们将介绍球面波的一些有用的近似。这些近似可使式(2.17)中的积分更容易处理。当沿着单轴，比如 $z$ 轴的传播距离远大于其他两个轴时(见图 2.4)，球面波可近似为

$$\frac{\mathrm{e}^{ik_0 r}}{r} \propto \frac{\mathrm{e}^{ik_0 r}}{z} \tag{2.18}$$

此处我们利用了振幅衰减是 $x$ 和 $y$ 的慢函数这一事实，当 $z^2 > x^2 + y^2$ 时，$1/\sqrt{x^2+y^2+z^2} \approx 1/z$。

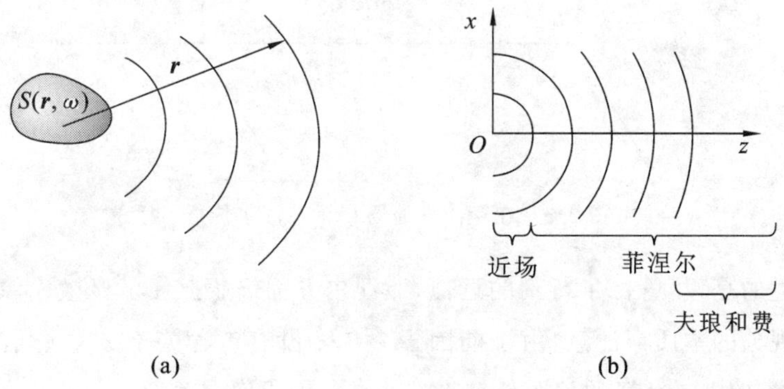


图 2.4 (a)任意源的传播；(b)菲涅尔和夫琅和费近似的有效性图示

然而，相位项对 $x$ 和 $y$ 的变化很敏感，下一阶的近似是需要的。

用泰勒级数展开径向距离，我们得到

$$\begin{aligned} r &= \sqrt{x^2+y^2+z^2} \\ &= z\sqrt{1+\frac{x^2+y^2}{z^2}} \\ &\approx z\left(1+\frac{x^2+y^2}{2z^2}\right) \end{aligned} \tag{2.19}$$

球面波现在可近似为

$$g(\boldsymbol{r},\omega) \approx \frac{\mathrm{e}^{ik_0 z}}{z} \cdot \mathrm{e}^{ik_0 \frac{x^2+y^2}{2z}} \tag{2.20}$$

式(2.20)表示波传播的菲涅尔近似,满足这些近似成立的 $z$ 所在区域称为菲涅尔区域。注意横截面的 $x$-$y$ 关系以二次(抛物线)相位项的形式出现。

对给定的在 $z=0$ 处的平面场分布 $U(u,v)$,我们通过对其和菲涅尔子波 $e^{ik_0[(x^2+y^2)/(2z)]}$(见图2.5)卷积可计算出距离 $z$ 处所产生的传播场 $U(x,y,z)$,即

$$U_1(x,y,z)=\frac{e^{ik_0 z}}{z}\cdot\int_{-\infty}^{+\infty}\int_{-\infty}^{+\infty}U(u,v)\cdot e^{\frac{ik_0}{2z}[(x-u)^2+(y-v)^2]}dudv \propto U\otimes e^{ik_0\left(\frac{x^2+y^2}{2z}\right)} \tag{2.21}$$

式(2.21)表示菲涅尔衍射方程,除了每个次级点源发出菲涅尔子波(抛物线波前)而不是球面波("⊗"表示卷积操作)外,这本质上解释了采用次级点源的惠更斯概念的场的传播。

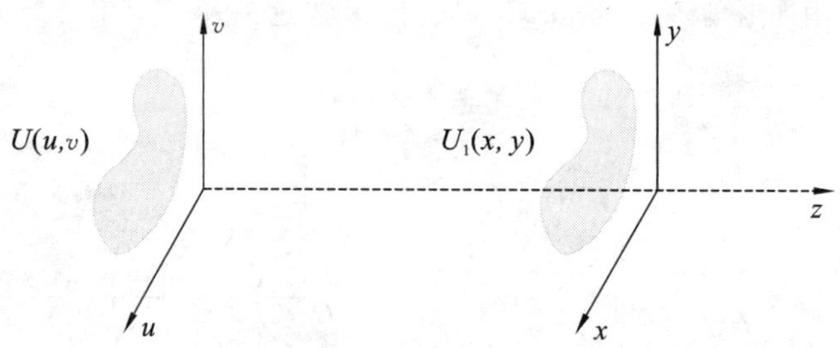


图2.5 在距离 $z$ 处场 $U$ 的菲涅尔传播

有趣的是,尽管做了苛刻的近似,菲涅尔方程仍然抓住了显微成像术中许多重要现象的本质。注意:由于前因子 $e^{ik_0 z}/z$ 没有包含关于 $x$-$y$ 场信息的关系,故可忽略。$x$-$y$ 场的关系是最终唯一与二维成像有关的。

## 2.3 自由空间的傅里叶变换性质

更进一步的近似称为夫琅和费近似,在观察平面更远时成立。因此,对于 $z\gg k(u^2+v^2)$,式(2.21)中的二次相位项可忽略,故

$$\frac{ik_0}{2z}[(x-u)^2+(y-u)^2]\approx\frac{ik_0}{2z}[(-2xu-2yv)+(x^2+y^2)] \tag{2.22}$$

夫琅和费区域的场分布可依据式(2.21)得到

$$U_1(x,y,z)=\frac{e^{ik_0\frac{x^2+y^2}{2z}}}{z}\cdot\int_{-\infty}^{+\infty}\int_{-\infty}^{+\infty}U(u,v)\cdot e^{-i\frac{2\pi}{\lambda z}}(ux+vy)dudv \tag{2.23}$$

从图2.6中,我们注意到对于与光轴夹角 $\theta$ 的特定方向,有 $\theta\approx x/z=$

$k_x/k_z \approx k_x/k_0$。也可写出关于 $k_y$ 的类似方程。因此，重写式(2.23)中的傅里叶变换(忽略依赖于 $z$ 的前因子)

$$U_1(k_x, k_y) = \int_{-\infty}^{+\infty}\int_{-\infty}^{+\infty} U(u,v) \cdot e^{-i(k_x u + k_y v)} \mathrm{d}u\mathrm{d}v \tag{2.24a}$$

$$k_x = \frac{k_0 x}{z} = \frac{2\pi x}{\lambda z} \tag{2.24b}$$

$$k_y = \frac{k_0 y}{z} = \frac{2\pi y}{\lambda z} \tag{2.24c}$$

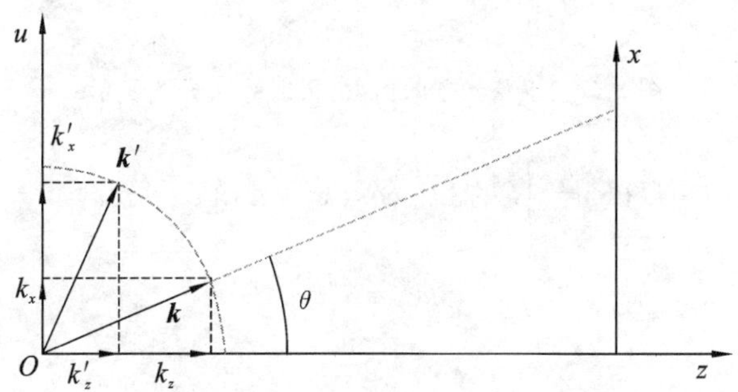


图 2.6　夫琅和费传播

式(2.24)说明，在长的传播距离上，自由空间对给定(输入)场进行了傅里叶变换。

注意，输入场 $U(u,v)$ 的空间频率 $k_x$ 与沿着波矢量 $\boldsymbol{k} = \boldsymbol{k}_x + \boldsymbol{k}_z$ 方向传播的平面波有关。因此，我们认为夫琅和费体系中，(以不同角度传播的)不同平面波是由输入场的不同空间频率产生的。换句话说，如果距离 $z$ 足够大，不同空间频率对应的传播角是不会混合的。这些显著的特征允许我们通过调用不同的傅里叶变换对和它们的性质(部分见附录 B)来极其简单地解决许多实际问题。

**例 2.1**　正弦光栅的衍射

考虑到一个平面波入射到以 $t(u) = 1 + \cos(2\pi u/\Lambda)$ 传播的一维振幅光栅，其中 $\Lambda$ 是光栅的周期(见图 2.7)。

在远场区，有如下的衍射图样

$$U(x) = \int_{-\infty}^{+\infty} \left[1 + \cos\left(\frac{2\pi u}{\Lambda}\right)\right] e^{-\frac{i2\pi xy}{\lambda z}} \mathrm{d}u \tag{2.25}$$

或改变符号

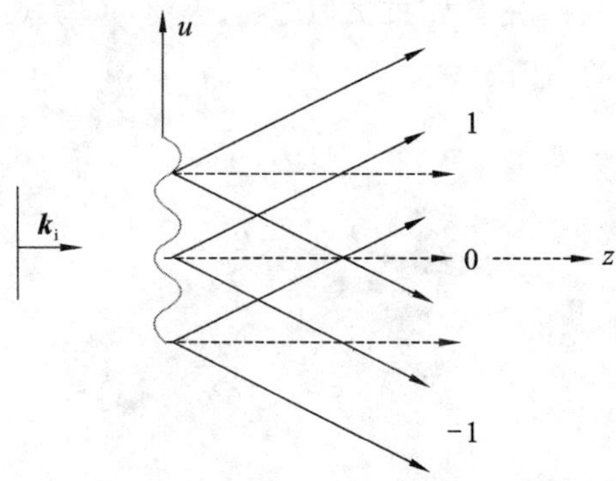


图 2.7　正弦光栅的衍射，衍射级次如图所示

$$U(k)=\int_{-\infty}^{+\infty}[1+\cos(k_1\cdot u)]\cdot e^{-iku}\,du$$

$$k_1=\frac{2\pi}{\Lambda}$$

$$k=\frac{2\pi x}{\lambda z} \tag{2.26}$$

利用余弦函数的傅里叶变换是两个 $\delta$ 函数的和，可以得到：

$$U(k)=\frac{1}{2}\delta(k-k_1)+\frac{1}{2}\delta(k+k_1)+\delta(0) \tag{2.27}$$

方程式(2.27)表明正弦光栅的衍射产生两个不同的远区离轴平面波和一个沿光轴(称为 DC 或者 0 级)的平面波。虽然这个结果是众所周知的，但它在解决逆问题实际运用中有着更深的含义。因此，假定一个三维物体，其折射率的空间分布可以表示为一个傅里叶变换，即这个物体可认为是由不同周期的正弦光栅的叠加。在某些情况下(物体是弱散射以致频率不会混合)，测量物体的角度散射光可以揭示物体的整个结构。这些逆问题的解依赖于每个角分量，而每个角分量反映了与物体相关的唯一特征空间频率(正弦)。

## 2.4　透镜组的傅里叶变换性质

这里我们展示了透镜组有能力实现傅里叶变换，这十分类似于自由空间的傅里叶变换，并且起到了消除光束必须远距离传播的额外好处。

考虑如图 2.8 所示的双凸透镜，我们要确定透镜对入射平面波的影响。这个影响可通过如下的传输函数表征：

$$t(x,y)=\mathrm{e}^{\mathrm{i}\phi(x,y)} \tag{2.28}$$

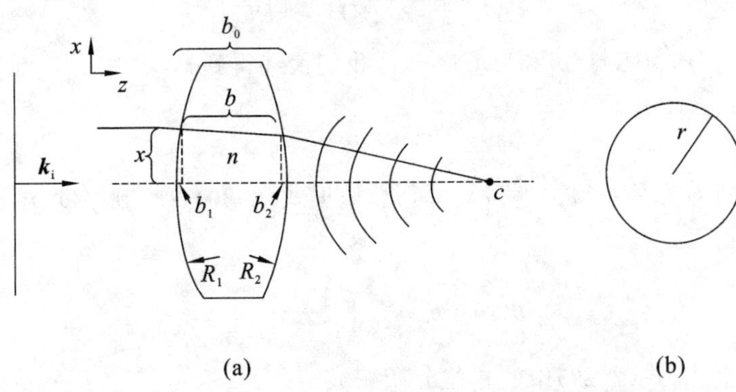


图 2.8　(a)薄会聚透镜的相位转换；(b)极坐标 $r$

式(2.28)中的传输函数表示透镜只能改变场的相位而不能改变场的振幅(我们忽略反射造成的损耗)，故这个问题简化成求解由透镜产生的相位延迟，而这个相位延迟是离轴距离的函数。

$$\begin{aligned}\phi(r)&=\phi_{\text{glass}}(r)+\phi_{\text{air}}(r)\\&=nk_0b(r)+k_0[b_0-b(r)]\\&=k_0b_0+(n-1)k_0\cdot b(r)\end{aligned} \tag{2.29}$$

式中：$\phi_{\text{glass}}$ 和 $\phi_{\text{air}}$ 分别是玻璃和空气部分的相移；$k_0$ 是空气中的波数，$k_0=2\pi/\lambda$；$b_0$是沿光轴的玻璃厚度，即在 $r=0$(最大厚度)处的厚度；$b(r)$是离轴距离为 $r$ 处的玻璃厚度；$n$ 是玻璃的折射率。

局部厚度 $b(r)$可表示为

$$b(r)=b_0-b_1(r)-b_2(r) \tag{2.30}$$

式中：$b_1$ 和 $b_2$ 是图 2.8 中的分段，可通过如下简单的几何计算得到(见图 2.9)。

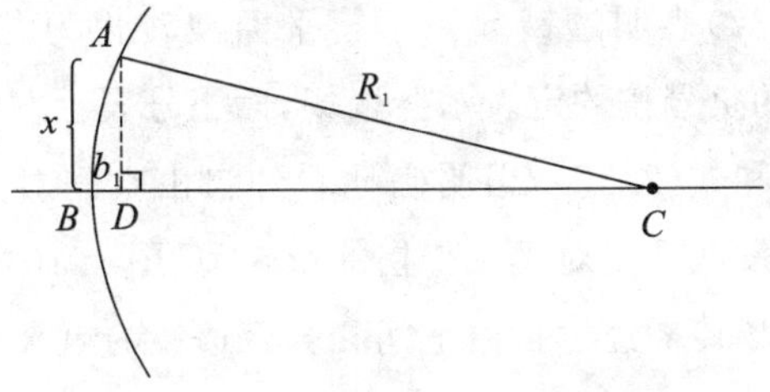


图 2.9　经透镜的小角度传播的几何图示

在小角度情况下，△$ABC$ 变成了一个直角三角形，用下列恒等关系(垂直

定理)

$$|AD|^2=2|BD|\cdot|DC| \tag{2.31}$$

由于$|AD|=r$,$|BD|=b_1$和$|DC|\approx R_1$,我们最终得到

$$b_1(r)=\frac{r^2}{2R_1} \tag{2.32}$$

这里可通过对称关系得到 $b_2(r)$。因此,依据式(2.30)可得到厚度$b(r)$的表达式,即

$$b(r)=b_0-\frac{r^2}{2}\left(\frac{1}{R_1}-\frac{1}{R_2}\right) \tag{2.33}$$

利用上式,式(2.29)中的相位分布变成

$$\phi(r)=\phi_0-\frac{k_0 r^2}{2}(n-1)\left(\frac{1}{R_1}-\frac{1}{R_2}\right) \tag{2.34}$$

式中:$\phi_0=k_0\cdot b_0$。

注意,在式(2.33)和式(2.34)中,我们采用几何光学约定,定义面中心在左(右)是负(正)半径,同时 $R_1>0$ 和 $R_2<0$。

薄透镜的焦距由“透镜制造者方程”给出

$$\frac{1}{f}=(n-1)\left(\frac{1}{R_1}-\frac{1}{R_2}\right) \tag{2.35}$$

这样式(2.34)变成

$$\phi(r)=\phi_0-\frac{k_0 r^2}{2f} \tag{2.36}$$

最终,透镜传输函数确立了平面波场如何从透镜右侧传输到透镜左侧,有如下表示形式:

$$t(r)=\mathrm{e}^{\mathrm{i}k_0 b_0}\cdot\mathrm{e}^{-\mathrm{i}\frac{k_0 r^2}{2f}} \tag{2.37}$$

正如预期的,式(2.37)表明透镜起到了将平面波转化为抛物面波前的作用。$[\pm\mathrm{i}(k_0 r^2/2f)]$中的负号按约定表示会聚场,而正号表示发散场。

比较式(2.20)和式(2.37),很明确地看到自由空间对光束传播的影响定性类似于一个薄的发散透镜对光束传播的影响(见图 2.10)。

现在我们考虑场传播经过自由空间和会聚透镜的组合(见图 2.11)。

推导输出场 $U_4(x_4,y_4)$作为输入场 $U_1(x_1,y_1)$函数的表达式,这一问题可分解为三个过程:首先是距离为 $d_1$ 的菲涅尔传播,接着经过焦距为 $f$ 的透镜变换,最后继续传播距离 $d_2$。

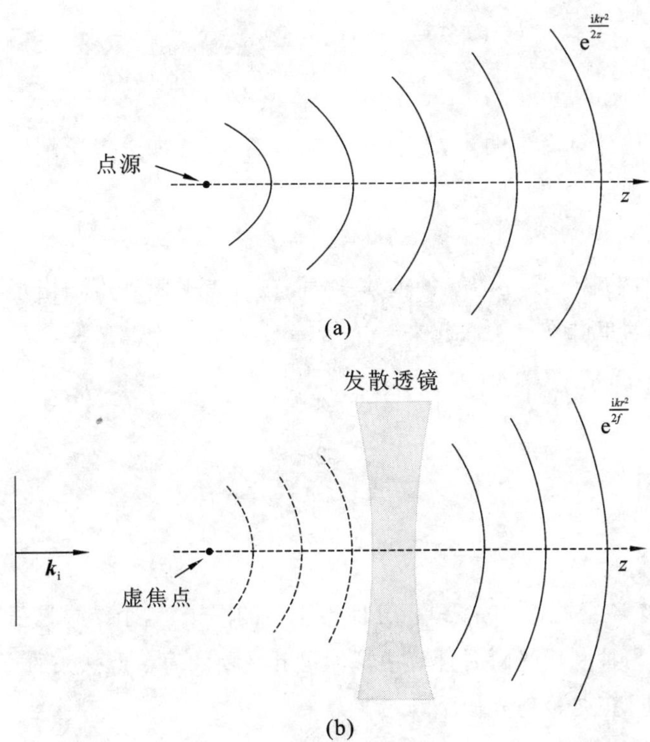


图2.10 (a)在自由空间中的传播;(b)经发散透镜的传播

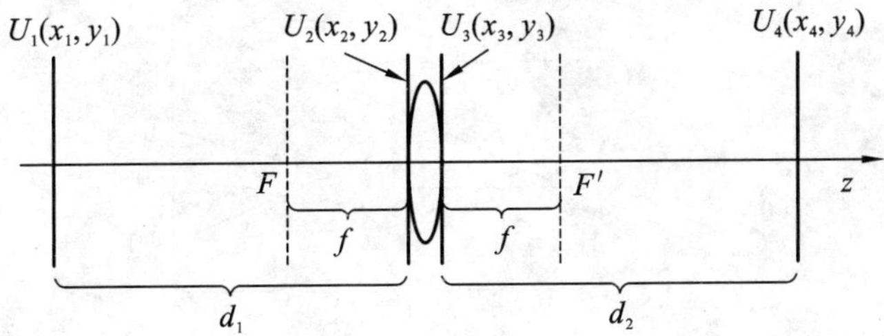


图2.11 通过自由空间和会聚透镜的传播。在焦平面 $F$ 和 $F'$ 的场是互为傅里叶变换的

在2.2节(见式(2.21))中,我们发现菲涅尔传播可描述为和二次相函数(菲涅尔子波)的卷积。因此,其传播可写为

$$U_2(x_2, y_2) = U_1(x_1, y_1) \otimes e^{i\frac{k_0(x_1^2+y_1^2)}{2d_1}}$$

$$U_3(x_3,y_3)=U_2(x_2,y_2)\cdot e^{-i\frac{k_0(x_2^2+y_2^2)}{2f}}$$

$$U_4(x_4,y_4)=U_3(x_3,y_3)\otimes e^{i\frac{k_0(x_3^2+y_3^2)}{2d_2}} \tag{2.38}$$

进行这些计算简单明了,但有些冗长。然而,在如下特殊情况下,这些计算可以极大地简化

$$d_1=d_2=f \tag{2.39}$$

因此,如果输入场在透镜的前焦平面,在后焦平面观察输出场,则两个场可通过精确傅里叶变换关联起来

$$U_4(k_{x4},k_{y4})=\int_{-\infty}^{+\infty}\int_{-\infty}^{+\infty}U_1(x_1,y_1)\cdot e^{-i(k_{x4}\cdot x_1+k_{y4}\cdot y_1)}dx_1dy_1 \tag{2.40a}$$

$$k_{x4}=\frac{2\pi x_4}{\lambda f} \tag{2.40b}$$

$$k_{y4}=\frac{2\pi y_4}{\lambda f} \tag{2.40c}$$

其中,我们忽略了式(2.40a)中积分前不重要的因子。这个结果是很重要的,因为它建立了一种利用光瞬时计算模拟傅里叶变换的简单但强大的方法。

**例 2.2** 正弦透射光栅

让我们再次回到研究正弦光栅衍射的例 2.1。现在光栅是放置在透镜的物焦平面上,在像焦平面上观察(见图 2.12)。

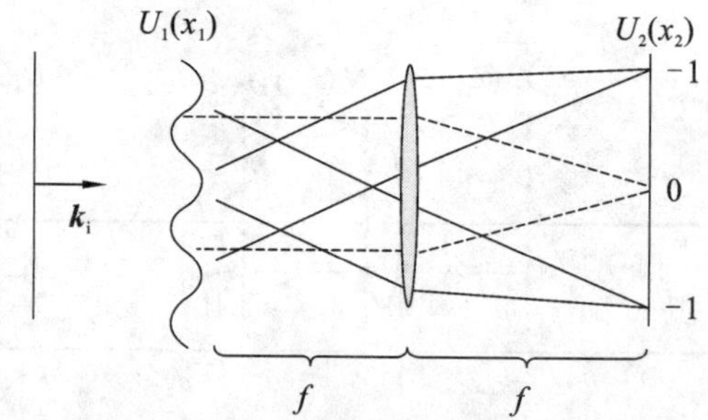


图 2.12 经正弦光栅衍射的场的傅里叶变换

一维光栅传输函数的傅里叶变换是

$$\begin{aligned}U(x_2)&=\int_{-\infty}^{+\infty}\left[1+\cos\frac{2\pi x_1}{\Lambda}\right]\cdot e^{-i\frac{2\pi x_1x_2}{\lambda f}}dx_1\\&=\frac{1}{2}\delta\left(\frac{2\pi x_2}{\lambda z}-\frac{2\pi}{\Lambda}\right)+\frac{1}{2}\delta\left(\frac{2\pi x_2}{\lambda z}+\frac{2\pi}{\Lambda}\right)+\delta(0)\end{aligned} \tag{2.41}$$

因此，一个薄透镜所产生的光栅衍射图样如在自由空间一样。这幅简单的图像对于理解阿贝在 1873 年首次描述的光学显微镜中的相干成像有很大帮助。该理论的更多细节将在第 5 章中介绍。

## 2.5 非均匀介质中光散射的(一阶)玻恩近似

在许多生物医学情况中，光与非均匀介质相互作用，该过程通常称为散射。如果在整个过程中场的波长是不变的，则我们把光散射当作弹性光散射(elastic light scattering，ELS)来处理。

弹性光散射实验的总体目标是通过测量散射光，推断三维空间中的折射率分布信息 $n(\boldsymbol{r})$，即解决散射逆问题。在下面，我们展示了如果假定介质是弱散射的，这个问题可解析求解。这就是一阶玻恩近似或者简称为玻恩近似。因此，对于弱散射介质，我们可推导由平面波照射所产生的远区散射场的表达式(见图 2.13)。

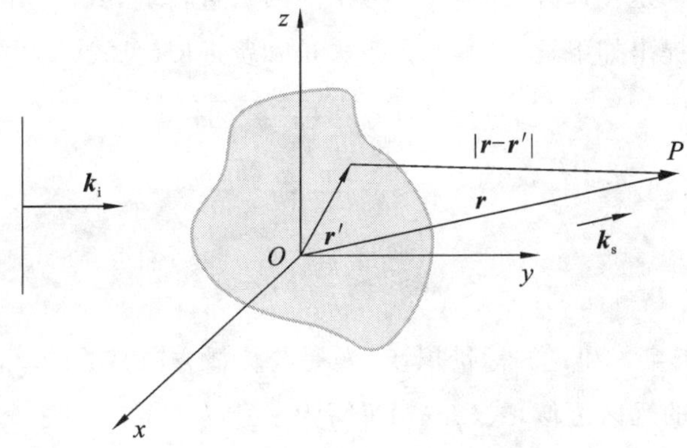


图 2.13 非均匀介质的光散射

我们回顾亥姆霍兹方程

$$\nabla^2 U(\boldsymbol{r},\omega)+\beta^2(\boldsymbol{r},\omega)U(\boldsymbol{r},\omega)=0 \tag{2.42a}$$

$$\beta(\boldsymbol{r},\omega)=n(\boldsymbol{r},\omega)k_0 \tag{2.42b}$$

$$k_0=\frac{\omega}{c} \tag{2.42c}$$

式中：$\beta$ 是(非均匀，即是 $\boldsymbol{r}$ 依赖的)传播常数。

式(2.42a)可重新排列非均匀项显示于右边。因此，标量场满足

$$\nabla^2 U(\boldsymbol{r},\omega)+k_0^2 U(\boldsymbol{r},\omega)=-4\pi F(\boldsymbol{r},\omega)\cdot U(\boldsymbol{r},\omega)$$

$$F(\boldsymbol{r},\omega)=\frac{1}{4\pi}k_0^2\left[n^2(\boldsymbol{r},\omega)-1\right] \tag{2.43}$$

函数 $F(\boldsymbol{r},\omega)$ 称为与介质有关的散射势。式(2.43)与前面提到的式(2.1)类似,并且明确地展示了作为次级(散射)光源的非均匀折射率部分。

产生格林函数 $g(\boldsymbol{r},\omega)$ 的基本方程有如下形式：

$$\nabla^2 g(\boldsymbol{r},\omega)+k_0^2 g(\boldsymbol{r},\omega)=-\delta^{(3)}(\boldsymbol{r}) \tag{2.44}$$

再次,如 2.1 节一样,我们对空间变量做傅里叶变换来求解方程,并得到了熟知的球面波解(见式(2.16))

$$g(\boldsymbol{r},\omega)=\frac{e^{ik_0 r}}{r} \tag{2.45}$$

因此,忽略常数前因子,散射场的解是源项,即 $F(\boldsymbol{r},\omega)\cdot U(\boldsymbol{r},\omega)$ 和格林函数 $g(\boldsymbol{r},\omega)$ 的卷积,

$$U(\boldsymbol{r},\omega)=\int F(\boldsymbol{r}',\omega)\cdot U(\boldsymbol{r}',\omega)\cdot\frac{e^{ik_0|\boldsymbol{r}-\boldsymbol{r}'|}}{|\boldsymbol{r}-\boldsymbol{r}'|}d^3\boldsymbol{r}' \tag{2.46}$$

如果假定测量都是在远区,即 $r'\ll r$ (见图 2.13)进行的,式(2.46)中的积分可以简化。因此提出如下近似,其等同于夫琅和费近似(见式(2.22))

$$\begin{aligned}|\boldsymbol{r}-\boldsymbol{r}'| &= \sqrt{r^2+r'^2-2\boldsymbol{r}\boldsymbol{r}'}\\ &\approx r-\frac{\boldsymbol{r}}{r}\cdot\boldsymbol{r}'\\ &\approx r-\frac{\boldsymbol{k}_s}{k_0}\cdot\boldsymbol{r}'\end{aligned} \tag{2.47}$$

式中:$\boldsymbol{r}\cdot\boldsymbol{r}'$ 是矢量 $\boldsymbol{r}$ 和 $\boldsymbol{r}'$ 的标量积;$\boldsymbol{k}_s/k_0$ 是与传播方向有关的单位矢量。

利用所谓的远区近似,式(2.47)可写为

$$U(\boldsymbol{r},\omega)=\frac{e^{ik_0 r}}{r}\int F(\boldsymbol{r}',\omega)\cdot U(\boldsymbol{r}',\omega)\cdot e^{-i\boldsymbol{k}_s\cdot\boldsymbol{r}'}d^3\boldsymbol{r}' \tag{2.48}$$

式(2.48) 表示,远离散射介质,场表现为被散射振幅扰动的球面波 $e^{ik_0 r}/r$,定义为

$$f(\boldsymbol{k}_s,\omega)=\int F(\boldsymbol{r}',\omega)\cdot U(\boldsymbol{r}',\omega)\cdot e^{-i\boldsymbol{k}_s\cdot\boldsymbol{r}'}d^3\boldsymbol{r}' \tag{2.49}$$

为了使式(2.49) 中的积分表达式易于处理,假定散射较弱以至于可对 $U(\boldsymbol{r}',\omega)$ 做近似处理。(一阶) 玻恩近似假定散射体积内的场为常数且等于入射场,是一个平面波,有

$$U_i(\boldsymbol{r}',\omega)\approx e^{i\boldsymbol{k}_i\boldsymbol{r}'} \tag{2.50}$$

将该近似引入式(2.49)中,最终得到散射振幅

$$f(\boldsymbol{k}_s,\omega)=\int_v F(\boldsymbol{r}',\omega)\cdot e^{-i(\boldsymbol{k}_s-\boldsymbol{k}_i)\boldsymbol{r}'}d^3\boldsymbol{r}' \tag{2.51}$$

注意右边的积分是一个三维傅里叶变换。因此,在一阶玻恩近似内,给定角度散射的场的测量提供了散射势 $F$ 的傅里叶分量 $\boldsymbol{q}=\boldsymbol{k}_s-\boldsymbol{k}_i$

$$f(\boldsymbol{q},\omega)=\int_v F(\boldsymbol{r}',\omega)\cdot e^{-i\boldsymbol{q}\boldsymbol{r}'}d^3\boldsymbol{r}' \tag{2.52}$$

$\boldsymbol{q}$ 的物理意义为散射波和入射波矢量间的差,有时称为散射波矢(见图 2.14),在量子力学中称为动量转移。

由图 2.14 的几何关系可看出 $q=2k\sin(\theta/2)$,其中 $\theta$ 是散射角。式(2.52)的显著特征是由于傅里叶积分的可逆性,其逆变换可提供散射势

$$F(\boldsymbol{r}',\omega)=\int_{V_q} U(\boldsymbol{q},\omega)\cdot e^{i\boldsymbol{q}\boldsymbol{r}'}d^3\boldsymbol{q} \tag{2.53}$$

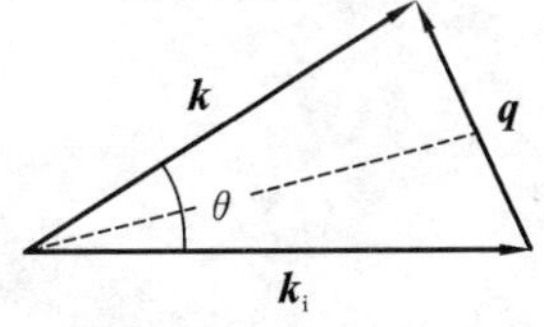

图 2.14　动量转移

式中:$V_q$ 是积分的三维 $q$ 域。

式(2.53)确定了散射逆问题的解,即它提供了借助角度散射测量恢复介质信息的方式。换句话说,在多个散射角对 $U$ 进行测量,可以从其傅里叶分量中重建出 $F$。对于在固定距离 $R$ 的远区测量,散射振幅 $f$ 和散射场 $U$ 的差别仅在于一个常数 $e^{ikR}/R$,因此两者是可交换使用的。

注意,为了用实验测量恢复散射势 $F(\boldsymbol{r}',\omega)$,以下两个关键的条件必须满足:

(1) 测量要能提供复散射场(即振幅和相位);

(2) 在无限的空间频率范围 $q$(即式(2.53)中积分的限是 $-\infty$ 到 $+\infty$)内测量散射场。

关于第一个问题,我们注意到相位信息测量方面最近已取得了巨大进展,其中一部分会在本书中介绍。然而,大部分测量是基于强度的。因此,一个重要的认识是如果仅得到散射光强度 $|U(\boldsymbol{q},\omega)|^2$,那么 $F(\boldsymbol{r}',\omega)$ 的自相关,而不是 $F$ 自身,是可以恢复的。

$$\int_{V_q}|U(\boldsymbol{q},\omega)|^2\cdot e^{i\boldsymbol{q}\boldsymbol{r}'}d^3\boldsymbol{q}=F(\boldsymbol{r}',\omega)\otimes F(\boldsymbol{r}',\omega) \tag{2.54}$$

式(2.54)中的结果就是应用于三维傅里叶变换的相关理论(见附录 B)。

第二个问题,很明显,我们仅在有限的频率范围或带宽上进行实验测量。因此,空间频率范围(或动量转移范围)在本质上是受限的。特别是,给定入射

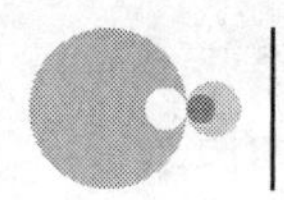


波矢量 $\boldsymbol{k}_{\mathrm{i}}$，且 $k_{\mathrm{i}}=k_0$，对于后向散射来说，所得到的 $q$ 可能的最大值是 $|\boldsymbol{k}_{\mathrm{b}}-\boldsymbol{k}_{\mathrm{i}}|=2k_0$（见图 2.15(a)）。

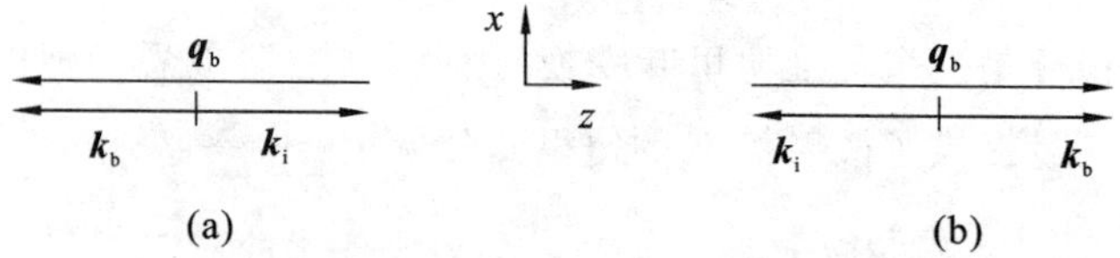


图 2.15　$\boldsymbol{k}_{\mathrm{i}}||\boldsymbol{z}$(a)和 $\boldsymbol{k}_{\mathrm{i}}||-\boldsymbol{z}$(b)后向散射中的动量传递

相似地，对相反方向的入射波矢量 $-\boldsymbol{k}_{\mathrm{i}}$ 来说，最大的动量传递也是 $q_{\mathrm{b}}=2k_0$（见图 2.15(b)）。总的来说，最大频率范围是 $4k_0$，如图 2.16 所示。

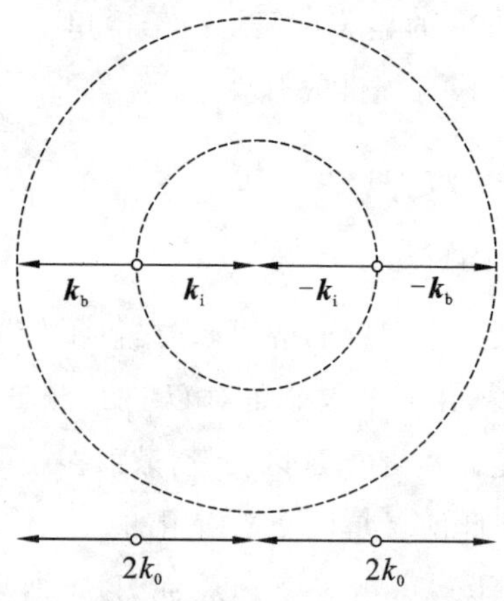


图 2.16　埃瓦尔德散射球

如果将入射波矢量从 $\boldsymbol{k}_{\mathrm{i}}$ 旋转到 $-\boldsymbol{k}_{\mathrm{i}}$ 时，则各自的后向散射波矢量从 $\boldsymbol{k}_{\mathrm{b}}$ 转到了 $-\boldsymbol{k}_{\mathrm{b}}$，这样 $\boldsymbol{q}$ 的末端描述了半径为 $2k_0$ 的一个球。这就是著名的埃瓦尔德球或埃瓦尔德限制球。

现在研究在整个埃瓦尔德球范围内的最好情况下带宽限制的影响。测量（即在频率上截断的）的场 $\underline{U}(\boldsymbol{q},\omega)$ 可表示为

$$\underline{U}(\boldsymbol{q},\omega)=\begin{cases}U(\boldsymbol{q},\omega), & 0\leqslant q\leqslant 2k_0\\ 0, & \text{其他}\end{cases}\tag{2.55}$$

利用三维矩形函数或“球”函数，定义为

$$\Pi[q/(4k_0)]=\begin{cases}1, & \sqrt{q_x^2+q_y^2+q_z^2}\leqslant 2k_0\\ 0, & \text{其他}\end{cases}$$

我们可以重写式(2.55)为(也可见附录 B)

$$\underline{U}(\boldsymbol{q},\omega)=U(\boldsymbol{q},\omega)\cdot\Pi\left(\frac{q}{4k_0}\right) \tag{2.56}$$

因此,利用测量散射场来恢复的散射势,$\underline{U}$ 可以通过式(2.56)的三维傅里叶变换得到,即

$$\underline{F}(\boldsymbol{r}',\omega)=F(\boldsymbol{r}',\omega)\otimes_{xyz}\widetilde{\Pi}(r') \tag{2.57}$$

在式(2.57)中,$\widetilde{\Pi}$ 是球函数 $\Pi$ 的傅里叶变换,并有如下形式(见附录 B)

$$\widetilde{\Pi}(r')=\frac{\sin(2k_0r')-2k_0r'\cos(2k_0r')}{(2k_0r')^3}\cdot(2k_0)^3 \tag{2.58}$$

很明显,即使在最好的情况下,即整个埃瓦尔德球范围内,重建物体 $F(\boldsymbol{r}',\omega)$ 是对原始物体平滑后的结果,其中平滑函数是 $\Pi(r')$,该函数是关于径向坐标 $r'$ 的径向对称函数。实际上,覆盖整个埃瓦尔德球需要从所有方向照明物体并对每个照明方向测量整个立体角内的散射复场。当然,这是一个具有挑战性的任务,实际中很难实现。取而代之的是以降低分辨率为代价,进行较少的测量。

图 2.17 绘出了三维函数 $\widetilde{\Pi}(r')$ 的一维剖面。正如图 2.17 所示,函数 $\widetilde{\Pi}$ 的第一个根是在 $2k_0r_0'=4.49$ 或 $r_0'=0.36\lambda$ 处。因此,根据瑞利判据,重建三维物体可达到的最好分辨率优于二维成像所计算得到的阿贝极限 $0.61\lambda$。物理上讲,在三维获得的更高分辨能力主要归功于覆盖了整个埃瓦尔德球的照明。

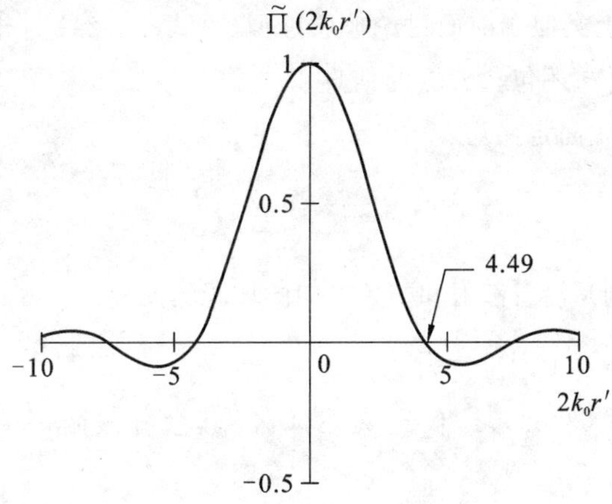


图 2.17　式(2.58)中 $\widetilde{\Pi}(r')$ 的函数剖面

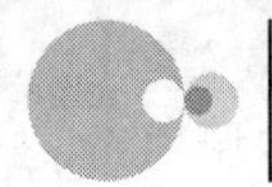


## 2.6 单粒子的散射

这里，我们介绍在粒子的光散射中主要用到的概念和定义。所谓粒子，是指具有不同于周围介质的介质磁导率$\varepsilon = n^2 \in C$表征的空间中的一个区域。散射的几何示意如图 2.18 所示。

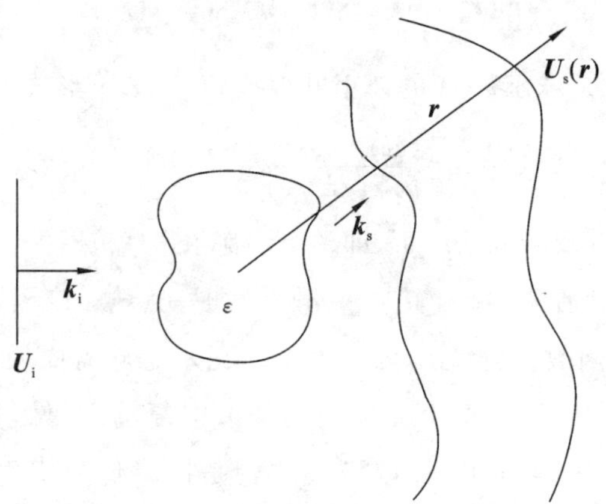


图 2.18 单个粒子的光散射

在远区的散射场有扰动球面波的一般形式

$$U_s(r) = U_i \cdot \frac{e^{ikr}}{r} \cdot f(k_s, k_i) \tag{2.59}$$

式中：$U_s(r)$ 是在位置 $r$ 的散射矢量场，$r = |r|$；$f(k_s, k_i)$ 定义了散射振幅。

函数 $f$ 物理上类似于前面讨论玻恩近似（见式(2.52)）时碰到的 $f$，并且此处除了振幅和相位，还包含偏振的信息。

粒子的微分截面定义为

$$\sigma_d(k_s, k_i) = \lim_{r \to +\infty} r^2 \left| \frac{S_s}{S_i} \right| \tag{2.60}$$

式中：$S_s$ 和 $S_i$ 分别是沿着散射和初始方向的坡印廷矢量，模 $|S_{i,s}| = \frac{1}{2}\eta |U_{i,s}|^2$（$\eta = 377\ \Omega$，是真空中的阻抗）。

注意，依据式(2.60)，$\sigma_d$ 仅定义在远区，其微分截面等于散射振幅模的平方。

$$\sigma_d(k_s, k_i) = |f(k_s, k_i)|^2 \tag{2.61}$$

$\sigma_d$ 的单位是 $m^2/(s \cdot rad)$。

当 $\boldsymbol{k}_s = -\boldsymbol{k}_i$ 时，可获得后向散射的特例

$$\sigma_b = \sigma_d(-\boldsymbol{k}_i, \boldsymbol{k}_i) \tag{2.62}$$

式中：$\sigma_b$ 是后向散射的截面。

$\sigma_d$ 的归一化结果表示相函数

$$p(\boldsymbol{k}_s, \boldsymbol{k}_i) = 4\pi \frac{\sigma_d(\boldsymbol{k}_s, \boldsymbol{k}_i)}{\int_{4\pi} \sigma_d(\boldsymbol{k}_s, \boldsymbol{k}_i) \mathrm{d}\Omega} \tag{2.63}$$

相函数 $p$ 定义了与散射光相关的角度概率密度函数（注意到“相函数”一词引自核物理学，并不是指场的相位）。式(2.63) 分母中的积分定义散射截面为

$$\sigma_s = \int_{4\pi} \sigma_d(\boldsymbol{k}_s, \boldsymbol{k}_i) \mathrm{d}\Omega \tag{2.64}$$

因此，散射截面的单位是 $\mathrm{m}^2$。如果粒子也吸收光，一般定义一个类似的吸收截面，这样，联合作用造成的光衰减是由如下整个截面产生的，即

$$\sigma = \sigma_a + \sigma_s \tag{2.65}$$

对任意形状、尺寸和折射率的粒子，推导散射截面 $\sigma_d$ 和 $\sigma_s$ 是复杂的。然而，如果进行相应的简化假设，问题可变得易于处理，具体内容将在下一节描述。

## 2.7 玻恩近似下的粒子

当粒子折射率仅与周围介质的折射率略微不同时，它的散射性质可通过前述玻恩近似的框架（见 2.5 节）解析推导得出。因此，这种粒子的标量散射振幅是粒子散射势的傅里叶变换（见式(2.52)）。

$$f(\boldsymbol{q}, \omega) = \int F_p(\boldsymbol{r}') \cdot \mathrm{e}^{-i\boldsymbol{q}\boldsymbol{r}'} \mathrm{d}^3 \boldsymbol{r}' \tag{2.66}$$

式中：$F_p$ 是粒子的散射势。

可得出结论，散射振幅和散射势构成一个傅里叶对。

$$f(\boldsymbol{q}, \omega) \rightarrow F_p(\boldsymbol{r}', \omega) \tag{2.67}$$

这个散射体系可应用的经验法则是经过粒子所积累的总相移是很小的，也就是说小于1 rad。对空气中直径为 $d$、折射率为 $n$ 的粒子来说，这个条件是 $(n-1)k_0 d < 1$。在这些条件下，任意形状的粒子问题变得易于解决。对于复杂的形状，至少可利用快速傅里叶变换（fast Fourier transform，FFT）算法数值求解式(2.66)中的三维傅里叶变换。对于一些规则的形状，能够得到其散射场的解析表达，如下所述。

### 2.7.1 球形粒子

球形粒子的散射势具有如下球函数的形式，先前已引入用来描述埃瓦尔德球(见附录 B)，即

$$F_{\mathrm{p}}(\boldsymbol{r}')=\Pi\left(\frac{r'}{2r}\right)\cdot F_0 \tag{2.68a}$$

$$F_0=\frac{1}{4\pi}k_0^2(n^2-1) \tag{2.68b}$$

式(2.68)确定该粒子是球形的且半径为 $r$，并且具有散射势 $F_0$ 在域内部为常数，而域外部为零的特征。

因此，将式(2.68)代入式(2.66)(见附录 B)，得到了散射振幅分布

$$f(\boldsymbol{q},\omega)\propto(n^2-1)k_0^2\cdot r^3\cdot\frac{\sin(qr)-qr\cos(qr)}{(qr)^3}$$
$$\boldsymbol{q}=\boldsymbol{k}_{\mathrm{s}}-\boldsymbol{k}_{\mathrm{i}} \tag{2.69}$$

在评估由角度光散射所确定结构的分辨率时(见式(2.58))，碰到过与式(2.69)右边相同的函数形式(即球函数的傅里叶变换)。但要注意，这两个函数是在共轭域运算，即在推导式(2.58)过程中使用球函数来描述频率集，然而在这里球函数在空间域中定义了散射势。

依据式(2.61)，微分截面为

$$\begin{aligned}\sigma_{\mathrm{d}}(\boldsymbol{q},\omega)&=|f(\boldsymbol{q},\omega)|^2\\&\propto(n^2-1)^2V^2k_0^4\left[\frac{\sin(qr)-qr\cos(qr)}{(qr)^3}\right]^2\end{aligned} \tag{2.70}$$

式中：$V=4\pi r^3/3$ 是粒子的体积。

式(2.70)确定了在玻恩近似下球形粒子的微分截面。有时这个散射方式称为瑞利-甘斯方式，适用于瑞利-甘斯公式的粒子称为瑞利-甘斯粒子。图 2.19 表示了根据式(2.70)得到的角散射。通过把动量转移的模表示为 $q=2k_0\sin(\theta/2)$，散射角 $\theta$ 可直接出现在式(2.70)中。

当 $qr\to0$ 时，可得到一个非常有趣的特例。注意，这种渐进的情况仅会发生在粒子非常小，即 $r\to0$，且在极小的角度下测量，即 $q\to0$ 时。如果对式(2.70)的右边在原点展开，则可得到

$$\begin{aligned}f(x)&=\left(\frac{\sin x-x\cdot\cos x}{x^3}\right)^2\\&\approx\left[x-x^3/6-x\left(1-\frac{x^2}{2}\right)\right]^2\Big/x^6\\&=\frac{1}{6}\end{aligned} \tag{2.71}$$

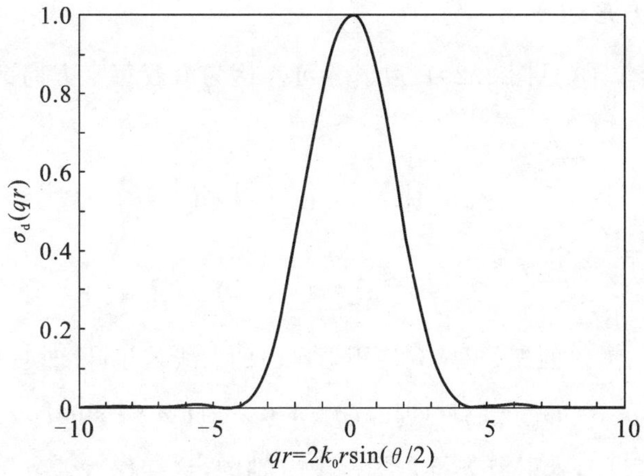


图 2.19 瑞利-甘斯粒子的角散射(微分剖面)

显然,小散射角的测量值能反映粒子的体积,即

$$\sigma_d(\boldsymbol{q},\omega)\Big|_{q\to 0}\propto(n^2-1)^2V^2k_0^4 \tag{2.72}$$

这个结果是许多流式细胞仪的理论基础,细胞的体积可借助测量前向散射求得。细胞结构,即高频分量,也可通过大角度或者侧边散射的测量值恢复。

另一方面,式(2.72)同样适用于粒子较小的情况,通常称为瑞利方式(或瑞利粒子)。因此,对于瑞利粒子,散射截面 $\sigma_s$ 仅仅是 $\sigma_d$ 的立体角的积分,忽略一些常数前因子 $\sigma_s=4\pi\sigma_d$ 也有同样的形式,

$$\sigma_s(\omega)\propto(n-1)^2k_0{}^4V^2 \tag{2.73}$$

在这种情况下,$\sigma_d$ 是不依赖于角度的,表示瑞利散射势是各向同性的,这是一个大家熟知的结果。但是,瑞利粒子的散射截面具有强烈依赖于粒子半径 $r$ ($V=4\pi r^3/3$)和波长($k_0=2\pi/\lambda$)的特征,即

$$\begin{cases}\sigma_s\propto r^6\\ \sigma_s\propto\lambda^{-4}\end{cases} \tag{2.74}$$

强波长依赖性的一个含义是空气中纳米颗粒在波长 $\lambda_b=400$ nm(蓝色)的截面积是在波长 $\lambda_r=800$ nm(红色)处的 16 倍。这解释了散射光导致晴空看起来是浅蓝色的,而太阳看起来是淡红色的,即这是由最初的白色光谱所剩的未散射部分造成的。

### 2.7.2 方形粒子

对于方形粒子(见图 2.20),散射势可表达为沿着每个方向的三个矩形函数的乘积,即

$$F(x,y,z)=\Pi\left(\frac{x}{2a}\right)\cdot\Pi\left(\frac{y}{2a}\right)\cdot\Pi\left(\frac{z}{2a}\right)\cdot F_0$$
$$F_0=\frac{1}{4\pi}k_0^2(n^2-1) \tag{2.75}$$

在这种情况下,散射的振幅是(利用矩形函数的一维傅里叶变换,见附录 B)

$$f(q_x,q_y,q_z)=(n^2-1)k_0^2V\operatorname{sinc}(q_xa)\cdot\operatorname{sinc}(q_ya)\cdot\operatorname{sinc}(q_za) \tag{2.76}$$

注意,根据图 2.20,入射波矢量是平行于 $y$ 轴的,这样 $(q_x,q_y,q_z)=(k_{sx},k_{sy}-k_i,k_{sz})$。可看到其微分截面 $\sigma_d=|f|^2$ 与 $V^2$ 和 $k_0^4$ 有关,这与球形粒子是相同的。随着粒子的尺寸减小,$a\to 0$,我们重回至瑞利体系。本质上,这个结果的产生是由于粒子的尺寸远小于波长,粒子形状并不会对远区散射造成影响。换句话说,远小于波长的粒子形状信息包含在倏逝的近场,而不在传播的散射场中。

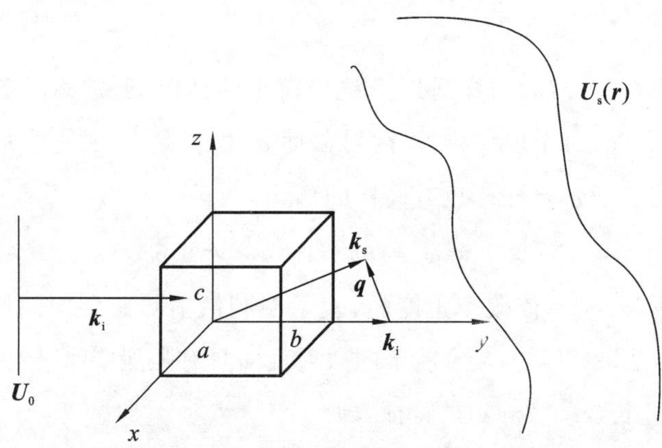


图 2.20 方形粒子的散射 $q=k_s-k_i$

### 2.7.3 圆柱形粒子

对于半径为 $a$、长度为 $b$ 的圆柱形粒子(见图 2.21),散射势可写成二维(圆盘函数)和一维矩形函数的乘积,即

$$F(x,y,z)=\Pi\left(\frac{\sqrt{x^2+y^2}}{2a}\right)\cdot\Pi\left(\frac{z}{2b}\right)\cdot F_0$$

$$F_0=\frac{k_0^2}{4\pi}(n^2-1) \tag{2.77}$$

$F$ 的三维傅里叶变换得到了散射振幅(利用圆柱坐标系中的三维傅里叶变换,见附录 B),即

$$f(q_x,q_y,q_z)=F_0\pi a^2 b\cdot\frac{2J_1\left(\sqrt{q_x^2+q_y^2}\cdot a\right)}{\sqrt{q_x^2+q_y^2}\cdot a}\cdot \operatorname{sinc}(q_z\cdot b) \tag{2.78}$$

式中:$J_1$是一阶贝塞尔函数。

如前,$\sigma_d$ 和 $\sigma_s$ 可通过$|f|^2$ 很容易得到。需注意,根据图 2.21,入射波矢量是平行于 $y$ 轴的,这样$(q_x,q_y,q_z)=(k_{sx},k_{sy}-k_i,k_s)$。

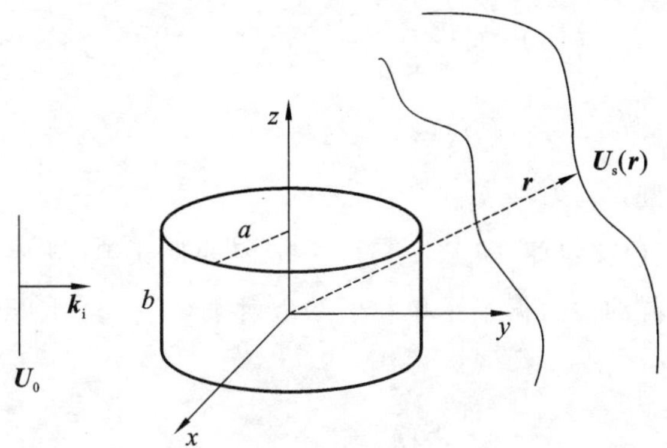


图 2.21 圆柱形粒子的散射

## 2.8 玻恩近似下粒子群的散射

通常,用光来研究生物结构需要测量粒子群的散射信号。这里,考虑随机分布在空间内的粒子群的散射实验,如图 2.22 所示。

如果假定集合是由相同粒子的散射势 $F_0(\boldsymbol{r})$组成的,那么描述系统的散射势可以表示为三维空间的 $\delta$ 函数与 $F_0(\boldsymbol{r})$卷积之和,$\delta$ 函数表示离散的空间位置。

$$F(\boldsymbol{r})=F_0(\boldsymbol{r})\otimes\sum_j\delta(\boldsymbol{r}-\boldsymbol{r}_j) \tag{2.79}$$

式(2.79)确定了每个粒子位于 $r_j$ 的散射势的分布。注意,为了使玻恩近似适用,粒子分布必须是稀疏的。散射振幅就是 $F(\boldsymbol{r})$ 的三维傅里叶变换,即

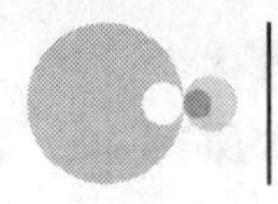


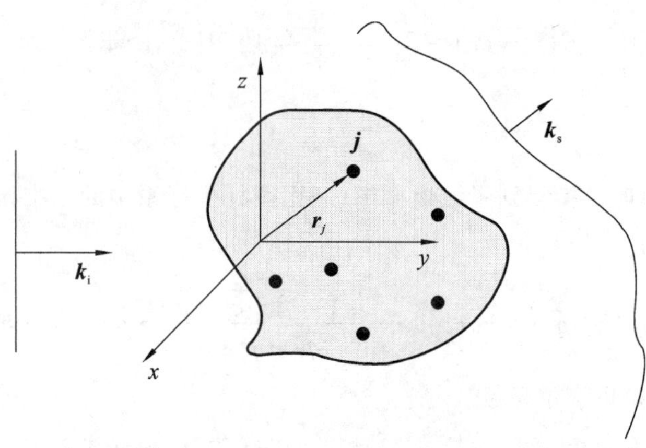


图 2.22　粒子群的散射

$$f(\boldsymbol{q})=\int F_0(\boldsymbol{r})\otimes \sum_j \delta(\boldsymbol{r}-\boldsymbol{r}_j)\mathrm{e}^{\mathrm{i}\boldsymbol{q}\boldsymbol{r}\mathrm{d}^3\boldsymbol{r}} \\ =f_0(\boldsymbol{q})\cdot \sum_j \mathrm{e}^{\mathrm{i}\boldsymbol{q}\boldsymbol{r}_j} \tag{2.80}$$

式中：散射波矢量 $\boldsymbol{q}=\boldsymbol{k}_s-\boldsymbol{k}_i$。

我们使用了位移定理，即 $\delta(\boldsymbol{r}-\boldsymbol{r}_j)\rightarrow \mathrm{e}^{\mathrm{i}\boldsymbol{q}\boldsymbol{r}_j}$（见附录 B）。

因此，粒子群的散射振幅是单粒子的散射振幅 $f_0(\boldsymbol{q})$ 乘以（调制）如下定义的结构函数

$$S(\boldsymbol{q})=\sum_j \mathrm{e}^{\mathrm{i}\boldsymbol{q}\boldsymbol{r}_j} \tag{2.81}$$

现在将散射振幅表示为如下的乘积，即

$$f(\boldsymbol{q})=f_0(\boldsymbol{q})\cdot S(\boldsymbol{q}) \tag{2.82}$$

式中：$f_0(\boldsymbol{q})$有时也称为形状函数。可以注意到，如果粒子的尺寸小于粒子间的距离，形状和结构函数的物理意义会变得明显。因此，可断定 $f_0(\boldsymbol{q})$是一个比 $S(\boldsymbol{q})$更宽的函数，即 $f_0(\boldsymbol{q})$是 $f$ 的包络（形状），$S(\boldsymbol{q})$是它的快速变化分量（结构）。

**例 2.3**　两个距离为 $b$ 的球形粒子（半径为 $a$）的散射（见图 2.23）。

根据式(2.81)和式(2.82)，很容易获得远区的散射振幅为

$$f(\boldsymbol{q})=f_0(\boldsymbol{q})\cdot\cos\left(q_z\cdot\frac{b}{2}\right) \\ =(n^2-1)k_0^2V\cdot\frac{\sin(qr)-qr\cdot\cos(qr)}{(qr)^3}\cdot\cos\left(q_z\cdot\frac{b}{2}\right) \tag{2.83}$$

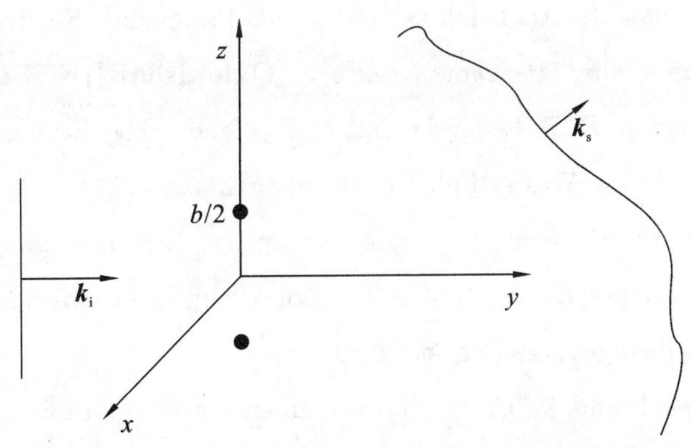


图 2.23　两个距离为 $b$ 的粒子的散射

注意,根据图 2.23,入射波矢量是平行于 $y$ 轴的,这样有 $(q_x, q_y, q_z) = (k_{sx}, k_{sy} - k_i, k_s)$。在式(2.83)中,我们直接写出了体积为 $V$、折射率为 $n$ 的瑞利-甘斯粒子的形状因子。在这种情况下,结构函数是一个简单的余弦函数。该方法是利用 X 射线散射测量提取晶体结构的基础。

## 2.9　米氏散射

在 1908 年,米氏给出了任意尺寸和折射率的球形粒子的麦克斯韦方程的完整电磁解。散射截面有如下形式:

$$\sigma_s = \pi a^2 \frac{2}{\alpha^2} \sum_{n=1}^{+\infty} (2n+1)(|a_n|^2 + |b_n|^2) \tag{2.84}$$

式中:$a_n$ 和 $b_n$ 是 $k = k_0 a$、$\beta = k_0 na/n_0$ 的函数,其中 $a$ 是粒子半径,$k_0$ 是在介质中的波数,$n_0$ 是介质的折射率,$n$ 是粒子的折射率。

式(2.84)表明,米氏解可以表达为无穷级数形式,仅可用数值求解。尽管在今天普通的个人计算机就能快速求解出 $\sigma_s$,但是,随着粒子尺寸的增加,由于有更多求和项的贡献,求和收敛将越来越慢。从物理上来说,当 $a$ 增加时,球内部有更多最大和最小值的驻波(模)。虽然米氏理论限于球形粒子,但有时也用于对组织散射建模。

## 参考文献

[1] J. D. Jackson. Classical electrodynamics. (Wiley, New York, 1999).

[2] L. D. Landau, E. M. Lifshits, and L. P. Pitaevskii. Electrodynamics of continuous media. (Pergamon, Oxford [Oxfordshire]; New York, 1984).

[3] R. P. Feynman, R. B. Leighton, and M. L. Sands. The Feynman lectures on physics. (Addison-Wesley Pub. Co., Reading, Mass., 1963).

[4] M. Born and E. Wolf. Principles of optics: Electromagnetic theory of propagation, interference and diffraction of light. (Cambridge University Press, Cambridge; New York, 1999).

[5] B. E. A. Saleh and M. C. Teich. Fundamentals of photonics. (Wiley, New York, 1991).

[6] M. Bass, V. N. Mahajan, and Optical Society of America. Handbook of optics. (McGraw-Hill, New York, 2010).

[7] J. D. Gaskill. Linear systems, Fourier transforms, and optics. (Wiley, New York, 1978).

[8] J. W. Goodman. Introduction to Fourier optics. (McGraw-Hill, New York, 1996).

[9] H. C. van de Hulst. Light scattering by small particles (Dover Publications, New York, 1981).

[10] C. F. Bohren and D. R. Huffman. Absorption and scattering of light by small particles. (Wiley, New York, 1983).

[11] L. Tsang, J. A. Kong, and K.-H. Ding. Scattering of electromagnetic waves. Theories and applications. (Wiley, New York, 2000).

[12] A. Ishimaru. Electromagnetic wave propagation, radiation, and scattering. (Prentice Hall, Englewood Cliffs, NJ., 1991).

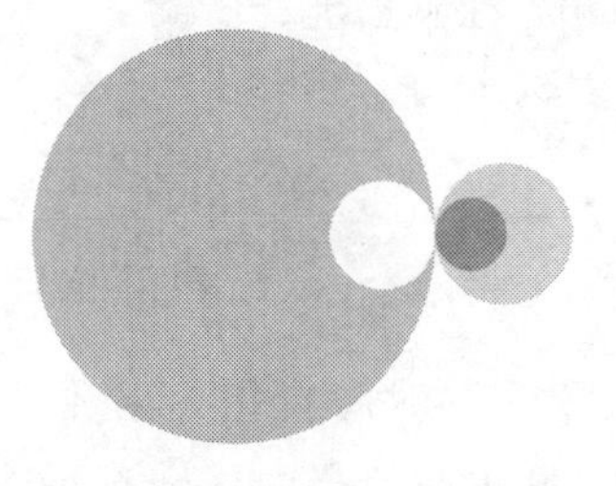

# 第 3 章 时间与空间场的相关性

## 3.1 时空相关函数:相干体积

实际上所有光场在时间和空间上的波动都是随机的,因此都服从统计描述[1]。这些场的波动取决于发射过程(主源)和传播媒介(次源)。光学相干是场在空间和时间上统计相似的一种表现,相干理论是一门数学描述这种统计特性的学科[2]。一个在时间和空间上都确定的场分布是单色平面波,当然,这只是一种数学概念,由于不确定性原则,在实际中不可能得到。

下面描述场相关性的公式在数学上与描述振动膜这样的机械波动使用的公式相似。最近也有文献强调了这两种不同类型波动的类似性和它们在时空相关性方面的数学描述[3]。

或许理解统计光场物理意义的一个起点是问下面这个问题:对于宽带场,有效(平均)时域正弦曲线$\langle e^{-i\omega t}\rangle \omega$是什么?类似地,有效(平均)空间正弦曲线$\langle e^{i\boldsymbol{k}\cdot\boldsymbol{r}}\rangle k$是什么?这里根据符号规约,将单色平面波用$e^{-i(\omega t-\boldsymbol{k}\cdot\boldsymbol{r})}$描述。这两个平均曲线可以通过使用与空间和时间频率相关的概率密度$S(\omega)$和$P(\boldsymbol{k})$

来表示，$S(\omega)$和$P(\boldsymbol{k})$满足归一化条件$\int S(w)\mathrm{d}w=1$和$\int P(\boldsymbol{k})\mathrm{d}^3\boldsymbol{k}=1$。因此，$S(\omega)\mathrm{d}\omega$是该场中频率分量的概率，或者总功率中包含频率$\omega$附近的那部分。类似地，$P(\boldsymbol{k})\mathrm{d}^3\boldsymbol{k}$是该场中具有矢量$\boldsymbol{k}$的概率，或者总功率中包含波矢$\boldsymbol{k}$附近的那部分。取决于归一化因子，$S$和$P$是与场相关的时间和空间功率谱。因此，通过使用$S(\omega)$和$P(\boldsymbol{k})$作为加权函数，两个“有效”正弦信号可用总体平均进行描述。

$$\langle \mathrm{e}^{-\mathrm{i}\omega t}\rangle_{\omega}=\int S(\omega)\mathrm{e}^{-\mathrm{i}\omega t}\mathrm{d}\omega=\Gamma(t) \tag{3.1a}$$

$$\langle \mathrm{e}^{\mathrm{i}\boldsymbol{k}\cdot\boldsymbol{r}}\rangle_{k}=\int P(\boldsymbol{k})\mathrm{e}^{\mathrm{i}\boldsymbol{k}\cdot\boldsymbol{r}}\mathrm{d}^3\boldsymbol{k}=W(\boldsymbol{r}) \tag{3.1b}$$

式(3.1a)表示宽带场的频率平均的时域正弦曲线等于它的时间自相关函数，用$\Gamma$表示。类似地，式(3.1b)表示非均匀场的平均空域正弦曲线等于它的空间自相关函数，用$W$表示。

除了在基础研究中用来描述光场的统计学特性外，相干理论也能作出与实验相关的预测。一般性的问题可以表述如下(见图3.1)：给定在时间和空间上随机变化的光场分布$U(\boldsymbol{r},t)$，在什么时空域中光场保持显著的相关性？在实验上，该问题可以转化为：将场$U(\boldsymbol{r},t)$与它自己经过时间和空间平移的副本$U(\boldsymbol{r}+\boldsymbol{\rho},t+\tau)$联合，仍然观察到显著干涉的情况下，$\boldsymbol{\rho}$和$\tau$平均为多大？

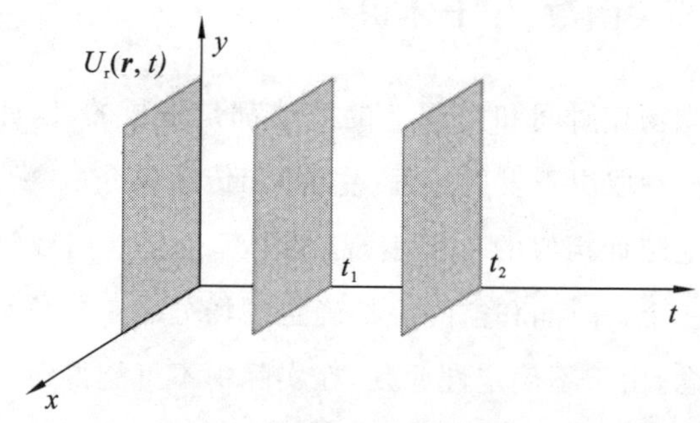


图3.1　实际光场的时空分布

直观地说，通常认为单色场能够表现出(无限)广的时间相干性，而平面波则会表现出无限的空间相关性。这是因为无论我们怎么在时间上移动单色场或在空间上移动平面场，它们都与其未移动的副本完全相关。另一方面，很难想象时间相关性在小于一个光学周期的时间尺度上的衰减，也很难想象空间相关性在小于一个光学波长的空间尺度上的衰减。下面提供了一种时空相关性的定量描述。

光场的统计行为一般可以通过一个时空相关函数在数学上完全描述，即

$$\Lambda(\boldsymbol{r}_1,\boldsymbol{r}_2;t_1,t_2)=\langle U(\boldsymbol{r}_1,t_1)\cdot U^*(\boldsymbol{r}_2,t_2)\rangle_{r,t} \tag{3.2}$$

如下标 $\boldsymbol{r}$、$t$ 所示，$\langle\rangle$表示在时间和空间中进行平均。因为常见的探测器阵列只能捕获二维的空间强度分布，所以在不失一般性的条件下只讨论 $\boldsymbol{r}=(x,y)$的情况。通常意义上定义这些平均数如下：

$$\langle U(\boldsymbol{r}_1,t_1)\cdot U^*(\boldsymbol{r}_2,t_2)\rangle_t=\lim_{T\to+\infty}\frac{1}{T^2}\int_{-T/2}^{T/2}\int_{-T/2}^{T/2}U(\boldsymbol{r}_1,t_1)\cdot U^*(\boldsymbol{r}_2,t_2)\mathrm{d}t_1\mathrm{d}t_2$$

$$\langle U(\boldsymbol{r}_1,t_1)\cdot U^*(\boldsymbol{r}_2,t_2)\rangle_r=\lim_{A\to+\infty}\frac{1}{A^2}\int_A\int_A U(\boldsymbol{r}_1,t_1)\cdot U^*(\boldsymbol{r}_2,t_2)\mathrm{d}^2\boldsymbol{r}_1\mathrm{d}^2\boldsymbol{r}_2 \tag{3.3}$$

通常，在实际中我们处理稳态(在时间上)和统计均匀(在空间上)的场。如果是稳态场，这种场的统计特性(如平均、高阶矩)不由时间的起点所决定。类似的，对于统计均匀场，它们的特性也不由空间位置决定。广义平稳限制较少，其只使用了它的一阶和二阶矩来定义一个随机过程，且不依赖于起点的选择。对于这里的讨论，至少广义上这些场被定义为稳定的。基于这样的假设，时空相关函数 $\Lambda$ 的维度减少了一半。

$$\begin{cases}\Lambda(t_1,t_2)=\Lambda'(t_2-t_1)\\ \Lambda(\boldsymbol{r}_1,\boldsymbol{r}_2)=\Lambda'(\boldsymbol{r}_2-\boldsymbol{r}_1)\end{cases} \tag{3.4}$$

时空相关函数变成了 $\Lambda$

$$\Lambda(\boldsymbol{\rho},\tau)=\langle U(\boldsymbol{r},t)\cdot U^*(\boldsymbol{r}+\boldsymbol{\rho},t+\tau)\rangle_{r,t} \tag{3.5}$$

需要注意的是，$\Lambda(\boldsymbol{0},0)=\langle U(\boldsymbol{r},t)\cdot U^*(\boldsymbol{r},t)\rangle_{r,t}$ 表示场的空间平均辐照度，这当然是一个实数量。然而，一般来说 $\Lambda(\boldsymbol{\rho},\tau)$ 是一个复数量。接着定义 $\Lambda$ 的归一化量，其被称为时空相关性复杂度

$$\alpha(\boldsymbol{\rho},\tau)=\frac{\Lambda(\boldsymbol{\rho},\tau)}{\Lambda(\boldsymbol{0},0)} \tag{3.6}$$

它表明对于稳定场 $|\Lambda|$ 在 $\boldsymbol{r}=\boldsymbol{0}$ 和 $t=0$ 时有最大值，因此

$$0<|\alpha(\boldsymbol{\rho},\tau)|<1 \tag{3.7}$$

进一步，可以定义面积 $A_\mathrm{C}\propto\boldsymbol{\rho}_\mathrm{C}^2$ 和长度 $l_\mathrm{C}=c\tau_\mathrm{C}$，其中 $|\alpha(\boldsymbol{\rho}_\mathrm{C},\tau_\mathrm{C})|$ 保持为一个特定的值，即 $|\alpha|>\frac{1}{2}$，定义相干体积：

$$V_\mathrm{C}=A_\mathrm{C}\cdot l_\mathrm{C} \tag{3.8}$$

相干体积决定了被认为是相关的最大区域大小。一般来说，扩展光源，如白炽

灯灯丝，其光谱特性每点都不相同。因此，如3.2节所述能够很方便地讨论每个频率 $\omega$ 的空间相关性。

## 3.2 单色光源的空间相关性

### 3.2.1 互谱密度

通过对等式(3.5)进行对时间的傅里叶变换，能够得到空间平均互谱密度。参考文献[4]中更详细地描述了互谱密度。

$$
\begin{aligned}
W(\boldsymbol{\rho},\omega) &= \int \Lambda(\boldsymbol{\rho},\tau)\cdot \mathrm{e}^{\mathrm{i}\omega\tau}\,\mathrm{d}\tau \\
&= \langle U(\boldsymbol{r},\omega)\cdot U^{*}(\boldsymbol{r}+\boldsymbol{\rho},\omega)\rangle_{r}
\end{aligned}
\tag{3.9}
$$

互谱密度函数以前被 Wolf 用来描述光场的二阶统计量，也就是两个不同点的时间互相关性的傅里叶变换，$W_{12}(\boldsymbol{r}_1,\boldsymbol{r}_2,\omega)=\int \Gamma_{12}(\boldsymbol{r}_1,\boldsymbol{r}_2,\tau)\cdot \mathrm{e}^{\mathrm{i}\omega t}\,\mathrm{d}\tau$[2][4]。该函数可用来描述两点场波动的相似性，如双缝杨氏干涉仪中的场波动的相似性。值得注意的是，如果光是单色的，两点总是完全相关的，因为两点的光场至多相差一个恒定的相移。相比之下，对于整个平面，相位分布是一个随机变量。因此，为了获得与成像最相关的总体平均意义上的空间相关性，采用 $W(\boldsymbol{\rho},\omega)$ 的空间平均的版本，如等式(3.9)所定义。

图3.2展示了一种能够通过马赫-泽德成像干涉仪直接测量 $W$ 的干涉测量结构。单色场 $U(\boldsymbol{r},\omega)$ 被分为两个副本，然后通过两个 $4f$ 透镜系统在电荷耦合器件(charged coupled device，CCD)平面上重新成像，这会引起一个相对空间位移 $\boldsymbol{\rho}$。这里，有实际意义的问题是：我们可以观察到什么程度的条纹？或者更加定量地，当改变 $\boldsymbol{\rho}$ 时，空间平均的条纹对比度是多少？对于 $\boldsymbol{\rho}$ 的每个值，CCD记录了空间分辨强度分布或者干涉图。因此可以计算这个量的空间平均：

$$
\begin{aligned}
I(\boldsymbol{\rho},\omega) &= \frac{1}{A}\int |U(\boldsymbol{r},\omega)+U(\boldsymbol{r}+\boldsymbol{\rho},\omega)|^{2}\,\mathrm{d}^{2}\boldsymbol{r} \\
&= \frac{1}{A}\int 2I_1(\boldsymbol{r},\omega)\,\mathrm{d}^{2}\boldsymbol{r} + 2\mathrm{Re}\,\frac{1}{A}\int [U(\boldsymbol{r},\omega)\cdot U^{*}(\boldsymbol{r}+\boldsymbol{\rho},\omega)]\,\mathrm{d}^{2}\boldsymbol{r} \\
&= 2\langle I_1(\boldsymbol{r},\omega)\rangle_{r} + 2\mathrm{Re}[W(\boldsymbol{\rho},\omega)]
\end{aligned}
\tag{3.10}
$$

这里假设干涉仪在两臂上等分光。一旦每一束光的平均强度 $\langle I_1(\boldsymbol{r},\omega)\rangle$ 分别得到测量，比如通过阻止一束测量另外一束，等式(3.9)中定义的 $W(\boldsymbol{\rho},\omega)$ 的实

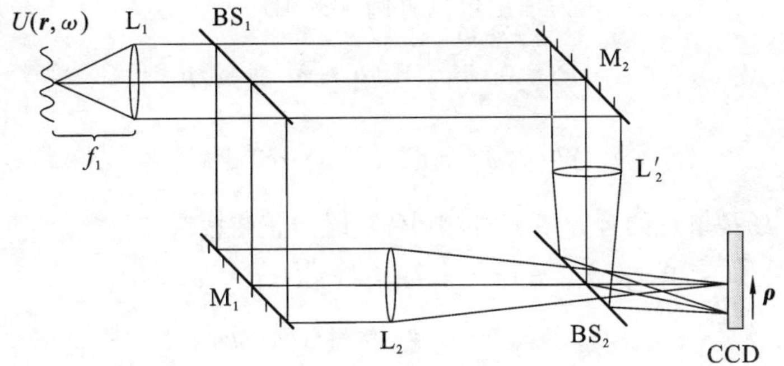


图 3.2　使用空间扩展场的马赫-泽德干涉仪

数部分就可以通过实验测出。很明显，对应于每个 $\boldsymbol{\rho}$ 多个 CCD 曝光是有必要的。在频率 $\omega$ 处，空间相关性的复杂度定义如下：

$$\beta(\boldsymbol{\rho},\omega)=\frac{W(\boldsymbol{\rho},\omega)}{|W(\mathbf{0},\omega)|} \tag{3.11}$$

值得注意的是，$W(\mathbf{0},\omega)$是光场的空间平均光谱，即

$$\begin{aligned} W(\mathbf{0},\omega) &= \langle U(\boldsymbol{r},\omega)\cdot U^{*}(\boldsymbol{r},\omega)\rangle_{r} \\ &= \langle S(\boldsymbol{r},\omega)\rangle_{r} \end{aligned} \tag{3.12}$$

同样，可以知道$|\beta|\in[0,1]$，其中极值$|\beta|=0$ 和$|\beta|=1$ 分别对应于完全没有空间相关和完全相关。$|\beta|$维持为一个显著值的区域定义了频率为 $\omega$ 时的相关区域。

$$A_{\mathrm{C}}=D,\quad |\beta(\boldsymbol{\rho},\omega)|\Big|_{(\rho_x\rho_y)\subset D}>\frac{1}{2} \tag{3.13}$$

通常提及一个特定场的相干区域时不指明特定的光学频率。在这种情况下，需要理解频率平均相关区域，$A=\langle A_{\mathrm{C}}(\omega)\rangle_{\omega}$。实际上很多时候涉及由平均频率 $\omega_0=\dfrac{\int_0^{+\infty}\omega P(\omega)\mathrm{d}\omega}{\int_0^{+\infty}P(\omega)\mathrm{d}\omega}$ 表征的场。

在这种情况下，空间相关性可以被该特定频率下的行为所完全描述。比如，一个宽带场如果在一个特定区域内有 $|\beta(\boldsymbol{\rho},\omega_0)|=1$，则对于这一区域内任何 $\boldsymbol{\rho}$ 值，该宽带场是完全空间相干[5][6]。

### 3.2.2　空间功率谱

$W(\boldsymbol{\rho},\omega)$ 是一个空间相关函数，因此它能够通过一个空间功率谱 $P(\boldsymbol{k},\omega)$

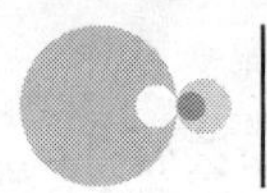



的傅里叶变换来表达(相关理论可以查阅附录 B)。

$$\begin{cases} P(\boldsymbol{k},\omega)=\iint W(\boldsymbol{\rho},\omega)\cdot \mathrm{e}^{-\mathrm{i}\boldsymbol{k}\boldsymbol{\rho}}\mathrm{d}^2\boldsymbol{\rho} \\ W(\boldsymbol{\rho},\omega)=\iint P(\boldsymbol{k},\omega)\cdot \mathrm{e}^{\mathrm{i}\boldsymbol{k}\boldsymbol{\rho}}\mathrm{d}^2\boldsymbol{k} \end{cases} \tag{3.14}$$

如果两个场是单色的且频率不同,则 $W$ 随时间正弦振荡,即

$$\begin{aligned} W(\boldsymbol{\rho},\omega_1,\omega_2) &= \langle U_1(\boldsymbol{r},\omega_1)\cdot U_2(\boldsymbol{r}+\boldsymbol{\rho},\omega_2)\rangle_r \\ &= W_\rho(\boldsymbol{\rho})\exp[\mathrm{i}(\omega_2-\omega_1)t] \end{aligned} \tag{3.15}$$

式中:$W_\rho$ 是 $W$ 的空间分量。

$\exp[\mathrm{i}(\omega_2-\omega_1)t]$的物理意义是,在进行图 3.2 中的空间相关测量时,如果干涉仪的场有两个不同的光学频率 $\omega_1$、$\omega_2$(比如通过两个不同的滤光片),所得结果随时间振荡,且通过时间平均后会消失。因此,图 3.2 所示的马赫-泽德干涉仪的最大对比度条纹是在干涉仪的两臂有相同的光谱时得到的。

根据式(3.14),空间相关函数 $W(\boldsymbol{\rho},\omega)$也能通过空间功率谱的测量以实验的方法确定,如图 3.3 所示。正如 2.3 节和 2.4 节所讨论的一样,自由空间的远场传播和通过透镜的传播都能产生源场的傅里叶变换。

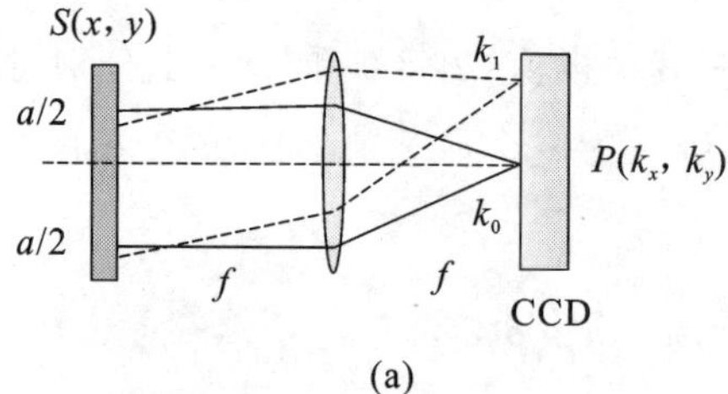


(a)

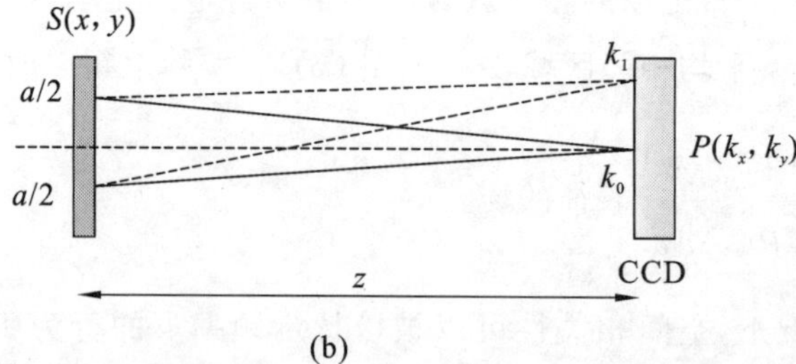


(b)

图 3.3 (a)测量光源 S 经透镜传播后的空间功率谱密度;(b)测量经自由空间夫琅和费传播后的空间功率谱密度

$$\widetilde{U}(\boldsymbol{k},\omega)=\int_A U(\boldsymbol{r},\omega)\cdot e^{-i\boldsymbol{kr}}\,d^2\boldsymbol{r} \tag{3.16}$$

CCD 对于功率信号非常敏感，因此检测到空间功率谱 $P(\boldsymbol{k},\omega)=|\widetilde{U}(\boldsymbol{k},\omega)|^2$。

式(3.16)中，频率分量 $\boldsymbol{k}=(k_x,k_y)$要么取决于透镜变换的焦距(见图 3.3(a))，要么取决于夫琅和费传播的传播距离 $z$(见图 3.3(b))。

$$\boldsymbol{k}=\frac{2\pi}{\lambda f}(x',y') \tag{3.17a}$$

或

$$\boldsymbol{k}=\frac{2\pi}{\lambda z}(x',y') \tag{3.17b}$$

值得注意的是因为 $x\ll f$ 和 $x\ll z$，它们的比率$\frac{x}{f}$和$\frac{x}{z}$描述衍射角，因此有时也称 $P(\boldsymbol{k},\omega)$为角功率谱。

在天文学和显微成像术中同样经常出现的一个重要问题是：场的空间相关性如何随着传播变化？对于图 3.3(b)所示的远离探测面的扩展光源，光源的大小可能会对式(3.16)中的傅里叶变换有显著影响。如果用源场空间截断后的场$\underline{U}$来代替源场表示源的有限尺寸，这种影响会变得明显，$\underline{U}$表示光源的有限大小，即

$$\underline{U}(\boldsymbol{r},\omega)=U(\boldsymbol{r},\omega)\cdot\Pi\left(\frac{\boldsymbol{r}}{a}\right) \tag{3.18}$$

其中 Π 函数是一个典型的二维矩形函数，这里表示一个边长为 $a$ 的正方形。因此，远场变为

$$\underline{\widetilde{U}}(\boldsymbol{k},\omega)=a^2\widetilde{U}(\boldsymbol{k},\omega)\otimes_{k_xk_y}\mathrm{sinc}(a\boldsymbol{k}) \tag{3.19}$$

其中⊗表示卷积，$\mathrm{sinc}(x)$是常见的$\frac{\sin(x)}{x}$函数(见附录 B)。因此，在探测面$(x',y')$的场$\underline{\widetilde{U}}(\boldsymbol{k},\omega)$在 sinc 函数宽度给出的尺度上是平滑的。这种平滑表示在该空间尺度上，场是空间相关的。沿着 $x'$方向，相关距离 $x_c'$可通过直接写出 sinc 函数的空间频率参数得到。最高空间频率为$\frac{2\pi}{a}$，即

$$\frac{2\pi}{a}=k_x=\frac{2\pi}{\lambda z}\cdot x_c' \tag{3.20}$$

注意到，$\frac{a^2}{z^2}$描述了立体角 $\Omega$，该角由光源确定，由此可以推断出由远区光源产生的光场相关区域的大小为

$$A_C = x_c^2 = \frac{\lambda^2}{\Delta\Omega} \tag{3.21}$$

这个简单的关系使得迈克尔逊干涉仪能够干涉测量星星的张角。例如，太阳光的张角为 $\theta \approx 10$ mrad，也就是 $\Omega = 10^{-4}$ srad。因此，对处于可见光谱均值点的绿光，$\lambda = 550$ nm 而言，其在地球表面的相干区域大小为 $A_C^{sun} = 50\ \mu m \times 50\ \mu m$。光源角度越小，远场的空间相干性越高。这一结论是 Van Cittert-Zernike 理论的结果，Van Cittert-Zernike 理论建立起了光源强度分布于远场空间相关性的联系。从本质上讲，自由空间传播的效果可以等效于一个空间低通滤波器[7]。

也许并不令人惊讶，认识到这个强大的理论，20 世纪 30 年代泽尔尼克采用了空间滤波的概念来发展 PCM[8][9]。1873 年从阿贝开始，人们就意识到图像可以被描述为一个干涉现象。图像的形成是在图像中的每个点同时进行干涉的结果[10]。为了能够观测透明样本，泽尔尼克采用了空间滤波的方法(类似于图 3.4 的方法)，并扩展了照明光场的相干区域，使其超过显微镜的视场。当然在显微成像术中，这种类型的照明称为相干照明。由于现在不同点之间的相位关系是固定的，因此，能够清楚地定义整张图像的平均场。在这种情况下，生成图像的所有点的同步干涉具有一个共同的参考相位，该参考相位是平均场的相位。因此，就像典型的干涉测量实验一样，控制平均场的相位延迟能够调节整个图像的对比度。这就是 PCM 的基础理论，是显微成像术中的一个重大突破，并且是 QPI 技术的一个重要前提，这将在第 5 章更加详细地讨论。

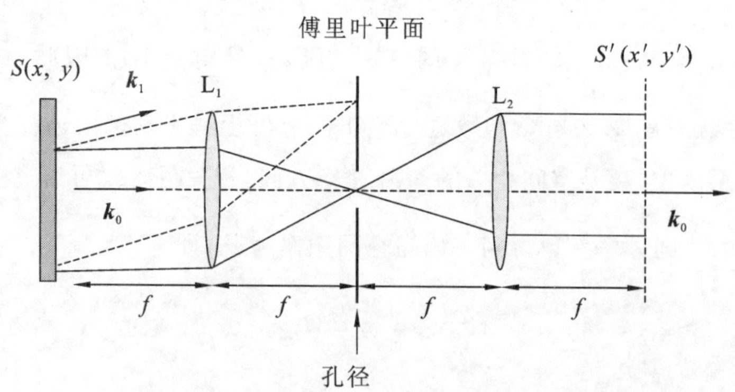


图 3.4　通过一个 4$f$ 系统的空间滤波

应该顺带介绍另一种利用内源性对比度进行显微成像的方法(本书不再进一步讨论)——微分干涉衬比(DIC 或者 Nomarski)[12][13],该方法呈现透明样本的相位梯度的映射图,被归为“非相干”的方法。DIC 确实是使用非相干照明(没有空间滤波),然而高对比度的图像是通过将原场略微横向移动的副本与原场干涉产生的。这似乎是自相矛盾的。这里的关键是需要注意到显微镜的数值孔径是有限的,即成像系统本身表现出空间滤波特性。根据式(3.21),大约在 $A_C=\left(\frac{\lambda}{\mathrm{NA}}\right)^2$ 范围内空间相干。

其中 NA 是显微镜的数值孔径。这个等式说明图像场在衍射斑量级的区域内是完全相关的。因此,在 DIC 中移动图像场的两个副本的距离要小于衍射光斑才能产生高对比度条纹。换言之,在衍射光斑范围内,图像场空间相干。

### 3.2.3 空间滤波

根据傅里叶变换的性质,可以推测频率 $\omega$ 处更高的空间相干性,也就是说,更宽的 $W(\boldsymbol{\rho},\omega)$ 可以由更窄的 $P(\boldsymbol{k},\omega)$ 得到。当处理扩展光源时,实验室常见的方法是对 $P(\boldsymbol{k},\omega)$ 进行低通滤波,这样相干区域扩展到了视场所需的区域(在上文相衬显微成像术部分已经提过)。这个过程如图 3.4 所示,并且在 QPI 实验中经常遇到。自然而然地,它被称为空间滤波。

扩展光源 $S$ 发出具有各种频率 $\omega$ 和空间频率 $\boldsymbol{k}$ 的光。对于一个给定的频率 $\omega$,透镜 $L_1$ 实现了空间傅里叶变换。如果一个光阑被放置在傅里叶平面来阻止高空间频率信号,通过透镜 $L_2$ 在平面 $S'$(与 $S$ 共轭)重建的场与波矢 $\boldsymbol{k}_0$ 的平面波相似。利用这一方法,可以从一个扩展光源中获得一个高度空间相干的场。当然,由于高空间频率携带的能量丢失了,故这个过程是有损的。逐渐关闭光阑,在平面 $S'$ 会产生一个逐渐接近平面波的场。相反地,应当指出的是,所有的光源都至少在波长尺度内表现出空间相干性。这很容易理解,对一个 $\delta$ 相关的光源,$W(\boldsymbol{\rho})=\delta(\boldsymbol{\rho})$,$\widetilde{W}(\boldsymbol{k})$ 需要为无限宽的,也就是 $\widetilde{W}(\boldsymbol{k})=1$。显然这是不可能的,因为平面光源只在 2πsrad 立体角内发光。因此,任意光源的最小相干区域大小为

$$A_C^{\min}\approx\frac{\lambda^2}{2\pi} \tag{3.22}$$

物理上,一给定平面上场的空间相干性描述该场有多接近于一个平面波。

或者说，空间相干性描述了该场能有多好地汇聚成一点(这个点当然对应于频域中的 $\delta$ 函数)。空间相干性在显微成像术中非常重要，它被用来区分两类方法：(空间上)相干的和非相干的。当然，定量相位成像需要照明场空间相干，这样在感兴趣的整个视场内相移能够被恰当地定义。

## 3.3 平面波的时间相关性

### 3.3.1 时间自相关函数

来讨论与 3.2 节对应的内容，即探讨在特定空间频率 $\boldsymbol{k}$(或者等价地说，一个特定的传播方向)情况下场的时间相关性。对式(3.2)中的 $\Lambda$ 进行空间傅里叶变换，我们得到时间相关函数

$$\begin{aligned}\Gamma(\boldsymbol{k},\tau) &= \iint \Lambda(\tilde{\boldsymbol{\rho}},\tau)\cdot \mathrm{e}^{-\mathrm{i}\boldsymbol{k}\boldsymbol{\rho}}\mathrm{d}^2\boldsymbol{r} \\ &= \langle U(\boldsymbol{k},t)\cdot U^*(\boldsymbol{k},t+\tau)\rangle_t\end{aligned} \tag{3.23}$$

自相关函数 $\Gamma$ 与图 3.5 所示类型的干涉实验有关。在迈克尔逊干涉仪中，光源出射的平面波被分光镜(beam splitter，BS)一分为二，然后通过镜子 $\mathrm{M}_1$ 和 $\mathrm{M}_2$ 的反射重建。探测器处的强度有以下形式(假设 50/50 分束)：

$$\begin{aligned}I(\boldsymbol{k},\tau) &= \langle |U(\boldsymbol{k},t)+U^*(\boldsymbol{k},t+\tau)|^2\rangle_t \\ &= 2I_1(\boldsymbol{k})+2\mathrm{Re}\langle U(\boldsymbol{k},t)\cdot U^*(\boldsymbol{k},t+\tau)\rangle\end{aligned} \tag{3.24}$$

式中：$I_1$ 是每臂的强度。

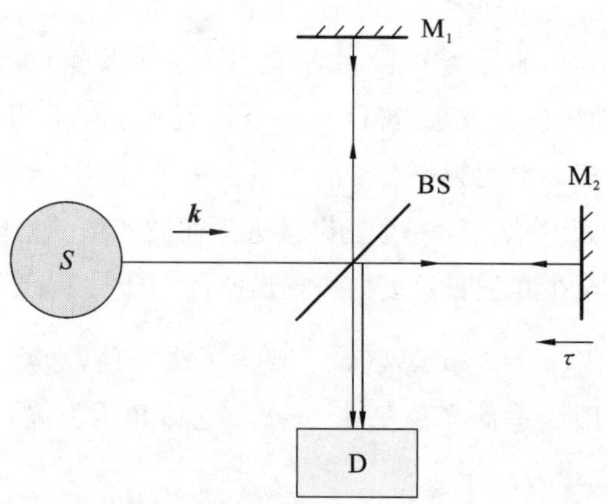


图 3.5 迈克尔逊干涉仪

因此,可以通过改变两个场之间的时延得到 $\Gamma(\boldsymbol{k},\tau)$ 的实部。延迟可以通过移动其中一个镜子来控制。在空间频率 $\boldsymbol{k}$ 下,时间相关性的复杂度定义为

$$\gamma(\boldsymbol{k},\tau)=\frac{\Gamma(\boldsymbol{k},\tau)}{|\Gamma(\boldsymbol{k},0)|} \tag{3.25}$$

需要注意 $\Gamma(\boldsymbol{k},0)$ 表示了波矢为 $\boldsymbol{k}$ 时场的强度,即

$$\begin{aligned}\Gamma(\boldsymbol{k},0)&=\langle U(\boldsymbol{k},t)\cdot U(\boldsymbol{k},t)\rangle_t\\&=I(\boldsymbol{k})\end{aligned} \tag{3.26}$$

时间相关性的复杂度与其空间复杂度 $\beta$ 有着相似的属性,即

$$0<|\gamma(\boldsymbol{k},\tau)|<1 \tag{3.27}$$

类似地,相干时间定义为使 $|\gamma|$ 保持为一个显著值,如 1/2 时场之间的最大时延。

可以很直接地显示出,如果对波矢(传播方向)不同的两个平面波作时域互相关,则除非 $\boldsymbol{k}_1=\boldsymbol{k}_2$,其结果趋于零。

$$\begin{aligned}\Gamma(\boldsymbol{k}_1,\boldsymbol{k}_2,\tau)&=\langle U_1(\boldsymbol{k}_1,t)\cdot U_2^*(\boldsymbol{k}_2,t+\tau)\rangle_t\\&=\Gamma_\tau(\tau)\exp[(\boldsymbol{k}_2-\boldsymbol{k}_1)\boldsymbol{r}]\end{aligned} \tag{3.28}$$

式中:$\Gamma_\tau$ 是 $\Gamma$ 的时间分量。

因此,在每个时刻 $t$,两个平面波产生平行于 $\boldsymbol{k}_2-\boldsymbol{k}_1$ 的干涉条纹。与时间域的情况相对应,当讨论两个不同频率场的空间相关时,如果探测器(如 CCD)在大于条纹周期的空间尺度上对信号进行平均,那么时间相关信息就会丢失。随着 $\tau$ 的改变,条纹"运动"穿过平面,这样对比度平均值为 0。因此,当测量时间自相关函数时,一个典型迈克尔逊干涉仪中的两束光要仔细调为准平行。

### 3.3.2 光功率谱

时间相关函数 $\Gamma$ 是功率谱的傅里叶变换,即

$$\begin{cases}\Gamma(\boldsymbol{k},\tau)=\displaystyle\int_{-\infty}^{+\infty}S(\boldsymbol{k},\omega)\cdot \mathrm{e}^{-\mathrm{i}\omega\tau}\,\mathrm{d}\omega\\ S(\boldsymbol{k},\omega)=\displaystyle\int_{-\infty}^{+\infty}\Gamma(\boldsymbol{k},\tau)\cdot \mathrm{e}^{\mathrm{i}\omega\tau}\,\mathrm{d}\tau\end{cases} \tag{3.29}$$

如图 3.6 所示,$\Gamma$ 可以通过光谱测量确定。通过使用光栅(棱镜或者其他色散元件),可以在不同角度分散出不同颜色,这样一个旋转的探测器就能够直接测量 $S(\omega)$。为了估计宽带场的相干时间,假设一个中心频率为 $\omega_0$、方均根宽度为 $\Delta\omega$ 的高斯谱,即

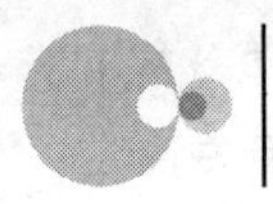


$$S(\omega)=S_0\cdot e^{-\left(\frac{\omega-\omega_0}{\sqrt{2}\Delta\omega}\right)^2} \tag{3.30}$$

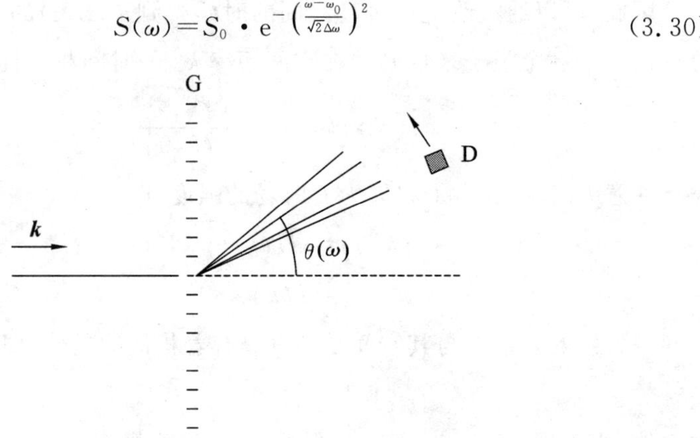


图 3.6　使用光栅的光谱测量。G:光栅,D:探测器,θ:衍射角。虚线表示没有衍射的级(第 0 级)

式中:$S_0$ 是一个常数。

根据傅里叶频移原理(见附录 B),自相关函数也是一个经过正弦函数调制后的高斯函数。

$$\Gamma(\tau)=\Gamma_0\cdot e^{-\left(\frac{\Delta\omega\tau}{\sqrt{2}}\right)^2}\cdot e^{i\omega_0\tau} \tag{3.31}$$

由式(3.31)可以看到,如果定义 $\Gamma$ 的宽度为相干时间,则得到

$$\tau_C\propto\frac{1}{\Delta\omega} \tag{3.32}$$

和相干长度

$$l_C=c\tau_C\propto\frac{\lambda^2}{\Delta\lambda} \tag{3.33}$$

相干长度取决于光谱带宽,正如相干区域取决于立体角(见式(3.21))。显而易见,两类相关性均取决于它们各自的频率带宽。

### 3.3.3　光谱滤波

相干长度的值分布很广,从窄带激光器的千米级别到 LED 和白光的微米级别。图 3.7 定性地展示了 $\Gamma(\tau)$ 和 $S(\omega)$ 的关系。当然,使用窄带滤波器可以有效增加场的相干长度。宽带光源的短相干长度是弱相干干涉测量和光学相干层析成像的出发点[14],这将在第 7 章讨论。

注意到相位只能通过相关函数定义,换言之,测量时间和空间相移时没有绝对的原点。为了能够定义定量相位图像,整个图像中的相移必须要能被清

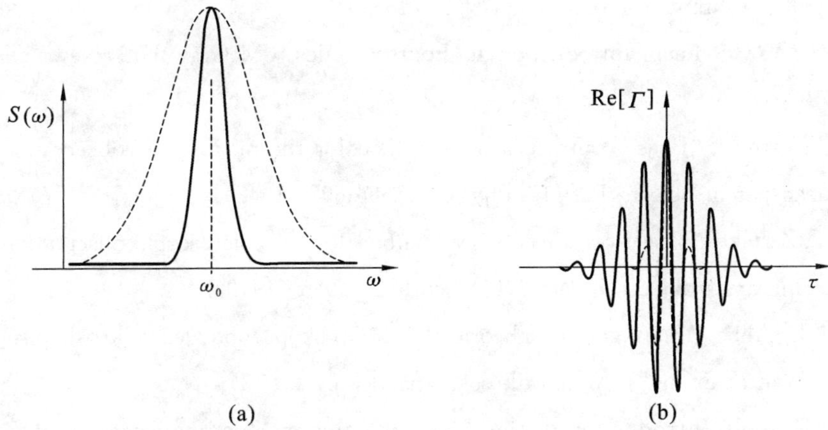


图 3.7 (a)宽(虚线)和窄(实线)功率谱;(b)与(a)中功率谱相关的时间自相关函数

晰地定义。也就是说,图像场在视场范围内必须是空间相干的。这并不意味着必须使用单色照明,只要平均每个频率分量 $\omega$ 有一个比视场要大的相关区域即可。PCM[8][9]是一种著名的白光方法,在这种方法中相移在整个视场中都是有意义的,它比激光的使用早 30 年[15]。正如之后第 12 章所讨论的一样,使用白光照明的 QPI 实际上与激光照明相比存在某些优点。

## 参考文献

[1] J. W. Goodman. Statistical optics. (Wiley, New York, 2000).

[2] L. Mandel and E. Wolf. Optical coherence and quantum optics. (Cambridge University Press, Cambridge and New York, 1995).

[3] G. Popescu, Y. K. Park, R. R. Dasari, K. Badizadegan and M. S. Feld. "Coherence properties of red blood cell membrane motions", Phys. Rev. E., 76, 031902 (2007).

[4] E. Wolf. "New theory of partial coherence in the space-frequency domain. 1. spectra and cross spectra of steady-state sources", Journal of the Optical Society of America, 72, 343-351 (1982).

[5] E. Wolf. "Solution of the phase problem in the theory of structure determination of crystals from x-ray diffraction experiments", Phys. Rev. Lett., 103, 075501 (2009).

[6] L. Mandel and E. Wolf. "Complete coherence in the space-frequency domain",

Optics Communications,36,247-249 (1981).

[7] J. W. Goodman. Introduction to Fourier optics. (McGraw-Hill, New York, 1996).

[8] F. Zernike. "Phase contrast, a new method for the microscopic observation of transparent objects, Part 1", Physica, 9, 686-698 (1942).

[9] F. Zernike. "Phase contrast, a new method for the microscopic observation of transparent objects", Part 2, Physica, 9, 974-986 (1942).

[10] E. Abbe. "Beiträge zur Theorie des Mikroskops und der mikroskopischen Wahrnehmung", Arch. Mikrosk. Anat, 9, 431 (1873).

[11] E. Wolf. Introduction to the theory of coherence and polarization of light (Cambridge University Press, Cambridge, 2007).

[12] F. H. Smith. "Microscopic interferometry", Research (London) 8, 385 (1955).

[13] M. Pluta. Advanced light microscopy. (PWN, Warsaw; Elsevier, Amsterdam and New York, 1988).

[14] D. Huang, E. A. Swanson, C. P. Lin, J. S. Schuman, W. G. Stinson, W. Chang, M. R. Hee, T. Flotte, K. Gregory, C. A. Puliafito, and J. G. Fujimoto. "Optical coherence tomography", Science, 254, 1178-1181 (1991).

[15] M. Born and E. Wolf. Principles of optics: Electromagnetic theory of propagation, interference and diffraction of light. (Cambridge University Press, Cambridge and New York, 7th edition, 1999).

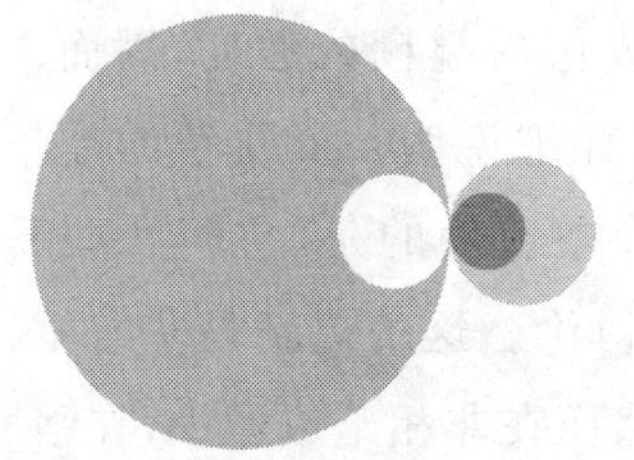

# 第4章 图像特征

成像是绘制物体特定的物理特性并用可视化的形式展示出来的过程[1]。物理性质的例子包括吸收(如光成像、X射线)、发射(如荧光成像)、散射(如相衬成像)、反射(如超声波、普通的摄影)、质子密度(如MRI)、放射性核素的浓度(如核成像)。在显微成像中,样本内源性的吸收、发射和散射都是大家感兴趣的物理量。通过使用外源造影剂,如染色剂或者荧光标记物质,它们能够反映某种特定物质的浓度分布(例如,荧光染料的浓度可以和细胞核内脱氧核糖核酸(Deoxyribonucleic acid,DNA)的分布联系到一起)。这里,讨论显微成像最基本的属性,而不考虑图像获取所涉及的方法,介绍数字图像处理实现的简单图像增强的操作。

## 4.1 作为线性运算的成像

在许多实际情况中,一个成像系统(如一个显微镜)可以被近似为一个线性系统[2]~[6]。用函数$S(\boldsymbol{r})$,$\boldsymbol{r}=(x,y,z)$来描述研究对象的物理特性。成像系统输出一个图像$I(\boldsymbol{r})$,它通过一个卷积运算和$S(\boldsymbol{r})$联系到一起,即

$$I(\boldsymbol{r})=S(\boldsymbol{r})\otimes h(\boldsymbol{r}) \tag{4.1}$$

式中:$h$被定义为系统的脉冲响应或者格林函数。

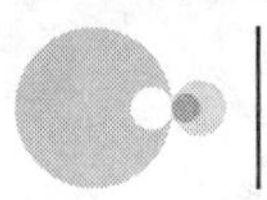



在显微成像中，$h$ 通常被称为点扩散函数(point spread function，PSF)。需要注意的是，为不失一般性，对 $I$ 没有定义具体的量。显然，实验上 $h$ 能够通过对一个非常小的物体成像来获得，也就是说，在 3D 近似一个 $\delta$ 函数。因此，用 $\delta(\boldsymbol{r})$替换样本分布 $S(\boldsymbol{r})$，得到

$$I_{\delta}(\boldsymbol{r})=\delta(\boldsymbol{r})\otimes h(\boldsymbol{r})=h(\boldsymbol{r}) \tag{4.2}$$

系统的 PSF($h(\boldsymbol{r})$)定义了一个无穷小的物体成像后模糊的程度，因而，PSF 是用来衡量系统的分辨能力的量，接下来会有详细说明。要注意的是，$I(\boldsymbol{r})$可以是强度分布或者复数场分布，这取决于成像中使用的是(空间)非相干光还是相干光，它们分别在前面章节中已经做了讨论。这一差别是非常重要的，因为在相干成像中，系统在复数域是线性的，然而在非相干成像中，在强度上是线性的。

## 4.2 分辨率

一个成像系统的分辨率定义为"可分辨的"的两点之间的最小距离[4][7][8][9]。"可分辨的"以惯例为准。某个方向上 $h$ 的半高全宽可以作为该方向一种可能的分辨率度量。当讨论具体成像时，可能会遇到其他关于分辨率的定义。

图像能够在空间频率域内通过三维傅里叶变换来表示(见附录 B)，即

$$\tilde{I}(\boldsymbol{k})=\int_V I(\boldsymbol{r})\cdot \mathrm{e}^{-\mathrm{i}\boldsymbol{k}\cdot\boldsymbol{r}}\mathrm{d}^3\boldsymbol{r} \tag{4.3}$$

这里 $\boldsymbol{k}=(k_x,k_y,k_z)$ 代表空间频率(角)，单位为 rad/m。注意 $I$ 写成可分离的形式 $I(\boldsymbol{r})=I_x(x)I_y(y)I_z(z)$，在式(4.3)中三维傅里叶变换可以被分成 3 个一维积分的乘积。

$$\begin{aligned}\tilde{I}(\boldsymbol{k})&=\left(\int I_x(x)\cdot \mathrm{e}^{-\mathrm{i}k_x\cdot x}\mathrm{d}x\right)\cdot\left(\int I_y(y)\cdot \mathrm{e}^{-\mathrm{i}k_y\cdot y}\mathrm{d}y\right)\cdot\left(\int I_z(z)\mathrm{e}^{-\mathrm{i}k_z\cdot z}\mathrm{d}z\right)\\&=\tilde{I}(k_x)\cdot\tilde{I}(k_y)\cdot\tilde{I}(k_z)\end{aligned} \tag{4.4}$$

为了研究物与像在频域中的相互关系，我们对式(4.1)进行了傅里叶变换并使用卷积定理(见附录 B)得到，即

$$\tilde{I}(\boldsymbol{k})=\tilde{S}(\boldsymbol{k})\cdot\tilde{h}(\boldsymbol{k}) \tag{4.5}$$

用 $\tilde{S}$ 和 $\tilde{h}$ 分别代表 $S$ 和 $h$ 的傅里叶变换。函数 $\tilde{h}(\boldsymbol{k})$作为传递函数(transfer function，TF)。从 PSF 和 TF 的傅里叶关系中，可以清楚地看到高分辨率

(即窄 PSF)要求系统有宽频带(宽 TF),正如图 4.1 所示。注意,对于理想系统 $h(\boldsymbol{r})=\delta(\boldsymbol{r})$ 需要无限大的频率支撑集,很明显在实际中是不可能实现的,即

$$\delta(\boldsymbol{r})\leftrightarrow 1 \tag{4.6}$$

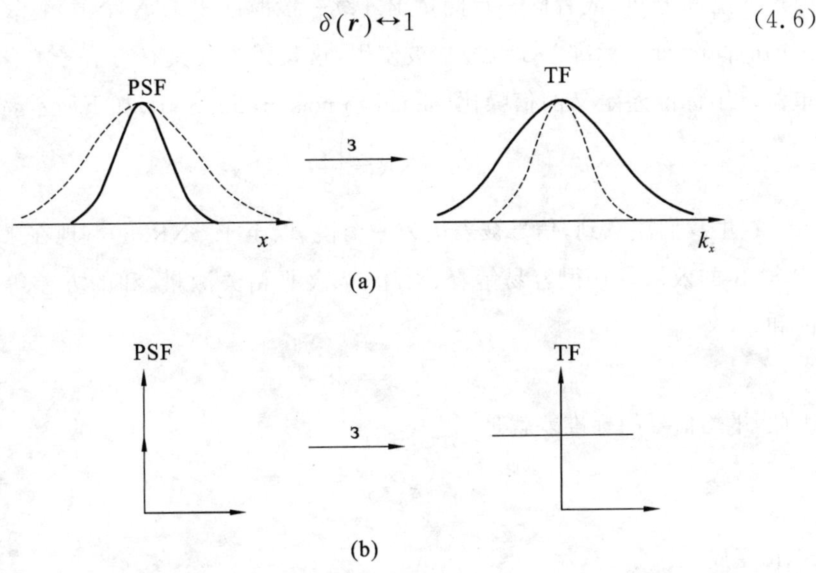


图 4.1　(a)PSF 与 TF 模量之间的关系;(b)无限窄的 PSF 要求无限宽的 TF

通常,成像的物理性质决定了仪器的 PSF 和 TF。将在第 5 章推导对于相干和衍射受限显微成像术的表达式。目前,继续针对图像特征进行一般性的讨论,不考虑生成图像的显微镜类型,或不考虑图像是关于强度还是相位分布的。

## 4.3　信噪比

测量图像时一般都会受到实验噪声的影响。有各种各样的噪声成因,特别是光源、传播介质和探测器,它们都会带来不同的噪声并累积到被测信号中,即

$$\hat{x}=x+\xi \tag{4.7}$$

式中:$\hat{x}$ 代表被测信号;$x$ 代表真实(无噪声)信号;$\xi$ 代表噪声。

信号的方差 $\sigma^2$ 描述了 $N$ 次测量相比于平均值有多少变化,即

$$\sigma^2=\frac{1}{N}\sum_{i=1}^{N}(\hat{x}_i-\overline{\hat{x}})^2$$

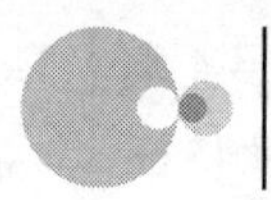



$$\overline{\hat{x}} = \frac{1}{N} \sum_i \hat{x}_i \tag{4.8}$$

要注意的是,$N$ 次测量能够在同一幅图像的 $N$ 个像素中获取,它表征了噪声的空间分布,或者同一点测量出连续一段时间里的 $N$ 个值,它表示了噪声的时间分布。标准差 $\sigma$ 也经常被使用,这是因为其具有与信号本身相同的单位。用标准差定义的信噪比(signal-to-noise ratio,SNR)如下所示:

$$\mathrm{SNR}=\frac{|x|}{\sigma} \tag{4.9}$$

这里我们注意到,信号被表达为一个模,以至于 SNR>0。现在来讨论平均 SNR 的效果。它很容易解释,对于 $N$ 次非相关测量,和的方差等于方差的和。

$$\sigma_N^2 = N\sigma^2 \tag{4.10}$$

因此,平均信号的标准差就是

$$\sigma_N = \frac{\sigma}{\sqrt{N}} \tag{4.11}$$

SNR 变成

$$\mathrm{SNR}_N = \sqrt{N} \cdot \mathrm{SNR} \tag{4.12}$$

式(4.12)证明了对 $N$ 次测量值结果取平均可以增加信噪比 $\sqrt{N}$ 倍。要注意的是,取平均的好处仅适用于噪声互不相关的时候。相比之下,对于相关噪声,式(4.10)是无效的。为了证明这一点,考虑两个相关噪声信号 $a_1$ 和 $a_2$ 带来的方差(为简单起见,假设$\overline{a}_1=\overline{a}_2=0$):

$$\begin{aligned}\overline{(a_1+a_2)^2} &= \overline{a_1^2}+\overline{a_2^2}+2\,\overline{a_1 a_2} \\ &= \sigma_1^2+\sigma_2^2+\sigma_{12}^2\end{aligned} \tag{4.13}$$

显然只有当交叉项消失的时候,即 $\sigma_{12}=0$ 时,总方差等于单个方差之和 $\sigma_1^2+\sigma_2^2$。假设 $a_1$ 和 $a_2$ 在时间上随机波动,信号 $a_2$ 是在测量 $a_1$ 且延时 $\tau$ 之后测得的,交叉项有一个与互相关相似的形式:

$$\sigma_{12}(\tau) = \overline{a_1(t) \cdot a_2(t+\tau)} = \frac{1}{\tau}\int a_1(t) a_2(t+\tau)\,\mathrm{d}t \tag{4.14}$$

对于平稳随机过程,如在实验室遇到的大多数情况,在很长一段时间后相关函数衰减为 0。式(4.14)表明,如果噪声通过相关时间 $\tau_C$ 被表征,那么只有当测量间隔 $\tau$ 比 $\tau_C$ 更大的时候,对不同次测量结果取平均才会增大 SNR。换句话说，在时间尺度比 $\tau_C$ 更大的时候噪声变得不相关。这与第 3 章中有关时间相干性的讨论相似。

## 4.4 对比度和对比度噪声比

图像的对比度量化了区分图片中不同感兴趣区域的能力(见图 4.2)，即

$$C_{AB}=|S_A-S_B| \tag{4.15}$$

式中：$S_A$、$S_B$ 分别代表与区域 $A$ 和 $B$ 相关的信号。

式(4.15)中的模值确保了对比度总是正值。

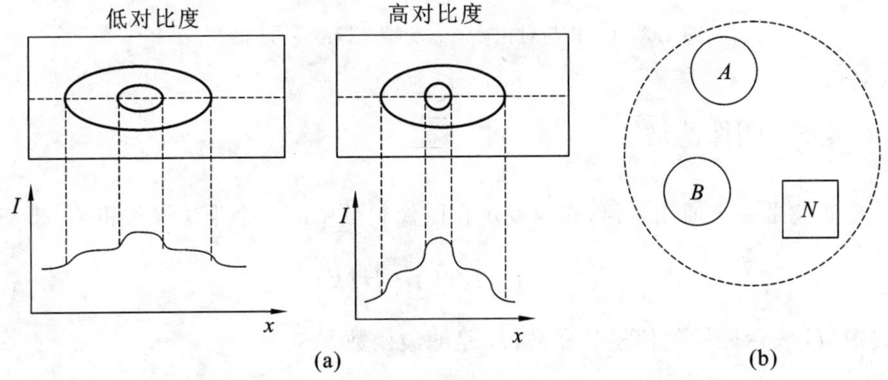


图 4.2 (a)低对比度和高对比度图像示意；(b)感兴趣区域 $A$、$B$ 和噪声区域 $N$

分辨率是由显微镜本身唯一确定的，与此不同，对比度是设备与样本综合到一起的一个属性。例如，同样的显微镜具有相同的分辨率，相比于未染色的组织切片，染色之后会呈现出一个更好的对比度。

在实际情况中，式(4.15)所示的对比度简单定义是不完备的，因为它忽略了噪声的影响。很容易想象的一种情况是，在整个视野中噪声本身就拥有非常高的对比度，根据式(4.15)的唯一定义，它会产生很高的 $C_{AB}$ 值。因此，对比度噪声比(contrast-to-noise ratio，CNR)能够更好地描述实际噪声图像，即

$$\mathrm{CNR}_{AB}=\frac{C_{AB}}{\sigma_N}=\frac{|S_A-S_B|}{\sigma_N} \tag{4.16}$$

式中：$\sigma_N$ 是图像中与噪声相关的标准差。

当然，最好的情形就是视野中的测量点碰巧是低噪声、高对比度的(见图 4.3)。

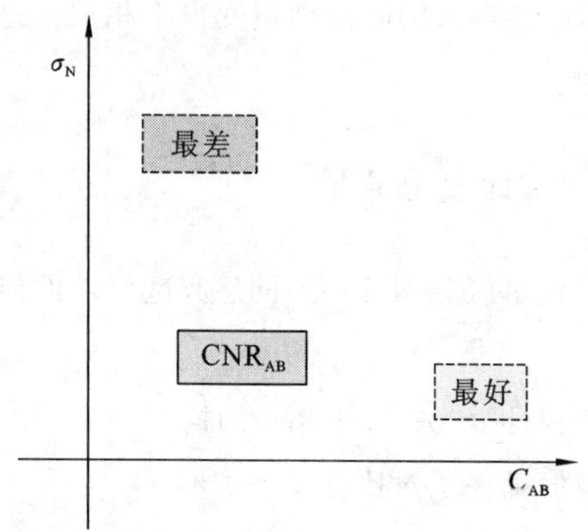


图 4.3　CNR 与对比度 $C_{AB}$ 及噪声标准差 $\sigma_N$ 的关系

## 4.5　图像滤波

滤波是一个通用术语，它与发生在图像频域中的一个乘法操作相关，即

$$\tilde{I}(\boldsymbol{k}) = \tilde{I}_0(\boldsymbol{k}) \cdot \tilde{H}(\boldsymbol{k}) \tag{4.17}$$

式中：$\tilde{I}_0$ 表示图像的傅里叶变换；$\tilde{H}$ 是滤波函数。

滤波后的图像 $I(\boldsymbol{r})$ 通过将 $\tilde{I}(\boldsymbol{k})$ 傅里叶变换回到空间域后获得，即

$$I(\boldsymbol{r}) = I_0(\boldsymbol{r}) \otimes H(\boldsymbol{r}) \tag{4.18}$$

式(4.18)确定了滤波后的图像 $I$ 是未滤波图像 $I_0$ 和滤波函数 $\tilde{H}$ 的傅里叶变换的卷积。要注意的是，事实上，任何测量到的图像都是物体经过滤波后的结果(仪器传输函数 TF，就是滤波器)，如式(4.5)所示。

典型地，滤波是被用来增强(或者削弱)图像的特定特征的，这取决于它们所允许通过的频率范围，我们区分了三种类型的滤波器：低通、带通和高通。

### 4.5.1　低通滤波

考虑这样一种情况：在测量图像时噪声显示出高频波动(见图 4.4(a))。如果一个滤波器能够阻止高频信号(通过低频信号)，那么这个噪声造成的影响会被有效地削弱(见图 4.4(b))。滤波后的图像有更好的 SNR(见图 4.4(c))。然而，在这个过程中，分辨率被削弱。

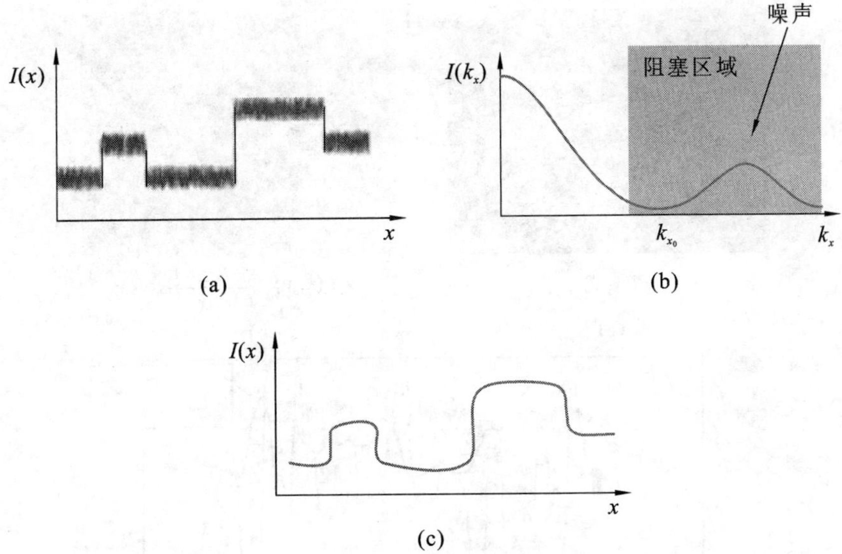


图 4.4　低通滤波。(a)噪声信号;(b)滤除高频;(c)低通信号

### 4.5.2　带通滤波器

在这种情况中,滤波函数 $\tilde{H}$ 允许图像中特定频率范围(带宽)通过。当图像中特定频率范围的结构需要增强时,这种滤波器是有效的。

### 4.5.3　高通滤波器

使用滤波器选择性地通过高频可以展示更精细的图像细节。高通滤波中一个很典型的应用就是边缘检测。这一应用在从图像中选择(分割)感兴趣物体(如细胞)时特别有用。因此,沿着一个维度的图像梯度可以显著地增强图像中的边缘(见图 4.5)。

因此,新的边缘增强图像是

$$I_x(\boldsymbol{r}) = \nabla_x[I(\boldsymbol{r})] = \frac{\partial I(\boldsymbol{r})}{\partial x} \tag{4.19}$$

对式(4.19)进行傅里叶变换,发现

$$\tilde{I}_x(\boldsymbol{k}) = ik_x \cdot \tilde{I}(\boldsymbol{k}) \tag{4.20}$$

式中:$i$ 表示 $\pi/2$ 平移(即正弦变成余弦)。

最重要的是,可由频率分量 $\tilde{I}$ 乘以 $k_x$ 得到新的频率分量 $\tilde{I}_x$,所以梯度图

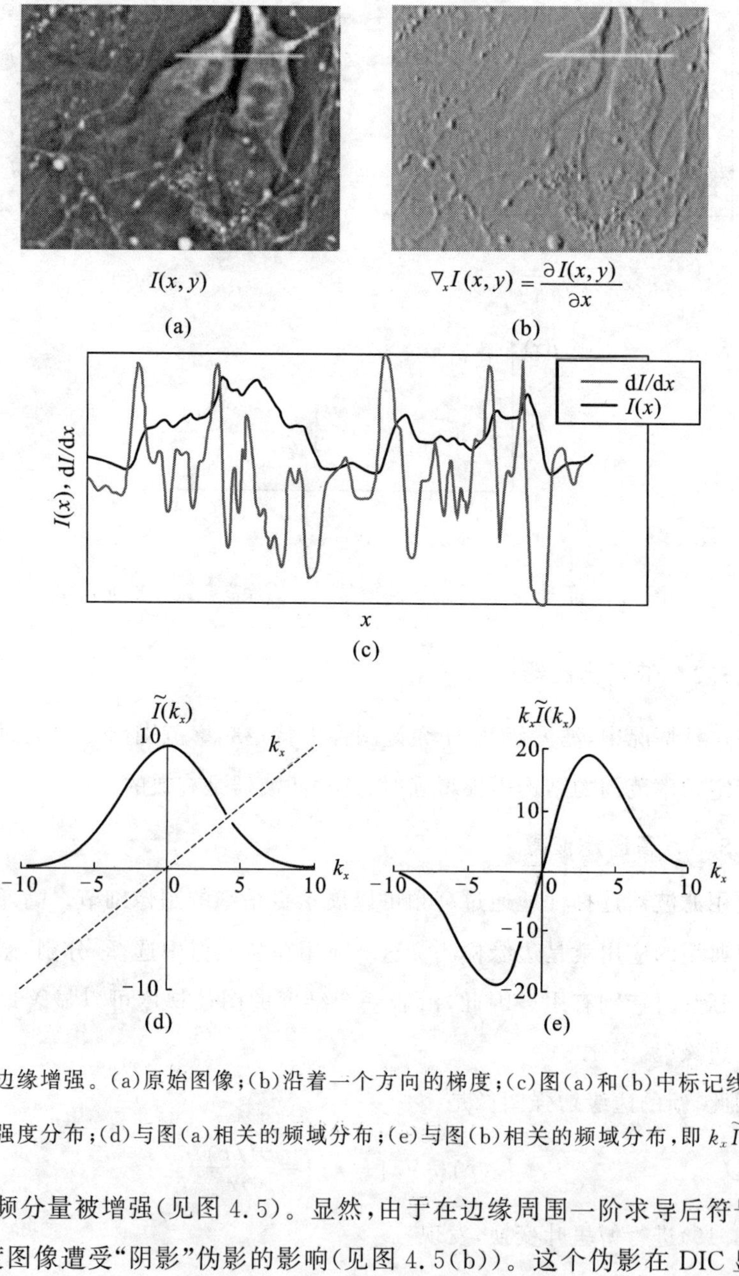

$I(x, y)$

(a)

$\nabla_x I(x, y) = \frac{\partial I(x, y)}{\partial x}$

(b)

(c)

(d)

(e)

图 4.5　边缘增强。(a)原始图像;(b)沿着一个方向的梯度;(c)图(a)和(b)中标记线位置的强度分布;(d)与图(a)相关的频域分布;(e)与图(b)相关的频域分布,即 $k_x \tilde{I}(k_x)$

像的高频分量被增强(见图 4.5)。显然,由于在边缘周围一阶求导后符号的变化,梯度图像遭受“阴影”伪影的影响(见图 4.5(b))。这个伪影在 DIC 显微成像术中是众所周知的,其中梯度被“光学地”计算[7]。

对于最简单的各向同性样本,对图像做拉普拉斯运算消除这些各向异性的伪影,与一阶导数符号变化相关。因此,

$$\nabla^2 I(\boldsymbol{r})=\frac{\partial^2 I}{\partial x^2}+\frac{\partial^2 I}{\partial y^2}$$
$$\nabla^2 I(\boldsymbol{r})\rightarrow -k^2 \cdot I(\boldsymbol{k}) \tag{4.21}$$

式中：$k^2=k_x^2+k_y^2$。

图 4.6(a)展示了对同一图像做拉普拉斯变换的结果。由于 $k^2$ 乘以 $I(\boldsymbol{k})$ 使得高通滤波器更强大，图像中甚至很精细的细节都变得可见了。更进一步，“阴影”伪影的干扰更弱了，因为它们不能改变边缘的符号了。

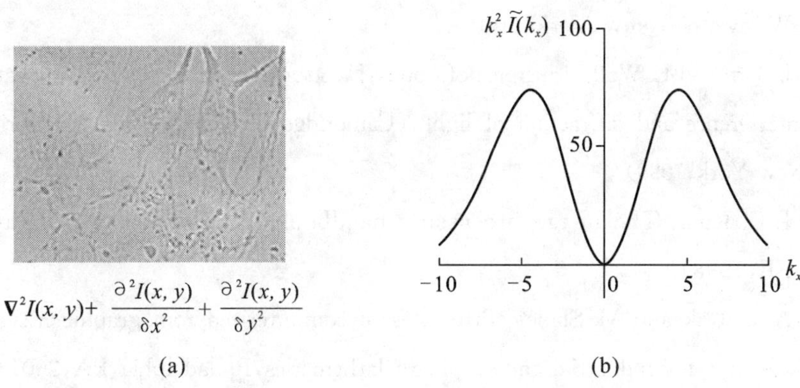


图 4.6　(a)与图 4.5(a)中图像相关的拉普拉斯计算；(b)频域分布

当然，还有很多更复杂的可用于图像增强和恢复的滤波器和算法(参见参考文献[10][11])，这已经超出了本书讨论的范围。

## 参 考 文 献

[1] A. R. Webb. Introduction to biomedical imaging. (Wiley, Hoboken, NJ, 2003).

[2] R. N. Bracewell. The Fourier transform and its applications. (McGraw-Hill, Boston, MA, 2000).

[3] J. D. Gaskill. Linear systems, Fourier transforms, and optics. (Wiley, NY, 1978).

[4] J. W. Goodman. Introduction to Fourier optics. (McGraw-Hill, New York, 1996).

[5] A. Papoulis. The Fourier integral and its applications. (McGraw-Hill,

New York, 1962).

[6] A. Papoulis. Systems and transforms with applications in optics. (McGraw-Hill, New York, 1968).

[7] M. Pluta. Advanced light microscopy. (PWN; Elsevier: Distribution for the USA and Canada, Elsevier Science Publishing Co., Warszawa Amsterdam; New York, 1988).

[8] D. B. Murphy. Fundamentals of light microscopy and electronic imaging. (Wiley-Liss, New York, 2001).

[9] M. Born and E. Wolf. Principles of optics: Electromagnetic theory of propagation, interference and diffraction of light. (Cambridge University Press, Cambridge; New York, 1999).

[10] J. C. Russ. The image processing handbook (CRC Press, Boca Raton, FL, 1998).

[11] A. C. Kak and M. Slaney. Principles of computerized tomographic imaging. (Society for Industrial and Applied Mathematics, Philadelphia, PA, 2001).

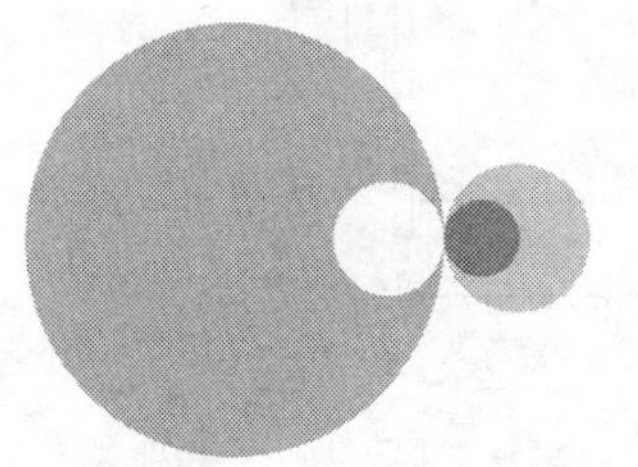

# 第 5 章 光学显微镜

这里使用了第 2 章建立的傅里叶光学框架来描述相干成像，也就是说，使用空间相干光对样本进行照明来成像。特别地，描述了分辨率、对比度和相敏方法提高对比度。

## 5.1 阿贝成像理论

从 2.4 节可知，会聚透镜具有其后焦平面是前焦平面的光场分布的傅里叶变换的特殊性质[1][2]。因此，描述某个成像系统（如一个显微镜）可以用两次连续的傅里叶变换的双透镜系统来表示。

图 5.1 展示了这一显微镜的几何光学成像过程。第一个透镜（物镜(objective，Ob)）的后焦面与第二个透镜（筒镜(tube lens，TL)）的前焦面重合的系统称为远心光学系统。

像场 $U_3$ 是 $U_2$ 的傅里叶变换，而像场 $U_2$ 是 $U_1$ 的傅里叶变换。通过两次正向傅里叶变换可以恢复出原始函数，不过在符号上有一个明显的变化（图片经过了 180°旋转）。

$$F\{F[f(x,y)]\}=f(-x,-y) \tag{5.1}$$

这解释了为什么像 A′B′是物 AB 的翻转。然而，注意到因为两个透镜具

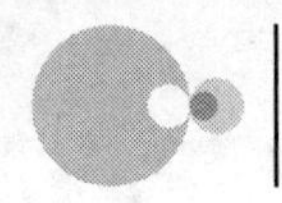

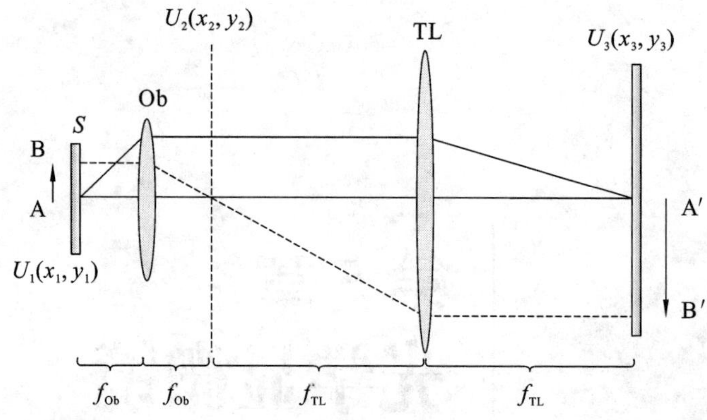


图 5.1　显微镜中相干图像的形成。Ob:物镜,TL:筒镜

有不同的焦距,像场还被一个因子 $M$ 成比例缩放,这个因子 $M$ 称为横向放大率。可以通过求 $U_1$ 到 $U_3$ 的函数来计算出这一放大率,即

$$U_3(k_{x2}, k_{y2}) = \int_{-\infty}^{+\infty}\int_{-\infty}^{+\infty} U_2(x_2, y_2) \cdot \mathrm{e}^{-\mathrm{i}(k_{x2}\cdot x_2 + k_{y2}\cdot y_2)}\, \mathrm{d}x_2\, \mathrm{d}y_2 \tag{5.2a}$$

$$U_2(k_{x1}, k_{y1}) = \int_{-\infty}^{+\infty}\int_{-\infty}^{+\infty} U_1(x_1, y_1) \cdot \mathrm{e}^{-\mathrm{i}(k_{x1}\cdot x_1 + k_{y1}\cdot y_1)}\, \mathrm{d}x_1\, \mathrm{d}y_1 \tag{5.2b}$$

在式(5.2)中,空间频率被定义为

$$\begin{cases} k_{x1} = \dfrac{2\pi x_2}{\lambda f_{\mathrm{Ob}}}; \quad k_{y1} = \dfrac{2\pi y_2}{\lambda f_{\mathrm{Ob}}} \\ k_{x2} = \dfrac{2\pi x_3}{\lambda f_{\mathrm{TL}}}; \quad k_{y2} = \dfrac{2\pi y_3}{\lambda f_{\mathrm{TL}}} \end{cases} \tag{5.3}$$

将式(5.2b)代入式(5.2a)中,可以获得关于像和物的最终表达式

$$U_3(x_3, y_3) = U_1\left(-\frac{x_1}{M}, -\frac{y_1}{M}\right) \tag{5.4}$$

式中:放大率为

$$M = \frac{f_{\mathrm{TL}}}{f_{\mathrm{Ob}}} \tag{5.5}$$

理论上这一比值 $f_{\mathrm{TL}}/f_{\mathrm{Ob}}$ 可以无限增大(如串联许多成像系统)。然而,这并不表示显微镜能够分辨任意小的物体。在利用散射实验获取不均一样本的结构中已遇到过分辨率的限制(见 2.5 节)。显然,显微镜也有同样的限制条件。因此,不同于放大率,分辨率受到一些物理定律的基本限制,下一节将具体说明。

图 5.2 提供了一种关于成像的物理解释，最早由阿贝在 1873 年提出。这一理论由阿贝进行了很好的总结："显微图像是衍射现象的干涉结果。"因此，一个给定的像场是由沿着不同方向传播的平面波干涉形成的（见图 5.2(a)）[3]。因此，其可以分解成许多不同频率和相位移动的正弦波（见图 5.2(b)）。

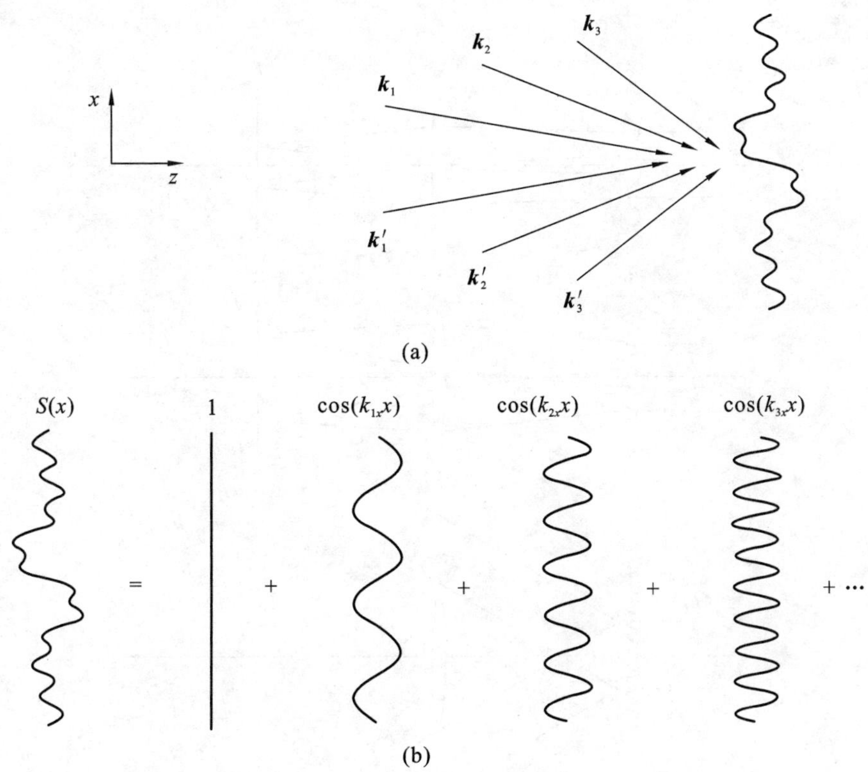


图 5.2 (a)作为干涉现象的阿贝的成像概念：波矢对 $\boldsymbol{k}_{1,2,3}$—$\boldsymbol{k}'_{1,2,3}$ 在 $x$ 轴上产生不同频率的驻波；(b)合成场的频率分解

当然，这张图也适用于样本面，其每个空间频率都产生一对沿光轴对称传播的平面波（衍射级）（见图 5.3）。随着频率的增大，其衍射角超过物镜所允许的最大角度后达到临界点。在这一框架下，阿贝推导出了著名的分辨率极限公式。随后会讨论这一公式。

下面定量地描述显微镜的分辨率。图 5.4 阐述了显微物镜的孔径如何限制被样本散射的光的最大发散角。物镜具有低通滤波的效果，其一维的截止频率为

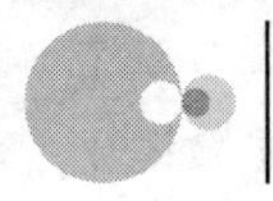



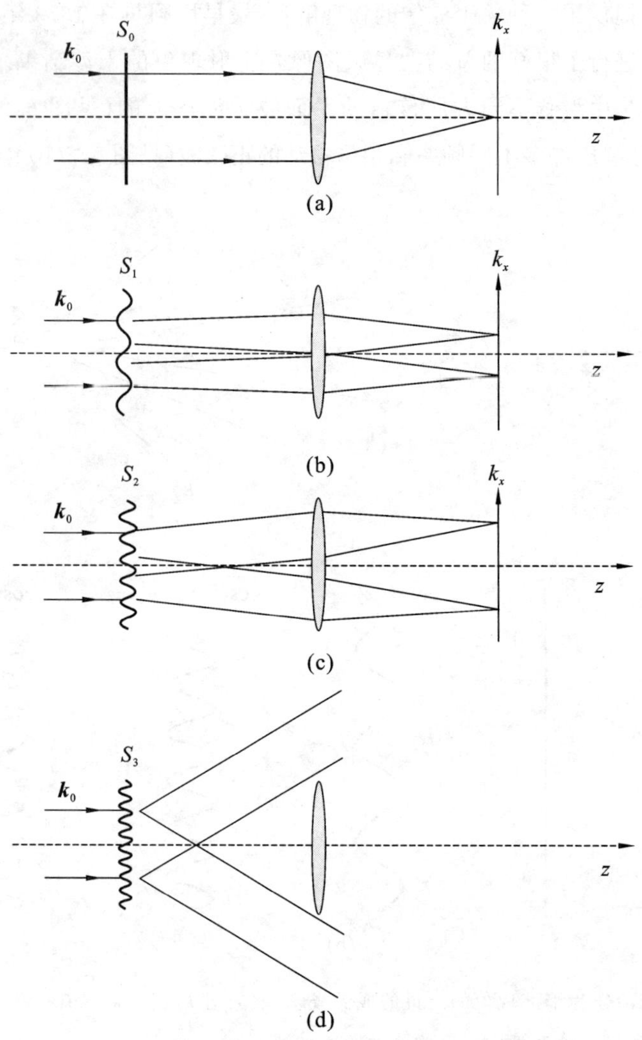


图 5.3　显微镜物镜的低通滤波效果

$$k_{\mathrm{M}}=\frac{2\pi}{\lambda f_{\mathrm{Ob}}}\cdot x_{\mathrm{M}}=\frac{2\pi}{\lambda}\cdot\theta_{\mathrm{M}} \tag{5.6}$$

式中：$\theta_{\mathrm{M}}$ 为从样本到入射光瞳的最大半角。

定性来说，这一低通滤波器显然具有平滑样本细节的作用，也就是说，其具有限制设备空间分辨率的作用。定量来说，需要找到理想（无限分辨率）样本场 $U_1(x_1,y_1)$ 和平滑（像）场 $\underline{U_3}(x_3,y_3)$ 的关系。需要注意到，这一计算可以用两种等价的方法进行：①将样本场用入瞳处的光场的傅里叶变换来表示；

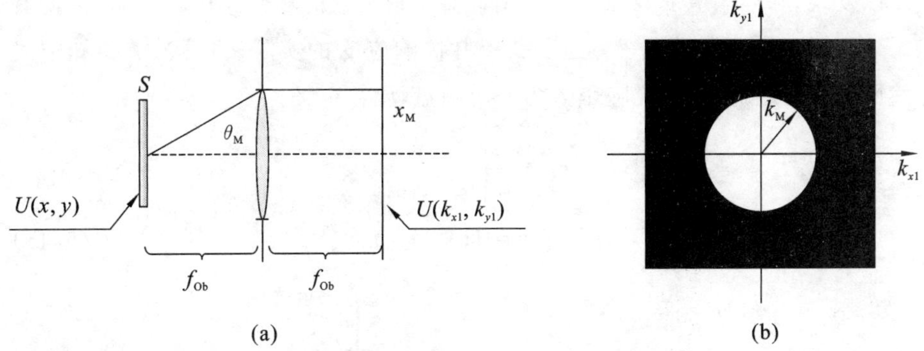


图 5.4　光学显微镜的截止频率。(a)从样本到入射光瞳的最大半角；(b)入射光瞳

②将成像场用出射光瞳(入射光瞳和出射光瞳的像场之间为等比例关系，也就是说，它们是彼此的像)的傅里叶变换来表示。通过第二种方法，像场可以表示为 $U_2(x_2, y_2)$ 的傅里叶变换。因此，重写式(5.2a)，可以得到

$$\underline{U_3}(x_3, y_3) = \int_{-\infty}^{+\infty}\int_{-\infty}^{+\infty} \underline{U_2}(k_{x2}, k_{y2}) \cdot e^{i(k_{x2}\cdot x_3 + k_{y2}\cdot y_3)} dk_{x2} dk_{y2} \tag{5.7}$$

式中：$\underline{U_2}(k_{x2}, k_{y2})$ 为被出射光瞳函数截取的频率场。

数学上来说，光瞳函数 $P(k_{x2}, k_{y2})$ 是显微镜的传递函数，即

$$\underline{U_2}(k_{x2}, k_{y2}) = U_2(k_{x2}, k_{y2}) \cdot P(k_{x2}, k_{y2}) \tag{5.8}$$

式中：$U_2$ 为样本场 $U_1$ 的无约束(具有无穷支撑集)傅里叶变换。

将式(5.7)和式(5.8)结合，可以获得像场的表达式 $\underline{U_3}$，作为理想场 $U_2$ 和光瞳函数 $P$ 的乘积的傅里叶变换。因此，像场 $\underline{U_3}$ 可以写为 $U_1$ 和 $P$ 的傅里叶变换的卷积，即

$$\begin{aligned}\underline{U_3}(x_3, y_3) &= \int_{-\infty}^{+\infty}\int_{-\infty}^{+\infty} U_3(x'_3, y'_3) \cdot g(x_3 - x'_3, y_3 - y'_3) dx'_3 dy'_3 \\ &= U_1(x_3/M, y_3/M) \otimes g(x_3, y_3)\end{aligned} \tag{5.9}$$

在式(5.9)中，函数 $g$ 是仪器的格林函数或 PSF，可定义为

$$g(x_3, y_3) = \int_{-\infty}^{+\infty}\int_{-\infty}^{+\infty} P(k_{x2}, k_{y2}) \cdot e^{i(k_{x2}\cdot x_3 + k_{y2}\cdot y_3)} dk_{x2} dk_{y2} \tag{5.10}$$

显然，如果式(5.9)中入射(样本)场 $U_1$ 为一个用 $\delta$ 函数表示的点，成像系统会在成像面将其模糊为一个形式为 $\delta(x_1, y_1) \otimes g(x_1, y_1) = g(x_1, y_1)$ 的光斑。因此，$g$ 有时也称为相干成像系统的脉冲响应。换句话说，样本面的一个点被系统“模糊”成一个尺寸由 $g$ 宽度决定的光斑。有趣的是，从式(5.10)中

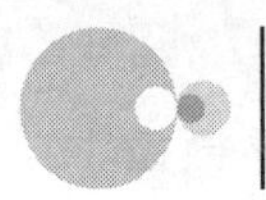



可以发现，脉冲响应 $g$ 仅仅是经出射光瞳衍射形成的场(见图 5.5(a))，因此有了短语“衍射受限分辨率”。为了获得脉冲响应 $g$ 的实际表达式，需要知道光瞳函数 $P$。通常来说，光瞳函数为一个圆盘，函数定义为

$$P(k_{x2},k_{y2})=\begin{cases}1, & k_{x2}^2+k_{y2}^2\leqslant k_M^2\\0, & \text{其他}\end{cases}$$
$$=\Pi(k/2k_M) \tag{5.11}$$

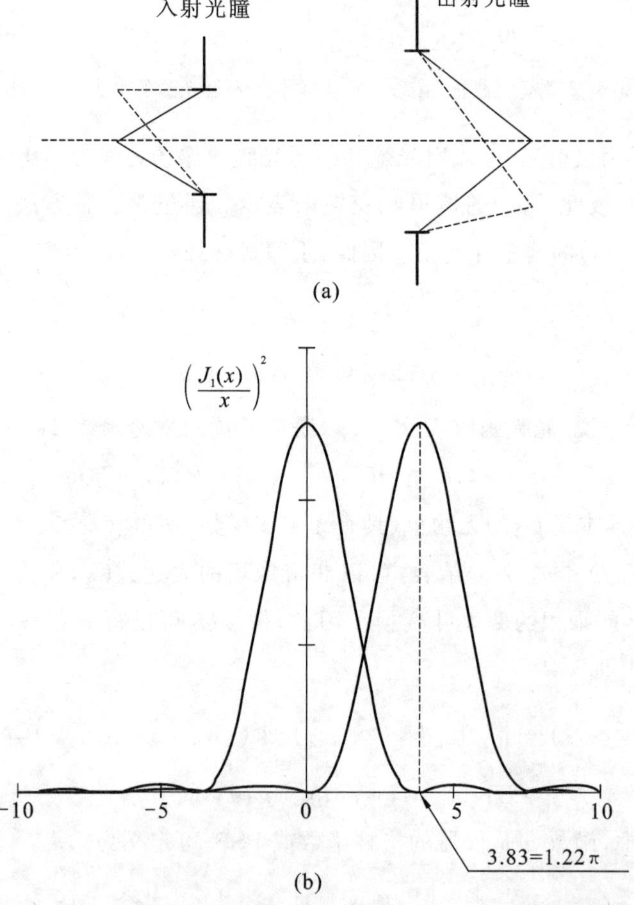


图 5.5 (a)成像系统的入射光瞳和出射光瞳；(b)两个被瑞利判据认为可以分开的点

2.5 节及附录 B 使用函数 Π 来表示极坐标 $k=\sqrt{k_{x2}^2+k_{y2}^2}$ 中的“矩形”函数。既然这样，可以很容易地由 $P$ 的傅里叶变换得出具有如下形式的 $g$(见附录 B)：

$$g(\rho)=\frac{J_1(k_M\rho)}{k_M\rho}$$

$$\rho^2=x^2+y^2$$

$$k_M=2\pi\frac{r_M}{\lambda f_{Ob}} \tag{5.12}$$

式中：$J_1$ 是第一类一阶贝塞尔函数；$r_M$ 是出射光瞳的半径。

图 5.5(b)展示了$|g(\rho)|^2$ 的强度曲线。Gaskill[1] 和其他人称函数 $J_1(x)/x$ 为“墨西哥帽”函数[2]，因为其二维曲线图神似墨西哥帽。

分辨率的瑞利判据：如果两个点的衍射图案最大值点间距至少等于函数第一根值(见图 5.5 中归一化坐标 $x_0$)的距离时，则这两个点被认为是可分辨的，也即一个函数的极大值与另一个函数的第一个极小值重合。这一极小值在 $x_0=1.22\pi$ 处。因此，分辨率 $\rho_0$ 可以通过下式解出：

$$2\pi\frac{r_M}{\lambda f_{Ob}}\cdot\rho_0=1.22\pi \tag{5.13}$$

需要注意到，$r_M/f_{Ob}$ 表示入射光瞳对物体的最大半角(见图 5.4)，这一数值被称为物镜的数值孔径 NA。因此，最后得到了瑞利判据定义的分辨率，即

$$\rho_0=0.61\frac{\lambda}{\text{NA}} \tag{5.14}$$

因此，要提高分辨率，可以选择使用更高 NA 值的物镜或者更短的波长。在不使用浸没液体的情况下，数值孔径被限制在 NA=1 以内，因此，在最理想的情况下，显微镜大约可以分辨 $\lambda/2$ 的细节。

最近，一些激动人心的研究将受限分辨率的突破作为研究的方向。特别地，已经证明了如果使用非线性原理代替光和样本之间的线性作用，显微镜的分辨能力可以获得提升，理论上可以达到无限分辨率[4]。然而，这一讨论超出了本书的范围。

## 5.2 相位型物体成像

就如在第 4 章中说明的，分辨率是仪器自身的性质，而对比度取决于样本和仪器双方。这里，将分析一类特殊的样本，它不会明显吸收或散射光束。因此，它们只会影响照明光场的相位而不会影响其振幅。通常，它们被称为相位型物体。

考虑平面波 $e^{ik_0z}$ 入射到样本上，由复传递函数 $A_s e^{i\phi_s(x,y)}$ 表征。一个理想的成像系统会在成像面产生与样本场(即相位和振幅)完全相同的副本，其比

例由放大率决定。显然，由于 $A_s$ 不是空间坐标$(x,y)$的函数，像场的振幅 $A_i$ 也是一个常数。由于探测器只能探测到光照强度，像场的测量不会保存相位的任何信息，即

$$I_i = |A_i \cdot e^{i\phi(x,y)}|^2 = A_i^2 \tag{5.15}$$

式(5.15)说明，对相位型物体将会产生一个在整个平面上强度为常数的成像，也就是说，成像的对比度为零。由于这个原因，对如活体细胞等透明样本的成像是非常具有挑战性的。4 个世纪之前，显微镜行业从产生之初就主要研究如何让相位型物体产生对比度。4.5 节展示的数字滤波对此没有帮助，因为本质上强度完全不能反映任何结构信息。然而，以下描述的光学方法可以用来增加对比度。

考虑透明样本沿一个方向的强度分布(见图 5.6(a))。正如在 4.4 节中讨论的，低对比度可以表达为强度波动$[I(x)-\langle I(x)\rangle]/\langle I(x)\rangle$，只有很少

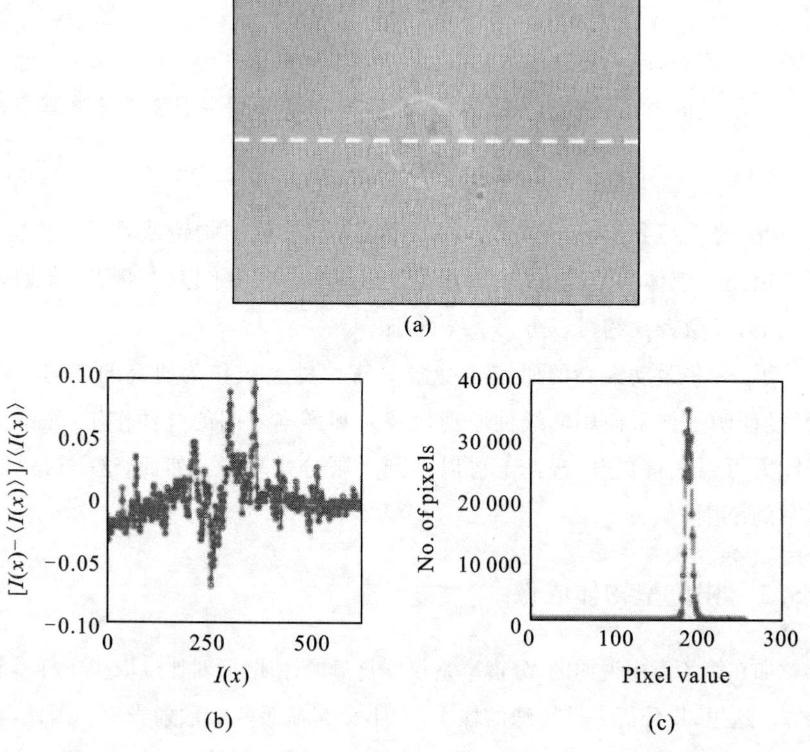


图 5.6　(a)神经元的低对比度图像；(b)图(a)中展示的线的强度分布；(c)图(a)的强度分布图

百分比的点离平均值有微小的偏移。理想情况下，对于最高对比度，这些归一化的波动近似为 1。一个低对比度的等价表示是像素值的统计直方图很窄，这表明所有点的强度十分类似。为了达到高对比度，这一分布需要得到拓宽。

一种直接在光学上增强对比度的方法是在光被探测到之前，简单地移除掉图像的低频内容，即直流分量。对于相干照明，这一高通运算可以通过在物镜的傅里叶平面的光轴上放置一个障碍物来完成(见图 5.7)。注意到，如果样本不存在，入射平面波将会被聚焦到轴上，因此会被完全阻挡(没有光到达探测器)。因此，这一种“零背景”成像被称为暗场显微成像术，是早期产生对比度的方法之一。最初，这一想法是通过以大于物镜 NA 值所允许角度传播的照明光实现的。再次说明，如果没有样本，这一倾斜照明的所有光束都会被系统的出射光瞳阻拦(因此，也是一种暗场方法)。

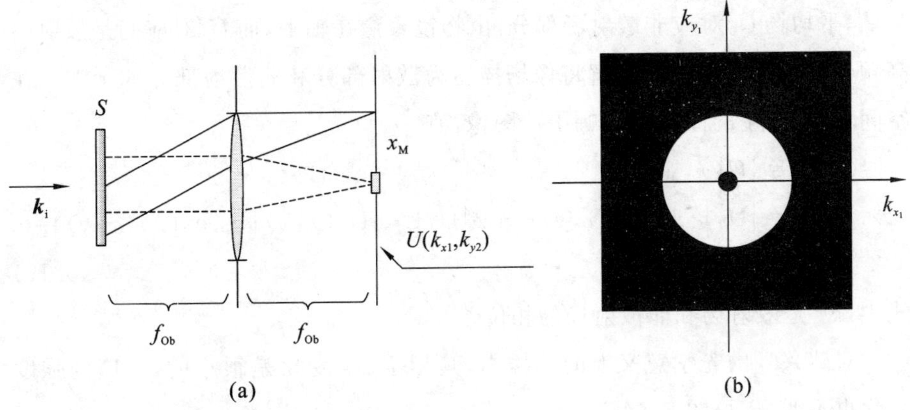


图 5.7　暗场显微成像术。(a)未散射的分量被阻拦；(b)具有低频阻挡的出射光瞳

## 5.3　泽尔尼克相衬显微成像术

相衬显微成像术(PCM)代表了一个光学显微成像术的重大突破。PCM 由荷兰物理学家弗里茨·泽尔尼克在 20 世纪 30 年代发明。由于 PCM 的简便和有效性，他获得了 1953 年的诺贝尔奖。PCM 可以对活体细胞进行无标记、非侵入式研究，现在细胞生物学的许多技术都可以追溯到这一方法。

PCM 的原理利用了早期阿贝的成像理论[3]。正如上面所提到的，像场是样本发出的许多场的叠加。对于相干照明，像场 $U$ 很容易被分为其空间均值

$U_0$和波动部分$U_1(x,y)$，即

$$\begin{aligned}U(x,y)&=U_0+[U(x,y)-U_0]\\&=U_0+U_1(x,y)\end{aligned} \tag{5.16}$$

在式(5.16)中，平均场$U_0=\langle U(x,y)\rangle_{x,y}$可以表示为

$$U_0=\frac{1}{A}\iint U(x,y)\mathrm{d}x\mathrm{d}y \tag{5.17}$$

式中：$A$为图像的面积。

注意到这一平均场只有当相干场的面积大于视场(见3.2节中的讨论)时才能被正确定义。由于相位没有被正确定义，复数场在大于相干区域的叠加是没有意义的。

将式(5.16)做傅里叶变换可以得到场$U_0$和$U_1$的另一种表示，即

$$\widetilde{U}(k_x,k_y)=\delta(0,0)+\widetilde{U}_1(k_x,k_y) \tag{5.18}$$

显然，平均场$U_0$对应非散射场部分，由物镜聚焦在轴上，而$U_1$对应的是散射的高频分量。式(5.16)的分解将像场描述为散射部分和非散射部分的干涉。在空间域中，产生的图像是一幅干涉图像，有

$$\begin{aligned}I(x,y)&=|U(x,y)|^2\\&=|U_0|^2+|U_1(x,y)|^2+2|U_0|\cdot|U_1(x,y)|\cdot\cos[\Delta\phi(x,y)]\end{aligned} \tag{5.19}$$

式中：$\Delta\phi$是散射场和非散射场的相位差。

对感兴趣的光学意义上的薄样本，其相位$\Delta\phi$变化是很小的，相应的强度变化也不明显(见图5.6(a))。

作为对比，强度对于$\Delta\phi=\pi/2$附近的$\Delta\phi$变化非常敏感，如果将余弦项替换为正弦项也是如此。也可以通过在零点附近的泰勒展开得到相位的二次函数，即余弦为$\cos(x)\approx1-x^2/2$，对于小$x$值可以忽略，而正弦为线性关系，即$\sin(x)\approx x$。

泽尔尼克意识到简单地将非散射光的相位移动$\pi/2$，图像的强度就会展现出很强的对比度。在展示光学上如何实现之前，先研究影响对比度的另一个变量，即两干涉光的振幅之比。

正如在普通的干涉测量实验中所定义的，这一干涉图案的对比度可以定义为

$$\gamma(x,y)=\frac{I_{max}-I_{min}}{I_{max}+I_{min}}$$
$$=\frac{2|U_0|\cdot|U_1(x,y)|}{|U_0|^2+|U_1(x,y)|^2}=\frac{|2\beta(x,y)|}{1+\beta(x,y)^2} \tag{5.20}$$

式中:$\beta$ 为两个场的振幅比值,$\beta=|U_1|/|U_0|$。

对比度 $\gamma$ 是一个定量参数,用以描述当 $\Delta\phi$ 覆盖整个单位圆,即 $-1<\cos\phi<1$ 时,图像内强度随 $\Delta\phi$ 的变化。图 5.8 展示了 $\gamma$ 与 $\beta$ 的关系。可以看出,当 $\beta=1$ 时,也即两个振幅相同时,对比度达到最大,这也是干涉测量中的著名结论。不幸的是,对于透明样本,$|U_0|\gg|U_1|$,也就是说,非散射光远远比散射光强,这也是对比度低的另一个原因。因此,除了额外的 $\pi/2$ 相移,降低 $|U_0|^2$(非散射光)也有助于提高对比度。现在来讨论泽尔尼克是如何在光学上实现这些想法的。

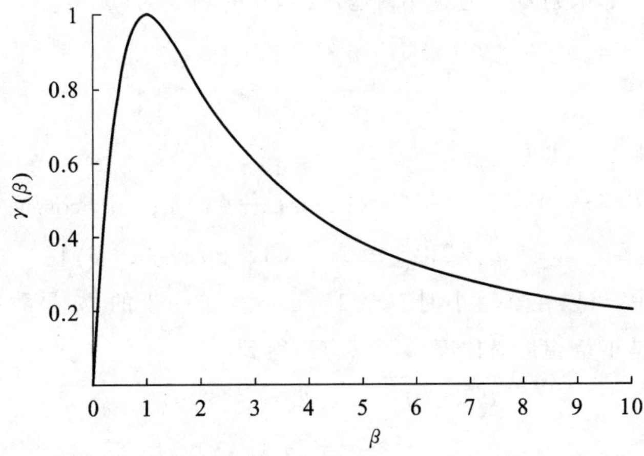


图 5.8　强度图像的对比度与散射和非散射场振幅比例的关系,$\beta=|U_1|/|U_0|$(见式(5.20))

在物镜的傅里叶平面放置一小的金属薄膜遮住,直流分量,这可以同时衰减非散射场和移动其相位(见图 5.9)。这一相衬滤波器的传递函数为 $a\cdot e^{i\alpha}$,其中 $a$ 表示其衰减,$\alpha$ 表示其相移[5]。接下来,将寻找能产生最佳对比度的 $a$ 和 $\alpha$ 的值。

为了简单起见,认为研究中的样本为相位型物体,并且像场为单位振幅,即

$$U(x,y)=e^{i\phi(x,y)}=1+U_1(x,y) \tag{5.21}$$

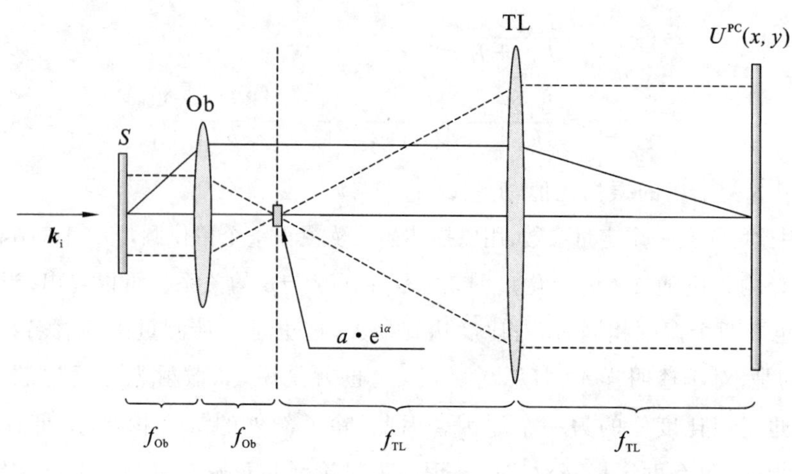


图 5.9 相衬显微镜

其中 $U_0=1$ 为非散射场。通过相衬滤波器,新的场变为

$$\begin{aligned}U^{PC}(x,y)&=a\cdot e^{i\alpha}+U_1(x,y)\\&=a\cdot e^{i\alpha}+e^{i\phi(x,y)}-1\end{aligned}\tag{5.22}$$

相衬成像的强度形式为

$$\begin{aligned}I^{PC}(x,y)&=a^2+1+1+2[a\cos(\alpha+\phi)-a\cos\alpha-\cos\phi]\\&=a^2+2[1-a\cos\alpha-\cos\phi+a\cos(\alpha+\phi)]\end{aligned}\tag{5.23}$$

在式(5.23)中,可以在 $\phi$ 较小时忽略 $1-\cos\phi$。进一步的,如果我们选择 $\alpha=\pm\pi/2$(因此是正负相位对比度),可以容易得到

$$\begin{aligned}I^{PC}(x,y)&=a^2\pm 2a\sin\phi(x,y)\\&\approx a^2\pm 2a\phi(x,y)\end{aligned}\tag{5.24}$$

显然,正如所需要的,非散射光的 $\pm\pi/2$ 相位移动产生了与 $\phi$ 呈线性关系的强度。在衰减量级为 $a=2\phi$ 时,对比度进一步提高。

由于衰减因子已经固定,$\phi$ 取决于样本,因此不可能同时满足所有点的最大对比度条件。然而,实际中通常使用的衰减值的量级为 $a=2\sim3$,对应的相移为 1～1.5 rad,这是活细胞的常见值。

图 5.10 中展现了 PCM 的强大能力。相衬显微成像术相比暗场成像方法能更加有效地提升对比度。不同于完全移除非散射光,相衬中保留了一部分直流场,但正交于(即 $\pi/2$ 反相)散射分量。可以把相衬和武术做一个娱乐化的类比:虽然小心阻挡对手的进攻是一种很好的防御方法,但试图将对手的能

量转而对抗其自身则更好(且更有能效)。在显微成像技术中,非散射光(直流分量)当然就是我们的对手。

图 5.10(b)显示了与相衬相关的著名的发光边缘,即通常所说的“光晕(halo)”效应。当光从这样的边缘强烈散射,以致该高频场的一部分最终到达相衬滤波器并被按直流场一样的处理时,这一有趣的现象就会发生。在成像平面,我们有两种高频场:相位移动 $\pi/2$ 的和未移动相位的,这产生了高对比度的边缘(亮或暗的光晕,取决于相位移动滤波器的符号)。本质上,光晕的存在指出了我们关于物镜后焦面是一个完美的二维傅里叶变换的假设是错误的。这是物体第三维的表现。因此,光晕强度分布的定量分析需要考虑物体的三维散射模型,这超出了本书讨论的范围。然而,QPI 的最新进展也冲击了光晕伪影。因此,我们将在 12.2 节讨论一种新的方法——空间光干涉显微(spatial light interference microscopy,SLIM)来将普通的相衬显微转换为 QPI 技术,并同时减小光晕效应。

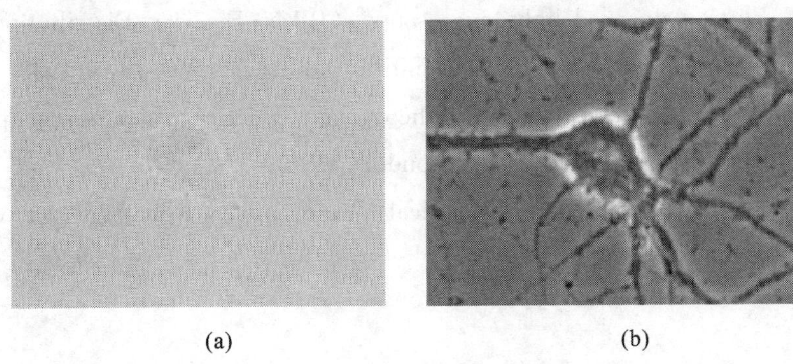

(a) (b)

图 5.10 (a)明场;(b)相衬显微技术对一根未染色神经元的成像

## 参考文献

[1] J. D. Gaskill. Linear systems, Fourier transforms, and optics (Wiley, New York, 1978).

[2] J. W. Goodman. Introduction to Fourier optics. (McGraw-Hill, New York, 1996).

[3] E. Abbe. “Beiträge zur Theorie des Mikroskops und der mikroskopischen Wahrnehmung”. Arch. Mikrosk. Anat., 9, 431 (1873).

[4] S. W. Hell. “Far-field optical nanoscopy.” Science, 316, 1153-1158

(2007).

[5] M. Born and E. Wolf. Principles of optics: Electromagnetic theory of propagation, interference and diffraction of light (Cambridge University Press, Cambridge; New York, 1999).

## 延伸阅读

[1] M. Born and E. Wolf. Principles of optics: Electromagnetic theory of propagation, interference and diffraction of light. (Cambridge University Press, Cambridge; New York, 1999).

[2] J. W. Goodman. Introduction to Fourier optics. (McGraw-Hill, New York, 1996).

[3] S. Inoué. Collected works of Shinya Inoué : Microscopes, living cells, and dynamic molecules. (World Scientific, Hackensack, NJ, 2008).

[4] M. Pluta. Advanced light microscopy. (PWN; Elsevier: Distribution for the USA and Canada, Polish Scientific Publishers, Warszawa, 1988).

[5] T. Wilson and C. Sheppard. Theory and practice of scanning optical microscopy. (Academic Press, London, 1984).

[6] J. Mertz. Introduction to optical microscopy. (Roberts; Greenwood Village, Colorado, 2010).

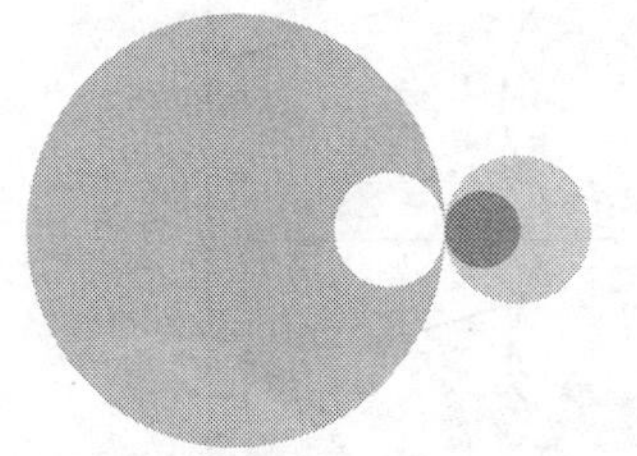

# 第 6 章 全息术

## 6.1 Gabor(同轴)全息术

1948 年,Dennis Gabor 介绍了一种新的显微成像原理[1],他将此命名为全息术(holography,来自希腊语,holos 表示“全部”,grafe 表示“写”)。选择这个名字是为了表明这种方法记录了完整的场信息(也就是幅度和相位),而不仅仅是通常的强度信息。最开始,Gabor 提出这种技术以使用光学的方法“读取”受到严重球差影响的电子显微图像[1]。然而原理的验证全是在光学领域内进行的;事实上,自此,全息术就与光场紧密相关。1971 年,Gabor 因为发明和发展全息摄影被授予诺贝尔物理学奖。

全息术的实现分为两步:①写全息图,包括将振幅和相位信息记录在胶片上;②读全息图,使用一个与步骤①中类似的参考光场照明全息图。Gabor 最初写全息图的装置如图 6.1 所示。

单色点光源发出的光被一个透镜准直之后照射到一个半透明的物体上。由于 Gabor 的实验在时间上比激光的发明早了 12 年,因此在这些初始的实验中用到的光源是一个汞灯,并通过合适的空间(角度)和时间(颜色)上的滤波来分别增强空间和时间上的相干性。胶片记录了从物体发出光场的菲涅尔衍

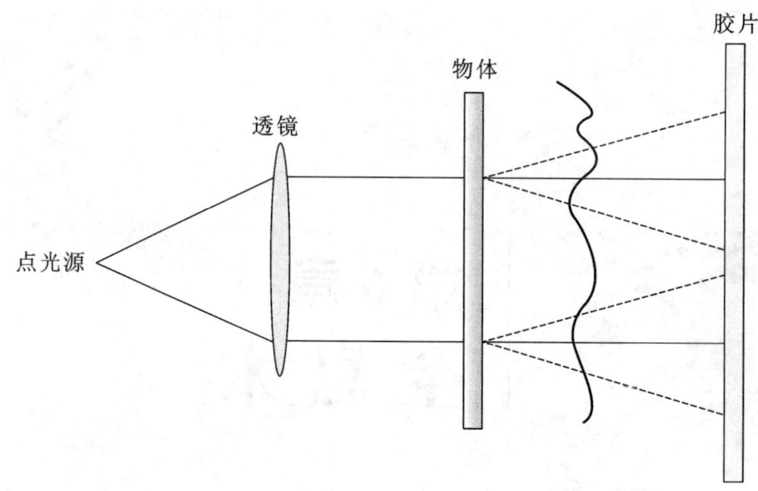


图 6.1　写菲涅尔全息图的同轴光学装置

射条纹。在 PCM 中(见 5.4 节)，穿过半透明物体的光场包括散射光场($U_1$)和未散射光场($U_0$)。在物体后方距离 $z$ 处，探测器(在 Gabor 时期是相片胶卷)记录这两个光场干涉产生的强度分布信息。

$$
\begin{aligned}
I(x,y) &= |U_0 + U_1(x,y)|^2 \\
&= |U_0|^2 + |U_1(x,y)|^2 + U_0 \cdot U_1^*(x,y) + U_0^* \cdot U_1(x,y)
\end{aligned}
\tag{6.1}
$$

设想一个对胶片上强度分布的线性响应，它的传输方程应该具有这样的形式：

$$
t(x,y) = a + bI(x,y) \tag{6.2}
$$

式中：$a$ 和 $b$ 是常数。

因此全息图被写了下来，所有关于物体的必要信息都在传输方程 $t$ 中。

从本质上来说，读全息图意味着把它当成一个新的物体来对其照明(见图 6.2)。全息图散射光场是照明平面波(假定为 $U_0$)和传输方程的乘积，即

$$
\begin{aligned}
U(x,y) &= U_0 \cdot t(x,y) \\
&= U_0(a + b|U_0|^2) + bU_0 \cdot |U_1(x,y)|^2 \\
&\quad + b|U_0|^2 \cdot U_1(x,y) + b|U_0|^2 \cdot U_1^*(x,y)
\end{aligned}
\tag{6.3}
$$

在式(6.3)中，第一项是空间上的常数，第二项 $bU_0 \cdot |U_1(x,y)|^2$ 相较于后两项是可以忽略的，因为对于一个透明的物体来说，散射光场比未散射光场弱得多，即 $|U_0| \gg |U_1(x,y)|$。因此，式(6.3)的后两项是有意义的。值得注意的是，这两项包含了复数场 $U_1$ 和 $U_1^*$。因此，在全息图后面的观察者会在透

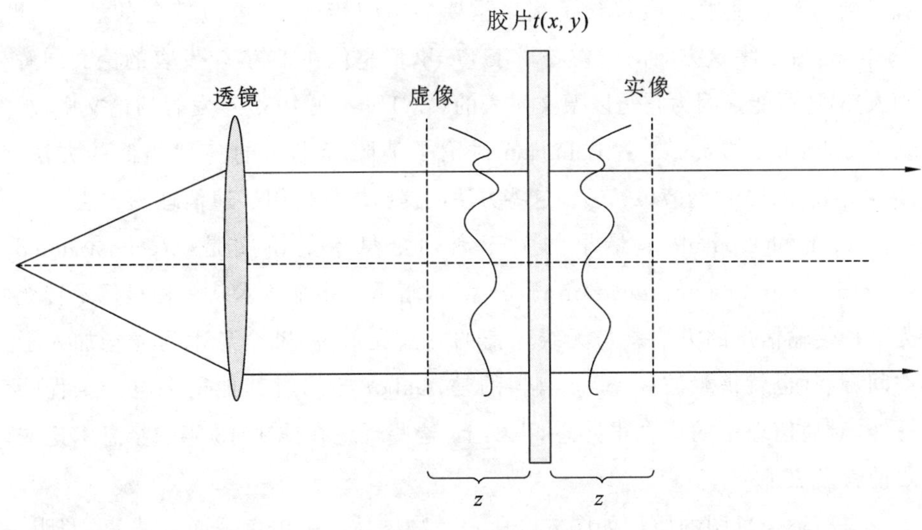


图 6.2 读一个同轴全息图

明胶片后面 $z$ 处看到一个类似于原物体(光场 $U_1$)的像。注意,$U_1$ 是原光场 $U$ 的高频部分,而不是原光场本身。

光场 $U_1^*$ 代表后向传播,因此在距胶片前 $z$ 处有第二个虚像形成。如果观察者聚焦于第一个实像的平面,由于传播了 $2z$ 的距离他会看到聚焦像和离焦("孪生")像的叠加。这种叠加严重地降低了重建的信噪比,成为同轴全息术的最主要的缺点。这是 Gabor 在 20 世纪 50 年代中期放弃全息术的原因[2]。

总结一下,同轴全息术是将物体的菲涅尔衍射条纹记录到光敏胶片上的过程。可视化是相反的过程,全息图被一个平面波照明,成像光场可以在同样的菲涅尔距离以外被看到。存在两个图像,本质上来说是由于全息图是一个实信号,其傅里叶变换一定是一个偶函数,也就是关于胶片所在平面对称。在接下来的章节中,将讨论绕开孪生像障碍的方法,从而使全息术变成一种主流的技术。

## 6.2 Leith 和 Upatnieks(离轴)全息术

Adolf W. Lohmann 准确描述了全息术从 Gabor 的初始工作到更为实用的离轴实现方法这一进步[3]:"全息术的成功在很大程度上与 Emmett Leith 和 Juris Upatnieks 发明的离轴参考全息图息息相关[4][5]。从 Gabor 的同轴全

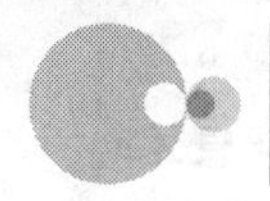



息术到离轴全息术发展包含了很多重要的中间步骤，如单边带全息术[6][7]。”Lohmann 在从事这方面的工作要早于 Leith，但是他在 1956 年发表的论文却鲜为人知，这可能是因为它是以德文发表的[6]。Leith 在 1962 年发表的论文中，承认了 Lohmann 的贡献[4]：“Lohmann 讨论了消除孪生像的各种相似的方法，Optica Acta(Paris)3,97(1956)。这些方法的提出同样使用了通信理论方法。”

Leith 和 Upatnieks 最早的关于离轴全息术的论文是《Reconstructed wavefronts and communication theory》[4]，暗示了将全息术从一种显像术转变为一种传输信息的方法。与无线通信的方法类似，离轴全息术为光场加入了空间调制(也就是载波频率)。有趣的是，Gabor 与当时其他很多电子工程师一样，对通信理论的概念很熟悉，事实上，这些理论在他 1948 年的全息术论文之前就发表了[8]。

写离轴全息图的原理如图 6.3 所示。物体被一束单色平面光波 $U_0$ 照明，投射光场到达距离物体 $z$ 处的照相胶片上。胶片上的光场分布，即菲涅尔衍射条纹 $U_F(x,y)$，是物体的传输方程 $U$ 和菲涅尔衍射核函数的卷积(见第 2.2 节，式(2.20)和式(2.21))。

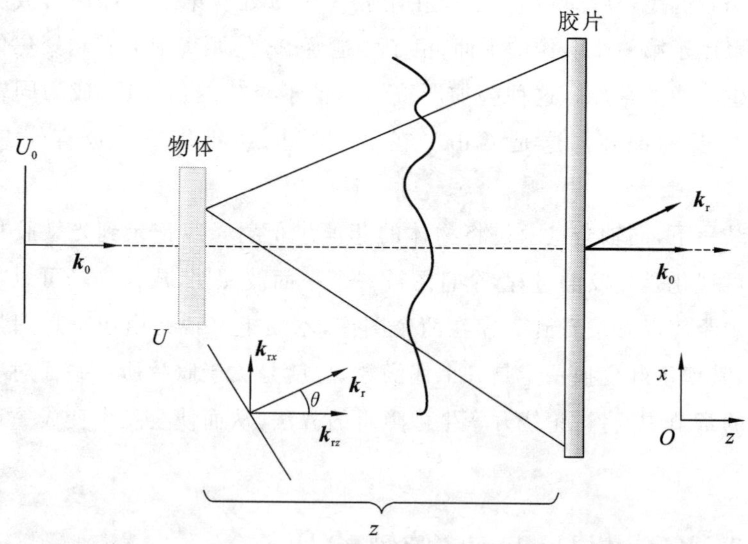


图 6.3　写离轴全息图的原理图。$k_0$ 和 $k_r$ 是入射光和参考光的波矢

$$U_F(x,y)=U(x,y)\otimes e^{\frac{ik_0(x^2+y^2)}{2z}} \tag{6.4}$$

在式(6.4)中，忽略了无关的不依赖于 $x$ 和 $y$ 的前因子。

对比同轴全息术，这里参考光场 $U_r$ 与物体光束呈角度 $\theta$ 入射(因此离轴)。胶片平面的整个光场是

$$\begin{aligned} U_t(x,y) &= U_F(x,y) + |U_r| \cdot e^{i\boldsymbol{k}_r \cdot \boldsymbol{r}} \\ &= U_F(x,y) + |U_r| \cdot e^{i(k_{rx} \cdot x + k_{rz} \cdot z)} \end{aligned} \tag{6.5}$$

式中：$k_{rx}=k_0\sin\theta$；$k_{rz}=k_0\cos\theta$。

注意，参考波矢的 $z$ 向分量产生一个固定的相移 $k_{rz} \cdot z$，因为它在 $x$-$y$ 平面上是常量，可以被忽略。因此，最终与全息图有关的传输方程与强度成正比，即

$$\begin{aligned} t(x,y) = &|U_F(x,y)|^2 + |U_r|^2 \\ &+ U_F(x,y) \cdot |U_r| \cdot e^{-ik_{rx} \cdot x} + U_F^*(x,y) \cdot |U_r| \cdot e^{ik_{rx} \cdot x} \end{aligned} \tag{6.6}$$

读离轴全息图如图 6.4 所示。

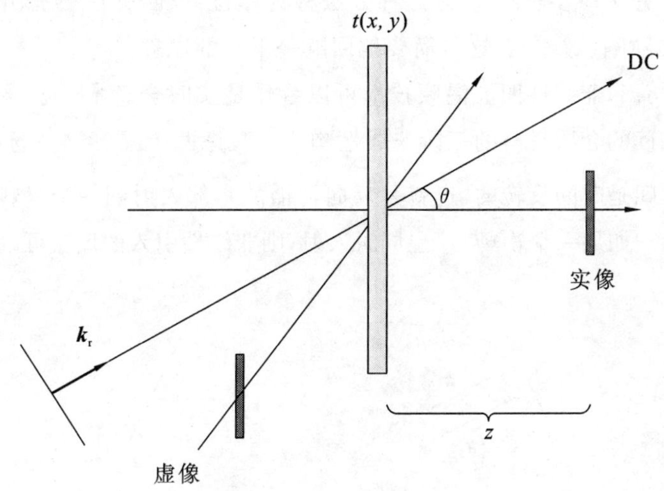


图 6.4　读离轴全息图

使用参考平面波 $U_r$ 照明全息图，胶片平面的光场变成

$$\begin{aligned} U_h(x,y) &= |U_r| \cdot e^{i\boldsymbol{k}_r \cdot \boldsymbol{r}} \cdot t(x,y) \\ &= |U_F(x,y)|^2 \cdot |U_r| \cdot e^{i\boldsymbol{k}_r \cdot \boldsymbol{r}} + |U_r|^3 \cdot e^{i\boldsymbol{k}_r \cdot \boldsymbol{r}} \\ &\quad + U_F(x,y) \cdot |U_r|^2 + U_F^*(x,y) \cdot |U_r|^2 \cdot e^{i2k_{rx} \cdot x} \end{aligned} \tag{6.7}$$

式(6.7)表示，沿着光轴，观察者可以获得复数场 $U_F(x,y)$(见式(6.7)中的第三项)，它可以在距离胶片 $z$ 处重建和物场一样的光场。换句话说，在读全息图时，在自由空间中进行了式(6.4)中的逆运算，也就是解卷积，这是实像。式

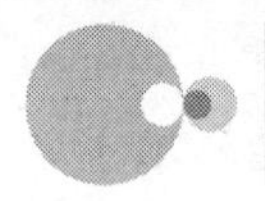



(6.7)的最后一项被以 $2k_{rx}$ 的频率调制。在这个方向上观察可以获得 $U_F^*$，根据复共轭性，这可以在胶片后面重建出物像场，这是虚像。

正如预想的那样，这套装置主要的成就是两个像从不同的方向观察都不会相互妨碍。注意，式(6.7)中的前两项直流分量是沿 $\boldsymbol{k}_r$ 方向传播的，这也是很明显的。为读和写设定合适的离轴角度，就可以毫无障碍地获得实像。实际上，需要仔细选择调制频率 $k_{rx}$ 以确保重建时获得所需的分辨率，也就是它必须满足奈奎斯特定理。之后在讨论离轴方法运用于 QPI 时(见第 8.3 节和第 9 章)，将会重新回到这个问题。

## 6.3 非线性(实时)全息术或相位共轭

在 20 世纪 70 年代，研究者注意到利用材料的非线性响应，可以使全息术的写和读合并为一步[9][10][11]。这种方法称为相位共轭，并已被提出用于修正成像系统的缺陷(像差)。这里简要地回顾一下它的原理。

Yariv 指出，非线性四波混频技术可以看作是实时全息术[11]。该想法依赖于用于写和读的介质材料的三阶非线性响应。考虑两个强(泵浦)场 $U_1$ 和 $U_2$，它们相互之间是时间反转的(也就是反向传播的)，都入射到一个材料 $\chi^{(3)}$ 上，如图 6.5 所示。如果一个物场 $U_3$ 也同时入射，则非线性引入的偏振可以被写成

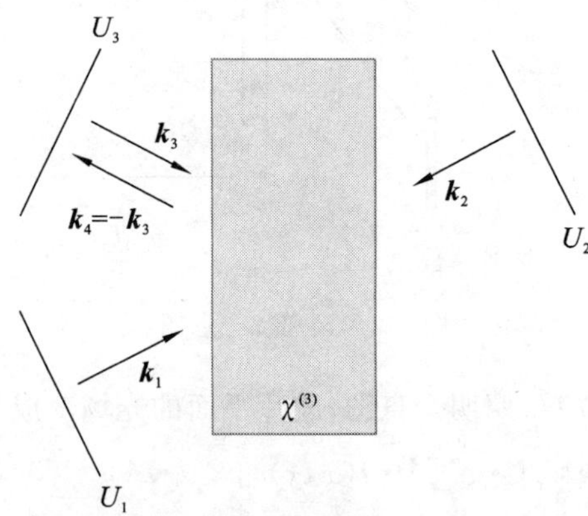


图 6.5 四波混频过程：发射场 $U_4$ 与 $U_3$ 是相位共轭的

$$P^{(NL)}(\omega_4=\omega_1+\omega_2-\omega_3)=\frac{1}{2}\chi^{(3)}U_1U_2U_3^*\,\mathrm{e}^{\mathrm{i}[\omega_3 t-(k_1+k_1+k_3)r]}$$

$$=\frac{1}{2}\chi^{(3)}\,|U_1|^2\cdot U_3^*\cdot \mathrm{e}^{-\mathrm{i}\omega_4 t+\mathrm{i}k_4\cdot r} \tag{6.8}$$

显然，从材料发出的场 $U_4$ 是 $U_3$ 的时间反转，也就是 $\omega_4=-\omega_3$，$\boldsymbol{k}_4=-\boldsymbol{k}_3$，如复共轭（$U_3^*$）一样。

产生相位共轭场 $U_4$ 的效率可以根据非线性波动方程计算，通过使用非线性波动方程可以为场 $U_3$ 和 $U_4$ 产生两个耦合的微分方程[11]。理论上，通过转化泵浦功率，时间反转的场 $U_4$ 可能在功率上超过入射场 $U_3$。在过去 10 年，相位共轭或实时全息术已经得到了广泛的应用[12]。最近，这一概念在消除组织散射的应用中重新引起了关注[13]。

## 6.4 数字全息术

信息和计算理论方面的进步打开了全息术领域一个新方向的大门。提出离轴方法解决孪生图像问题后不久，人们意识到不管是写还是读全息图都可以数字化的方式而不一定在光学上实现。在接下来的章节中，将讨论这两种方法的基本原理。

### 6.4.1 数字全息图写入

Vander Lugt 在 1964 年指出匹配滤波器可以在光学上被记录下来，并且可以被用于如特征识别的应用中[14]。这个想法就是去计算感兴趣的已知信号和未知信号之间的互相关，以此可以从第二个信号中确定（也就是辨认）出第一个信号。

1966 年，IBM 的 Brown 和 Lohmann 第一次展示了这样的一个匹配滤波器可以用一个计算机控制的绘图机数字化地写入[15]。目标是在傅里叶域进行空域的自相关运算。在傅里叶域中，自相关变成了一个乘运算（相关理论参考附录 B）。在光学上，实验装置将未知信号与感兴趣信号的傅里叶变换进行重叠（相乘），如图 6.6 所示。未知信号 $S$ 被平面波照明，经过透镜 $L_1$ 发生一次傅里叶变换，所得场 $\tilde{S}$ 与感兴趣信号的傅里叶变换 $\tilde{t}$ 发生重叠。

值得一提的是，Brown 和 Lohmann 使用一个二元掩膜（就如印刷工业中使用的二维点阵）画出了所需信号的复数域（相位和振幅）傅里叶变换。传输函数可以近似为

$$t(k_x,k_y)=t_0+\tilde{t}_1(k_x,k_y)\cdot \mathrm{e}^{\mathrm{i}k_x\cdot x_0} \tag{6.9}$$

式中：$t_0$ 是直流分量；$\tilde{t}_1$ 是感兴趣信号的傅里叶变换；调制项 $\mathrm{e}^{\mathrm{i}k_x\cdot x_0}$ 应用了离轴全息术去除孪生图像重叠的相同的原理。

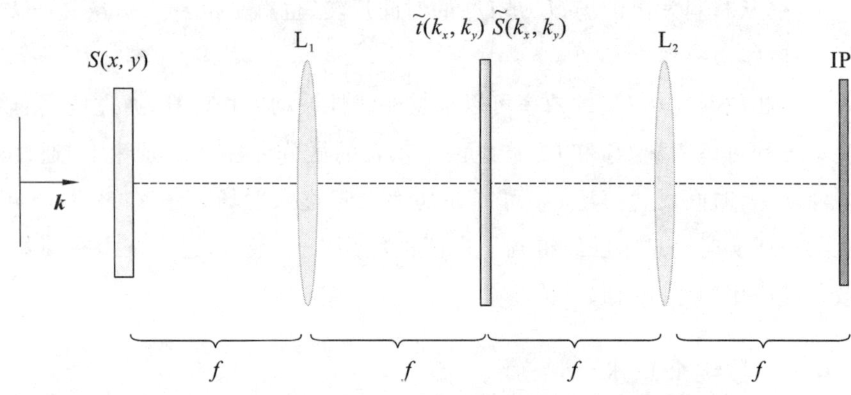


图 6.6 使用数字印刷全息图的 $4f$ 光学系统。$t(k_x, k_y)$在傅里叶平面;$S(x, y)$是未知信号,$L_1$、$L_2$ 是透镜,IP 是像平面

傅里叶平面的场 $\widetilde{U}(k_x, k_y)$是入射场和掩膜的乘积,掩膜在这里相当于一个衍射物体。

$$\widetilde{U}(k_x, k_y)=\widetilde{S}(k_x, k_y)\cdot[t_0+\widetilde{t}_1(k_x, k_y)\cdot e^{ik_x x_0}] \tag{6.10}$$

在像平面,像场包含这些场的互相关。这可以通过对式(6.10)进行傅里叶变换而很容易地看出:

$$U(x, y)=t_0 S(x, y)+S(x, y)\otimes t_1(x-x_0, y) \tag{6.11}$$

因为移位定理(见参考附录 B),我们发现 $e^{ik_x \cdot x_0}$ 调制使相关项移位到远离直流项。忽略常数,这个直流项就是原始信号 S(见式(6.11)右边第一项)。图 6.7 展示了这个过程,假设感兴趣的信号是字母 A,未知的信号由 9 个放在 3×3 矩阵中的字母组成。一个包含字母 A 的傅里叶变换的数字掩膜,与未知信号的傅里叶变换相乘。这个乘积的傅里叶变换也就是互相关,显示在最下方的子图中。这里最强的信号对应于信号 A 和它自身的自相关。因此,字母 A 在未知信号中被辨认出来。

### 6.4.2 数字全息图读取

1967 年,J. W. Goodman 和 R. W. Lawrence 发表了《Digital image formation from electronically detected holograms》[16]。一个光导摄像管被用来记录离轴全息图。数值处理是基于在此两年前由 Cooley 和 Tukey 提出的 FFT 算法[17],这种首创的测量原理如图 6.8 所示。

包含感兴趣信号的透明片被一个平面波照明。在一个透镜的后焦面上放

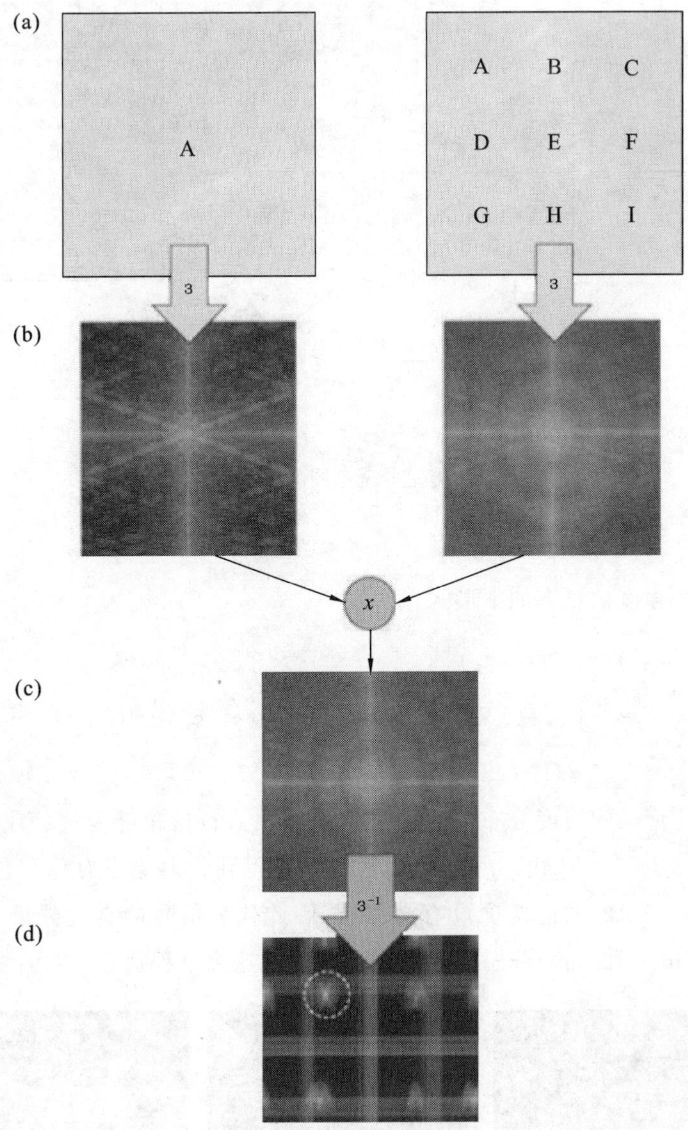


图 6.7 使用一个数字压印的 Lugt 匹配滤波器的字符识别

有二维阵列，发射场 $U_0$ 经透镜傅里叶变换至该后焦面。离轴参考场 $U_r$ 以 $\theta$ 角入射到探测器上。探测器上的总光场是

$$\begin{cases} U(x',y') = \widetilde{U}_0(k_x,k_y) + |U_r| \cdot e^{ik_r \cdot r'} \\ k_x = 2\pi x'/\lambda f, \quad k_y = 2\pi y'/\lambda f \end{cases} \tag{6.12}$$

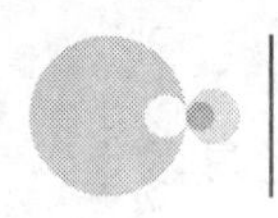


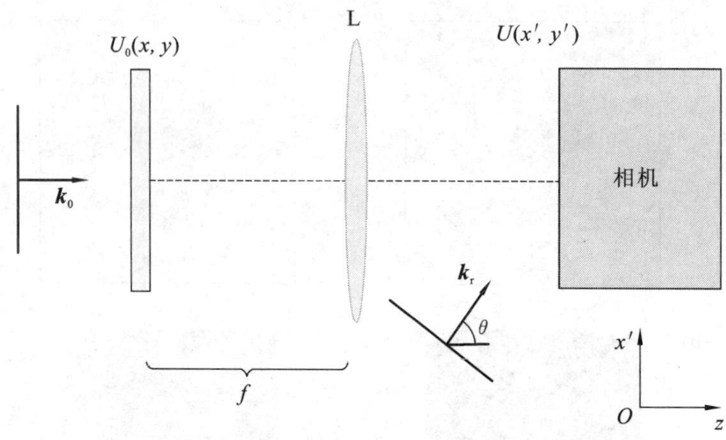


图 6.8　傅里叶全息图的数字化记录

式中：$\widetilde{U}_0$ 代表 $U_0$ 的傅里叶变换。

记录的强度信息有如下形式：

$$
\begin{aligned}
I(x',y') &= |\widetilde{U}(k_x,k_y)|^2 \\
&= |\widetilde{U}_0(k_x,k_y)|^2 + |U_r|^2 + \widetilde{U}_0(k_x,k_y)\cdot|U_r|\cdot e^{-ik_{rx}\cdot x'} \\
&\quad + \widetilde{U}_0^*(k_x,k_y)\cdot|U_r|\cdot e^{ik_{rx}\cdot x'}
\end{aligned}
\tag{6.13}
$$

数字化记录的强度分布此时通过数值方法进行傅里叶变换。注意到，由于存在调制项 $e^{ik_{rx}\cdot x'}$，式(6.13)的最后两项会得到相对原点对称移位的傅里叶变换。式(6.12)的前两项没有被调制，因此代表信号的直流分量。图 6.9 使用 Goodman 和 Lawrence 的原始结果展示了这个过程[16]。

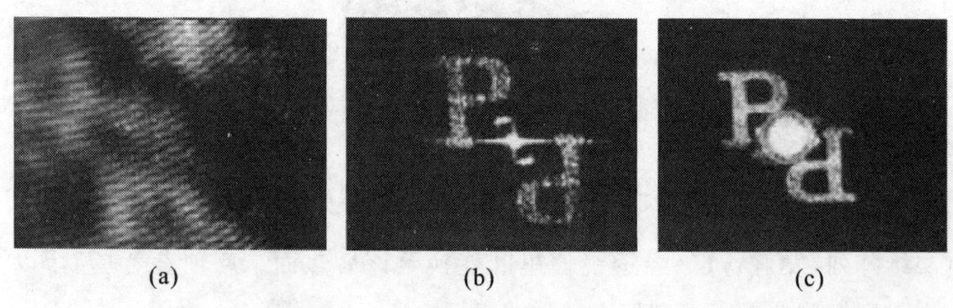


图 6.9　(a)全息图在计算机中的存储；(b)数字计算重建图像的展示；(c)通过光学的方法从摄影全息图中获取的图像

当然,这种数值化重建类似于 6.4.1 节描述的光学方法。在第 6.4.1 节讨论了 Vander Lugt 的匹配滤波器。如果不使用平面参考波,而用一个任意场与物场干涉,数值化重建将得到两个场傅里叶变换的相关运算。然而,因为参考场是平面波,它的傅里叶变换是一个 $\delta$ 函数,这种相关运算会返回原始信号。

总结起来,本章简洁地回顾了全息术的概念和发展,作为之后将讲到的 QPI 最新发展的背景。自从全息术发明以来,它已发展成一个拥有众多应用的广阔领域(可见参考文献[18]~[20]的相关主题)。特别是全息显微成像术很早就被认为是一个在生物学研究中有潜力的强大工具(可见参考文献[21]第 2 卷第 11 章的综述)。在后面的章节中,将主要关注由数字记录设备的技术进步带来的最新的进展。这里主要感兴趣的应用领域是生物学和医学。

## 参考文献

[1] D. Gabor. "A new microscopic principle. "Nature,161,777 (1948).

[2] J. Hecht. "Holography and the laser. "Optics and Photonics News,July/August (2010).

[3] M. Testorf and A. W. Lohmann. "Holography in phase space",Applied Optics,47,A70-A77 (2008).

[4] E. Leith and J. Upatnieks,"Reconstructed wavefronts and communication theory. "JOSA,52,1123-1128 (1962).

[5] E. N. Leith and J. Upatnieks,Wavefront reconstruction with continuous-tone objects,JOSA,53,1377 (1963).

[6] A. Lohmann. "Optische Einseitenbandübertragung angewandt auf das Gabor-Mikroskop. "Opt. Acta,3,97 (1956).

[7] O. Bryngdah and A. Lohmann. "Single-sideband holography. "J. Opt. Soc. Am. ,58,620-& (1968).

[8] D. Gabor. "Theory of Communicaton. " J. Inst. Electr. Eng. , 93, 329 (1946).

[9] B. Y. Zeldovich, V. I. Popovichev, V. V. Ragulsky, and F. S. Faizullov. JETP Lett. ,15,109 (1972).

[10] R. W. Hellwarth. "Generation of time-reversed wavefront by nonlinear

refraction. "J. Opt. Soc. Am. ,67,1 (1977).

[11] A. Yariv and D. M. Pepper. "Amplified reflection, phase conjugation, and oscillation in degenerate four-wave mixing. "Opt. Lett. ,1,17 (1977).

[12] B. I. A. Zel' dovich, N. F. Pilipe' t' ski' i, and V. V. Shkunov. Principles of phase conjugation. (Springer-Verlag, Berlin; New York, 1985).

[13] Z. Yaqoob, D. Psaltis, M. S. Feld, and C. Yang. "Optical phase conjugation for turbidity suppression in biological samples. " Nature Photonics, 2, 110-115 (2008).

[14] A. Vanderlugt. "Signal-detection by complex spatial-filtering. " IEEE Transactions on Information Theory. 10, 139-& (1964).

[15] B. R. Brown and A. W. Lohmann. "Complex spatial filtering with binary masks. "Appl. Opt. 5, 967 (1966).

[16] J. W. Goodman and R. W. Lawrence. "Digital image formation from electronically detected holograms. "Appl. Phys. Lett. 11, 77 (1967).

[17] J. W. Cooley and J. W. Tukey, "An algorithm for the machine calculation of complex fourier series. " Mathematics of Computation, 19, 297 (1965).

[18] P. Hariharan. Basics of holography. (Cambridge University Press, Cambridge, UK; New York, 2002).

[19] A. Y. Pasmurov, J. S. Zinoviev, and Institution of Electrical Engineers. Radar imaging and holography (Institution of Electrical Engineers, London, 2005).

[20] J. R. Vacca. Holograms & holography: Design, techniques & commercial applications. (Charles River Media, Hingham, MA, 2001).

[21] M. Pluta. Advanced light microscopy. (PWN; Elsevier: Distribution for the USA and Canada, Elsevier Science Publishing Co. , Warszawa, Amsterdam; New York, 1988).

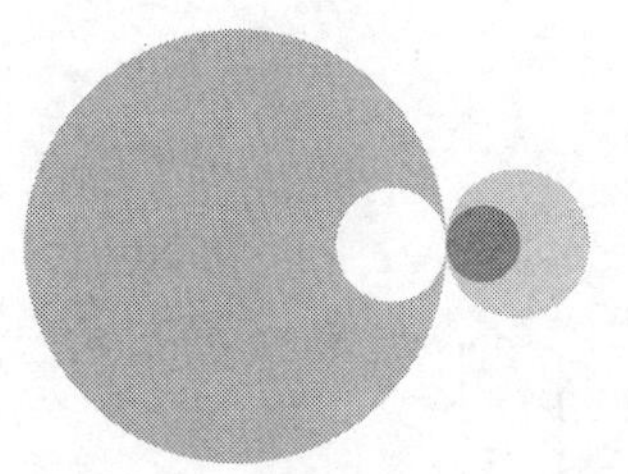

# 第 7 章 点扫描 QPI

本章将综述基于点测量的定量相位测量方法的原理，在这些方法中，图像是通过扫描重建得到的。这类测量都可被看成是对光学相干层析成像(optical coherence tomography，OCT)的扩展，OCT 是一种基于强度的干涉测量技术。OCT 是无须标记的(即有内源性对比度)，能对组织进行三维成像。OCT 是在麻省理工学院 Fujimoto 实验室开发的，其原理基于弱相干干涉测量法(low-coherence interferometry，LCI)，即使用宽带光的干涉测量法[1]。下面，我们介绍 LCI 和 OCT 的基本原理，这些基本原理被应用到最新的 QPI 进展中。

## 7.1 弱相干干涉测量法

考虑一台典型的迈克尔逊干涉仪，其中使用宽带光源进行照明(见图 7.1(a))。分光镜将光束分成两路，并分别照射到反射镜 $M_1$ 和 $M_2$ 上，$M_1$ 和 $M_2$ 将光反射回来。反射镜 $M_2$ 的位置可以移动，这样两束光之间的相位延迟就可以被调节。最终，两束光通过 BS 合束并到达探测器(注意，光束每次通过 BS 时都存在能量损失)。

弱相干(low-coherence，LC)光源包括发光二极管(light-emitting diode,

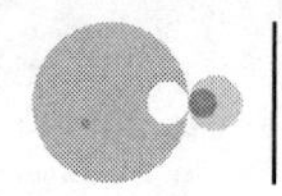


LED)、超发光二极管(superluminescent diode,SLD)、钛蓝宝石激光器,甚至还有白光灯泡。当然,"弱相干"的定义非常模糊,因为最稳定的激光器也只有有限的相干长度。通常,将弱相干理解为光场的相干长度在几十微米(波长)或更短。前面已经提到(见3.3节)中心波长为$\lambda_0$、带宽为$\Delta\lambda$的光场的相干长度量级为$\tau_C \approx \lambda_0{}^2/\Delta\lambda$。图7.1(b)定性比较了宽带光源和激光的光谱。

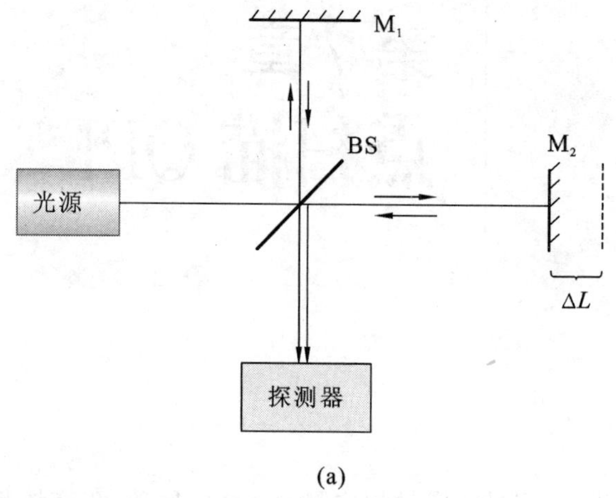


(a)

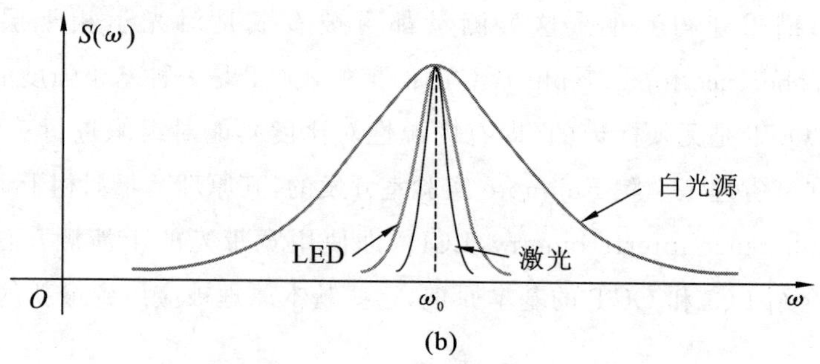


(b)

图7.1 (a)采用迈克尔逊干涉仪的LCI系统,反射镜$M_2$可调节两臂之间的光程差;(b)不同光源的光谱示意图

现在,计算迈克尔逊干涉仪中的LCI信号。探测器上的瞬时场为两光场的叠加,即

$$U(t)=U_1(t)+U_2(t+\tau) \tag{7.1}$$

式中:$\tau$是可动的反射镜$M_2$引入的时间延迟,$\tau=2\Delta L/c$(系数2表示光束两次通过干涉臂)。

探测器记录的强度为光场模的方均值,即

$$
\begin{aligned}
I(\tau) &= \langle |U(t)|^2 \rangle \\
&= I_1 + I_2 + \langle U_1(t) \cdot U_2^*(t+\tau) \rangle + \langle U_1^*(t) \cdot U_2(t+\tau) \rangle \\
&= I_1 + I_2 + 2\mathrm{Re}[\Gamma_{12}(\tau)]
\end{aligned} \tag{7.2}
$$

式中:尖括号表示时间平均。

在式(7.2)中,可以看出时间互相关函数项 $\Gamma_{12}$ 定义为(见 3.3 节)

$$
\Gamma_{12}(\tau) = \langle U_1(t) \cdot U_2^*(t+\tau) \rangle \tag{7.3}
$$

从式(7.3)可以看出,互相关函数可以通过简单地扫描 $M_2$ 的位置而以实验测得。应用(广义)Wiener-Khintchine 定理,$\Gamma_{12}$ 可以用傅里叶变换表示:

$$
\Gamma_{12}(\tau) = \int W_{12}(\omega) \cdot e^{-i\omega\tau} d\omega \tag{7.4}
$$

式中:$W_{12}$ 是互谱密度[2],定义为

$$
W_{12}(\omega) = U_1(\omega) \cdot U_2^*(\omega) \tag{7.5}
$$

注意,每个频率 $\omega$ 处的 $W_{12}$ 可以通过在 $1/\omega$ 的时间尺度上对测量进行时间平均而获得。因此,$W_{12}$ 本质上是个平均量。

为简单起见,假定两臂上的光场相同,即分光镜是 50/50 的。我们后面会研究一个臂上存在色散的情况以及样本自身的影响。就目前而言,若 $U_1(\omega) = U_2(\omega)$,$W_{12}(\omega)$ 简化为光谱 $S$,而 $\Gamma_{12}$ 简化为自相关函数 $\Gamma$,即

$$
\Gamma(\tau) = \int S(\omega) \cdot e^{-i\omega\tau} d\omega \tag{7.6}
$$

探测器所测量的强度有如图 7.2(a)所示的形式。从中减去 $\tau$ 值较大时的信号值(即直流分量,对完全平衡的干涉仪,该值等于 $2I_1$),就可以得到 $\Gamma$ 的实部,如图 7.2(b)所示。这样,如附录 A 中所讨论的,可以计算出该测量信号的复解析信号。利用 Hilbert 变换,可以得到 $\Gamma$ 的虚部,即

$$
\mathrm{Im}[\Gamma(\tau)] = -\frac{1}{\pi} P \int \frac{\mathrm{Re}[\Gamma(\tau')]}{\tau - \tau'} d\tau' \tag{7.7}
$$

式中:$P$ 表示主值积分。

因此,与测量信号 $\mathrm{Re}[\Gamma(\pi)]$ 相关的复解析信号为自相关函数 $\Gamma$,可以用幅度和相位表征,如图 7.2(c)所示。

对中心频率为 $\omega_0$ 的频谱,$S(\omega) = S'(\omega - \omega_0)$,可以很容易证明(借助移位定理,见附录 B),自相关函数的形式为

$$
\begin{aligned}
\Gamma(\tau) &= \int S'(\omega - \omega_0) \cdot e^{-i\omega\tau} d\omega \\
&= e^{i\omega_0\tau} \int S'(\omega) \cdot e^{-i\omega\tau} d\omega
\end{aligned}
$$

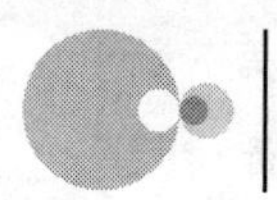



$$= |\Gamma(\tau)| \cdot e^{i\omega_0 \tau} \tag{7.8}$$

式(7.8)表明,$\Gamma$ 的包络等于移位频谱 $S'$ 的傅里叶变换。假定频谱对称,则包络为实函数。而且,$\Gamma$ 的相位(调制)和 $\tau$ 线性相关,$\phi(\tau)=\omega_0\tau$,其中,斜率由中心频率 $\omega_0$ 给定。

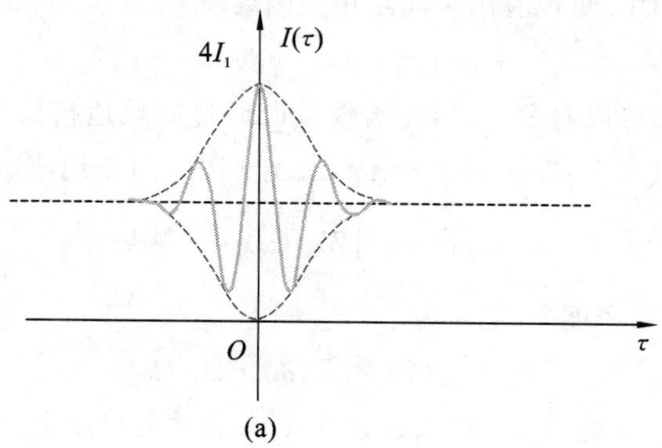


(a)

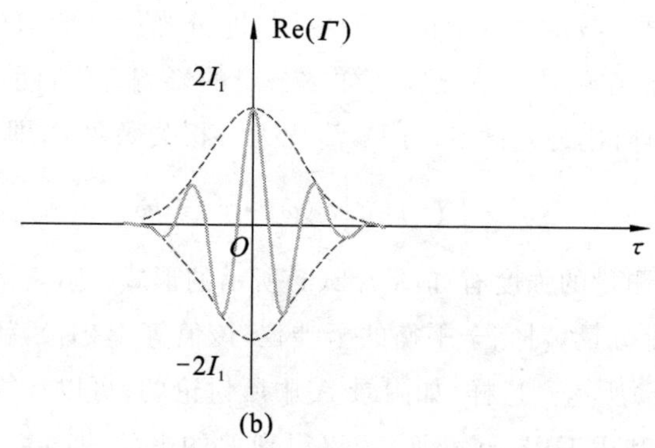


(b)

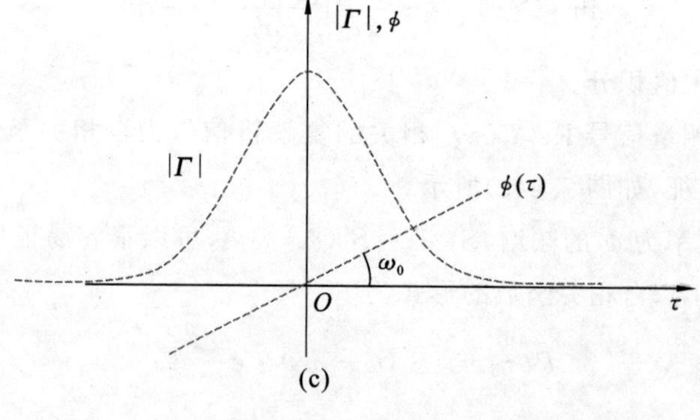


(c)

图 7.2　完全平衡的干涉仪的弱相干干涉测量结果

这种 LCI 测量方法构成了时域光学相干层析成像的基础(见 7.3 节)。“时域”意味着测量是在时间上进行的,即通过扫描其中一个反射镜的位置而进行的。另一方面,我们将在 7.4 节对频域测量方法进行讨论。

## 7.2 色散效应

实际中,干涉仪的两臂的光场很少能完全一致。虽然两个场的幅度可以通过衰减器使其匹配,但要使光程(optical path length,OPL)相等,则更为困难。这里,研究两束光通过不同长度色散介质(如玻璃)所引起的色散效应。当在迈克尔逊干涉仪(见图 7.3)中使用较厚的分光镜时就总会出现这一效应。通常,分光镜由一块单侧半镀银的玻璃制成。

如图 7.3 所示,光场 $U_1$ 三次通过分光镜,而场 $U_2$ 只经过一次,因此,$U_1$ 和 $U_2$ 的相位差具有频率依赖性,即

$$\phi(\omega)=2k(\omega)L=2n(\omega)k_0L \tag{7.9}$$

式中:$L$ 是分光镜的厚度;$k_0$ 是真空中的波数;$n$ 是与频率相关的折射率。

该频谱相位函数可在中心频率处展开为泰勒级数,即

$$\phi(\omega)=\phi(\omega_0)+2L\left.\frac{\mathrm{d}k(\omega)}{\mathrm{d}\omega}\right|_{\omega=\omega_0}(\omega-\omega_0)+L\cdot\left.\frac{\mathrm{d}^2k(\omega)}{\mathrm{d}\omega^2}\right|_{\omega=\omega_0}(\omega-\omega_0)^2+\cdots \tag{7.10}$$

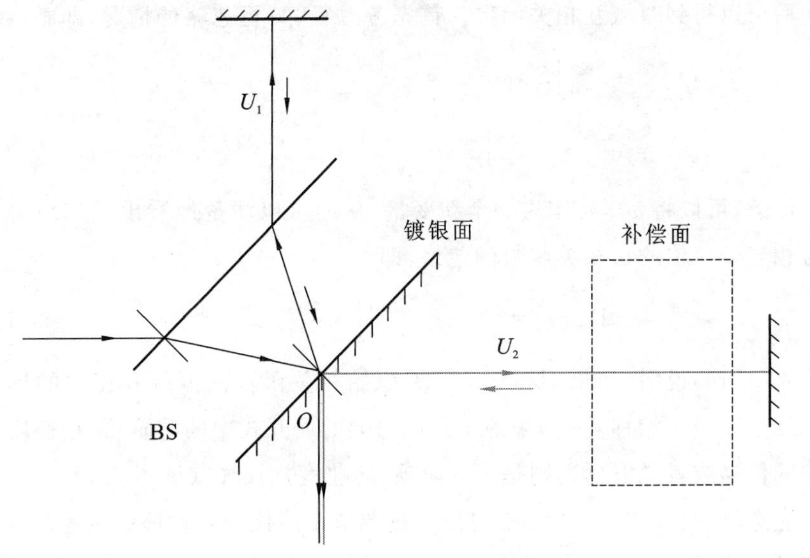


图 7.3 两光束穿过厚分光镜的光路图

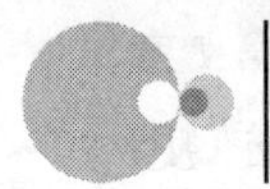



在式(7.10)中，泰勒展开式中各项对应如下物理量：

· 中心频率处的相移

$$\phi(\omega_0)=\frac{2\omega_0}{c}\cdot L \tag{7.11}$$

· 群速度

$$v_g=\left.\frac{d\omega}{dk}\right|_{\omega=\omega_0} \tag{7.12}$$

· 群速度色散(group velocity dispersion，GVD)

$$\beta_2=\left.\frac{d^2k}{d\omega^2}\right|_{\omega=\omega_0}=\frac{\partial}{\partial\omega}\left(\frac{1}{v_g}\right) \tag{7.13}$$

GVD 的单位是 $s^2/m$ 或 $s/(Hz\cdot m)$，并且定义了光脉冲在材料中如何因色散效应(单位频宽、单位传输长度下的延时)而展宽。注意，GVD 有时会被定义为关于波长的导数。

现在可以将互谱密度表示为

$$\begin{aligned}W_{12}(\omega)&=U_1(\omega)\cdot U_1^*(\omega)\cdot e^{i\phi(\omega)}\\&=S(\omega)\cdot e^{i\phi(\omega)}\\&=S'(\omega-\omega_0)\cdot e^{i\phi(\omega_0)}\cdot e^{i\frac{2L}{v_g}(\omega-\omega_0)}\cdot e^{iL\beta_2(\omega-\omega_0)^2}\end{aligned} \tag{7.14}$$

在式(7.14)中，假定两个光场的振幅相等，其差别仅在于非平衡的色散所引入(例如，由图 7.3 所示的厚分光镜引入)的相移。对式(7.14)进行傅里叶变换后可以得到时域互相关函数。首先考虑 GVD 可忽略的情况，即 $\beta_2=0$，

$$\begin{aligned}\Gamma_{12}(\tau)&=e^{i\phi(\omega_0)}\int S'(\omega-\omega_0)\cdot e^{i\frac{2L}{v_g}(\omega-\omega_0)}\cdot e^{-i\omega\tau}d\omega\\&=e^{i\omega_0\tau}\cdot e^{i\phi(\omega_0)}\int S'(\omega-\omega_0)\cdot e^{-i(\omega-\omega_0)\left(\tau-\frac{2L}{v_g}\right)}d(\omega-\omega_0)\end{aligned} \tag{7.15}$$

注意，可以将 $\omega-\omega_0$ 作为一个新变量，从而可以清楚地看出式(7.15)中的积分相当于移位的自相关函数的包络，即

$$\Gamma_{12}(\tau)=\left|\Gamma\left(\tau-\frac{2L}{v_g}\right)\right|\cdot e^{i[\omega_0\tau+\phi(\omega_0)]} \tag{7.16}$$

式(7.16)说明，如果不存在 GVD，原始相关函数的振幅和相位的形状都不会发生改变。相移 $\phi(\omega_0)$ 来源于式(7.10)的展开式中的零阶项(相速度)，而包络的位移或者说群延迟则是由一阶项(群速度)引起的(见图 7.4)。

注意，包络位移 $\tau_0=2L/v_g$ 可以通过调节干涉仪中可动镜的位置很方便地进行补偿。

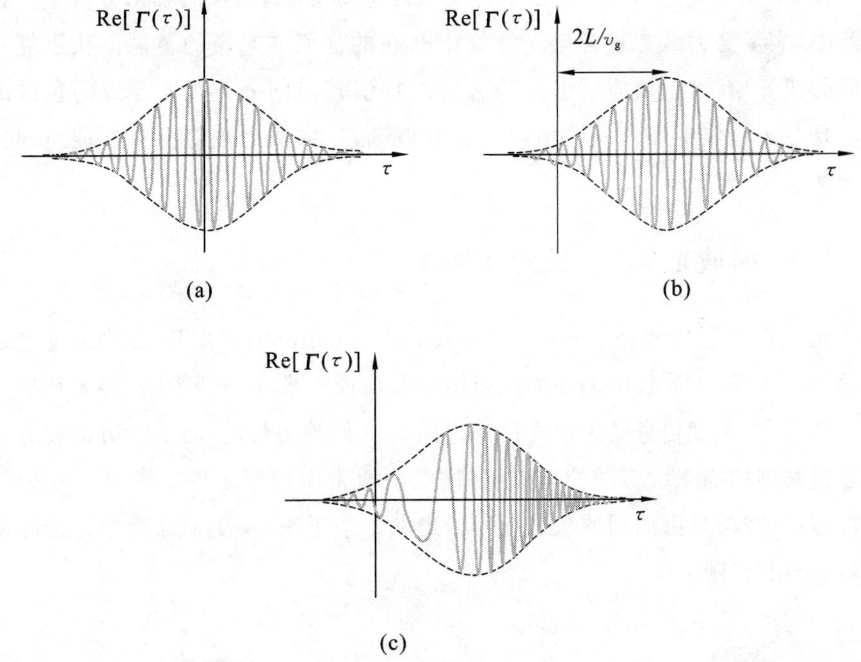


图 7.4 (a)完全平衡的探测器的自相关函数;(b)群延时(一阶)效应;(c)GVD(二阶)效应

可以得出结论,如果分光镜材料不存在 GVD,干涉仪就好像工作于完全平衡的情况。

现在单独研究 GVD 本身的影响。互相关函数形式为

$$\Gamma_{12}(\tau)=\int S'(\omega-\omega_0)\cdot \mathrm{e}^{\mathrm{i}L\beta_2(\omega-\omega_0)^2}\cdot \mathrm{e}^{-\mathrm{i}\omega\tau}\mathrm{d}\omega \tag{7.17}$$

注意,式(7.17)中的傅里叶变换会得到 $S'$和 $\mathrm{e}^{\mathrm{i}L\beta_2\omega_2}$ 的傅里叶变换的卷积,即

$$\Gamma_{12}(\tau)=\Gamma(\tau)\otimes \mathrm{e}^{-\mathrm{i}\frac{\tau^2}{4\beta_2 L}}/\sqrt{2\beta_2 L} \tag{7.18}$$

式(7.18)表明,卷积运算使得互相关函数 $\Gamma_{12}$ 比 $\Gamma$ 更宽。大致上,两函数的卷积所得函数的宽度等于两函数宽度之和(对于高斯函数而言,这一关系精确成立)。因此,如果 $\Gamma$ 的宽度为 $\tau_C$(即初始场的相干时间),得到的 $\Gamma_{12}$ 的宽度量级为 $\tau_{12}\approx\tau+\sqrt{2\beta_2 L}$。有些不准确的描述是,这种情况往往被称为相干时间(或长度)"增加",或者说色散改变了光的相干性。事实上,干涉仪中每个场的自相关函数是不变的,只是它们的互相关函数对非平衡的色散敏感。也许更为精确的描述是,当存在色散时,互相关时间比自相关(相干)时间长。

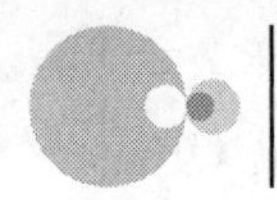



在下一节中将会看到，色散效应会最终降低 OCT 图像的轴向分辨率。在实际中，大量努力致力于补偿干涉仪中存在的任何非平衡的色散。从迈克尔逊的时代开始，这一效应就已广为人知。补偿较厚的分光镜所导致的色散的方法是在干涉仪中加入一块相同材料的玻璃，这样两个场都会穿过玻璃同样的次数（三次）。

## 7.3 时域光学相干层析成像

光学相干层析成像（optical coherence tomography，OCT）通常通过光纤光学元件实现，干涉仪中的一面反射镜被替换成三维样本（见图 7.5）。在这一测量结构中，深度信息是由前面讨论过的 LCI 原理提供的，而 $x$-$y$ 方向的分辨是通过二维扫描系统实现的，二维扫描系统通常由振镜组成。横向 $x$-$y$ 分辨率很容易理解，是由照明的数值孔径给定的。接下来，将更加详细地讨论深度分辨率与其极限。

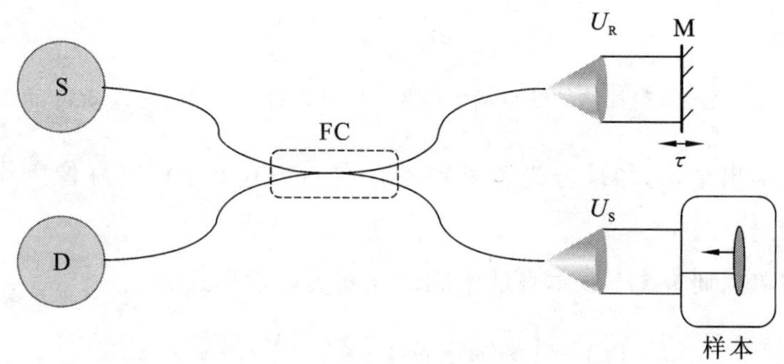


图 7.5　使用光纤光学元件的时域 OCT

在每一点（$x$，$y$），OCT 信号都包含参考场 $U_R$ 和样本场 $U_S$ 的互相关 $\Gamma_{12}$，它的傅里叶变换是互谱密度，即

$$\begin{aligned} W_{12}(\omega) &= U_S(\omega)\cdot U_R^*(\omega) \\ &= S(\omega)\cdot \tilde{h}(\omega) \end{aligned} \tag{7.19}$$

式中：$S(\omega)=U_R(\omega)\cdot U_R^*(\omega)$ 是光源光谱；$\tilde{h}(\omega)$ 是光谱“调制器”，是表征样本频谱响应的复函数，即

$$U_S(\omega)=U_R(\omega)\cdot \tilde{h}(\omega) \tag{7.20}$$

两个光场初始时是相同的，即干涉仪是平衡的，但是样本通过 $\tilde{h}(\omega)$ 对入射光

场进行“调制”。测量获得的互相关对应一个卷积运算过程，这可以通过对式(7.19)进行傅里叶变换得到，即

$$\Gamma_{12}(\tau)=\Gamma(\tau)\otimes h(\tau) \tag{7.21}$$

式中：$h$ 是样本的时间响应函数，等于 $\tilde{h}(\omega)$ 的傅里叶变换，即

$$h(\tau)=\int \tilde{h}(\omega)\cdot e^{-i\omega\tau}d\omega \tag{7.22}$$

### 7.3.1 OCT 的深度分辨率

注意，对图 7.1 所示的 LCI 装置，即以反射镜为物体，可以通过引入 $\delta$ 响应函数 $h(\tau)=\delta(\tau-\tau_0)$ 进行数学描述。此时，互相关函数可简化为（依据式(7.21)）

$$\Gamma_{12}(\tau)=\Gamma(\tau-\tau_0) \tag{7.23}$$

式中：$\tau_0=2z/c$ 表示反射体处于深度位置 $z$ 时所引入的时间延时（见图 7.6）。

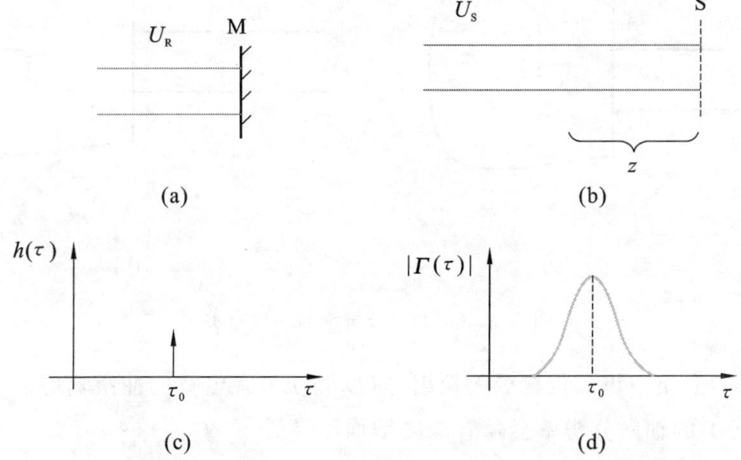


图 7.6　位于深度 $z$ 的反射体的响应。(a)参考臂；(b)样本臂；(c)图(b)中反射镜的理想响应函数；(d)图(b)中反射镜测量到的响应

换句话说，通过扫描参考镜，可以对另一面反射镜的位置进行实验测量，测量精度由互相关函数 $\Gamma_{12}(\tau)$ 的宽度给定。

OCT 图像是通过保留互相关函数 $\Gamma_{12}(\tau)=|\Gamma_{12}(\tau)|\cdot e^{i[\omega_0\tau+\phi(\tau)]}$ 的模而得到的。高频分量（载波）$e^{i\omega_0\tau}$ 通过解调（低通滤波）而滤除。因此，OCT 的冲击响应函数是 $|\Gamma(\tau)|$。如图 7.6(d)所示，$\Gamma$ 包络的宽度决定了定位反射体位置所能达到的最终分辨率。假如干涉仪是平衡的，该分辨率在时间上就等于光

源的相干时间 $\tau_C$（如果不平衡，则等于互相关时间）。折合到深度，该分辨率的极限等于相干长度 $l_C = v\tau_C$，其中 $v$ 是介质中的光速。这一结果解释了 OCT 中众所周知的对宽带光源的需要，$\tau_C \propto 1/\Delta\omega$。

要意识到相干长度是 OCT 所能达到的最佳深度分辨率。正如上一节提及的，其性能会因非平衡的干涉仪中的色散效应而显著退化。另外还要注意，样本自身会使得干涉仪不平衡。考虑具有色散特性介质中的一个反射表面（如在组织内部某一深度处的肿瘤），如图 7.7 所示，即使向深度方向传播引起的衰减可以忽略（弱散射、低吸收的介质），在两个不同深度所累积的光谱相位仍有不同（见式(7.18)）。

$$\Gamma_{12}(\tau, L_{1,2}) = \Gamma(\tau) \otimes \mathrm{e}^{-\mathrm{i}\frac{\tau^2}{4\beta_2 L_{1,2}}} / \sqrt{2\beta_2 L_{1,2}} \tag{7.24}$$

式中：$\beta_2$ 是处于反射体之上的介质（如组织）的 GVD。

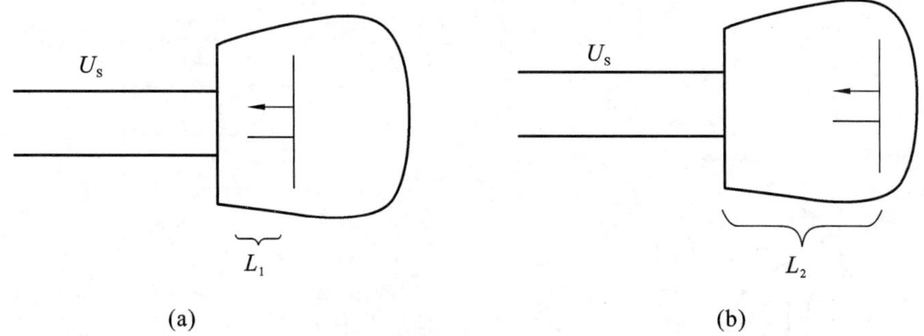


图 7.7　OCT 中分辨率与深度有关

因此，介质中更深位置处的反射体（$L_2 > L_1$）有更宽的冲激响应。这也就是说，OCT 的轴向分辨率会随着深度增加而降低。

### 7.3.2　OCT 的对比度

OCT 的对比度是由不同结构的反射率的差别决定的，也即是这些结构的折射率对比度。OCT 在横向面（$x$-$y$ 面或正面）上的对比度也取决于深度。图 7.8 所示的为 SNR 随深度的变化情况。可以看出，周围介质的散射特性依赖于深度，从而影响不同深度的 SNR。因此，背景的后向散射最终限制了 $x$-$y$ 面图像的对比度-噪声比。

在不同深度的信噪比可定义为

$$\mathrm{SNR}(\tau) = \frac{|\Gamma_{12}(\tau)|}{\sigma_N(\tau)} \tag{7.25}$$

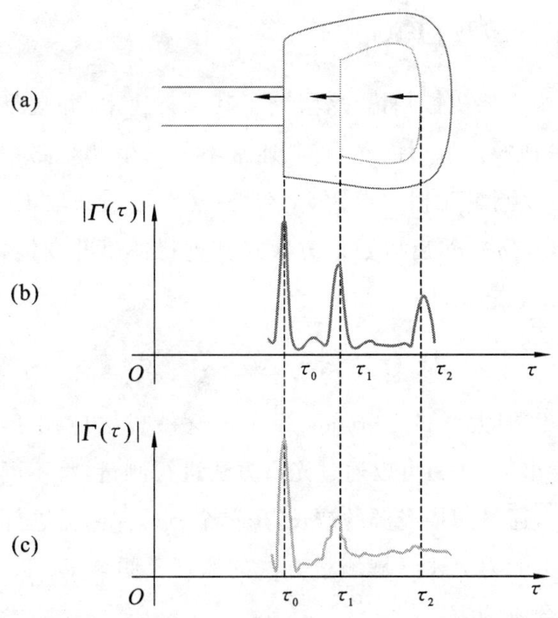


图 7.8　(a)被散射介质包围的物体的信号;(b)弱散射介质下深度分辨的信号;(c)强散射介质下深度分辨的信号

式中:$\sigma_{\mathrm{N}}(\tau)$是时间延时 $\tau$ 附近噪声的标准差。

噪声来源于机械振动、光源噪声、探测或电子噪声,但最重要的来源是感兴趣结构周围介质的散射。对正面像,可以定义其对比度-噪声比为(见图 7.9)

$$\mathrm{CNR}(\tau)=\frac{\left|\left|\Gamma_{\mathrm{A}}(\tau)\right|-\left|\Gamma_{\mathrm{B}}(\tau)\right|\right|}{\sigma_{\mathrm{N}}(\tau)} \tag{7.26}$$

式中:A 和 B 是两个感兴趣的结构。

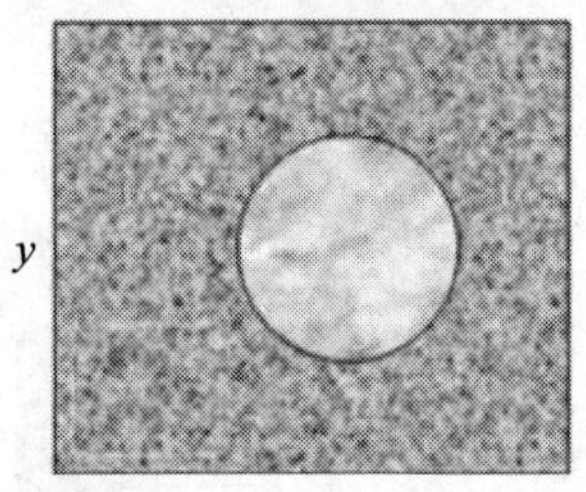

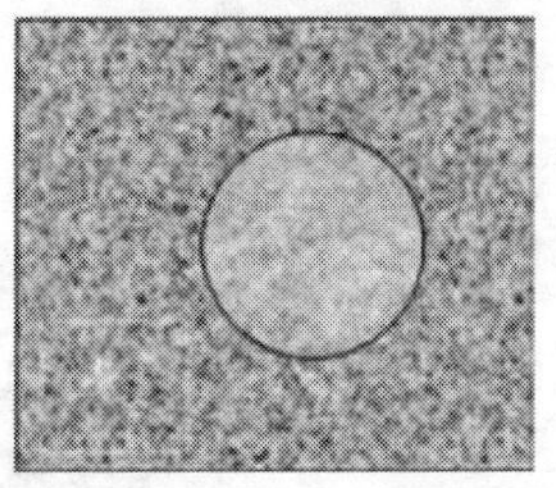

图 7.9　对应于图 7.8 中两时间延迟下的正面像

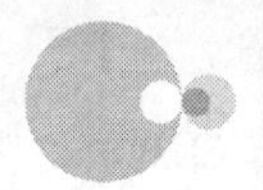


## 7.4 傅里叶域及扫频 OCT

时域 OCT 中需要机械扫描，这限制了其采集速率，并且是影响测量中的相位稳定性的一种噪声源（注意，OCT 通常不是一个共光路系统）。所幸，有了更快的方法可以测量互相关函数 $\Gamma_{12}(\tau)$。这一方法获取 $\Gamma_{12}$ 完全等价于先测量互谱密度 $W_{12}(\omega)$，然后以数值方法对其进行傅里叶变换，也即应用广义 Wiener-Khintchine 定理，即

$$\Gamma_{12}(\tau)=\int W_{12}(\omega)\cdot \mathrm{e}^{-\mathrm{i}\omega\tau}\mathrm{d}\omega \tag{7.27}$$

1995 年，维也纳大学的 Fercher 等人将这一想法应用于人眼的深度扫描[3]。他们也指出 $W_{12}(\omega)$ 可以通过光谱方法进行测量，将不同波长的光分散到探测器阵列上，通过扫描光源的波长，用单个（点）探测器进行测量。

图 7.10 所示的为上述频域测量方法的原理。频域 OCT（见图 7.10(a)）中，光谱仪上的合成场为

$$U(\omega)=U_{\mathrm{R}}(\omega)+U_{\mathrm{S}}(\omega) \tag{7.28}$$

式中：$U_{\mathrm{R}}$ 和 $U_{\mathrm{S}}$ 分别是参考场和样本场。

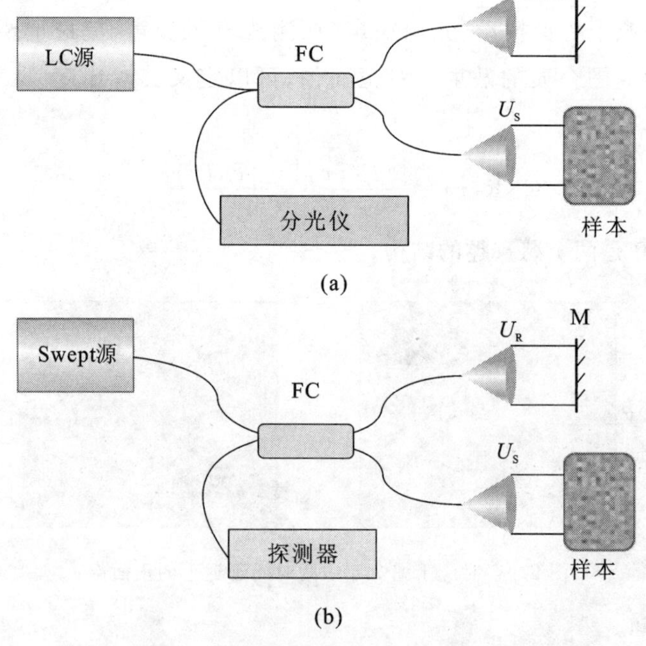


图 7.10 (a)傅里叶域 OCT；(b)扫频 OCT

与前面一样，物体的频率响应可以用一个复函数，即光谱调制函数 $h(\omega)$ 进行描述，这样样本返回的场可以写为

$$U_S(\omega)=U_R(\omega)\tilde{h}(\omega)e^{-i\omega s_0/c} \tag{7.29}$$

式(7.29)中，相位因子 $e^{-i\omega s_0/c}$ 表明干涉仪的两臂失配了一个固定的光程差 $s_0$。光谱仪探测到的强度随频率的变化可以结合式(7.28)和式(7.29)得到，即

$$\begin{aligned}I(\omega)&=|U(\omega)|^2\\&=S(\omega)+S(\omega)|\tilde{h}(\omega)|^2+2S(\omega)|\tilde{h}(\omega)|\cos[\omega s_0/c+\phi(\omega)]\end{aligned} \tag{7.30}$$

在式(7.30)中，$\phi(\omega)$是和物体相关的光谱相位，即频率调制函数 $\tilde{h}(\omega)$的辐角。可以重写式(7.30)以更好地突出直流项和调制项。

$$I(\omega)=a(\omega)\{1+b(\omega)\cos[\omega s_0/c+\phi(\omega)]\} \tag{7.31}$$

式中：

$$\begin{aligned}a(\omega)&=S(\omega)(1+|\tilde{h}(\omega)|^2)\\b(\omega)&=\frac{2|\tilde{h}(\omega)|}{1+|\tilde{h}(\omega)|^2}\end{aligned} \tag{7.32}$$

图 7.11 所示的为典型的 $I(\omega)$ 信号。注意，图 7.11 中的信号的调制是由(实)函数 $b(\omega)$描述的(见式(7.32))。容易证明，该函数满足关系

$$0\leqslant b(\omega)\leqslant 1 \tag{7.33}$$

当$|\tilde{h}(\omega)|=1$ 时，$b(\omega)=1$。因此，当干涉仪两臂的强度相同($I_R(\omega)=I_S(\omega)$)，且样本只影响入射场的相位时，可以得到最高的调制对比度 $b=1$，即 $|\tilde{h}(\omega)|=1$。

为了得到其时域响应 $I(\tau)$，可用数值方法对测量信号 $I(\omega)$进行傅里叶变换。因为 $I(\omega)$是个实信号，所以它的傅里叶变换是偶对称的(见图 7.11(b))。简单起见，我们假定样本有平坦的幅频响应，$|\tilde{h}(\omega)|=\text{const.}$，也就是说，物体的反射率与频率无关。在这种情况下，DC 项，即 $a(\omega)$的傅里叶变换，就是自相关函数 $\Gamma(\tau)$。进一步，假定物体在深度 $z_0$ 处有单个反射平面。此时，式(7.31)中调制项的形式为 $S(\omega)\cdot\cos(\omega s_0/c-2\omega z_0/c)$。该 AC 分量的傅里叶变换形式为

$$I_{AC}(\tau)\propto\Gamma(\tau)\otimes\{\delta[(s_0-2z_0)/c]+\delta[(-s_0+2z_0)/c]\} \tag{7.34}$$

很明显，根据式(7.34)，物体的深度位置 $z_0$ 可以通过实验从任一边带(delta 函数)中恢复出来，如图 7.11(b)所示。像时域 OCT 一样，深度测量的精度受限于 $\Gamma(\tau)$的宽度，即照明光场的相干长度。因为 $\Gamma(\tau)$会和整个信号卷积，傅里

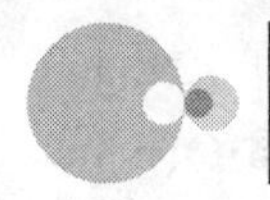



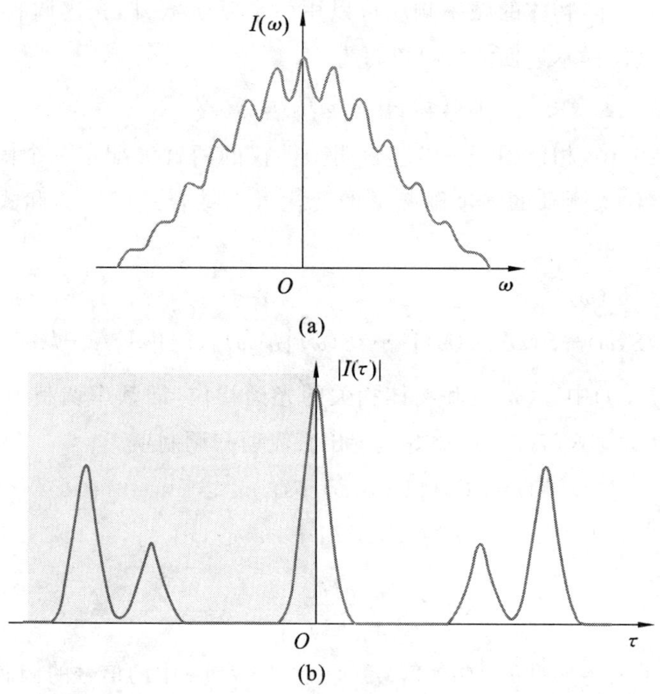


图 7.11　(a)频域 OCT 的典型行信号；(b)对原始数据进行傅里叶变换得到的对称的深度分辨信号

叶域的测量方法与其在时域的对应方法完全相同。

注意，光程的失配 $s_0$ 是固定的，它决定了样本中的可探测的深度的上限值，即 $z_{max}=s_0/4n$，其中 $n$ 是样本的折射率。这很容易理解，因为 $I(\omega)$ 信号的调制频率必须至少为最大目标频率的两倍，即 $s_0\omega/c>2s_{max}\omega/c=4nz_{max}\omega/c$。

以上描述同样也适用于扫频(swept-source，SS)OCT，唯一的区别在于 $I(\omega)$ 各频率成分是相继测量的，而不是同时测得的。最近激光光源的发展，使其可以非常高速地进行宽谱扫描，速度可达 100 kHz[4]。

总而言之，频域 OCT 提供了另一种快速获取不同深度信号的方法。使用光谱仪进行测量可以只进行单次拍摄(single shot)，因此测得的信号 $I(c)$ 中的相位信息是稳定的。这一特点是使用这种结构实现点扫描 QPI 的前提。接下来几节，将介绍相敏成像的主要进展。根据物体的相位图是否可定量(以弧度为单位)重建，我们将分别讨论定性方法(7.5 节)和定量方法(7.6 节)。

## 7.5 定性的相敏方法

1994 年，麻省理工学院的 Izatt 等证明，光学相干显微成像术（optical coherence microscopy，OCM）因其相干门控特性而优于共聚焦显微成像术[5]。几年后，deBoer 等提出的偏振敏感 OCT[6] 和 Izatt 等提出的多普勒 OCT[7]，可被视为是基于 OCT 的 QPI 的两个重要的先导方法。第一个方法是测量偏振方向垂直（双折射）的两个场之间的相对相移；第二个方法则是测量移动物体所引起相位变化的时间导数，即频移（或多普勒频移）。更靠近 QPI 的一步是测量样本上两相邻点和同一点不同波长下的相对相位。接下来将讨论这些方法。

### 7.5.1 微分相衬 OCT

通过使用两个偏振通道对相对相位信息进行编码，Hitzenberger 和 Fercher 发表了《光学相干层析中的微分相衬技术》[8]。其中使用了两个偏振通道时相对相位信息进行编码。如标题所提示的，该方法从物体上不同点提取出微分相位信息。实验装置如图 7.12 所示[8]。

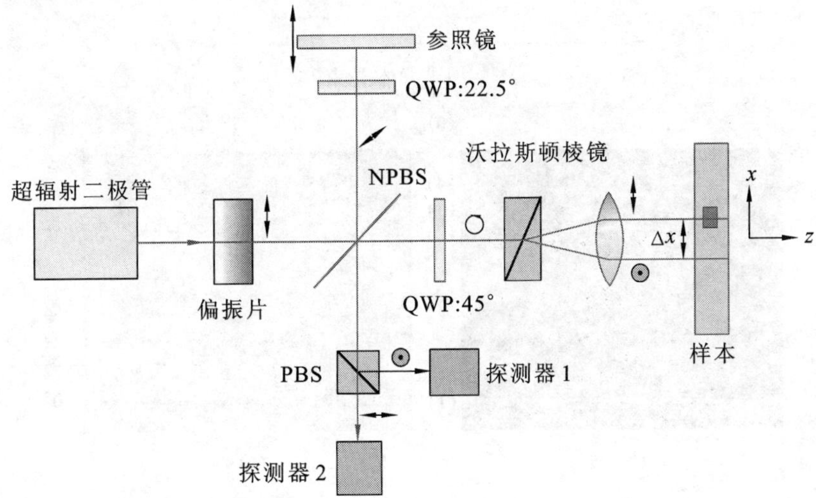


图 7.12 实现微分相衬层析成像的 OCT 装置原理图：四分之一玻片（quarter waveplate，QWP）；非偏振分光棱镜（nono-polarizing beam splitter，NPBS）；偏振分光棱镜（PBS）

超发光二极管产生的宽带光经过偏振片后进入迈克尔逊干涉仪。在样本臂上，四分之一波片(quarter waveplate，QWP)使光变为圆偏的，这样再经过沃拉斯顿棱镜后就分为两束光，两束光偏振方向相互垂直。透镜使两束光以位移 $\Delta x$ 入射到物平面上。样本反射的光反向传播通过透镜和沃拉斯顿棱镜后，成为椭圆偏振光，这是由样本引入的相移 $\phi$ 引起的。为探测椭偏度，提取感兴趣的相位信息，将参考光两次经过与线偏方向呈 22.5°的 QWP 而成为圆偏光。偏振分光棱镜(polarizing beam splitter，PBS)将合成场(样本场和参考场)分到两个探测器上，分别探测相互垂直偏振的两光束的光强 $I_1$ 和 $I_2$。相位偏置合适时，系统工作在线性区，此时 $\phi(x+\mathrm{d}x)-\phi(x)=I_2/I_1$。显然，信号正比于沿某一方向上的相位梯度，$\mathrm{d}\phi/\mathrm{d}x=\lim\limits_{\delta x\to 0}[\phi(x+\delta x)-\phi(x)]/\delta x$，而不是相位本身。这类似于微分干涉相衬显微成像术所测信号(见参考文献[9]第 2 卷第 7 章)。

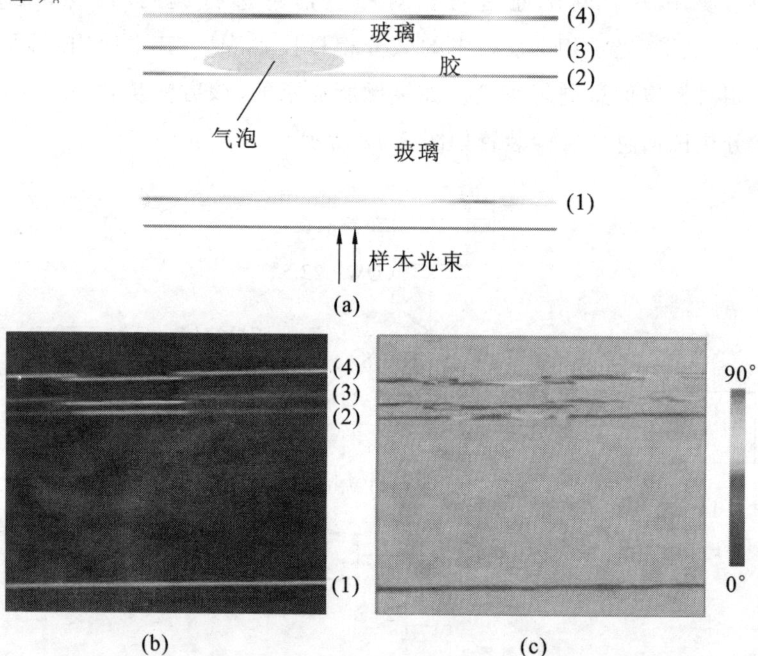


图 7.13　由显微镜载玻片、单组分胶和盖玻片组成的测试物体的 OCT 图像。为易于识别，各界面从(1)到(4)进行编号。照明光来自物体的底部。(a)测试物体示意图(未按比例画出)；(b)强度图像；(c)相位图像。断层图像的水平长度为 3 mm，垂直长度为 2.5 mm(光学距离)

图 7.13 演示了上述方法，采用微分相位测量方法对层状样本进行了成像[8]。正如作者所指出的，如果样本本身表现出双折射性，那么对信号的解释会变得非常困难。尽管如此，由于这一技术对相移很敏感，因而可被用于对基本透明的物体进行成像。Dave 和 Milner 使用光纤实现了这一原理[10]。Sticker 等[11]以及 Rylander 等人[12]此后又进一步将该相衬方法应用于单层细胞成像。

### 7.5.2 干涉相位-色散显微成像术

麻省理工学院 Michael Feld 小组的 Yang 等人开发了“干涉相位-色散显微成像术”，使用这一方法，可以量化与样本相互作用的基频光和二次谐波光之间的相位差[13]。实验装置如图 7.14 所示[13]。与 OCT 一样，该测量结构也包含一个迈克尔逊干涉仪，其照明光由来自钛蓝宝石激光及其二次谐波的 800 nm/400 nm 复合光构成。与普通 OCT 不同，待测样本采用透射照明，即光会两次穿过物体。参考镜以恒定速度平移，这会引入多普勒频移，并在每个波长都会产生外差信号。因为干涉仪不是共光路的，所以每一路信号都含噪声。但是两信号中的噪声是相关的，可以通过求两次相位测量的差而在很大程度上被减掉。系统中的抖动会产生随机位移 $\Delta x$，并引入相移：

$$\phi_{1,2}=\kappa_{1,2}\Delta x \tag{7.35}$$

式中：$\kappa_{1,2}=2\pi/\lambda_{1,2}$ 是波长 $\lambda_1=800$ nm 和 $\lambda_2=400$ nm 的波数。

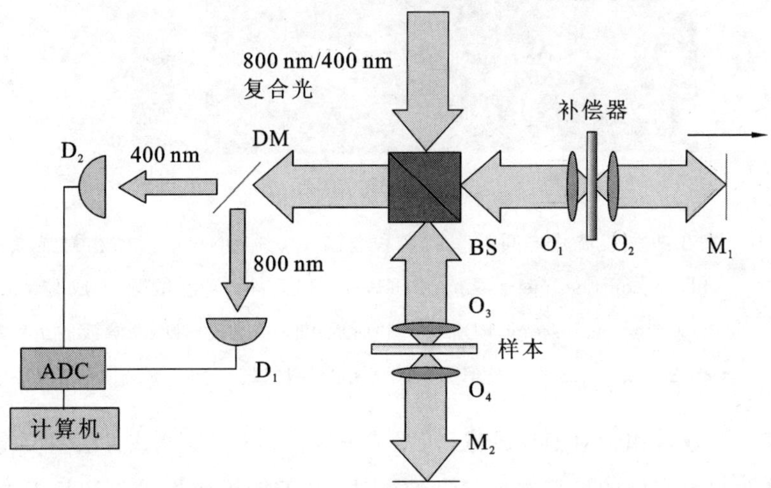


图 7.14 实验装置：$M_1$、$M_2$，反射镜（$M_1$ 是可移动的参考镜）；分光镜（beam splitter，BS）；$O_1\sim O_4$，显微物镜；$D_1$、$D_2$，光电探测器；400 nm 和 800 nm 二向色镜（dichroic mirror，DM）；模数转换器（analog-digital converter，ADC）

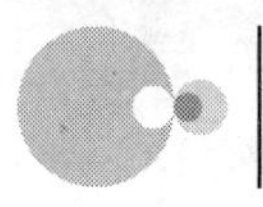


注意，$\phi_1/\kappa_1=\phi_2/\kappa_2$。因此，两次测量的光程差是无噪声的，即

$$\begin{aligned}\Delta s &= (\Delta n_2 \cdot L+\phi_2/k_2)-(\Delta n_1 \cdot L+\phi_1/k_1) \\ &= L(\Delta n_2-\Delta n_1)\end{aligned} \tag{7.36}$$

式中：$\Delta n_1$、$\Delta n_2$ 是样本在波长 $\lambda_1$、$\lambda_2$ 时的折射率；$L$ 是样本厚度。

因此，该方法提供了一种稳定测量两个谐波波长下的折射率差异（即色散）的方法。

图 7.15 显示了该色散测量方法分辨一滴水和一滴 DNA 溶液的能力[13]。两液滴在相衬显微镜下看似无法分辨（相衬显微镜对波长平均的折射率或者说群折射率敏感），但这一色散分辨的测量方法因足够灵敏而能将两者区分开。

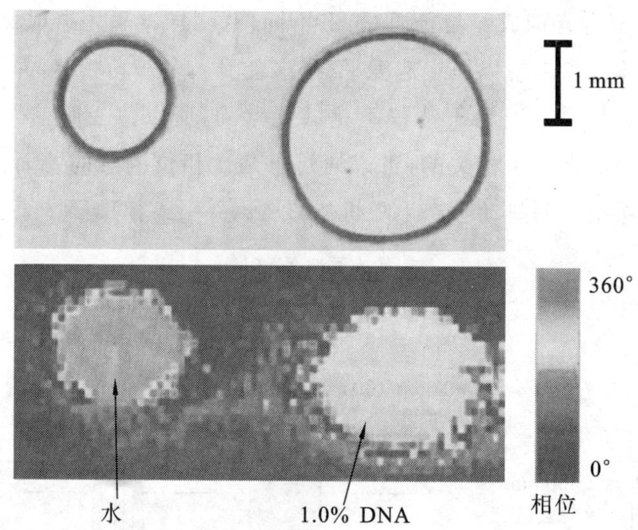


图 7.15　夹在两个盖玻片之间的一滴水和一滴 1.0% DNA 溶液的相衬显微成像（phase contrast microscopy，PCM，上图）和相位-色散显微成像（phase-dispersion microscopy，PDM，下图）所成图像的比较。DNA 溶液的折射率色散，$\Delta n_{400\ \mathrm{nm}}-\Delta n_{800\ \mathrm{nm}}$，其值为$(1.3\pm 0.2)\times 10^{-4}$

该方法还被用于对脑片成像，如图 7.16 所示[13]。虽然该方法主要将色散测量作为一种有效的抵消相位噪声的方法，且不能提取出单一波长下的稳定的相位信息，但已经证明了相位色散可以作为有化学特异性的天然标志量。Yang 等此后又进一步将该原理和 OCT 深度层析能力相结合，从而可以进行

层析测量[14]。

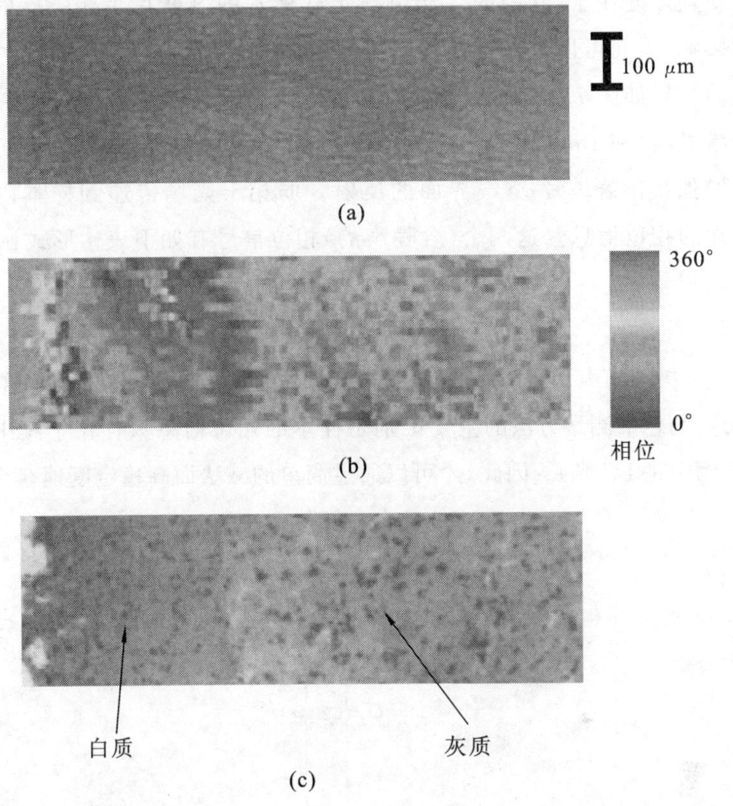


图 7.16　16 mm 厚的脑样本中白质和灰质边界的图像。(a)PCM 图像;(b)PDM 图像;(c)用苏木精和曙红染色的相邻层的冰冻切片

## 7.6　定量方法

这里将介绍因提供稳定和定量的相位测量而推动了 QPI 领域发展的一些方法。这些测量方法的本质是创建一个不通过样本的参考场。这一类方法与 7.5 节提到的技术差别明显。在 7.5 节的方法中,两束干涉光均与样本有相互作用。

### 7.6.1　参考相位干涉测量法

2001 年,麻省理工学院的 Yang 等人展示了一种应用于细胞膜动力学研究的亚波长亚赫兹灵敏度的参考相位干涉仪[15]。这一方法是建立在前述的采用两个有谐波关系的波长以实现稳定测量的方法的基础之上的(7.5.2节)。这里的新颖之处在于,其中的一光束被承载样本的盖玻片底部所反射而不受样本的影响,因而可以进行定量的相位测量。

实验装置如图7.17所示[15]。迈克尔逊干涉仪采用775 nm弱相干光(钛蓝宝石激光器)和1550 nm的CW光(SLD)的复合光进行照明。CW光被聚焦用来增强其在盖玻片-空气界面的反射。弱相干光场传递到样本内从而携带感兴趣的相位信息。这两个(含噪声的)相位信号有如下表达形式:

$$\begin{aligned}\phi_{\mathrm{CW}}&=k_{\mathrm{CW}}\cdot\Delta x\\ \phi_{\mathrm{LC}}&=k_{\mathrm{LC}}\cdot\Delta x+\phi_{\mathrm{s}}\end{aligned}\tag{7.37}$$

式中:$\Delta x$是抖动噪声;$k_{\mathrm{LC}}=2k_{\mathrm{CW}}$;$\phi_{\mathrm{s}}$是样本引入的相移,也是我们感兴趣的量。

注意,与色散测量方法的主要区别是样本的相位信息只存在于其中一束光中(在本例中是LC光)。因此,$\phi_{\mathrm{s}}$可以通过简单的减法而高稳定度地获得,即

$$\phi_{\mathrm{s}}=\phi_{\mathrm{LC}}-2\phi_{\mathrm{CW}}\tag{7.38}$$

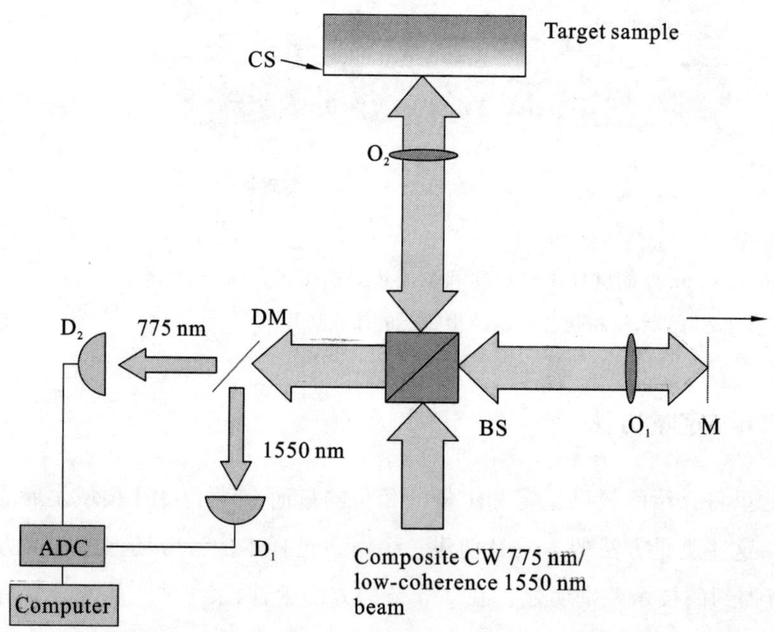


图7.17 实验装置:M,参考镜;BS,分光镜;$O_1$、$O_2$,显微物镜;$D_1$、$D_2$,光探测器;DM,775~1550 nm的二向色镜;CS,盖玻片;ADC,模数转换器

这一相位参考方法提供了长时间的稳定性,从而能够对缓慢的生物过程

进行高灵敏的测量。图 7.18 证明了这种能力，展示了对活细胞高渗和低渗响应的测量[15]。该方法尽管受限于单点测量和较慢的采集速率，但仍然证明了相位分辨的测量可用于开展新的生物学研究。频域 OCT 的进一步发展提供了实现更为快速测量的一种途径，下面将进行介绍。

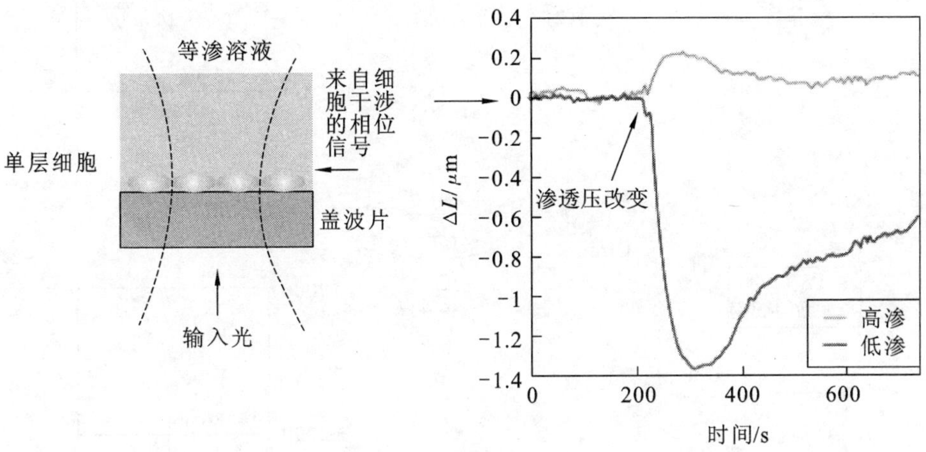


图 7.18　生长在盖玻片上的单层 HT29 活细胞的参考相位干涉测量分析。曲线图显示了 $t=230$ s 时，当渗透压浓度从其正常值分别变化到 85%（低渗）和 115%（高渗）时，细胞厚度的变化。虚线表示光束轮廓

### 7.6.2　频域 QPI

2005 年，两个独立的小组报道了使用频域 OCT 实现定量相位成像的方法：杜克大学 Izatt 小组的 Choma 等提出频域相位显微成像技术（spectral domain phase microscopy，SDPM）[16]；威尔曼光子医学中心（Wellman Center for Photomedicine）的 de Boer 小组的 Joo 等提出用于定量相衬成像的频域光学相干相位显微成像技术[17]。

主要想法是将频域 OCT 的单次拍摄能力和共光路的相位参考干涉测量法相结合。Choma 等分别使用扫频光源和傅里叶域干涉仪证明了这一想法[16]。这两种实验装置如图 7.19 所示[16]。如上一节讨论的，参考场是由承载样本的盖玻片底部的镜面反射所提供的。

在 7.4 节中，我们发现单次拍摄的频域信号中含有感兴趣的相位信息，即

$$I(\omega)\propto U_R(\omega)\cdot U_S(\omega)\cdot\cos(\omega s_0/c+\omega\delta_s/c) \tag{7.39}$$

式中：$U_R$ 和 $U_S$ 分别为参考场和样本场；$s_0$ 是两场之间固定的光程失配量；$\delta_s$

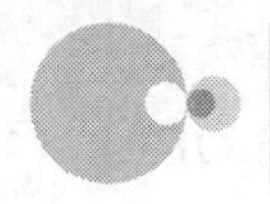

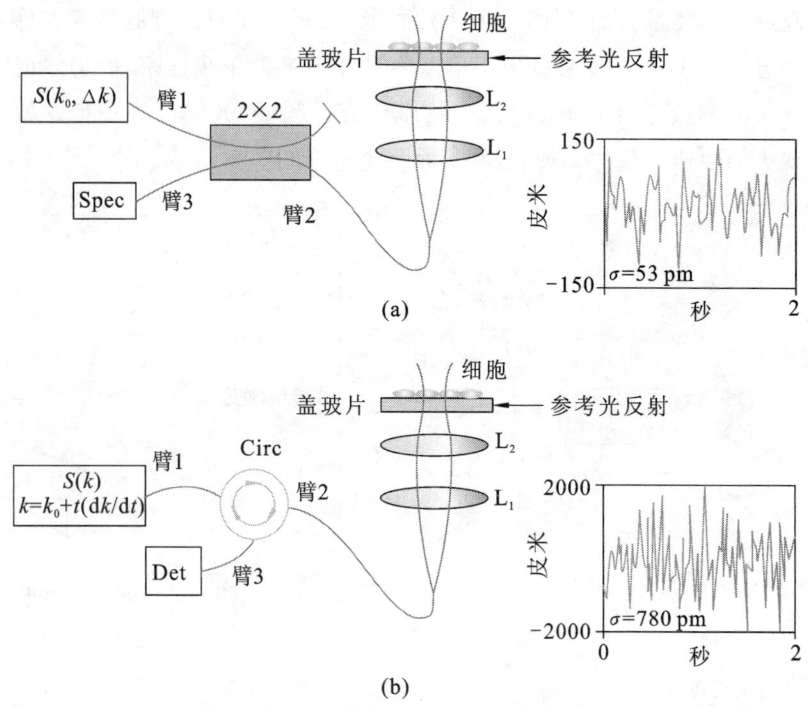


图 7.19　(a)傅里叶域(Fourier-domain,FD)频域相位显微成像干涉仪。光功率为 5 mW,中心波长为 830 nm 和 3 dB 带宽为 45 nm。光谱仪(SPEC)读出时间为 25 ms,积分时间为 5 ms;(b)扫频 SDPM 干涉仪,其中的窄线宽光源在 5 ms 时间内扫过 130 nm 的带宽,其中心波长为 1310 nm,平均功率为 3 mW。插图显示了记录到的干净盖玻片的位移信号

是由于样本引入的光程偏移。

系统极高的稳定性使其可以探测到盖玻片温度降低 1.2 ℃时,纳米级的厚度变化[16](见图 7.20)。

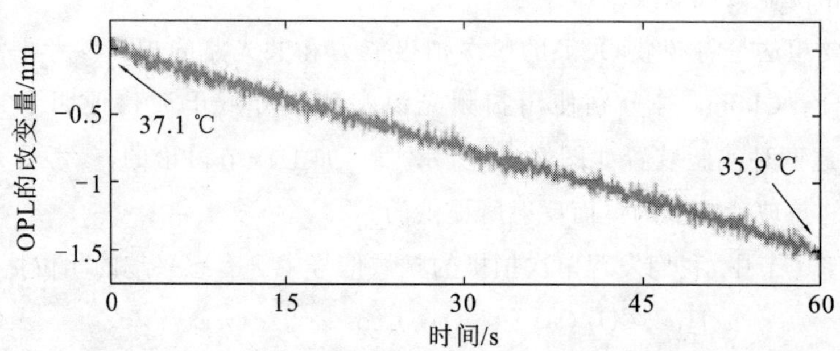


图 7.20　水浴温度降低 1.2 ℃时,一块 213 μm 厚的硼硅酸盐盖玻片的光程变化

Joo 等采用类似的配置，展示了 25 pm 的光程稳定性，并以高横向分辨率对人体颊上皮细胞进行了成像[17]（见图 7.21）。这张相位图像清晰地显示出亚细胞结构，其采集时间为 3.6 s。

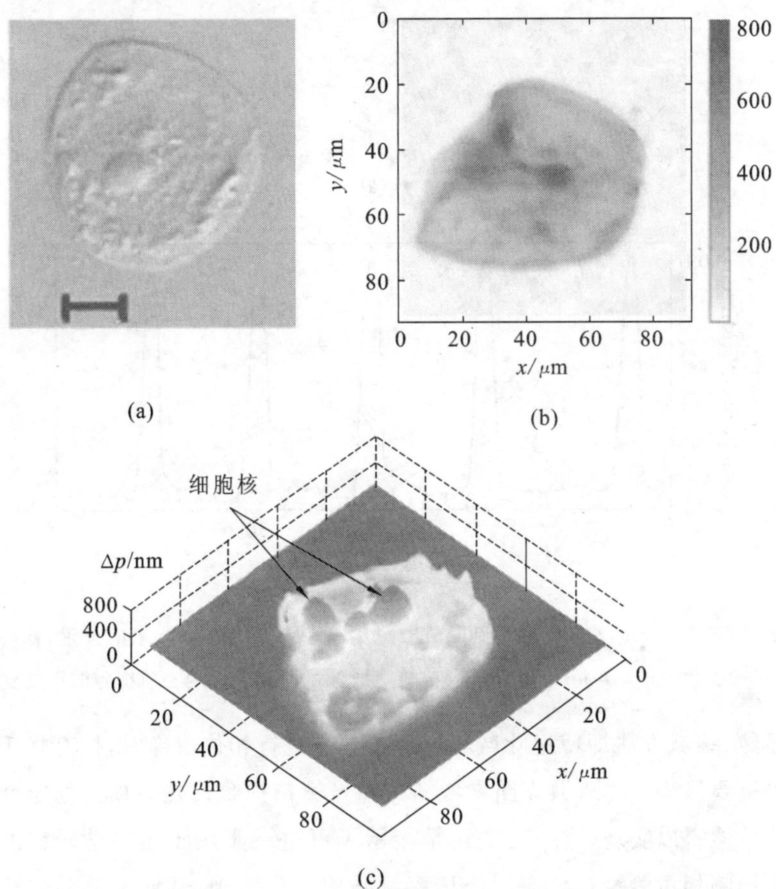


图 7.21　人体颊上皮细胞的图像。(a)诺曼斯基(Nomarski)显微镜(10×物镜；NA 为 0.3)所成图像，标尺为 20 μm；(b)频域光学相干显微成像显微术(spectral domain optical coherence microscopy，SD-OCPM)所成图像，灰度尺表示以 nm 为单位的 OPL；(c)图(b)中图像的曲面图表示，显示了细胞中诸如细胞核和亚细胞结构等光学上的厚结构

这一频域方法被 Choma 等进一步应用于研究跳动的鸡胚心肌细胞的动态行为[16]。图 7.22 所示的细胞以 0.3 Hz 的频率自发跳动，这一动态可以通过相位测量方法很好地分辨。

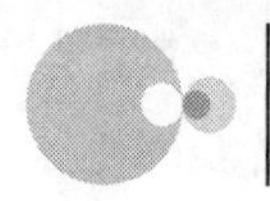



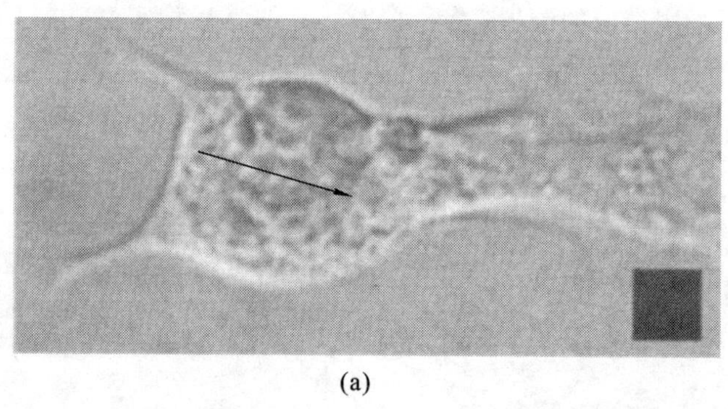

(a)

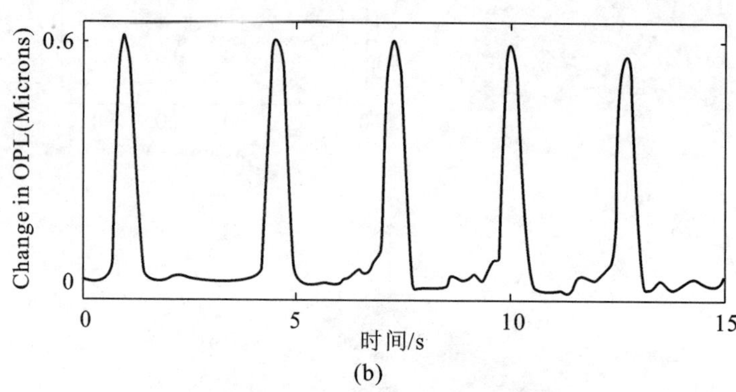


(b)

图 7.22 (a)分离出的鸡胚心肌细胞的显微照片,箭头尖端指示了光束的位置,方块大小为 10 $\mu$m×10 $\mu$m;(b)频域相位显微成像术所测跳动的心肌细胞的厚度变化

显然,频域方法即傅里叶域和扫频技术在进行相位成像时,拥有优于时域方法的重要优势。尽管共光路参考结构和光栅扫描难以在不损失稳定性的前提下简单地得以实现,这一方法还是显示了可进一步用于生物学研究的重要潜力。扫频相位测量现已能用全场探测结构进行实现,从而不需要进行光栅扫描[18]。

## 7.7 进一步发展

过去的 10 年里,点扫描相敏方法及其在生物学中新型应用的研究非常活跃[14][16]~[84]。当然,无法在这里尽述所有的技术。相反,我们介绍了弱相干干涉测量的统一原理(7.1 节),以及其时域(7.2 节)和频域(7.3 节)实现。可进行 QPI 的各种参考相位技术都共享 7.5 节和 7.6 节中所描述的主要思想。

最近,点扫描 QPI 方法的应用已经多元化,并逐步深入生物学研究中。许多应用涉及通过相敏多普勒 OCT 对流速进行定量测量[20][24][25][30][40][45][52][55][72][77][78]。几种点测量技术已被用于研究活细胞的结构和动态行为[12][13][15][16][17][85][86]。偏振敏感 OCT 被用于量化视网膜神经纤维的相位延迟[87]。组织和组织仿体的电动[88]和热折射率[89]特性可以使用微分相位 OCT 测量。相敏 OCT 类型的测量方法已被用于研究静态细胞[12]和监测神经电活动[85][86]。频域相位显微成像术被成功地用于测量活细胞细胞质的流动[45]和评估细胞骨架的微流变[56]。

## 参考文献

[1] D. Huang, E. A. Swanson, C. P. Lin, J. S. Schuman, W. G. Stinson, W. Chang, M. R. Hee, T. Flotte, K. Gregory, C. A. Puliafito, and J. G. Fujimoto. "Optical coherence tomography." Science, 254, 1178-1181 (1991).

[2] E. Wolf. "New theory of partial coherence in the space-frequency domain. 1. spectra and cross spectra of steady-state sources." Journal of the Optical Society of America, 72, 343-351 (1982).

[3] A. F. Fercher, C. K. Hitzenberger, G. Kamp, and S. Y. Elzaiat. "Measurement of intraocular distances by backscattering spectral interferometry." Optics Communications, 117, 43-48 (1995).

[4] D. C. Adler, Y. Chen, R. Huber, J. Schmitt, J. Connolly, and J. G. Fujimoto, "Three-dimensional endomicroscopy using optical coherence tomography." Nature Photonics, 1, 709-716 (2007).

[5] J. A. Izatt, M. R. Hee, G. M. Owen, E. A. Swanson, and J. G. Fujimoto. "Optical coherence microscopy in scattering media." Optics Letters, 19, 590-592 (1994).

[6] J. F. deBoer, T. E. Milner, M. J. C. vanGemert, and J. S. Nelson, "Two-dimensional birefringence imaging in biological tissue by polarization-sensitive optical coherence tomography." Optics Letters, 22, 934-936 (1997).

[7] J. A. Izatt, M. D. Kulkami, S. Yazdanfar, J. K. Barton, and A. J. Welch. "In vivo bidirectional color Doppler flow imaging of picoliter blood volumes using optical coherence tomograghy." Optics Letters, 22, 1439-1441

(1997).

[8] C. K. Hitzenberger and A. F. Fercher. "Differential phase contrast in optical coherence tomography. "Optics Letters,24,622-624 (1999).

[9] M. Pluta. Advanced Light Microscopy. (PWN; Elsevier: Distribution for the USA and Canada, Elsevier Science Publishing Co. , Warszawa Amsterdam; New York,1988).

[10] D. P. Dave and T. E. Milner. "Optical low-coherence reflectometer for differential phase measurement. "Optics Letters,25,227-229 (2000).

[11] M. Sticker,M. Pircher,E. Gotzinger,H. Sattmann,A. F. Fercher,and C. K. Hitzenberger. "En face imaging of single cell layers by differential phase-contrast optical coherence microscopy. "Optics Letters,27,1126-1128 (2002).

[12] C. G. Rylander,D. P. Dave,T. Akkin,T. E. Milner,K. R. Diller,and A. J. Welch, "Quantitative phase-contrast imaging of cells with phase-sensitive optical coherence microscopy," Optics Letters, 29, 1509-1511 (2004).

[13] C. H. Yang, A. Wax, I. Georgakoudi, E. B. Hanlon, K. Badizadegan, R. R. Dasari, and M. S. Feld, " Interferometric phase-dispersion microscopy. "Optics Letters,25,1526-1528 (2000).

[14] C. H. Yang, A. Wax, R. R. Dasari, and M. S. Feld. "Phase-dispersion optical tomography. "Optics Letters, 26, 686-688 (2001). 15. C. Yang, A. Wax,M. S. Hahn,K. Badizadegan,R. R. Dasari,and M.

[15] S. Feld,"Phase-referenced interferometer with subwavelength and subhertz sensitivity Appl. to the study of cell membrane dynamics. "Optics Letters,26, 1271-1273 (2001).

[16] M. A. Choma,A. K. Ellerbee,C. H. Yang,T. L. Creazzo,and J. A. Izatt, "Spectral domain phase microscopy." Optics Letters, 30, 1162-1164 (2005).

[17] C. Joo, T. Akkin, B. Cense, B. H. Park, and J. E. de Boer. "Spectraldomain optical coherence phase microscopy for quantitative phasecontrast imaging." Optics Letters,30,2131-2133 (2005).

[18] M. V. Sarunic, S. Weinberg, and J. A. Izatt. "Full-field swept-source

phase microscopy." Optics Letters, 31, 1462-1464 (2006).

[19] C. K. Hitzenberger and A. F. Fercher. "Differential phase contrast in optical coherence tomography." Optics Letters, 24, 622-624 (1999).

[20] Y. H. Zhao, Z. P. Chen, C. Saxer, S. H. Xiang, J. F. de Boer, and J. S. Nelson. "Phase-resolved optical coherence tomography and optical Doppler tomography for imaging blood flow in human skin with fast scanning speed and high velocity sensitivity." Optics Letters, 25, 114-116 (2000).

[21] C. K. Hitzenberger, E. Gotzinger, M. Sticker, M. Pircher, and A. F. Fercher. "Measurement and imaging of birefringence and optic axis orientation by phase resolved polarization sensitive optical coherence tomography." Optics Express, 9, 780-790 (2001).

[22] C. K. Hitzenberger, M. Sticker, R. Leitgeb, and A. F. Fercher. "Differential phase measurements in low-coherence interferometry without 2 pi ambiguity." Optics Letters, 26, 1864-1866 (2001).

[23] M. Sticker, C. K. Hitzenberger, R. Leitgeb, and A. F. Fercher. "Quantitative differential phase measurement and imaging in transparent and turbid media by optical coherence tomography." Optics Letters, 26, 518-520 (2001).

[24] Z. H. Ding, Y. H. Zhao, H. W. Ren, J. S. Nelson, and Z. P. Chen. "Real-time phase-resolved optical coherence tomography and optical Doppler tomography." Optics Express, 10, 236-245 (2002).

[25] H. W. Ren, K. M. Brecke, Z. H. Ding, Y. H. Zhao, J. S. Nelson, and Z. P. Chen. "Imaging and quantifying transverse flow velocity with the Doppler bandwidth in a phase-resolved functional optical coherence tomography." Optics Letters, 27, 409-411 (2002).

[26] H. W. Ren, Z. H. Ding, Y. H. Zhao, J. J. Miao, J. S. Nelson, and Z. P. Chen. "Phase-resolved functional optical coherence tomography: simultaneous imaging of in situ tissue structure, blood flow velocity, standard deviation, birefringence, and Stokes vectors in human skin." Optics Letters, 27, 1702-1704 (2002).

[27] K. Takada. "Phase error measurement of an arrayed-waveguide grating in the

1. 3-mu m wavelength region by optical low coherence interferometry. "IEEE Photonics Technology Letters, 14, 965-967 (2002).

[28] R. A. Leitgeb, C. K. Hitzenberger, A. F. Fercher, and T. Bajraszewski. "Phase-shifting algorithm to achieve high-speed longdepth-range probing by frequency-domain optical coherence tomography." Optics Letters, 28, 2201-2203 (2003).

[29] M. Sato, J. Iwasaki, T. Ohotaki, Y. Hashimoto, and N. Tanno. "New phase-shifting method using two images." Optical Review, 10, 456-461 (2003).

[30] T. Q. Xie, Z. G. Wang, and Y. T. Pan. "High-speed optical coherence tomography using fiberoptic acousto-optic phase modulation." Optics Express, 11, 3210-3219 (2003).

[31] E. Gotzinger, M. Pircher, M. Sticker, A. F. Fercher, and C. K. Hitzenberger. "Measurement and imaging of birefringent properties of the human cornea with phase-resolved, polarization-sensitive optical coherence tomography." Journal of Biomedical Optics, 9, 94-102 (2004).

[32] G. Lamouche, M. L. Dufour, B. Gauthier, and J. P. Monchalin. "Gouy phase anomaly in optical coherence tomography." Optics Communications, 239, 297301 (2004).

[33] M. Pircher, E. Goetzinger, R. Leitgeb, and C. K. Hitzenberger. "Transversal phase resolved polarization sensitive optical coherence tomography." Phys Med Biol, 49, 1257-1263 (2004).

[34] K. Takada and S. Satoh. "Measurement of slowly varying component in phase error distribution of a large-channel-spacing arrayed-waveguide grating." Electronics Letters, 40, 1486-1487 (2004).

[35] S. A. Telenkov, D. P. Dave, S. Sethuraman, T. Akkin, and T. E. Milner. "Differential phase optical coherence probe for depthresolved detection of photothermal response in tissue," Phys. Med. Biol, 49, 111-119 (2004).

[36] L. Wang, W. Xu, M. Bachman, G. P. Li, and Z. P. Chen. "Phaseresolved optical Doppler tomography for imaging flow dynamics in microfluidic channels." Applied Physics Letters, 85, 1855-1857 (2004).

[37] L. Wang, W. Xu, M. Bachman, G. P. Li, and Z. P. Chen. Imaging and quantifying of microflow by phase-resolved optical Doppler tomography. "Optics Communications,232,25-29 (2004).

[38] Y. Yasuno,S. Makita,T. Endo,G. Aoki,H. Sumimura,M. Itoh,and T. Yatagai, "One-shot-phase-shifting Fourier domain optical coherence tomography by reference wavefront tilting."Optics Express,12,6184-6191 (2004).

[39] J. I. Youn,T. Akkin,and T. E. Milner. "Electrokinetic measurement of cartilage using differential phase optical coherence tomography," Physiol. Meas. ,25,85-95 (2004).

[40] B. J. Vakoc,S. H. Yun,J. F. de Boer,G. J. Tearney,and B. E. Bouma. "Phase-resolved optical frequency domain imaging."Optics Express,13, 5483-5493 (2005).

[41] Y. Watanabe,Y. Hayasaka,M. Sato,and N. Tanno. "Full-field optical coherence tomography by achromatic phase shifting with a rotating polarizer."Applied Optics,44,1387-1392 (2005).

[42] J. I. Youn,G. Vargas,B. J. F. Wong,and T. E. Milner. "Depthresolved phase retardation measurements for laser-assisted nonablative cartilage reshaping."Physics in Medicine and Biology,50,1937-1950 (2005).

[43] J. Zhang,J. S. Nelson,and Z. P. Chen. "Removal of a mirror image and enhancement of the signal-to-noise ratio in Fourier-domain optical coherence tomography using an electro-optic phase modulator."Optics Letters,30,147-149 (2005).

[44] Y. C. Ahn,W. Y. Jung,and Z. P. Chen. "Turbid two-phase slug flow in a microtube:Simultaneous visualization of structure and velocity field." Applied Physics Letters,89,(2006).

[45] M. A. Choma,A. K. Ellerbee,S. Yazdanfar,and J. A. Izatt. "Doppler flow imaging of cytoplasmic streaming using spectral domain phase microscopy."Journal of Biomedical Optics,11,(2006).

[46] M. H. De la Torre-Ibarra,P. D. Ruiz,and J. M. Huntley. "Doubleshot depth-resolved displacement field measurement using phasecontrast spectral optical coherence tomography."Optics Express,14,9643-9656

(2006).

[47] B. I. Erkmen and J. H. Shapiro. "Phase-conjugate optical coherence tomography."Physical Review A,74,(2006).

[48] J. Kim,J. Oh,and T. E. Milner. "Measurement of optical path length change following pulsed laser irradiation using differential phase optical coherence tomography."Journal of Biomedical Optics,11,(2006).

[49] Z. H. Ma,R. K. K. Wang,F. Zhang,and J. Q. Yao. "Arbitrary threephase shifting algorithm for achieving full range spectral optical coherence tomography."Chinese Physics Letters,23,366-369 (2006).

[50] A. Ozcan,M. J. F. Digonnet,and G. S. Kino. "Minimum-phasefunction-based processing in frequency-domain optical coherence tomography systems."Journal of the Optical Society of America a-Optics Image Science and Vision,23,1669-1677 (2006).

[51] J. L. Qu and H. B. Niu. "Study of reconstruction algorithms for phase-stepped full-field optical coherence tomography."Japanese Journal of Applied Physics Part 1-Regular Papers Brief Communications & Review Papers,45,4256-4258 (2006).

[52] D. C. Adler, R. Huber, and J. G. Fujimoto. "Phase-sensitive optical coherence tomography at up to 370,000 lines per second using buffered Fourier domain mode-locked lasers." Optics Letters, 32, 626-628 (2007).

[53] B. Baumann, M. Pircher, E. Gotzinger, and C. K. Hitzenberger. "Full range complex spectral domain optical coherence tomography without additional phase shifters."Optics Express,15,13375-13387 (2007).

[54] P. Bu, X. Z. Wang, and O. Sasaki. "Full-range parallel Fourierdomain optical coherence tomography using sinusoidal phasemodulating interferometry."Journal of Optics a-Pure and Applied Optics,9,422-426 (2007).

[55] J. Fingler, D. Schwartz, C. H. Yang, and S. E. Fraser. "Mobility and transverse flow visualization using phase variance contrast with spectral domain optical coherence tomography."Optics Express,15,12636-12653 (2007).

[56] E. J. McDowell, A. K. Ellerbee, M. A. Choma, B. E. Applegate, and J. A. Izatt. "Spectral domain phase microscopy for local measurements of cytoskeletal rheology in single cells." Journal of Biomedical Optics, 12, (2007).

[57] E. J. McDowell, M. V. Sarunic, Z. Yaqoob, and C. H. Yang. "SNR enhancement through phase dependent signal reconstruction algorithms for phase separated interferometric signals." Optics Express, 15, 10103-10122 (2007).

[58] J. Oh, M. D. Feldman, J. Kim, H. W. Kang, P. Sanghi, and T. E. Milner. "Magnetomotive detection of tissue-based macrophages by differential phase optical coherence tomography." Lasers in Surgery and Medicine, 39, 266-272 (2007).

[59] P. G. Smith, M. N. Patel, J. Kim, K. P. Johnston, and T. E. Milner, "Electrophoretic mobility measurement by differential-phase optical coherence tomography." Journal of Physical Chemistry C, 111, 2614-2622 (2007).

[60] Y. K. Tao, M. Zhao, and J. A. Izatt. "High-speed complex conjugate resolved retinal spectral domain optical coherence tomography using sinusoidal phase modulation." Optics Letters, 32, 2918-2920 (2007).

[61] P. H. Tomlins and R. K. Wang. "Digital phase stabilization to improve detection sensitivity for optical coherence tomography." Measurement Science & Technology, 18, 3365-3372 (2007).

[62] R. K. K. Wang, S. Kirkpatrick, and M. Hinds. "Phase-sensitive optical coherence elastography for mapping tissue microstrains in real time." Applied Physics Letters, 90, (2007).

[63] D. C. Adler, S. W. Huang, R. Huber, and J. G. Fujimoto. "Photothermal detection of gold nanoparticles using phase-sensitive optical coherence tomography." Optics Express, 16, 4376-4393 (2008).

[64] J. Fingler, C. Readhead, D. M. Schwartz, and S. E. Fraser. "Phase-Contrast OCT Imaging of Transverse Flows in the Mouse Retina and Choroid." Investigative Ophthalmology & Visual Science, 49, 5055-5059 (2008).

[65] S. M. R. M. Nezam, C. Joo, G. J. Tearney, and J. F. de Boer. "Application of maximum likelihood estimator in nano-scale optical path length measurement using spectral-domain optical coherence phase microscopy." Optics Express, 16, 17186-17195 (2008).

[66] J. W. Oh, M. D. Feldman, J. Kim, P. Sanghi, D. Do, J. J. Mancuso, N. Kemp, M. Cilingiroglu, and T. E. Milner. "Detection of macrophages in atherosclerotic tissue using magnetic nanoparticles and differential phase optical coherence tomography." Journal of Biomedical Optics, 13, (2008).

[67] A. L. Oldenburg, V. Crecea, S. A. Rinne, and S. A. Boppart. "Phaseresolved magnetomotive OCT for imaging nanomolar concentrations of magnetic nanoparticles in tissues." Optics Express, 16, 11525-11539 (2008).

[68] A. Szkulmowska, M. Szkulmowski, A. Kowalczyk, and M. Wojtkowski. "Phase-resolved Doppler optical coherence tomography—limitations and improvements." Optics Letters, 33, 1425-1427 (2008).

[69] M. Yamanari, M. Miura, S. Makita, T. Yatagai, and Y. Yasuno. "Phase retardation measurement of retinal nerve fiber layer by polarization-sensitive spectral-domain optical coherence tomography and scanning laser polarimetry." Journal of Biomedical Optics, 13, (2008).

[70] T. Akkin, D. Landowne, and A. Sivaprakasam. "Optical coherence tomography phase measurement of transient changes in squid giant axons during activity." Journal of Membrane Biology, 231, 35-46 (2009).

[71] H. C. Cheng, J. F. Huang, Y. C. Liu, C. W. Chang, and Y. T. Chang. "Group-delay-based phase-shifting method for Fourier domain optical coherence tomography." Optical Engineering, 48, (2009).

[72] H. C. Hendargo, M. T. Zhao, N. Shepherd, and J. A. Izatt. "Synthetic wavelength based phase unwrapping in spectral domain optical coherence tomography." Optics Express, 17, 5039-5051 (2009).

[73] M. H. D. Ibarra, P. D. Ruiz, and J. M. Huntley. "Simultaneous measurement of in-plane and out-of-plane displacement fields in scattering media using phase-contrast spectral optical coherence

tomography. "Optics Letters, 34, 806-808 (2009).

[74] M. Lesaffre, S. Farahi, M. Gross, P. Delaye, A. C. Boccara, and F. Ramaz. "Acousto-optical coherence tomography using random phase jumps on ultrasound and light. "Optics Express, 17, 18211-18218 (2009).

[75] R. K. Manapuram, V. G. R. Manne and K. V. Larin. "Phase-sensitive swept source optical coherence tomography for imaging and quantifying of microbubbles in clear and scattering media." Journal of Applied Physics, 105, (2009).

[76] M. Pircher, B. Baumann, E. Gotzinger, H. Sattmann, and C. K. Hitzenberger. Phase contrast coherence microscopy based on transverse scanning." Optics Letters, 34, 1750-1752 (2009).

[77] B. J. Vakoc, G. J. Tearney, and B. E. Bouma. "Statistical Properties of Phase-Decorrelation in Phase-Resolved Doppler Optical Coherence Tomography." IEEE Transactions on Medical Imaging, 28, 814-821 (2009).

[78] J. Walther, G. Mueller, H. Morawietz, and E. Koch. "Analysis of in vitro and in vivo bidirectional flow velocities by phase-resolved Doppler Fourier-domain OCT." Sensors and Actuators a-Physical, 156, 14-21 (2009).

[79] M. Yamanari, Y. Lim, S. Makita, and Y. Yasuno. "Visualization of phase retardation of deep posterior eye by polarization-sensitive swept-source optical coherence tomography with 1-mu m probe. "Optics Express, 17, 12385-12396 (2009).

[80] Z. Yaqoob, W. Choi, S. Oh, N. Lue, Y. Park, C. Fang-Yen, R. R. Dasari, K. Badizadegan, and M. S. Feld. "Improved phase sensitivity in spectral domain phase microscopy using line-field illumination and self phase-referencing. "Optics Express, 17, 10681-10687 (2009).

[81] J. Zhang, B. Rao, L. F. Yu, and Z. P. Chen. "High-dynamic-range quantitative phase imaging with spectral domain phase microscopy." Optics Letters, 34, 3442-3444 (2009).

[82] W. C. Kuo, C. Y. Chuang, M. Y. Chou, W. H. Huang, and S. T. Cheng. "Phase detection with sub-nanometer sensitivity using polarization

quadrature encoding method in optical coherence tomography. "Progress in Electromagnetics Research-Pier, 104, 297-311 (2010).

[83] J. Le Gouet, D. Venkatraman, F. N. C. Wong, and J. H. Shapiro. "Experimental realization of phase-conjugate optical coherence tomography. "Optics Letters, 35, 1001-1003 (2010).

[84] Y. L. Yang, Z. H. Ding, K. Wang, L. Wu, and L. Wu. "Full-field optical coherence tomography by achromatic phase shifting with a rotating half-wave plate. "Journal of Optics, 12, (2010).

[85] C. Fang Yen, M. C. Chu, H. S. Seung, R. R. Dasari, and M. S. Feld. "Noncontact measurement of nerve displacement during action potential with a dual-beam low-coherence interferometer. " Optics Letters, 29, 2028-2030 (2004).

[86] T. Akkin, D. P. Dave, T. E. Milner, and H. G. Rylander. "Detection of neural activity using phase-sensitive optical low-coherence reflectometry. "Optics Express, 12, 2377-2386 (2004).

[87] J. Park, N. J. Kemp, T. E. Milner, and H. G. Rylander. "Analysis of the phase retardation in the retinal nerve fiber layer of cynomolus monkey by polarization sensitive optical coherence tomography. "Lasers Surg. Med. , 55-55 (2003).

[88] J. I. Youn, T. Akkin, B. J. F. Wong, G. M. Peavy, and T. E. Milner. "Electrokinetic measurements of cartilage using differential phase optical coherence tomography. "Lasers Surg. Med. , 25, 85-95 (2004).

[89] J. Kim, S. A. Telenkov, and T. E. Milner. "Measurement of thermorefractive and thermo-elastic changes in a tissue phantom using differential phase optical coherence tomography. "Lasers Surg. Med. , 8-8 (2004).

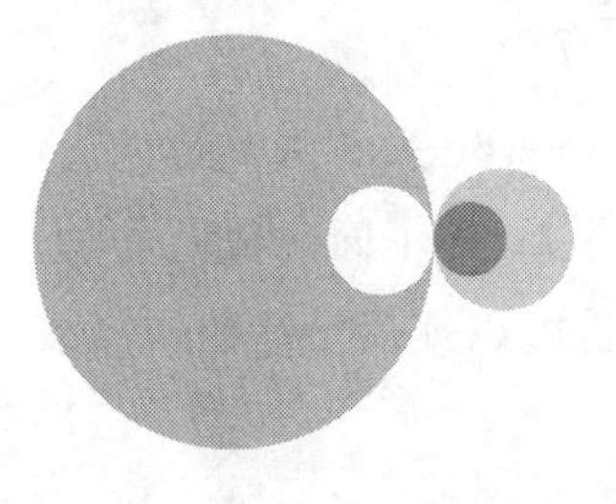

# 第 8 章 全场定量相位成像的原理

## 8.1 干涉成像

定量相位成像涉及测量样本上每个点在视场内产生的相移。通常使用一个成像系统产生样本的放大图像，如图 8.1 所示。像场在时间和空间上的表达形式为

$$U_{\mathrm{i}}(x,y;t)=\left|U_{\mathrm{i}}(x,y)\right|\cdot \mathrm{e}^{-\mathrm{i}\left[\langle\omega\rangle t-\langle \boldsymbol{k}\rangle\cdot \boldsymbol{r}+\phi(x,y)\right]} \tag{8.1}$$

式中：$\langle\omega\rangle$是平均频率；$\langle \boldsymbol{k}\rangle$是平均波矢；$\phi$ 是感兴趣的相移。

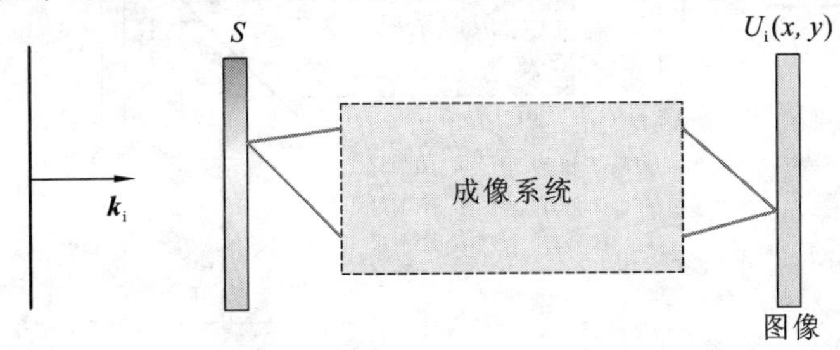


图 8.1 通过相干成像产生复像场

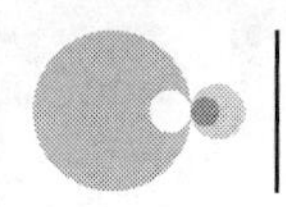


正如第 3 章讨论场相关时所描述的，对一个任意的场，在$\langle\omega\rangle$附近的频率展宽确定了其时间相干性，而在$\langle \boldsymbol{k}\rangle$附近的波矢展宽则表征了场的空间相干性。很明显，如果图像通过探测器未加变化地进行记录，则只得到了场模的平方$|U_i(x,y)|$[2]，因而相位信息就被丢失了。然而，如果像场和另一个(参考)场$U_R$混合(即干涉)，则所得到的强度保留了相位信息，即

$$I(x,y)=|U_i(x,y)|^2+|U_R|^2+2|U_R|\cdot|U_i(x,y)| \cdot\cos[\langle\omega\rangle(t-t_R)-(\langle\boldsymbol{k}\rangle-\boldsymbol{k}_R)\cdot\boldsymbol{r}+\phi(x,y)] \tag{8.2}$$

在式(8.2)中，假定参考场既有时延$t_R$，又有沿着$\boldsymbol{k}_R$的不同的传播方向。可见，不同时间延迟$t_R$和像平面上不同点$\boldsymbol{r}$上的测量可以提供足够的信息来提取$\phi$。

调制时间延迟通常称为相移干涉测量，而使用倾斜的参考光束时，通常称为离轴(或剪切)干涉测量。在全息技术的介绍中讨论过这一方法(第 6 章)。实际中，这些方法通常并不会同时使用，但也有例外。接下来，分别讨论各个情况下的相位恢复。

## 8.2　时域相位调制：相移干涉测量

长期以来，在干涉测量中，相移法都是提取相位信息的有效方法(综述可参见参考文献[1])。思路是引入对两个干涉场之间相位差的控制，因此所得信号的强度有如下形式(见图 8.2)：

$$I(\delta\phi)=I_1+I_2+2\sqrt{I_1I_2}\cdot\cos(\phi+\delta\phi) \tag{8.3}$$

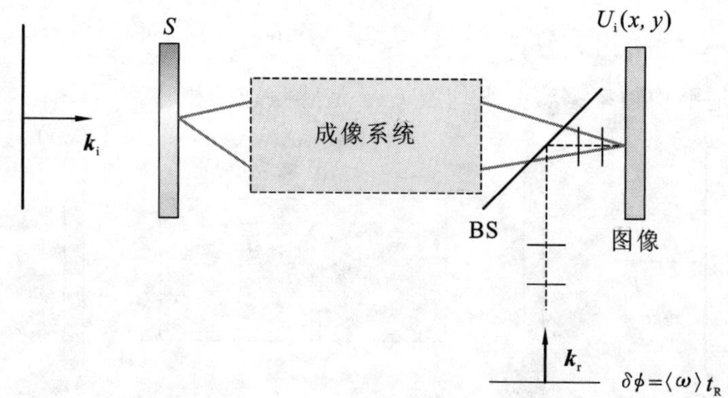


图 8.2　相移干涉测量法示意图。$\boldsymbol{k}_i$和$\boldsymbol{k}_r$分别是入射波矢和参考波矢，BS 为分束器

式中：$\phi$ 是待测量的相位；$\delta\phi$ 是人为增加的相移，$\delta\phi=\langle\omega\rangle\,(t-t_{\mathrm{R}})$。

注意，一般来说，式(8.3)有三个未知量：两个场的强度 $I_1$ 和 $I_2$，以及两个场的相位差 $\phi$。因此，所需的最少测量(也就是相移)次数为三次。然而，这里仅给出了一半的三角函数圆上的 $\phi$ 值。这是因为正弦和余弦函数分别只在半圆$(-\pi/2,\pi/2)$和$(0,\pi)$是双射(bijective)的。所以，相移法通常使用四次相移，以 $\pi/2$ 为相移增量，这样 $\phi$ 可以在整个圆，即$(-\pi,\pi]$区间上被唯一地恢复，即

$$\phi=\arg[I(0)-I(\pi),I(3\pi/2)-I(\pi/2)] \tag{8.4}$$

式中：$\arg(x,y)$是从正 $x$ 轴到原点和点$(x,y)$间连线的逆时针方向的角度(以弧度为单位)(见图 8.3)。

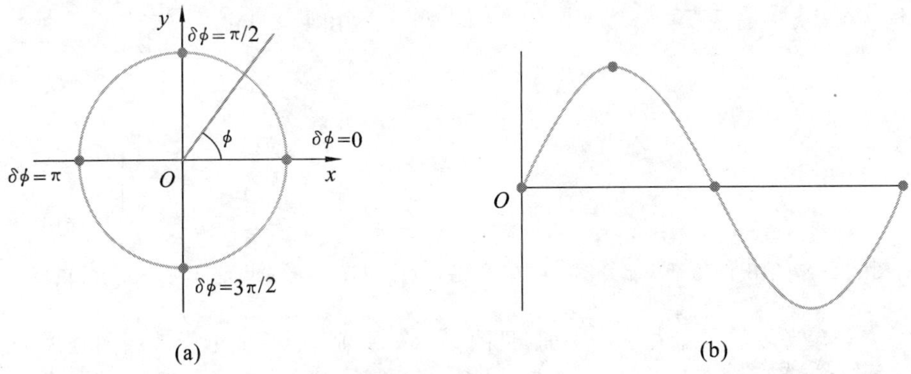


图 8.3 (a)三角函数圆中的相移；(b)正弦函数中的相移

形式上，函数 $\arg(x,y)$定义为

$$\arg(x,y)=\begin{cases}\arctan(y/x),x>0\\ \pi/2,x=0,y>0\\ -\pi/2,x=0,y<0\\ \pi+\arctan(y/x),x<0,y\geqslant 0\\ -\pi+\arctan(y/x),x<0,y<0\end{cases} \tag{8.5}$$

有些出版物使用反三角函数，如 arctan 或 $\tan^{-1}$来代替 arg，但严格意义上讲这是不对的，因为 arctan 运算的返回值仅在$(-\pi/2,\pi/2)$内。在诸如 Matlab 这样的编程语言中，双参数的函数 atan2 被用作覆盖整个三角函数圆的 atan(arctan 的简写)的一个变种函数。研究者也提出了对相移干涉测量原理的一些演变，包括“桶状积分”和更多次的相移(参见参考文献[2])。第 10

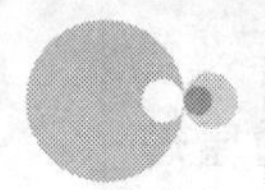



章将介绍利用相移获取定量相位成像的主要进展。

## 8.3 空间相位调制:离轴干涉测量

离轴干涉测量利用了角度偏移的参考平面波引入的空间相位调制和诸如CCD这样的二维探测阵列的空间分辨测量能力,如图 8.4 所示。

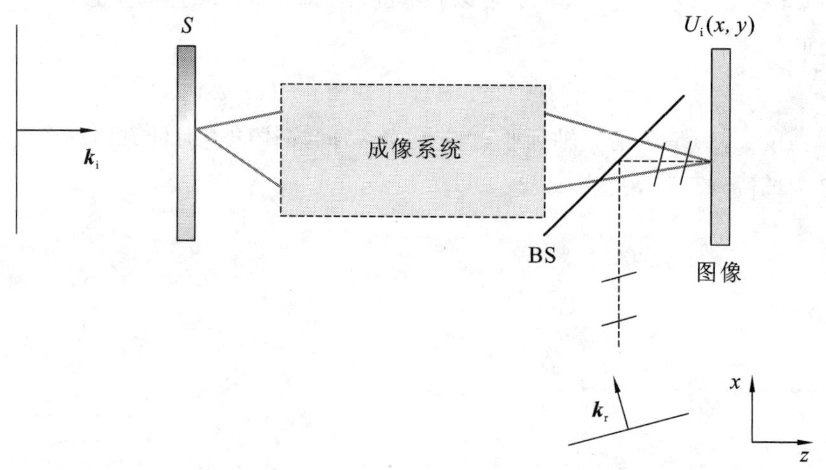


图 8.4 离轴干涉测量法示意图。$\boldsymbol{k}_i$ 和 $\boldsymbol{k}_r$ 是入射光束和参考光束的波矢,BS 为分束器

若参考场波矢量在 $x$-$z$ 平面(见图 8.4),则探测器平面上干涉图的强度分布的形式为

$$I(x,y)=|U_i(x,y)|^2+|U_r|^2+2|U_r|\cdot|U_i(x,y)|\cdot\cos[\Delta k\cdot x+\phi(x,y)] \tag{8.6}$$

目标是从测量结果中分离出 $\cos[\Delta k\cdot x+\phi(x,y)]$项,然后通过希尔伯特变换对其相应的正弦包络进行计算。为了实现这一目标,可以通过阻挡干涉仪中的一路光束并测量另一路光束所产生的光强,分别测得$|U_i|$和$|U_r|$。有时,对于高度透明的样品,可忽略两个振幅随空间的变化,这样就不需要测量振幅。因此,该余弦项可自动获得,并可将它解释为一个(空间)复解析信号的实部。

通过希尔伯特变换进一步得到相应的虚部,如附录 A 所述,即

$$\sin[\Delta k\cdot x+\phi(x,y)]=P\int\frac{\cos[\Delta k\cdot x'+\phi(x',y)]}{x-x'}\mathrm{d}x' \tag{8.7}$$

式中:$P$ 表示主值积分。

Matlab 等计算机程序含有内置的希尔伯特变换命令,可以立刻完成此积

分。最后，三角函数参数能够唯一地由下式获得：

$$\phi(x,y)+\Delta kx=\arg[\cos(\Delta kx+\phi),\sin(\Delta kx+\phi)] \tag{8.8}$$

其中，arg 函数在之前的式(8.5)中已经定义过。重要的是，调制频率 $\Delta k$ 设定了图像中可分辨的最高空间频率的上限。与任何其他测量信号一样，调制频率必须超过所求信号频率的至少两倍以上(奈奎斯特定理)，这增加了对参考光束离轴角的约束(即它必须足够陡峭)。有时，这一空间调制，而不是衍射，成为横向分辨率的最终限制因素。当然，这是不理想的，因为一般来说所有 QPI 方法的目标是保持受限于衍射的横向分辨率。我们将在后面来讨论这一点。

注意，$\Delta kx$ 可以有比 $2\pi$ 高得多的值，也就是说，相位 $\phi(x,y)+\Delta kx$ 是高度缠绕(wrapped)的。然而，$\Delta k$ 的值可从参考光束的倾角获得，因此相位 $\phi(x,y)$ 是通过从式(8.8)得到的结果中减去 $\Delta kx$ 获得的。这个操作相当于是从测量的曲面 $\phi(x,y)+\Delta kx$ 中减去一个斜率为 $\Delta k$ 的倾斜平面。相位解缠(unwrapping)将在下一节中进一步讨论。

## 8.4 相位解缠

如前文所述，相位测量产生的值至多在$(-\pi,\pi]$区间和对 $2\pi$ 取模的区间内。换句话说，不做进一步的解析，相位测量不能区分某些相位值，如 $\phi_0$ 和 $\phi_0+2\pi$ 或者 $\phi_0+4\pi$ 等，这被称为测量产生了缠绕(wrapped)的相位信息。然而，利用所研究物体连续性的先验知识，测得的相位信号可以通过数值方法进行校正以覆盖$(-\pi,\pi]$外更大的区间，这种数学运算称为相位解缠(phase unwrapping)。一维信号的相位解缠如图 8.5 所示。

在数学上，解缠运算的实质是搜索信号中的 $2\pi$ 跳变，并通过将 $2\pi$ 值加回信号中以对其进行校正。一维问题相比二维问题简单很多。例如，Matlab 有一个非常快速有效的"unwrap"标准命令。然而，对于测量或物体自身粗糙度引起的含噪声的信号会有更复杂的情况。图 8.5(c)和(d)说明了噪声对解缠处理的影响。

二维解缠是比一维解缠困难得多的问题，虽然已经提出了各种算法，但其仍然是活跃的研究主题[3]。图 8.6 解释了二维解缠[4]。在 5.3 节中曾提到，在离轴干涉测量中，倾斜的参考光束所引入的空间相位调制，即 $\Delta kx$，相当于加入了强解缠(见图 8.6(e))。此外，测量中产生的噪声会显著影响解缠处理的有效性。

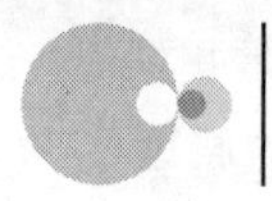


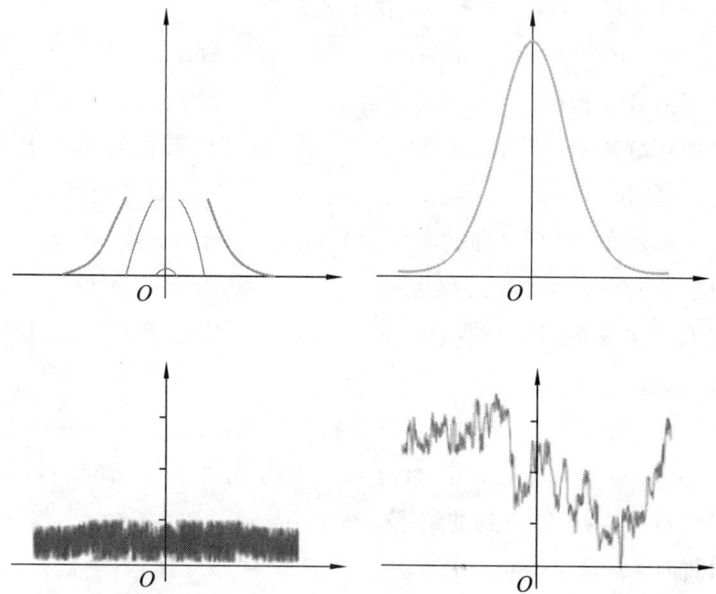


图 8.5　(a)无噪声信号的缠绕相位;(b)图(a)的解缠相位;(c)含噪声信号的缠绕相位;(d)图(c)的解缠相位,该值可能会受取决于信噪比的误差的影响

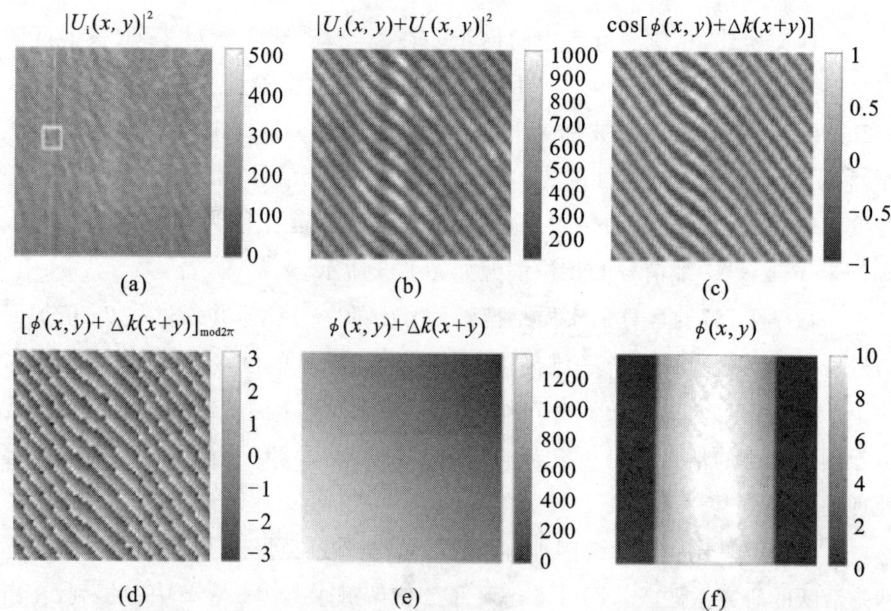


图 8.6　(a)透明物体(光纤)的透射强度图;(b)、(c)、(d)分别为图(a)中所示白框内所测得的干涉图、正弦信号图和缠绕相位图;(e)全场解缠相位图;(f)全场定量相位图

## 8.5 QPI 的性能指标

与所有的仪器一样,QPI 装置可以通过量化其性能的一些指标进行表征。主要的性能指标是采样率、横向分辨率、时间相位灵敏度和空间相位灵敏度。

### 8.5.1 时间采样:采样率

采样率决定了 QPI 方法所能研究的变化最快的现象。根据奈奎斯特采样定理(或奈奎斯特-香农定理),采样率必须至少为感兴趣信号频率的两倍[5][6]。在 QPI 中,采样率随应用的不同变化很大,从膜波动测量中的大于 100 Hz 到研究细胞周期时的小于 1 mHz。QPI 系统的最大采样率取决于相位恢复所采用的成像模式。例如,离轴干涉测量方法可以进行单次拍摄测量,也即可通过单次相机曝光获得相位图。当然,在这种情况下,采样率仅受限于相机本身。今天的相机可以按每帧图像百万像素的分辨率每秒采集超过 1000 帧图像。在 RBC 动力学测量中已经报道过每秒几百张图像的 QPI 技术[7]~[10]。通常情况下,研究者必须在采集速度和灵敏度间进行折中。与基于荧光的成像方法不同,在 QPI 中图像是由弹性散射形成的,而弹性散射能提供更强的信号。QPI 中的可见或近红外光照明比通常用于荧光激发的紫外光对样品损伤更小。这在原则上可以允许使用更高的照明强度,相应地就可以缩短曝光时间。

显然,相移技术会更慢些。如果每一张相位图需要四次曝光,总的采样率比相机帧率至少低四倍。加快测量的一种方法是执行一个交错处理,类似于移动平均,如图 8.7 所示。因此,对应于相移为 0、$\pi/2$、$\pi$、$3\pi/2$ 的 A、B、C、D 四个帧,既可以按图 8.7(a)所示的固定顺序,也可以按图 8.7(b)所示的连续变化的顺序进行处理。后一类处理方法可以提供快四倍的采样率,但相位信息在采集四帧图像所需的时间内仍可能被污染。无论哪种方式,移相器(如液晶调制器、压电换能器等)本身引入了进一步延迟。因此,系统在四帧图像的获取期间保持稳定是很重要的。

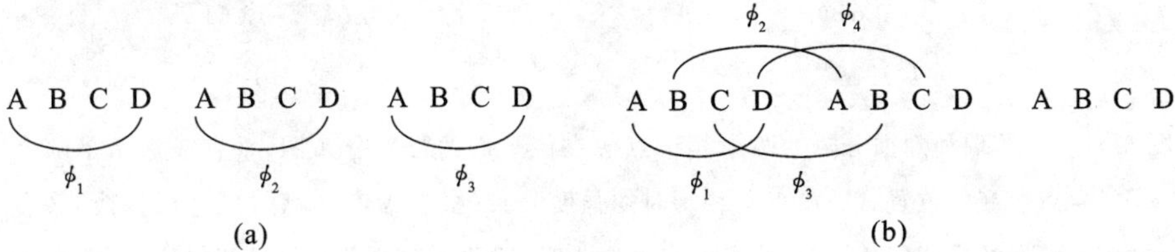


图 8.7 (a)相移干涉测量中 A、B、C、D 四帧图像的分组处理;(b)相移干涉测量中 A、B、C、D 四帧图像的交错处理

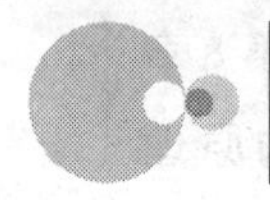



时间采样的另一极端，即 QPI 的最长观测时间受限于仪器的整体稳定性。通常，相位噪声在较低频率时会增加，这进一步限制了可靠成像的持续时间。时间和空间灵敏度在后面会有更详细的介绍。

### 8.5.2 空间采样：横向分辨率

在 QPI 中，需要保持显微镜所能提供的衍射极限分辨率，如 4.2 节所述。对圆形孔径，横向分辨率由 $\rho_0=1.22\lambda/\mathrm{NA}$ 给出，其中 $\lambda$ 为波长，NA 为数值孔径。数值孔径由折射率和从样品平面到入瞳所对半角 $\theta$ 决定，$\mathrm{NA}=n\sin\theta$。

QPI 能提供基于强度的成像系统未覆盖的横向分辨率研究的新机会。例如，Goodman 给出了相干成像中横向分辨率定义不明确的例子（见参考文献[11]的 6.5.2 节）。为回顾横向分辨率的概念，考虑相干系统所成像的两个点，这两点间存在相移。像平面上的强度分布是两个场相干叠加的结果[11]，即

$$I(x)=\left|\frac{J_1[\pi(x-0.61)]}{\pi(x-0.61)}+\mathrm{e}^{\mathrm{i}\phi}\frac{J_1[\pi(x+0.61)]}{\pi(x+0.61)}\right|^2 \tag{8.9}$$

式中：$x$ 是归一化的坐标。

图 8.8 显示了对应于不同 $\phi$ 值以及非相干情况下的像面强度分布。显然，两点间的相差对强度分布有显著影响，也特别地对系统“分辨”两个点的程度有显著影响。对于 $\phi=0$ 的情况，两个点完全不能区分；而对于 $\phi=\pi/2$（正交场）的情况，可恢复出与非相干情况相同的分布，非相干情况下是强度（而不是

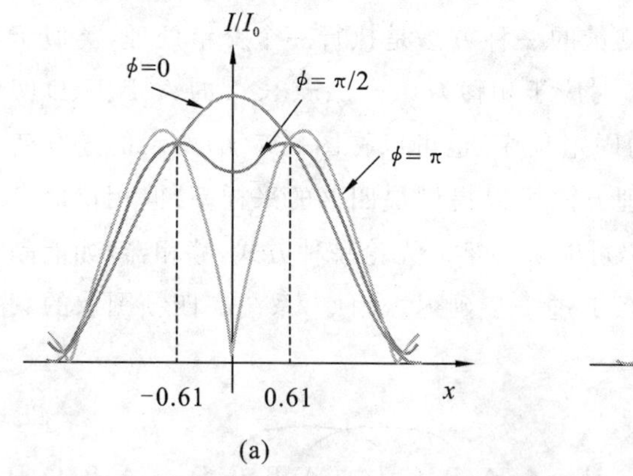


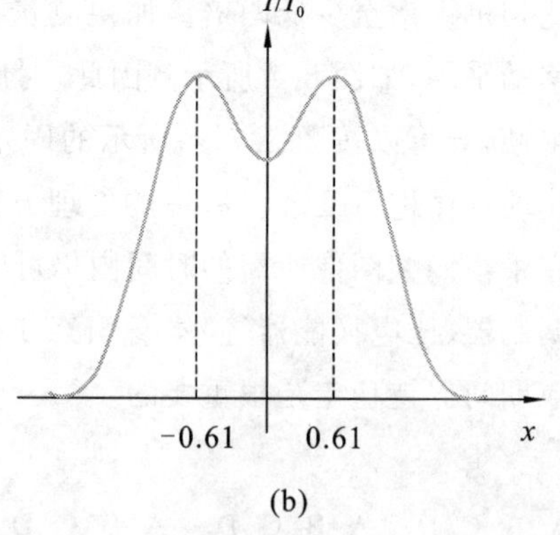


图 8.8 (a)按瑞利判据分隔的两个相干点源在像平面的强度分布图，垂直线指示了两个点所在的位置；(b)两点不相干时的强度分布（根据参考文献[11]进行修改）。当两个场反相($\phi=\pi$)时，原点的强度变为零，即两点看起来分得最开，但其位置向远离原点方向偏移

场)进行叠加,即

$$J_{\text{incoherent}(x)}=\left\{\frac{J_1[\pi(x-0.61)]}{\pi(x-0.61)}\right\}^2+\left\{\frac{J_1[\pi(x+0.61)]}{\pi(x+0.61)}\right\}^2 \tag{8.10}$$

最后,当两个场反相时($\phi=\pi$),原点处强度为零,即两点看起来分得最开,但其位置会向远离原点的方向偏移。

这个简单的例子表明图像的相位值影响了仪器的分辨能力。换句话说,对分辨能力采用通常的基于强度的定义时,相干成像中的对比度和分辨率似乎互相影响。注意,对强度分布平坦的相位物体成像时,基于强度的定义则完全不成立。

定义衡量 QPI 横向分辨率的合适的参数并不容易,也许值得理论工作者进行研究。当然,这样的定义必须考虑到,相干成像系统是在复场上为线性的,而在相位(或者强度)上是非线性的。这里,当讨论 QPI 系统的横向分辨率时,是指 4.2 节所述的相干成像相关的定义。

第 9 章和第 10 章将会进一步讨论到,相移法比离轴法更能保持仪器的衍射极限分辨率。在离轴结构中,空间调制频率(即条纹周期)所引入的长度变换比会使问题更加复杂。此外,根据奈奎斯特采样定理,该频率必须足够高,以恢复物镜数值孔径所允许的最大频率(8.3 节)。在第 9 章和第 10 章中将证明,如果采用恰当的措施,是可以实现这一点的。然而,离轴方法中的空间滤波,因为涉及反复的傅里叶变换,至少会因增加最终图像中的噪声而有不利的影响。相反,在相移法中,相位图像的恢复仅涉及简单的加减运算(见节 8.2),整体噪声较低。

### 8.5.3 时域稳定性:时间-相位灵敏度

在 QPI 中,实现时间稳定性可能是最具挑战性的。有趣的是,迈克尔逊和莫雷在干涉法测光速的研究中,清楚地阐述了实现所需相位稳定性的挑战:“在第一个实验中,所遇到的主要困难之一是……其对振动的极度敏感性。(振动影响)如此之大,以至于在城市里进行实验时,除了短暂的间隙,几乎不可能看到干涉条纹,甚至在凌晨两点钟也是如此。”[12]

在用 QPI 研究动态现象时,经常出现的问题是:在视场中的给定点上可探测到的最小相位变化是多少?例如,研究红细胞膜的波动要求 1 nm 量级的位移灵敏度,这可转换为 5～10 mrad 的时间相位灵敏度,具体值取决于波长。在时间分辨的干涉测量实验中,干涉仪两个场之间的不相关的噪声往往限制

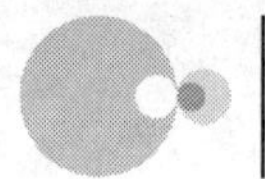



了时间相位灵敏度,也就是说,产生的干涉信号在交叉项中包括一个随机相位。

$$I(t)=|U_1|^2+|U_2|^2+2|U_1|\cdot|U_2|\cdot\cos[\phi(t)+\delta\phi(t)] \tag{8.11}$$

式中:$\phi$ 是待研究的相位;$\delta\phi(t)$是时域相位噪声。

如果在测量时间内,$\delta\phi$ 在整个$(-\pi,\pi]$区间上随机波动,那么所感兴趣的量 $\phi$ 的信息会完全丢失。也就是说,式(8.11)的最后一项平均值为 0。相位噪声的来源包括空气的波动、光学元件的机械振动和光学平台振动等。

通过实验评估相位稳定性的定量方法是对稳定的样品(或根本没有样品)进行连续测量。某一点的时域相位波动 $\delta\phi(t)$可以通过标准差统一描述(见图 8.9),即

$$\sigma_t=\sqrt{\langle[\delta\phi(t)-\langle\delta\phi(t)\rangle_t]^2\rangle_t} \tag{8.12}$$

相位的绝对值并无意义,仅相对变化是有意义的,总可以从相位信号中减去一个常数,使之成为一个均值为零的信号。在这种情况下,方差 $\sigma_0^2$(也就是标准差的平方)为

$$\begin{aligned}\sigma_0^2&=\langle\delta\phi^2(t)\rangle_t-\langle\delta\phi(t)\rangle_t^2\\&=\langle\delta\phi^2(t)\rangle_t\end{aligned} \tag{8.13}$$

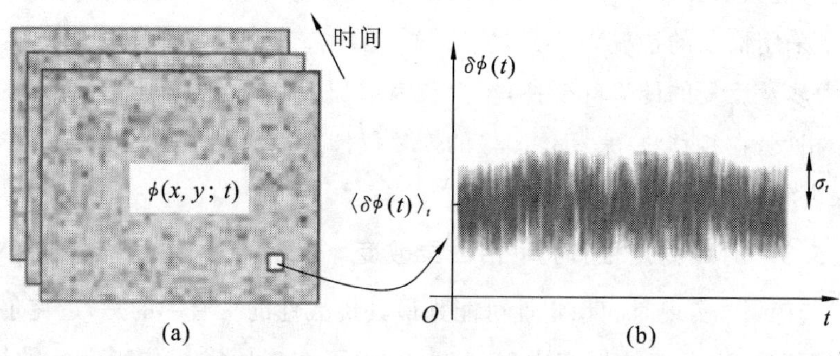


图 8.9 (a)定量相位图像的时间序列;(b)图(a)中所示点的相位噪声。均值和标准差如图所示

标准差限制了系统在特定点可以检测到的相位变化的最小值。换句话说,信号幅度等于标准差时对应的 SNR=1。

在单次拍摄系统中,为了减少噪声,简单而有效的手段是将相位图像参比于视场中已知的稳定的点(即样本的动态部分不处于该点位置):

$$\phi'(x,y,t)=\phi(x,y,t)-\phi(x_0,y_0,t) \tag{8.14}$$

式中：$\phi'$是新的经过参比的相位图；$(x_0,y_0)$是参考点。

这一简单运算可消除共模噪声，即整个视场所共有的相位波动。如果测量只受这类噪声，即 $\Delta\phi(t)$的影响，也就是说，如果点$(x_0,y_0)$随时间的变化仅由噪声引起，即 $\phi(x_0,y_0,t)=\phi_0(x_0,y_0)+\Delta\phi(t)$，则该参比运算可完全消除噪声 $\Delta\phi$，即

$$\begin{aligned}\phi'(x,y,t)&=\phi(x,y,t)+\Delta\phi(t)-[\phi(x_0,y_0)+\Delta\phi(t)]\\&=\phi(x,y,t)-\phi_0(x_0,y_0)\end{aligned}\tag{8.15}$$

采用这一简单运算后，经过参比的相位不含噪声，其值偏移了常数 $\phi_0$，但这并不重要。但在实际中，总存在随空间变化的噪声分量不能通过这一步骤来消除，如光学元件的随机旋转模所引入的噪声。

有时，在一级近似中，可以假定噪声在测量的整个时间范围内都是相同的，即假定是白噪声。噪声频谱信息是时域相位噪声的更完整描述，可通过数值方法计算所测信号的功率谱$|\delta\phi(\omega)|^2$ 而得出：

$$|\delta\phi(\omega)|^2=\left|\int\delta\phi(t)\cdot \mathrm{e}^{\mathrm{i}\omega t}\,\mathrm{d}t\right|^2\tag{8.16}$$

可以归一化这一功率谱，获得一个新的谱函数：

$$\Phi(\omega)=A\ |\delta\phi(\omega)|^2\tag{8.17}$$

式中：归一化常数 $A$ 使得 $\phi$ 的曲线下面积等于信号的方差，即

$$\int\Phi(\omega)\mathrm{d}\omega=\sigma_0^2\tag{8.18}$$

这个新的功率谱密度 $\Phi$ 实质上描述了各频率分量对方差的贡献。例如，如果将与测量相关的频率区间分为带宽为 $\Delta\omega$ 的等宽频段，可以把噪声的方差写为每个频段内方差$(\sigma_i^2)$的总和。按式(8.18)求和是基于不同频率的噪声不相干这一事实，因此它们和的方差等于方差之和(见 4.3 节)，即

$$\sigma_0^2=\sum_i\Phi(\omega_i)\Delta\omega=\sum_i\sigma_i^2\tag{8.19}$$

函数 $\Phi$ 的单位是 $\mathrm{rad}^2/(\mathrm{rad/s})$，其平方根(以 $\mathrm{rad}/\sqrt{\mathrm{rad/s}}$为单位)类似于噪声等效功率(NEP)，NEP 通常用作光探测器的性能指标。NEP 表示 1 rad/s 的频宽下，可测量到的(SNR＝1)最小相位变化(以 rad 为单位)。因此，可以通过把测量锁定在给定频率，如 $\omega_1$ 附近的一个窄频带内，来达到高得多的相位灵敏度(见图 8.10)。

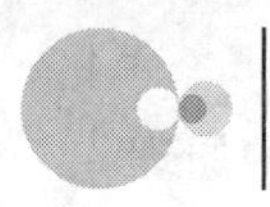



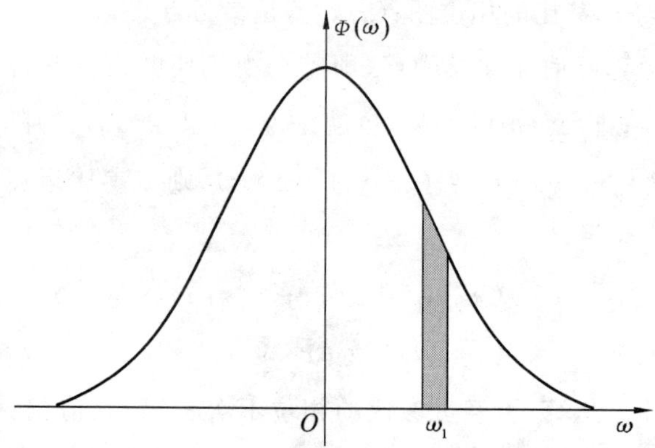


图 8.10　噪声功率谱密度和频率 $\omega_1$ 附近的窄频带内的噪声。$\Phi(\omega)$曲线的面积给出了总的噪声方差。阴影部分表示频率 $\omega_1$ 对噪声总方差的贡献

**例 8.1**　假定图 8.10 所示的功率谱是高斯分布，它的均方根带宽是 10 rad/s。零均值信号的标准差 $\sigma_0=1$ rad（对于所有的实际情况来说这都是一个很大的值）

$$\Phi(\omega)=\sigma_0^2\cdot\frac{\exp\left(-\frac{\omega^2}{2\Delta\omega^2}\right)}{\int_0^{+\infty}\exp\left(-\frac{\omega^2}{2\Delta\omega}\right)\mathrm{d}\omega} \tag{8.20}$$

式中：$\sigma_0^2=1\ \text{rad}^2$；$\Delta\omega=10$ rad/s。

如果以 10 rad/s 的带宽，在频率 $\omega_1=10$ rad/s 附近进行测量，产生的相位噪声只有

$$\begin{aligned}\sigma_1^2&=\int_{10-0.5}^{10+0.5}\Phi(\omega)\mathrm{d}\omega=0.24\ \text{rad}^2\\\sigma_1&=0.16\ \text{rad}\end{aligned} \tag{8.21}$$

进一步，如果在相同的频率 $\omega_1=10$ rad/s 处进行测量，但是带宽为 0.1 rad/s，相位噪声会降到 $\sigma_2^2=2.4\times10^{-3}\ \text{rad}^2$（$\sigma_2=0.05\ \text{rad}=\sigma_0/20$）。这个例子说明，在特定频率附近的窄频带内进行测量可以将测量的灵敏度提高几个数量级。当然，信噪比提升所付出的代价是采集时间变长。

为了在实验上提高 QPI 系统的稳定性，通常可采用的方法有：①被动稳定；②主动稳定；③差分测量；④共光路干涉测量。

(1) 被动稳定：包括抑制系统（如光学平台）中的机械振荡，以及将干涉仪放置在真空密封外壳中等。在一定程度上，大多数 QPI 系统都包括某种程度

的被动稳定，将光学平台气浮起来就是一个例子。有趣的是，迈克尔逊和莫雷在实验中以漂浮在水银上的石头为光学平台（见图 8.11）[12]，这使得他们能够平滑地旋转干涉仪来测量沿不同方向的光速。但不幸的是，这些步骤往往还不足以确保生物学研究中灵敏的相位测量的需要。

(2) 主动稳定：涉及通过反馈环路和可调节干涉仪中光程差的有源元件（如压电换能器）进行噪声的连续消除。这一原理已被用于各种测量结构，并取得了一些成功。这种主动稳定由于增加了专用的电子和光学元件使测量大为复杂化（例子见 9.2.2.1 节）。

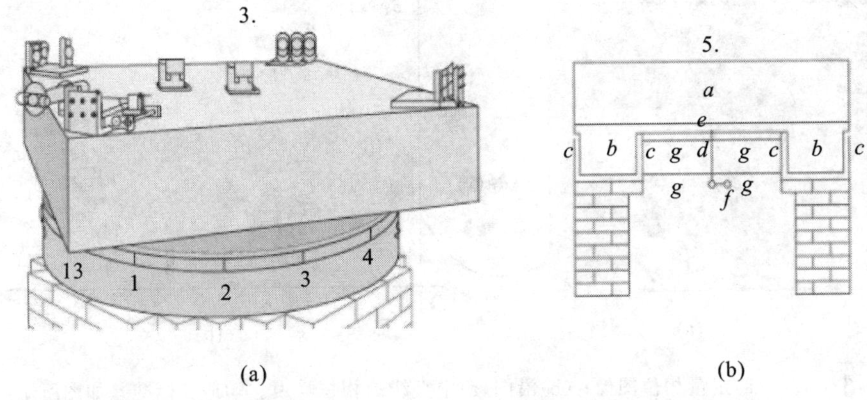


图 8.11　迈克尔逊和莫雷使用的实验装置。(a)整体系统图；(b)横截面图。图(a)中的石块为边长为 1.5 m 的正方形，厚度为 0.8 m，放置在环形的木制浮板上。浮板漂浮于约 1.5 cm 厚的水银上

(3) 差分测量：可以有效地用于提高 QPI 的灵敏度。其主要思想是进行两次含噪声的测量，其中两个信号中的噪声是相关的，因此可以被减去。在 7.6 节点扫描方法中讨论过这个想法。另一个具体实例前面刚描述过，即将定量相位图参比于视场中的一个“固定”点（见式(8.14)）。

(4) 共光路干涉测量：指的是两干涉场沿物理上非常接近的光路进行传播的 QPI 测量方法。在这种情况下，这两个场的噪声非常类似，因此在干涉（交叉）项中会自动抵消。观察实时相衬显微图像就可以很好地说明这一点。自阿贝[13]以来，已经知道一幅图像事实上就是一个（复杂）干涉图。然而，在相衬图中，场的分布是极其稳定的，不同于常见的迈克尔逊干涉仪所产生的条纹图案。这种稳定性是由于干涉场沿共同的光路传播，并通过相同的光学器件。如 6.1 节中所讨论的，Gabor 的同轴全息就得益于共光路结构的稳定性。

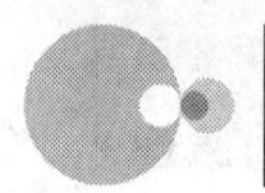


我们将在第 11 章和第 12 章更详细地描述一些证明共光路 QPI 方法的生物学研究潜力的应用(第 12 章描述的白光方法恰好也是共光路的)。

### 8.5.4 空间均匀性:空间相位灵敏性

类似上一节讨论的“帧到帧”的相位噪声,“点到点”(空间)相位噪声也会影响 QPI 测量。这种空间相位灵敏度限制了 QPI 系统能够探测到的最小的形貌或折射率变化。同样,可以通过对平坦的背景进行测量来定义总体的空间标准差(见图 8.12)。整个视场的标准差遵循与时域类似的定义,即

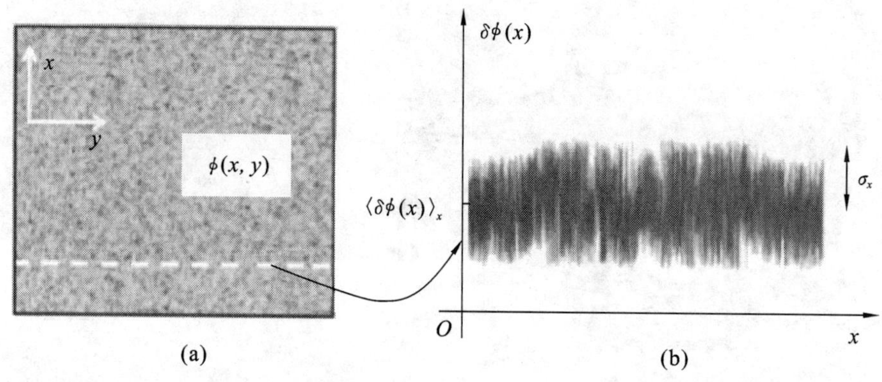


图 8.12 (a)定量相位图像;(b)沿图(a)中直线的相位噪声。均值和标准差如图所示

$$\sigma_{\mathrm{r}}=\sqrt{\langle[\delta\phi(x,y)-\langle\delta\phi(x,y)\rangle_{x,y}]^2\rangle}_{x,y} \tag{8.22}$$

定量地看,空间相位噪声可以在(空间)频域被很好地描述,这与时域噪声(见式(8.15))完全类似。这样,归一化的空间功率谱密度(NEP 的平方)就定义为

$$\Phi(k_x,k_y)\propto\left|\iint_A\delta\phi(x,y)\cdot \mathrm{e}^{\mathrm{i}(k_x\cdot x+k_y\cdot y)}\mathrm{d}x\mathrm{d}y\right|^2 \tag{8.23}$$

式中:$\Phi(k_x,k_y)$ 的单位是 $\mathrm{rad}^2/(\mathrm{rad}/\mu\mathrm{m})^2$,且已经归一化使得其在频率上的积分等于(空间) 方差,即

$$\iint_{A_k}\Phi(k_x,k_y)\mathrm{d}k_x\mathrm{d}k_y=\sigma_0^2 \tag{8.24}$$

同样地,如果在某一空间频率$(k_{x1},k_{y1})$附近对测量进行带通滤波,可显著提高测量的相位灵敏度。

与时域噪声不同,除了保持光学元件的清洁和减小照明光的相干长度,目

前没有明确的解决方案来改善空间灵敏度。相位背景的空间非均匀性，主要由光学元件上杂质的散射场和系统中各种表面的镜面反射所产生的随机干涉图案（即散斑）来反映。当使用高度相干的光源即激光时，这种空间噪声最为严重，使用白光作为照明光会显著减小散斑效应（这将在第 9 章进行详述）。同时也满足相干面积至少和视场一样大的要求。有时，在后处理中减去恒定的相位背景（无样品时的 QPI 图）也会有所帮助。

最后，空间与时间功率谱可组合成一个单一的函数，即

$$\Phi(\boldsymbol{k},\omega) \propto \left| \iiint_{A}{}_{-\infty}^{+\infty} \delta\phi(\boldsymbol{r},t) \cdot \mathrm{e}^{\mathrm{i}(\omega t - \boldsymbol{k}\cdot\boldsymbol{r})} \mathrm{d}t\mathrm{d}^2\boldsymbol{r} \right|^2 \tag{8.25}$$

其单位是 $\mathrm{rad}^2/[(\mathrm{rad/s})\cdot(\mathrm{rad}/\mu\mathrm{m})^2]$，$\boldsymbol{r}=(x,y)$，$\boldsymbol{k}=(k_x,k_y)$。

**例 8.2** 回顾上一节的例 8.1，假定总的（时空）标准差为 $\sigma_0=1$ rad（这个值很高），功率谱函数在 $\omega$ 和 $\boldsymbol{k}$ 上都是高斯型的，有

$$\Phi(\omega,\boldsymbol{k}) = \sigma_0^2 \cdot \frac{\exp\left(-\dfrac{\omega^2}{2\Delta\omega^2}\right)}{A_\omega} \cdot \frac{\exp\left[-\dfrac{(k_x^2+k_y^2)}{2\Delta k^2}\right]}{A_{k_x}\cdot A_{k_y}} \tag{8.26}$$

式中：$A_\omega$、$A_{k_x}$ 和 $A_{k_y}$ 分别是高斯函数在 $\omega$ 和 $\boldsymbol{k}$ 的感兴趣区间上的积分。

注意，现在带通可以在所有的三个维度（$\omega,k_x,k_y$）上进行，这基本上会有三次方倍的效果提升！先前我们发现，用总带宽 1/100 的带宽（0.1 rad/s 对 10 rad/s）对信号进行带通，得到标准差 $\sigma_2=0.05$ rad，也即为原始的 $\sigma_0$ 的 1/20。如果可以在空间上进行类似的操作，带通处理后的标准差只有 $\sigma_0$ 的 $1/20^3$（即 1/8000）。假若所研究现象本身就处于如此窄的时空频带内，则这一处理可以得到极高的灵敏度。

作为附注，麻省理工学院-加州理工学院激光干涉引力波观测台（Laser Interferometer Gravitational-Wave Observatory，LIGO）是用于探测由一对中子星碰撞产生的引力波的仪器。有趣的是，预计对时空涟漪可测量的量正是有几千米臂长的干涉仪的两臂间的相移[14]。其所需要的光程灵敏度在 $10^{-12}\sim10^{-9}$ nm 量级。

## 8.6 QPI 方法和性能指标的总结

本章的讨论也许表明现在还没有完美的 QPI 方法，也就是说，没有一种技术可以在 8.5 节描述的所有性能指标上都表现为最优。我们在表 8.1 中总结

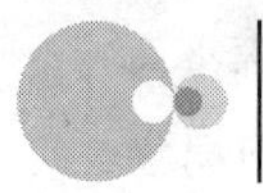



了 QPI 方法和它们的性能。

表 8.1　QPI 各种方法及其性能

| | Acquisition rate | Transverse resolution | Temporal sensitivity | Spatial sensitivity |
|---|---|---|---|---|
| 离轴法 | X | | | |
| 相移法 | | X | | |
| 共光路法 | | | X | |
| 白光法 | | | | X |

显然，离轴方法因为具有单次拍摄特性，所以快；相移法可以不需要特别的措施就能达到衍射极限的横向分辨率；共光路方法较为稳定；而白光照明更少受到散斑的影响，因此图像在空间上更为均匀。正如上面表格的对角线所提示的，可以将这四个性能指标作为区分 QPI 技术的标准模式。然而，我们将在后面的章节中看到，有些技术结合了这四类方法，以利用各自方法的优势。结合两种测量结构的可能组合，有如下 $C_4^2=6$ 种：

- 离轴法和相移法（在第 9.1.2 节中介绍）；
- 相移法和白光法（在第 10.1 节中介绍）；
- 相移法和共光路法（在第 11.1 节中介绍）；
- 离轴法和共光路法（在第 11.2 节中介绍）；
- 共光路法和白光法（在第 12 章中介绍）；
- 离轴法和白光法（在第 14.2.2 节中介绍，该方法同时也是共光路的）。

最近，甚至这些方法中的三种也已经被结合到一起了，可能的组合如下：

- 相移法、共光路法、白光法（在第 12 章中介绍）；
- 离轴法、共光路法、白光法（在第 14.2.2. 节中介绍）；
- 离轴法、相移法、共光路法（见参考文献[15]和[16]）；
- 离轴法、相移法、白光法（待研发）。

## 参考文献

[1] K. Creath. "Phase-measurement interferometry techniques." Prog. Opt., 26, 349-393 (1988).

[2] Y. Y. Cheng and J. C. Wyant. "Phase shifter calibration in phaseshifting

interferometry. "Applied Optics, 24, 3049-3052 (1985).

[3] D. C. Ghiglia and M. D. Pritt. Two-Dimensional Phase Unwrapping: Theory, Algorithms, and Software. (Wiley, New York, 1998).

[4] T. Ikeda, G. Popescu, R. R. Dasari, and M. S. Feld. "Hilbert phase microscopy for investigating fast dynamics in transparent systems." Optics Letters, 30, 1165-1168 (2005).

[5] H. Nyquist. "Certain Topics in Telegraph Transmission Theory." Transactions of the A. I. E. E., 617 (1928).

[6] C. E. Shannon. "Communication in the Presence of Noise. "Proceedings of the IRE, 37, 10 (1949).

[7] G. Popescu, T. Ikeda, C. A. Best, K. Badizadegan, R. R. Dasari, and M. S. Feld. "Erythrocyte structure and dynamics quantified by Hilbert phase microscopy. "J. Biomed. Opt. Lett., 10, 060503 (2005).

[8] G. Popescu, T. Ikeda, R. R. Dasari, and M. S. Feld. "Diffraction phase microscopy for quantifying cell structure and dynamics. "Optics Letters, 31, 775-777 (2006).

[9] Y. K. Park, M. Diez-Silva, G. Popescu, G. Lykotrafitis, W. Choi, M. S. Feld, and S. Suresh. "Refractive index maps and membrane dynamics of human red blood cells parasitized by Plasmodium falciparum." Proceedings of the National Academy of Sciences, 105, 13730 (2008).

[10] Y. K. Park, C. A. Best, K. Badizadegan, R. R. Dasari, M. S. Feld, T. Kuriabova, M. L. Henle, A. J. Levine, and G. Popescu. Measurement of red blood cell mechanics during morphological changes, Proceedings of the National Academy of Sciences (2010).

[11] J. W. Goodman. Introduction to Fourier Optics. (McGraw-Hill, New York, 1996).

[12] A. A. Michelson and E. W. Morley. "On the relative motion of the luminiferous ether. "American Journal of Science, 34, 333 (1887).

[13] E. Abbe. "Beiträge zur Theorie des Mikroskops und der mikroskopischen Wahrnehmung." Arch. Mikrosk. Anat, 9, 431 (1873).

[14] A. Abramovici, W. E. Althouse, R. W. P. Drever, Y. Gursel, S. Kawamura, F. J. Raab, D. Shoemaker, L. Sievers, R. E. Spero, K. S. Thorne, R. E. Vogt, R. Weiss, S. E. Whitcomb, and M. E. Zucker. "Ligo-the Laser-Interferometer-Gravitational-Wave-Observatory." Science, 256, 325-333 (1992).

[15] V. Mico, Z. Zalevsky, and J. Garcia. "Common-path phase-shifting digital holographic microscopy: A way to quantitative phase imaging and superresolution." Optics Communications, 281, 4273-4281 (2008).

[16] P. Gao, I. Harder, V. Nercissian, K. Mantel, and B. Yao. "Common path phase shifting microscopy based on grating diffraction." Optics Letters, 35, 712 (2010).

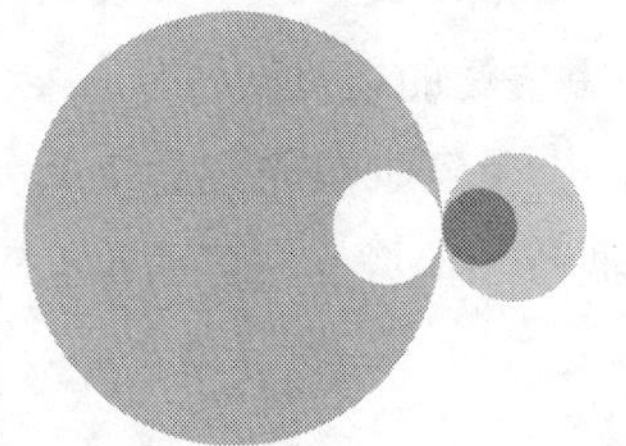

# 第9章 离轴法

## 9.1 数字全息显微成像术

正如第6章所述，在20世纪60年代就证明了数字全息显微成像术(Digital Holographic Microscopy，DHM)的原理[1][2]。随后在1982年，Takeda等提出了一种基于计算机的形貌测量和干涉测量的条纹图案分析傅里叶变换方法，他们把离轴干涉测量和FFT处理结合来研究结构的形貌[3]。然而，在20世纪90年代晚些时候，CCD作为记录媒介时，数字全息术对显微术的影响才变得有意义。例如，在1994年德国不莱梅研究所的Schnars和Jüptner提出了通过CCD直接记录全息图及其数字重建[4]。这个研究实质上证明了通过CCD作为探测器的“无透镜”的离轴全息。作者们认识到使用CCD有如下优点：能够避开化学显像过程和具有高数据采集率的潜力，但是也指出在那个时代它们的分辨率(约100线/毫米)是显著低于标准胶片的，这限制了在张角小的物体上的应用。另一方面，Schnars和Jüptner正确预测了“未来CCD芯片具有更高的分辨率，这将会改善图像的质量”。

不久，数字全息术在显微成像术上的优势就被几个不同的小组所利用。尤其是瑞士洛桑联邦理工学院Christian Depeursinge所领导的实验室在

DHM 上研究颇丰，接下来将综述这种方法的原理和应用。

### 9.1.1 原理

在 1999 年，Depeursinge 小组报道了 DHM 在无透镜[5]和采用显微物镜[6]两种方式下的高分辨定量相位成像。这里描述后一种装置，因为它可以获得更高的横向分辨率而在随后的生物学研究中成为标准配置。透射和反射式的结构均已被论证，但这里关注在生物医学中使用更广泛的透射结构。

实验装置采用马赫-泽德干涉仪，如图 9.1 所示。一个氦氖激光经过空间滤波并且扩束成平面波，进一步分成两条路径。λ/2 波片和偏振分束器的组合可实现对两个光场强度的独立控制。

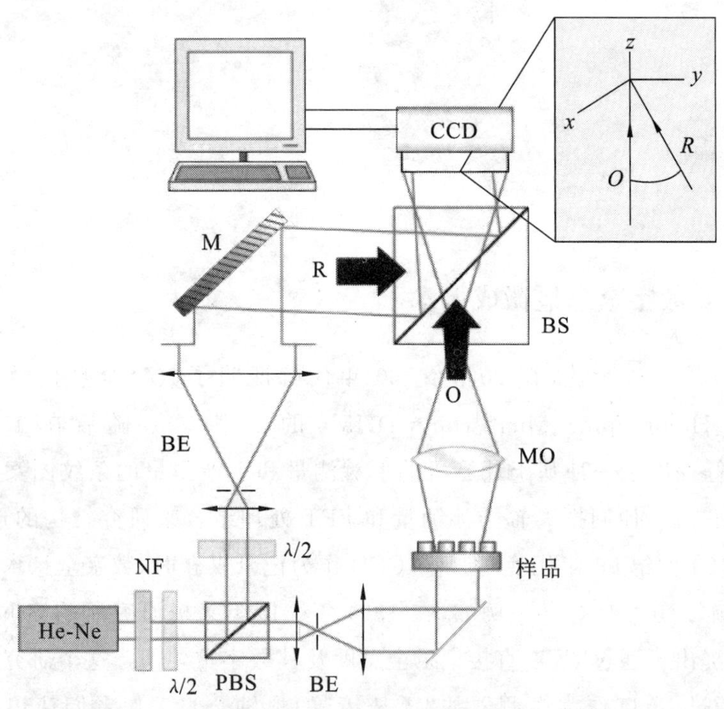


图 9.1 用于透射式成像的 DHM 示意图。NF：中性密度滤波片，PBS：偏振分束镜，BE：带空间滤波的扩束器，λ/2：半波片，M：平面镜，R：参考波。插图：CCD 面上离轴探测的几何细节展示

样品放在距物镜前 $d_s$ 的位置，CCD 放在像平面 IP 前距离为 $d$ 的位置，该处为物镜对样品所成像的位置，如图 9.2 所示。因此，CCD 记录了离焦样本光场 $U_S$ 和离轴参考光场 $U_R$ 的干涉图样。

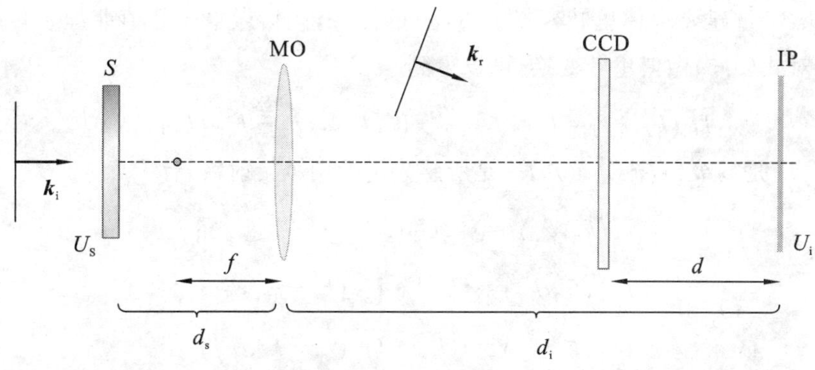


图 9.2　DHM 的样本臂。$\boldsymbol{k}_i$、$\boldsymbol{k}_r$：入射和参考波矢，S：样本，MO：显微镜物镜，CCD：电荷耦合器件，IP：成像平面，$f$：物镜焦距，$d_s$、$d_i$：物距和像距，$d$：像与 CCD 的间距

利用从样本平面到物镜的菲涅尔传播，经透镜变换后，再次利用菲涅尔传播到 CCD 平面，即可计算得到样本场（见第 2 章关于菲涅尔衍射积分的回顾）。但是实现这个计算一个更实用的方法是从成像平面 IP 的像场 $U_i$ 开始，使其经菲涅尔变换到 CCD 平面后反向传播。这个像场（$U_i$）就是放大的样本场。

$$U_i(x,y)=\frac{1}{M^2}U_S\left(\frac{x}{M},\frac{y}{M}\right) \tag{9.1}$$

式(9.1)中，横向放大率 $M$ 等于物距和像距之比，即

$$M=\frac{d_i}{d_s} \tag{9.2}$$

因此，CCD 平面上的场为

$$U_F(x,y)=U_i(x,y)\otimes e^{-\frac{ik_0}{2d}(x^2+y^2)} \tag{9.3}$$

在式(9.3)中的菲涅尔子波与式(2.21)在指数的符号上是不同的。式中的负号表示从像平面逆向传播的收敛场，或者说，相当于这个场传播了 $-d$ 距离。

在 CCD 上的整个（全息）场变成

$$\begin{aligned}U_h(x,y)&=U_F(x,y)+|U_r|\cdot e^{i\boldsymbol{k}\cdot\boldsymbol{r}}\\&=U_F(x,y)+|U_r|\cdot e^{i(k_{rx}\cdot x+k_{rz}\cdot z)}\end{aligned} \tag{9.4}$$

式中：$k_{rx}=k\cdot\sin\theta$，$k_{rz}=k\cdot\cos\theta$，$\theta$ 是参考光场的离轴角度。

全息图的强度分布为

$$\begin{aligned}I_h(x,y)&=|U_h(x,y)|^2\\&=|U_F(x,y)|^2+|U_r|^2+U_F(x,y)\cdot|U_r|\cdot e^{-ik_{rx}\cdot x}\\&\quad+U_F(x,y)^*\cdot|U_r|\cdot e^{ik_{rx}\cdot x}\end{aligned} \tag{9.5}$$

数字重建要求傅里叶变换 CCD 上的图像，随后做一个数值菲涅尔传播。因此对式(9.5)做傅里叶变换，可以得到

$$\widetilde{I}_{\mathrm{H}}(k_x,k_y)=I_0(k_x,k_y)+I_{+1}(k_x,k_y)+I_{-1}(k_x,k_y) \tag{9.6}$$

式中：$I_0$ 是零级（直流分量），$I_{\pm1}$是所感兴趣的两个衍射级，有

$$\begin{aligned}\widetilde{I}_0(k_x,k_y)&=\Im[|U_{\mathrm{F}}(x,y)|^2+|U_{\mathrm{r}}|^2]\\ \widetilde{I}_{+1}(k_x,k_y)&=|U_{\mathrm{r}}|\cdot\widetilde{U}_{\mathrm{F}}(k_x-k_{\mathrm{r}x},k_y)\\ \widetilde{I}_{-1}(k_x,k_y)&=|U_{\mathrm{r}}|\cdot\widetilde{U}_{\mathrm{F}}(k_x+k_{\mathrm{r}x},k_y)\end{aligned} \tag{9.7}$$

三个衍射级次如图 9.3 所示。

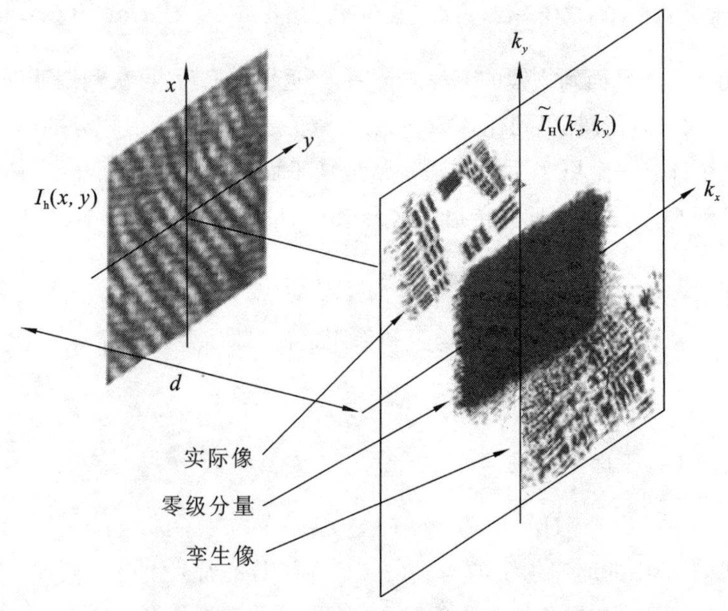


图 9.3　全息重建的几何图示。$x$-$y$：全息图平面，$d$：重建距离

利用空间滤波，其中一个衍射级如 $I_{+1}$级，可以被分离出来并从 $k_{\mathrm{r}x}$向后移动回到原点。这项可以进一步通过对式(9.3)做菲涅尔卷积表达出来，并用其傅里叶变换得到一个乘积（见附录 B，了解卷积理论）：

$$\widetilde{I}_1(k_x,k_y)=|U_{\mathrm{r}}|\cdot\widetilde{U}_{\mathrm{i}}(k_x,k_y)\cdot e^{\mathrm{i}\frac{d}{2k_0}(k_x^2+k_y^2)} \tag{9.8}$$

式(9.8)利用了高斯函数的傅里叶变换特性，即

$$e^{-\mathrm{i}\frac{k_0}{2d}(x^2+y^2)}\leftrightarrow e^{\mathrm{i}\frac{d}{2k_0}(k_x^2+k_y^2)} \tag{9.9}$$

最后，通过对$\widetilde{U_i}(k_x,k_y)$做傅里叶变换到空间域即可得到与原始样本相关的复场，即

$$U_i(x,y) \propto \Im[I_1(k_x,k_y)\cdot e^{-i\frac{d}{2k_0}(k_x^2+k_y^2)}] \tag{9.10}$$

注意，式(9.10)只不过是进行反卷积操作，本质上是还原经过距离 $d$ 的菲涅尔传播。图 9.4 说明了复(幅值和相位)像平面是如何从记录的全息图中恢复出来的[6]。

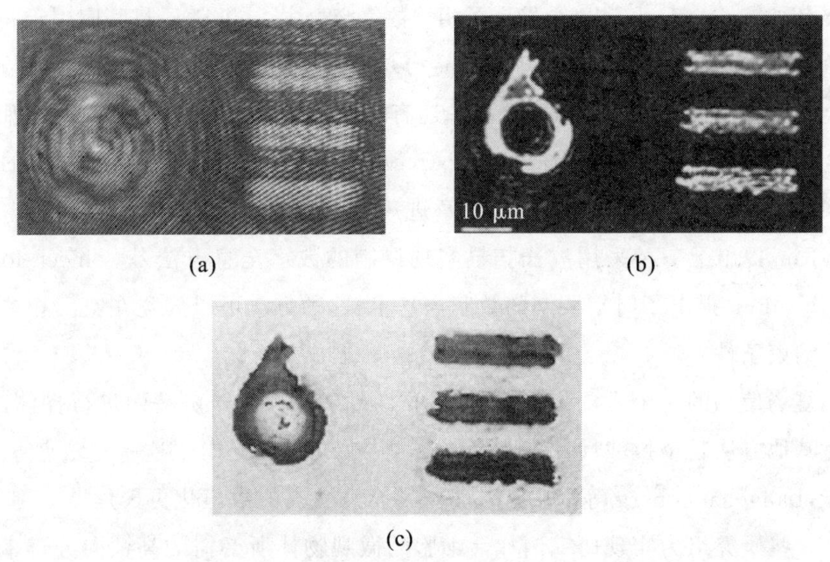


图 9.4 (a)通过 CCD 相机记录的数字全息图；(b)幅度图；(c)相位图

如果 CCD 放在显微镜的像平面，不需要对式(9.10)进行数值反卷积。Cuche 等已指出了这点[6]："通过物体或全息平面的平移，可实现经典显微成像术，这样像就在 CCD 上。"但是作者得出这种结构并不适合离轴全息术的结论："这种配置在离轴全息术中是不合适的，但是可用在应用相移干涉测量获得相位信息的干涉显微术中。"结果是，当对透明样本成像时，像平面测量不仅成为可能，而且也提供了优于离焦(菲涅尔)测量的优点。这种方法将在 9.2 节和 11.2 节详细讨论。

当然，在记录和重建全息图时，CCD 的像素大小和数量是重要参数。CCD 大小限制了频率覆盖范围，而其像素尺寸限制了 DHM 能记录物体的尺寸[6]。进一步，对干涉图样采样有一个所必需的最小像素数。奈奎斯特采样定理要

求对一个给定的正弦信号最少需要两个像素。但是在数字全息术中,因为信号正比于感兴趣的场而不是强度,最小需要的像素数量变成了 3 个[7]。一般在实际中,为了保险起见,每个干涉条纹会抽样更多像素,我们将会在 9.2 节和 11.2 节回顾这一点。

### 9.1.2 进一步的发展

许多不同的数字全息显微成像术都是按照与以上概述相似的原理研制的。1997 年,Yamaguchi 和 Zhang 发展了相移数字全息术[8],并随后将其应用于一个显微镜装置上[9]。随后,Guo 和 Devaney 以马赫-泽德干涉仪结构提供了相移数字全息术的另一实现[10]。数字全息中还有一种相关的方法,即“共线”或同轴数字全息显微术[11][12][13],更近似于 Gabor 最初提出的方法,是以空间调制的损失来获得稳定性[10],我们将在第 11 章进一步详细讨论这种折中方案。

Kim 提出了一种采用波长扫描实现调制的数字全息方法[14]。Indebetouw 和 Klysubun 提出了时空调制的数字全息术,这种方法可以放宽在空间相关性上的约束条件[15]。

复场信息的一个重要应用是在薄样本成像中对最佳焦平面进行探测,而这对其他方法是个挑战性任务。Dubois 等在 2006 年提出了这一方法[16]。进一步,Langehanenberg 等采用了基于数字全息数据的数值化再聚焦[17]。

一些研究组为实现研究诸如活细胞的微观物体所必需的高横向分辨率做出了进一步的努力[18]~[23]。Ferraro 等展示了相位信息可以用于补偿由显微物镜带来的波前弯曲[24]。Parshall 和 Kim 使用双波长的方法进行相位展开,这可以提高用数字全息术进行细胞成像的质量[25]。双波长成像也被 Kuhn 等用在单次测量中[26]。Ash 等在 2009 年演示了结合数字全息术和全内反射显微术的成像原理,从而可进行近场成像[27]。

为了提高横向分辨率,Alexandrov 等报告了一种用于显微成像的合成孔径方法,这种方法通过数字全息术测量复数傅里叶场[28]。许多研究组对利用数字全息术提供的复场信息来改善分辨率使其超过瑞利极限这一问题进行了探讨[29]~[33]。

Wax 组提出了一种离轴和相移相结合的技术[34],并对不同离轴角的效果进行了研究[13][35]。

毫无疑问,关于 DHM 的技术细化还会继续发展。但是,近几年我们见证了 DHM 方法的生物应用显著增加。这将在下节中详细讨论。

### 9.1.3 生物学应用

随着在横向分辨率和信噪比方面的改善，DHM 开始展示其作为无标记方法用于细胞成像的潜能[17][19][21][22][23][27][36]~[51]。

1. 细胞成像

在 2005 年，瑞士洛桑联邦理工学院的 Marquet 等宣称首次对培养的细胞进行了 DHM 成像[52]。结果所展示的活神经细胞高质量图像证明了 DHM 有成为细胞生物学有力研究工具的潜力（见图 9.5）。随后，通过测量两种不同折射率介质中的相同细胞的相位，作者估算出了细胞折射率的平均值[53]。

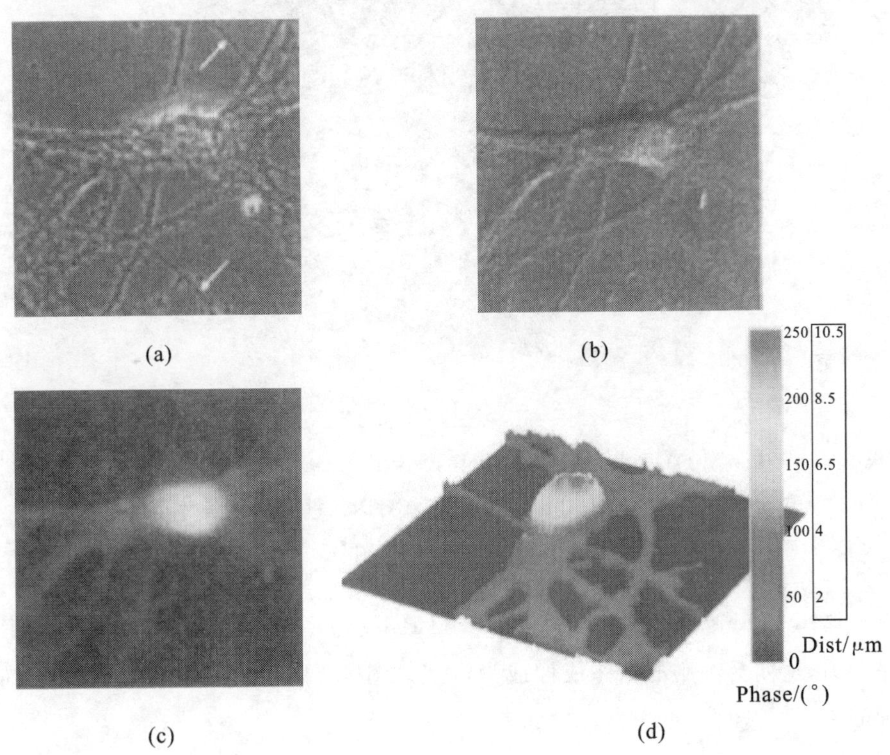


图 9.5 培养基内活小鼠皮层神经细胞图像。(a)暗场相衬图；(b)DIC 图；(c)相位图；(d)通过 DHM 获取的相位分布的伪彩透视图

图 9.6 展示了南佛罗里达大学的 Kim 团队在 2005 年报道的卵巢癌细胞

图[19]。图像的横向分辨率为衍射极限，光程精度达 30 nm，这使得可以无须染色即可观察到细胞内结构。

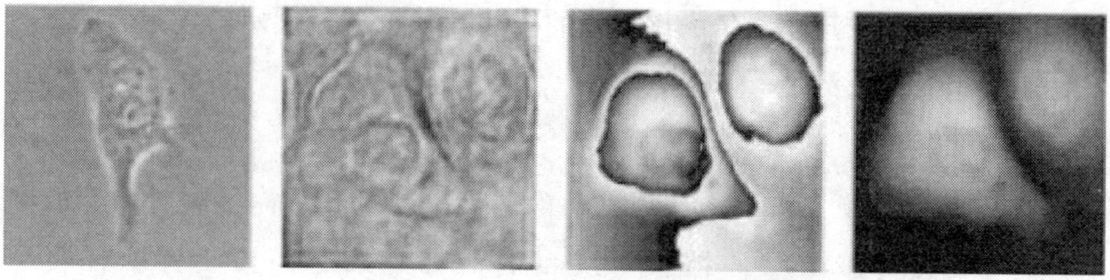

(a) (b) (c) (d)

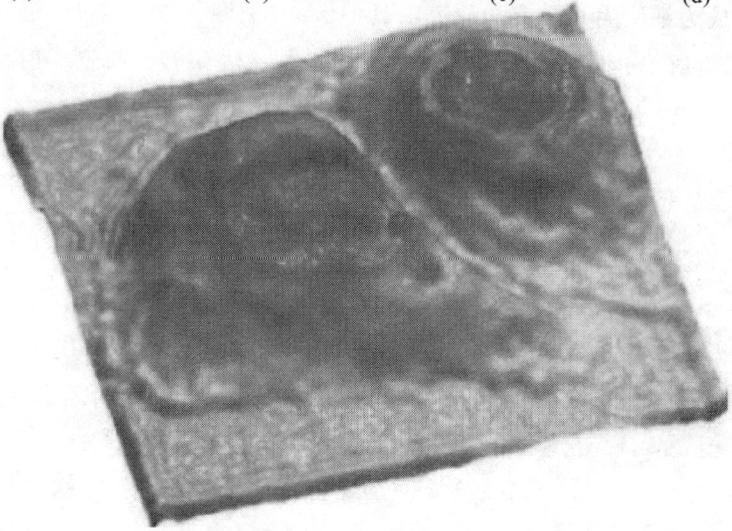

(e)

图 9.6　非融合 SKOV-3 细胞全息图。图像大小为 60 μm×60 μm(404×404 像素)，对应全息图 $z=5$ μm 处。(a) 泽尔尼克相衬图像；(b)全息振幅图；(c)全息相位图；(d)解缠相位图像；(e)图(d)的 3D 伪彩图

德国 Muenster 大学医学中心的 von Bally 组证明了基于 DHM 的自动聚焦能力，这使活细胞的动态成像成为可能。图 9.7 展示了一个平铺的角质细胞的成像以及自动聚焦过程的效果[17]。

2. 细胞生长

Rappaz 等在 2009 年研究了野生酵母细胞在细胞周期内的干物质产量。利用干物质和光学相移的关系(见第 1 章对这种关系的评述)，作者证明了 DHM 可以非侵入地定量测量细胞的生长(见图 9.8；参考文献[44])。

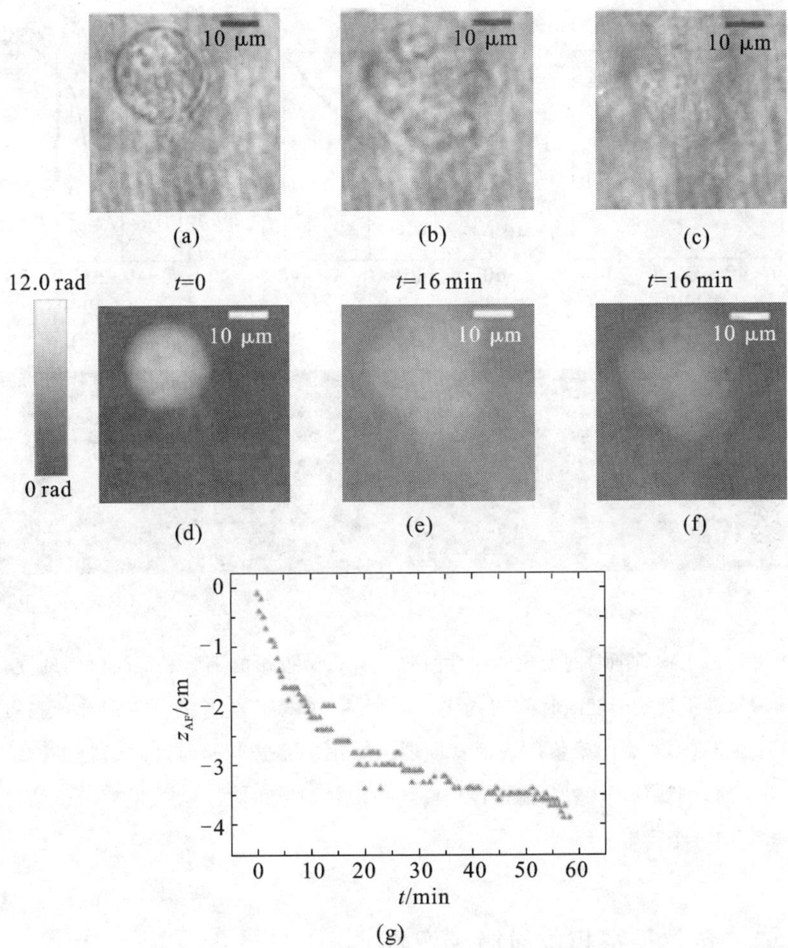


图 9.7　通过定焦在 CCD 探测器(像)平面进行记录，得到的平铺角质细胞数字全息成像(40×，NA＝0.6 的显微物镜)。(a)～(c)重建的振幅；(d)、(e)在保持定焦下 $t=0$ 和 $t=16$ min 时分别对应的相位分布；(f)是应用数字全息自动聚焦后 $t=16$ min 时对应的相位分布；(g)使用固定的机械调焦显微镜透镜时，自动聚焦位置 $z_{AF}$ 随测量时间 $t$ 的变化关系

这些原理性证明的应用以及这里没有提及的其他应用都是在过去 5 年中进行的。可以预期，这些早期进展将为未来 DHM 在生物学上的更多应用打好基础。

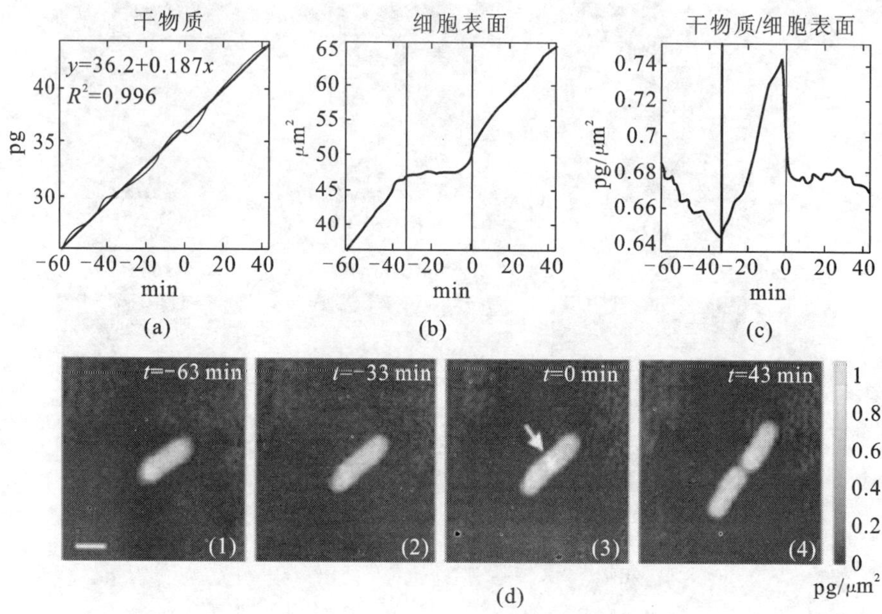


图 9.8 (a)干物质随时间变化的线性回归拟合;(b)投影的细胞表面随时间的变化;(c)干物质密度随时间的变化。垂线:粗线,表面生长的结束;细线,胞质分裂;(d)典型的干物质表面密度图:(1)细胞生长开始时,(2)细胞生长结束时,(3)胞质分裂前(箭头:隔膜),(4)记录期结束时。标尺为 5 μm。结果来自五个野生型细胞

## 9.2 希尔伯特相位显微成像术

希尔伯特相位显微成像术(Hilbert Phase Microscopy,HPM)是一种与上节讨论的 DHM 相关的 QPI 方法,它也使用了离轴干涉测量法。但是,HPM 是特别针对细胞之类的光学意义上的薄样本进行成像的,因此,采用了在像平面而不是在离焦(菲涅尔)面记录干涉图样的结构。正如在第 1 章中讨论的,理想的相位测量应该在场最平滑的平面进行,这样可以避免由于空间采样和相位不连续带来的问题。就活细胞来说,这个平面总是像平面。下面介绍 HPM 的原理和应用。

### 9.2.1 原理

在 2005 年,Massachusetts Institute of Technology 的 Michael Feld 领导的

研究组提出了 HPM 这种新方法,它可以从一次空间干涉图记录中测量定量相位图像[54][55]。实验装置如图 9.9(a)所示。氦氖激光器($\lambda=632$ nm)耦合到 1×2 的单模光纤耦合器中并对两个输出光进行准直。一个输出光场作为配有 100×物镜的倒置显微镜的照明光场。筒镜可以让与样本有关的像场 $U_i$,经分束器形成于 CCD 平面。参考光场 $U_r$ 可以近似成平面波,并且相对于样本场倾斜,使得均匀的条纹可以沿着一个方向,比如 $x$ 轴分布。CCD 在 640×480 像素的全分辨采样时帧频为 291 f/s,曝光时间为 1~1.5 ms。每个条纹周期采样 5~6 个像素。沿一个方向的干涉图对应的空间辐照度表达如下:

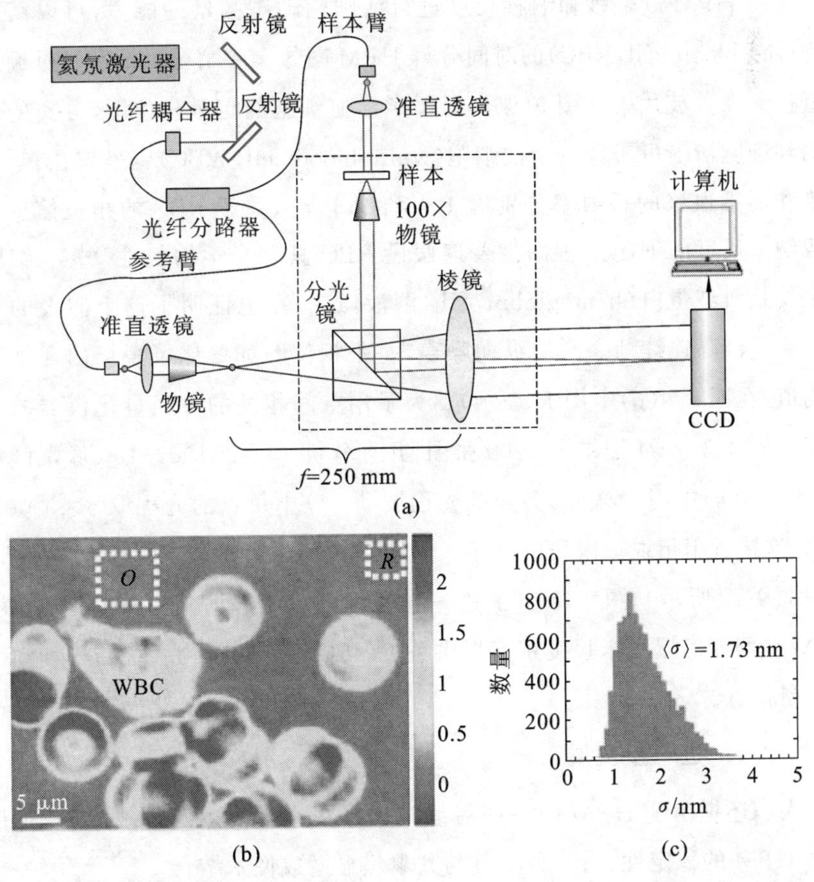


图 9.9 (a)HPM 实验装置;(b)一小滴血的 HPM 像;(c)视场内一个无细胞区域的标准差直方图

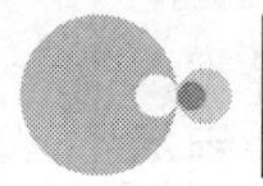



$$I(x,y)=U_{\mathrm{i}}(x,y)^2+U_r^2+U_{\mathrm{i}}(x,y)\cdot U_{\mathrm{r}}\cdot \mathrm{e}^{-\mathrm{i}k_{\mathrm{r}x}\cdot x}+U_{\mathrm{i}}(x,y)^*\cdot U_{\mathrm{r}}\cdot \mathrm{e}^{\mathrm{i}k_{\mathrm{r}x}\cdot x} \tag{9.11}$$

这里采用 9.1 节的符号。注意，HPM 相对于 DHM 测量（见式(9.4)）的主要差异是，现在是 $U_{\mathrm{i}}$ 本身而不是它的菲涅尔变换（$U_{\mathrm{F}}$）为探测强度的一部分。换句话说，强度分布直接包含着我们所感兴趣的相位信息，即

$$I(x,y)=I_r+I_i(x,y)+2\sqrt{I_rI_i(x,y)}\cos(k_{\mathrm{r}x}x+\phi(x,y)) \tag{9.12}$$

使用高通空间滤波和希尔伯特变换（该方法为了纪念希尔伯特而得名），感兴趣的量 $\phi$ 可以按第 8.3 节所述在每一点上恢复出来（更多细节见参考文献[54][55]）。

利用 HPM 以毫秒和纳秒尺度进行活细胞动态测量的能力，可以获得红细胞（red blood cell，RBC）的时间分辨 HPM 图像。多滴全血没有经过额外准备直接夹在盖玻片中。图 9.9(b)显示了活血细胞的定量相位图，分离的和成团的红细胞清晰可辨。一个白细胞（white blood cell，WBC）也呈现在视场中。细胞和周围血浆的折射率分别取 1.4 和 1.34[56]，关于 RBC 的相位信息被转换成纳米尺度的细胞形貌图。普遍假设 RBC 具有光学均匀性[57][58]，细胞成分主要是血红蛋白（hemoglobin，Hb）溶液，这一点也证明了这个假设的合理性。为了消除连续帧之间的纵向噪声，每张相位图都参比了视场内无细胞的平均值（在图 9.9(b)中用 $R$ 表示）。为了用空间相关的方式量化仪器的残余噪声，以 10.3 ms/f 记录了 1000 张图，并且分析了一个 100×100 像素区域内（在图 9.9(b)中用 $O$ 表示）各点的光程波动。$O$ 中每点的光程取 5×5 像素的平均，这接近于衍射极限斑的大小。区域 $O$ 内标出了所有点的标准差直方图，如图 9.9(c)所示。图中标出了这一直方图的平均值。这一噪声评估表明，HPM 仪器能够以纳米尺度精度提供关于 RBC 这样的生物系统结构和动力学的定量信息。

### 9.2.2 进一步发展

人们还提出了 HPM 的一些后续扩展。在这里描述两种技术：一种用于改善 HPM 的稳定性；另一种将其与共聚焦显微成像术结合。

1. 主动稳定的 HPM(sHPM)

注意，与 DHM 一样，HPM 不是共光路的，所以易受到相位噪声的影响

(见 8.5 节)。在许多情况下,将图像参比于视场中的一个稳定点,有助于除去大部分帧到帧的不稳定性。然而,在活细胞环境中研究动力学有时在视场中很难有固定点(即所有点都可能会波动)。因此,我们在 2006 年开发了一个连接到 HPM 系统的主动反馈环路,如图 9.10 所示[59]。除了从干涉仪中提取一部分干涉场,并送到反馈环路中以外,仪器的核心与图 9.9(a)所示的相同。因此,为了抑制干涉仪的固有光程噪声,我们使用了电子反馈系统来将干涉仪锁定在一个干涉条纹上。反馈电路通过参考臂上的压电换能器(piezo-electric transducer,PZT)主动工作(结合使用了空间调制和时间调制,如下所述)。一个小反射镜 M 在干涉光束到达 CCD 之前,将其中的一部分进行了偏转。在像面(CCD)的一个共轭平面上,放置了一个与干涉图具有相同周期的振幅光栅。由于这一空间匹配,样品生成的每个衍射级 $n$ 会与参考光的 $n-1$ 级衍射光重叠。沿轴传播的两束干涉光在空间上通过小孔分离出来并用光电二极管 PD 进行探测。反馈环路按照类似于参考文献[60]中描述的原理进行工作。PD 信号与调制参考臂长的本振信号(local oscillator,LO)混合,然后通过低通滤波得到误差信号。LO 的频率选为 $\Omega/(2\pi)=15$ kHz,这样,样本位移可用约 1 kHz 的频率进行测量。用于校正参考臂相对于样品臂的长度以抵消条纹波动的控制信号与 LO 调制信号混合,并反馈给 PZT。根据仪器抵消残余噪声的稳定性可通过连续获取无样品的视场相位图进行评估。根据以 10 ms/f 的速度所采集的 128 张相位图像计算了每个像素的光程长度标准偏差 $\sigma_s$。图 9.10 中的插图给出了从 100×100 像素的区域中得到的标准偏差直方图。平均标准偏差为1.2 nm,这证明了主动稳定的效果和该仪器用于量化膜运动的适用性。

如在 9.2.3 节所述,该仪器对 RBC 膜波动进行纳米级的灵敏度的定量测量。

2. HPM 和反射式共聚焦显微成像术

2009 年,MIT 的 Lue 等实验演示了 HPM 和反射式共聚焦显微术的组合[61]。这一组合仪器的好处是,共焦显微镜可以独立于 HPM 呈现的相位图提供样品的物理厚度信息,从而可以计算得到折射率。本质上,在同一视场将这两种方法结合起来使用,可以将厚度和折射率进行解耦。该仪器用于测量活细胞折射率的潜力已在对海拉细胞的实验中得到证明。

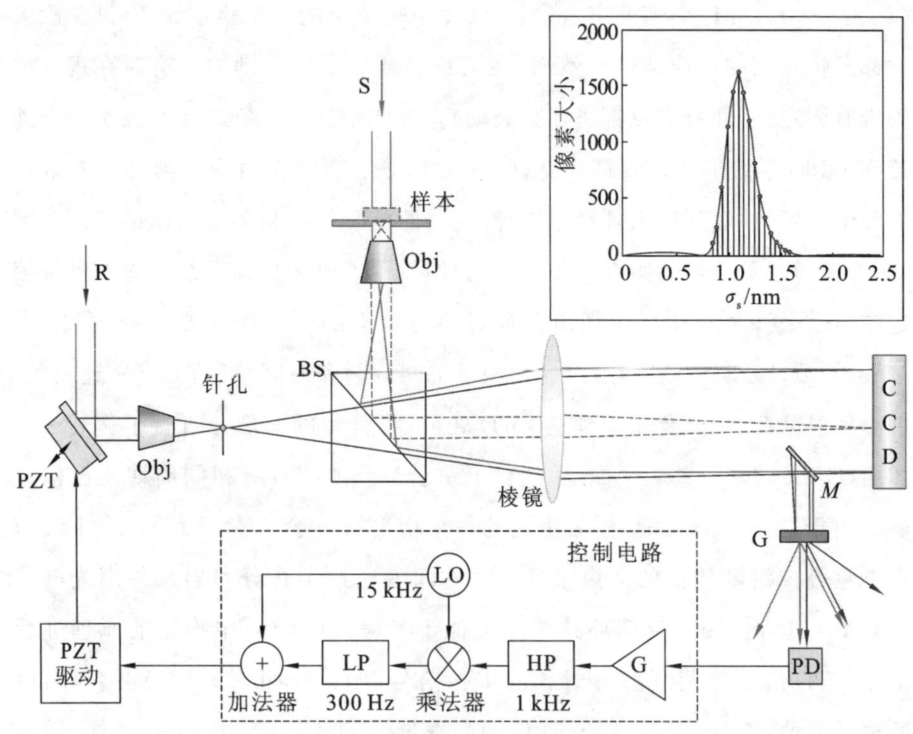


图 9.10　稳定的希尔伯特相位显微镜。PZT:压电换能器,Obj:显微物镜,BS:分束器,M:反射镜,PD:光电探测器,G:放大器,HP:高通滤波器,LP:低通滤波器

### 9.2.3　生物学应用

HPM 发展以来,已成功地用于如下所述的许多生物应用中。

1. RBC 形态学

我们在 2005 年展示了新开发的 HPM 可以以纳米级精度动态地量化 RBC 形态[55]。成熟的红细胞有非常特殊的结构类型,它们没有核和细胞器,因此可以作为光学均匀物体来建模,即它们所产生的局部光学相移与它们的厚度成比例。因此,测量 RBC 的定量相位图提供了细胞厚度轮廓图,其精度相当于光波长很小的一部分。图 9.11 展示了一个通过 HPM 定量得到纳米尺度 RBC 形貌图的例子。细胞厚度轮廓 $h(x,y)$ 与测量到的相位 $\phi(x,y)$ 有关,即 $h(x,y)=\frac{\lambda}{2\pi\Delta n}\phi(x,y)$,其中,$\Delta n$ 是细胞中血红蛋白和周围流体(血浆)之间的折射率差。图 9.11(b)和图 9.11(d)显示了用该方法获得的细胞-厚度轮廓图。

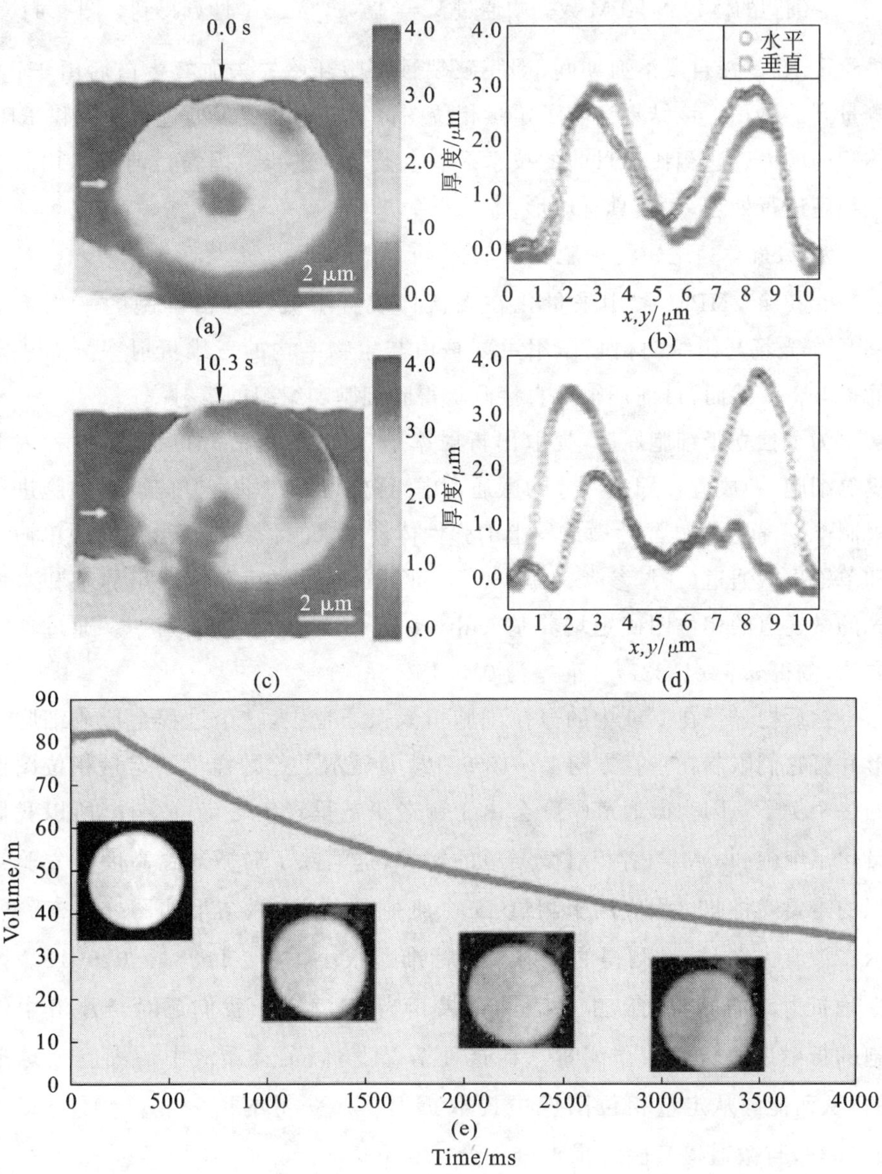


图 9.11　在 10 s 的周期内，对 RBC 的形变进行的定量评估。图(b)、(d)中的轮廓图是通过沿图(a)和(c)中箭头标注的位置测量得到；(e)在开始约 $t=300$ ms 的溶血反应期间，细胞体积随时间的变化关系(引自参考文献[55]并进行了改编)

各细胞的体积从 HPM 数据中通过 $V=\int h(x,y)\mathrm{d}x\mathrm{d}y$ 计算得到。图 9.11(e)描绘了 RBC 在自发溶血期间，即膜破裂且细胞开始失去血红蛋白后由 HPM 测量到的体积。该结果证明了定量相位图像具有不需要预处理就能提供 RBC 体积的能力。这相比于目前的技术是一个显著的进步。因为目前技术均需要对细胞进行处理，使其具有球形。

2. 微流体通道中的细胞折射仪

2006 年，HPM 被用来量化在微流体装置中流动的活细胞的平均折射率[63]。光场与组织的相互作用主要是由与生物结构的三维折射率分布决定的[64]~[67]。然而，目前还很难直接测量得到细胞和组织的折射率。

为了独立于细胞厚度，提取出折射率信息，我们把活海拉细胞(一种人上皮癌细胞系)放置在固定尺寸的微通道中，这样可以在垂直方向上对细胞进行限制[63]。通过在硅晶片微结构上的弹性体模型来制备具有矩形截面的单输入和单输出微通道(详见参考文献[68])。首先，通过先后获取以培养基和水填充的微通道的相位图确定培养基(culture medium，CM)的折射率。通过这种方法，测得 $n_{\mathrm{CM}}=1.337$，标准差为 0.0015。

然后把悬浮在 CM 中的海拉细胞引入微通道中，这个过程会造成细胞变形并将它们限制在垂直方向上。图 9.12(a)显示了这种样本的定量相位图像的一个例子。因为微通道厚度会由于制造工艺呈现出一定可变性，所以我们量化了细胞和 CM 两者相对微通道的相移，这消除了对微通道高度有先验知识的需要。将此过程应用于测量 17 个细胞的折射率，结果如图 9.12(b)所示。该直方图显示，测得的折射率值标准差很小，$n_{\mathrm{cell}}=1.384\pm0.0018$。该平均折射率的值与文献中发表的结果相当[69][70][71]。我们还对悬浮液中细胞的折射率进行了独立测量。在这种情况下，假定悬浮液中的细胞是球形的，从而能够从定量相位图像中提取折射率。获得的值为 $n_{\mathrm{cell}}=1.3846\pm0.0049$，与微通道实验结果十分吻合。

3. RBC 膜波动

2006 年，我们在 MIT 的小组应用稳定的 HPM 系统来研究 RBC 的膜波动。到目前为止，RBC 的动力学研究已经成为 QPI 方法在生物学上最有影响的应用了[43][54][55][59][72]~[85]。这个领域的研究还将在随后其他 QPI 技术中再次讨论。在这节里，讨论仅限于使用(稳定的)HPM 进行的测量。

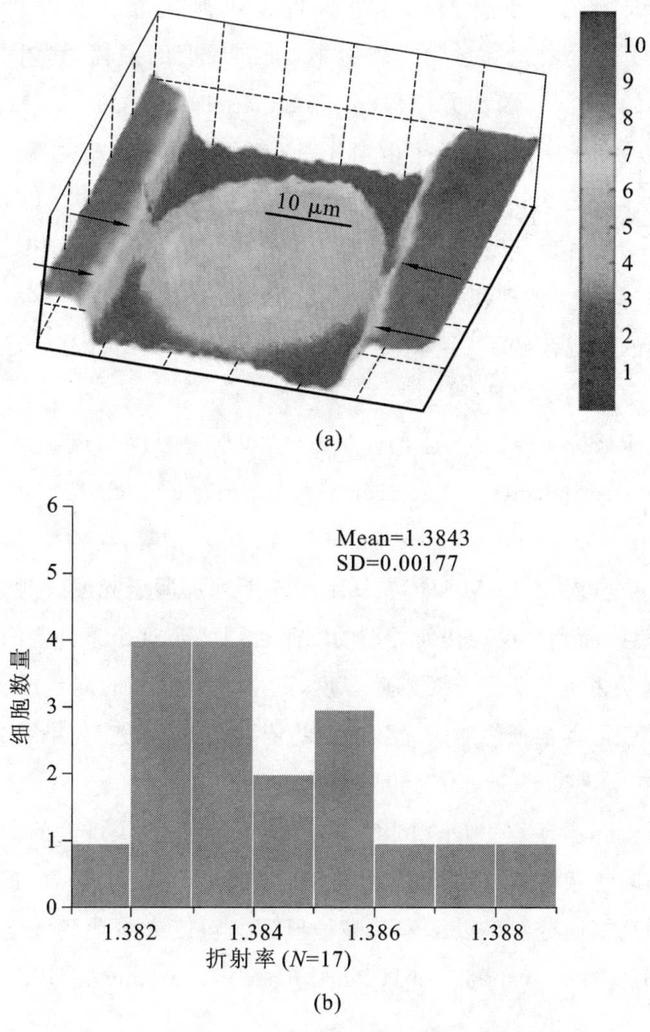


图 9.12　(a)限制在微通道中的海拉细胞，竖条表示以 rad 为单位的光程；(b)细胞折射率的直方图(引自参考文献[63]，并进行了改编)

因为 RBC 有一个相对简单的结构[86][87]，它们对于研究细胞膜而言是一个很合适的模型。另一方面，对细胞膜的理解在科学和技术上都有着广泛的应用[88][89]。磷脂双分子层为 4～5 nm 厚，并呈现出类似流体的行为，具有有限的弯曲模量 $\kappa$ 和趋零的剪切模量 $\mu$。RBC 的抗剪切能力由网格大小为 80 nm 的血影蛋白网提供的，这对 RBC 的功能十分重要。

人们已从理论上对自发的膜波动或者“摇曳”在静态和动态条件下进行

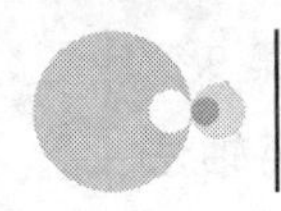



了建模，以试图把膜位移的统计学特性和细胞的相关力学特性联系起来[57][90]~[93]。热诱导的膜运动呈现出 100 nm 尺度的振幅，其频率为几十赫兹。在过去的研究中，膜均方位移(mean squared displacement，MSD)与空间波数 $\Delta u^2(q)$关系的测量，揭示了由均分理论预测的 $q^{-4}$ 依赖关系，这表示膜运动具有类流体的行为，即没有剪切阻力[57][58][94][95][96]。这些结果和由微量移液器吸入[97][98]、高频电场[99][100]，以及最近的光镊[101]等方法提供的静态形变结果冲突，它们测量的剪切弹性平均值 $\mu$ 的量级为 $10^{-6}$ J/m$^2$。Gov 等预测细胞骨架对膜的固定起到了从整体上限制这种波动的作用，因此导致了比自由双分子层时更大的类表面张力项[90]。

之前用于研究 RBC 动力学的光学方法，包括 PCM[57]、反射式干涉衬比显微成像术(reflection interference contrast microscopy，RICM)[58]和荧光干涉衬比术(fluorescence interference contrast，FLIC)[102]等，在测量细胞膜位移上能力有限。众所周知，PCM 只能在样本光学上远远薄于光波长时才能提供量化的相移信息，而几乎没有任何类型的细胞可以满足这个条件。同样地，单一的 RICM 测量也不能测得绝对细胞厚度，除非进行额外的测量或者做近似处理[103]。FLIC 需要根据绝对荧光强度推断依附在膜上的荧光染料分子的绝对位置，这限制了该技术的灵敏度和采集速率[102]。

我们对不同形态条件下的 RBC 的热波动进行了高灵敏度的实验测量，结果揭示了细胞骨架对 RBC 波动的影响并且支持 Gov 等人提出的模型。

为了用高横向分辨率以纳米和毫秒尺度的粒度来量化膜波动，我们采用了稳定的 HPM[54][55](stabilized Hilbert phase microscopy，sHPM)技术[59](见图 9.10)。

样本主要由典型的盘状(discocytic shape，DC)红细胞构成，也包含一些在悬浮液中自发形成的非正常形态的细胞，如毛刺状的棘状红细胞(echinocyte，EC)和近似球形的球形红细胞(spherocyte，SC)。通过考虑双分子层和细胞骨架对自由能的贡献，这些形态变化已被成功地建模[104]。

图 9.13(a)~(c)显示了这 3 组细胞的典型 sHPM 图。为进行比较，我们分析了用 40 μm 戊二醛以标准流程固定的 RBC 的运动[105]。图 9.13(d)总结了 4 到 5 个细胞的各实验组的均方位移 $\Delta u^2(q)$。与预期一样，固定的细胞表现出显著减弱的波动。三组未处理的 RBC 的曲线呈现出指数为 $\alpha=2$ 的幂律

行为。对囊泡而言，这种幂律关系表征着张力；但是，RBC 的张力是由细胞骨架对双分子层的约束所决定的[90][106]。基于这个模型，对每一个细胞的数据进行拟合以计算出张力系数。盘状细胞、棘状红细胞及球形红细胞的平均值分别为$\sigma=(1.5\pm0.2)\times10^{-6}\ \mathrm{J/m^2}$、$\sigma=(4.05\pm1.1)\times10^{-6}\ \mathrm{J/m^2}$ 和 $\sigma=(8.25\pm1.6)\times10^{-6}\ \mathrm{J/m^2}$。RBC 的张力系数比囊泡测量值大 4～24 倍，这表明这种增强可能来自细胞骨架。此外，已经知道细胞骨架在一个正常的 RBC 形态转变为如棘状红细胞，球形红细胞在这样的异常形态的过程中发挥着作用[104]。因此，测得的盘状细胞—棘状红细胞—球形红细胞转变过程中一致增加可以通过固定双分子层的细胞骨架的变化来解释。与其他研究膜波动的光学方法相比，这里使用的 sHPM 技术可以定量分析膜的形貌和位移，对于纳米尺度的膜运动有着高灵敏度，并且具有高横向分辨率。

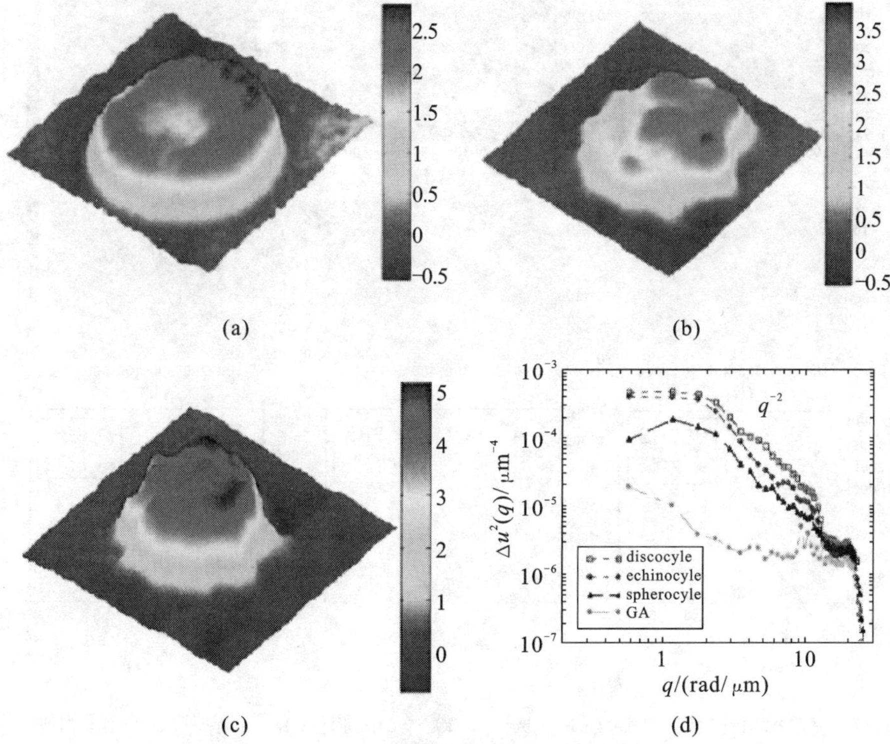


图 9.13 (a)～(c)分别为盘状细胞、棘状红细胞和球形红细胞的 sHPM 图像，竖条表示以 μm 为单位的厚度；(d)三组 RBC 和戊二醛（glutaraldehyde，GA）固定的细胞的均方位移

最近,新的理论进展显示这种类张力的行为可通过考虑细胞的曲率来解释[73][107],这将在第 11 章进行详细介绍。

4. 组织折射仪

我们在 2007 年使用 HPM 测量了组织切片中的折射率分布[108]。我们首次将 HPM 应用于成像未染色的 5 μm 厚的小鼠大脑、脾脏、肝脏等组织切片上[108]。我们提供了平均折射率和折射率空间变化这样的组织折射特性(见图 9.14)。可以发现,平均折射率随着组织类型的不同有显著的差异,如脑平均折射率最小,而肝脏平均折射率最高。这种方式使得"无染色"表征组织成为可能,其诊断能力来自生物组织固有的折射特性。从受溶酶体贮积症影响的肝脏组织获得的结果显示,QPI 可以量化这种疾病发展期内的结构变化。

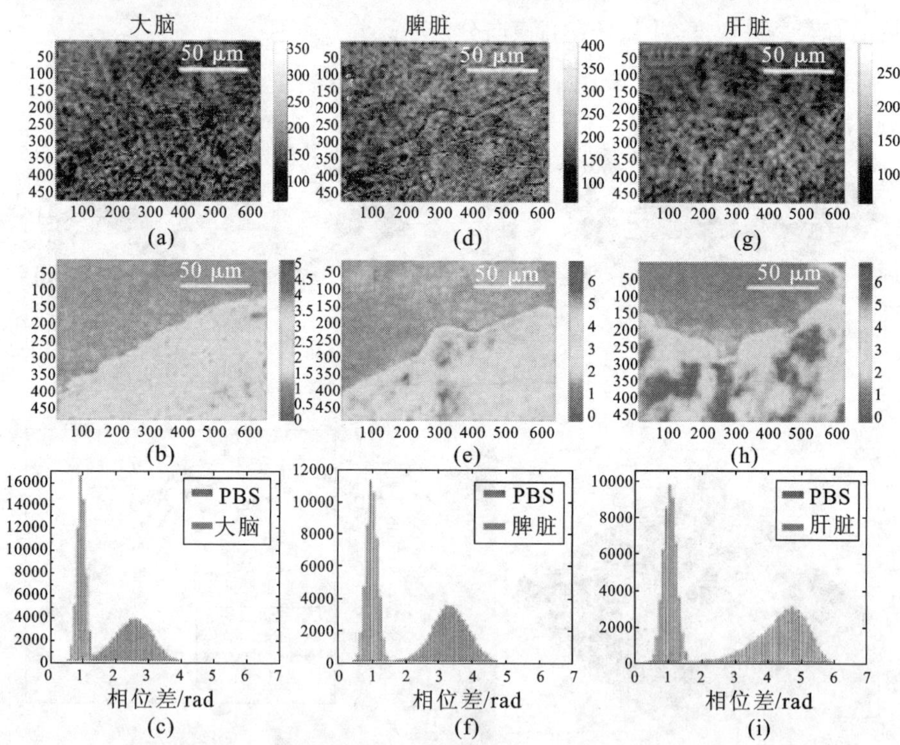


图 9.14　组织切片的定量相位研究的例子。(a)～(c)大脑;(d)～(f)脾脏;(g)～(i)肝脏。第一行显示明场图像,第二行为 HPM 图像(竖条代表以弧度为单位的相位),第三行为第二行对应的相移直方图。(j)三个样本组的平均折射率,误差条表明样本到样本的差异性(图示为 $N$ 个样本组)(引自参考文献[108],并进行了改编)

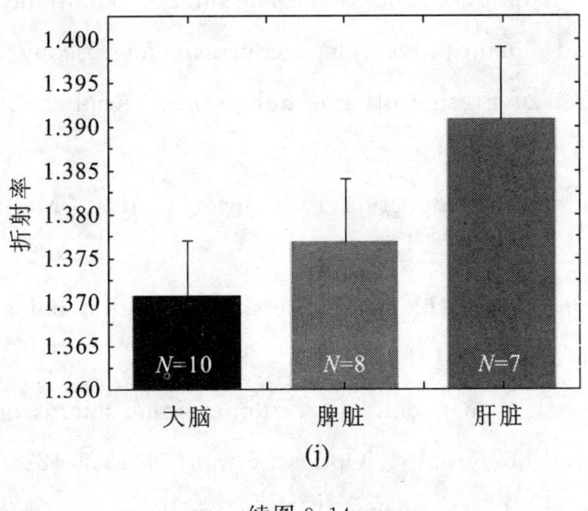


续图 9.14

我们将在第 13 章的傅里叶变换光散射和第 15 章的 QPI 临床应用中进一步讨论 QPI 测量组织散射特性的能力。

## 参考文献

[1] B. R. Brown and A. W. Lohmann. "Complex spatial filtering with binary masks. "Applied Opics, 5, 967 (1966).

[2] J. W. Goodman and R. W. Lawrence. "Digital image formation from electronically detected holograms." Applied Physics Letters, 11, 77 (1967).

[3] M. Takeda, H. Ina, and S. Kobayashi. "Fourier-transform method of fringe-pattern analysis for computer-based topography and interferometry." Journal of the Optical Society of America, 72, 156-160 (1982).

[4] U. Schnars and W. Jüptner. "Direct recording of holograms by a CCD target and numerical reconstruction." Applied Optics, 33, 179-181 (1994).

[5] E. Cuche, F. Bevilacqua, and C. Depeursinge. "Digital holography for quantitative phase-contrast imaging. "Optics Letters, 24, 291-293 (1999).

[6] E. Cuche, P. Marquet, and C. Depeursinge. "Simultaneous amplitude-contrast and quantitative phase-contrast microscopy by numerical reconstruction of Fresnel off-axis holograms." Applied Optics, 38, 6994-7001 (1999).

[7] J. W. Goodman. Introduction to Fourier Optics (McGraw-Hill, New York, 1996).

[8] I. Yamaguchi and T. Zhang. "Phase-shifting digital holography." Optics Letters, 22, 1268-1270 (1997).

[9] T. Zhang and I. Yamaguchi. "Three-dimensional microscopy with phase-shifting digital holography." Optics Letters, 23, 1221-1223 (1998).

[10] P. Y. Guo and A. J. Devaney. "Digital microscopy using phaseshifting digital holography with two reference waves." Optics Letters, 29, 857-859 (2004).

[11] J. Garcia-Sucerquia, W. B. Xu, S. K. Jericho, P. Klages, M. H. Jericho, and H. J. Kreuzer. "Digital in-line holographic microscopy." Applied Optics, 45, 836-850 (2006).

[12] W. B. Xu, M. H. Jericho, I. A. Meinertzhagen, and H. J. Kreuzer. "Digital in-line holography for biological applications." Proceedings of the National Academy of Sciences of the United States of America, 98, 11301-11305 (2001).

[13] N. T. Shaked, T. M. Newpher, M. D. Ehlers, and A. Wax. "Parallel on-axis holographic phase microscopy of biological cells and unicellular microorganism dynamics." Applied Optics, 49, 2872-2878 (2010).

[14] M. K. Kim. "Wavelength-scanning digital interference holography for optical section imaging." Optics Letters, 24, 1693-1695 (1999).

[15] G. Indebetouw and P. Klysubun. "Spatiotemporal digital microholography." Journal of the Optical Society of America a-Optics Image Science and Vision, 18, 319-325 (2001).

[16] F. Dubois, C. Schockaert, N. Callens, and C. Yourassowsky. "Focus plane detection criteria in digital holography microscopy by amplitude

analysis. "Optics Express, 14, 5895-5908 (2006).

[17] P. Langehanenberg, B. Kemper, D. Dirksen, and G. von Bally. "Autofocusing in digital holographic phase contrast microscopy on pure phase objects for live cell imaging. "Applied Optics, 47, D176-D182 (2008).

[18] P. Ferraro, S. Grilli, D. Alfieri, S. De Nicola, A. Finizio, G. Pierattini, B. Javidi, G. Coppola, and V. Striano. "Extended focused image in microscopy by digital holography. "Optics Express, 13, 6738-6749 (2005).

[19] C. J. Mann, L. F. Yu, C. M. Lo, and M. K. Kim. "High-resolution quantitative phase-contrast microscopy by digital holography. "Optics Express, 13, 8693-8698 (2005).

[20] F. Palacios, J. Ricardo, D. Palacios, E. Goncalves, J. L. Valin, and R. De Souza. "3D image reconstruction of transparent microscopic objects using digital holography. "Optics Communications, 248, 41-50 (2005).

[21] P. Ferraro, D. Alferi, S. De Nicola, L. De Petrocellis, A. Finizio, and G. Pierattini. "Quantitative phase-contrast microscopy by a lateral shear approach to digital holographic image reconstruction. "Optics Letters, 31, 1405-1407 (2006).

[22] T. R. Hillman, S. A. Alexandrov, T. Gutzler, and D. D. Sampson. "Microscopic particle discrimination using spatially-resolved Fourier-holographic light scattering angular spectroscopy. "Optics Express, 14, 11088-11102 (2006).

[23] C. J. Mann, L. F. Yu, and M. K. Kim. "Movies of cellular and subcellular motion by digital holographic microscopy." Biomedical Engineering Online, 5, 21 (2006).

[24] P. Ferraro, S. De Nicola, A. Finizio, G. Coppola, S. Grilli, C. Magro, and G. Pierattini. "Compensation of the inherent wave front curvature in digital holographic coherent microscopy for quantitative phase-contrast imaging. "Applied Optics, 42, 1938-1946 (2003).

[25] D. Parshall and M. K. Kim. "Digital holographic microscopy with dual-wavelength phase unwrapping. "Applied Optics, 45, 451-459 (2006).

[26] J. Kuhn, T. Colomb, F. Montfort, F. Charriere, Y. Emery, E. Cuche, P. Marquet, and C. Depeursinge. "Real-time dual-wavelength digital holographic microscopy with a single hologram acquisition." Optics Express, 15, 7231-7242 (2007).

[27] W. M. Ash, L. Krzewina, and M. K. Kim. "Quantitative imaging of cellular adhesion by total internal reflection holographic microscopy." Applied Optics, 48, H144-H152 (2009).

[28] S. A. Alexandrov, T. R. Hillman, T. Gutzler, and D. D. Sampson. "Synthetic aperture fourier holographic optical microscopy." Physical Review Letters, 97, 168102 (2006).

[29] C. Liu, Z. G. Liu, F. Bo, Y. Wang, and J. Q. Zhu. "Super-resolution digital holographic imaging method." Applied Physics Letters, 81, 3143-3145 (2002).

[30] V. Mico, Z. Zalevsky, P. Garcia-Martinez, and J. Garcia. "Synthetic aperture superresolution with multiple off-axis holograms." Journal of the Optical Society of America a-Optics Image Science and Vision, 23, 3162-3170 (2006).

[31] G. Indebetouw, Y. Tada, J. Rosen, and G. Brooker. "Scanning holographic microscopy with resolution exceeding the Rayleigh limit of the objective by superposition of off-axis holograms," Applied Optics, 46, 993-1000 (2007).

[32] J. R. Price, P. R. Bingham, and C. E. Thomas. "Improving resolution in microscopic holography by computationally fusing multiple, obliquely illuminated object waves in the Fourier domain." Applied Optics, 46, 827-833 (2007).

[33] M. Paturzo, F. Merola, S. Grilli, S. De Nicola, A. Finizio, and P. Ferraro. "Super-resolution in digital holography by a twodimensional dynamic phase grating." Optics Express, 16, 17107-17118 (2008).

[34] K. J. Chalut, W. J. Brown, and A. Wax. "Quantitative phase microscopy with asynchronous digital holography." Optics Express, 15, 3047-3052 (2007).

[35] N. T. Shaked, Y. Z. Zhu, M. T. Rinehart, and A. Wax. "Two-step-only

phase-shifting interferometry with optimized detector bandwidth for microscopy of live cells. "Optics Express, 17, 15585-15591 (2009).

[36] M. Kemmler, M. Fratz, D. Giel, N. Saum, A. Brandenburg, and C. Hoffmann. "Noninvasive time-dependent cytometry monitoring by digital holography. "Journal of Biomedical Optics, 12, 064002-1 (2007).

[37] I. Moon and B. Javidi. "Three-dimensional identification of stem cells by computational holographic imaging." Journal of the Royal Society Interface, 4, 305-313 (2007).

[38] B. Kemper and G. von Bally. "Digital holographic microscopy for live cell applications and technical inspection. "Applied Optics, 47, A52-A61 (2008).

[39] H. Y. Sun, B. Song, H. P. Dong, B. Reid, M. A. Player, J. Watson, and M. Zhao. "Visualization of fast-moving cells in vivo using digital holographic video microscopy." Journal of Biomedical Optics, 13, 014007-1 (2008).

[40] W. C. Warger, J. A. Newmark, C. M. Warner, and C. A. DiMarzio. "Phase-subtraction cell-counting method for live mouse embryos beyond the eight-cell stage. "Journal of Biomedical Optics, 13, 034005-1 (2008).

[41] L. F. Yu, S. Mohanty, G. J. Liu, S. Genc, Z. P. Chen, and M. W. Berns. "Quantitative phase evaluation of dynamic changes on cell membrane during laser microsurgery. "Journal of Biomedical Optics, 13, 050508-1 (2008).

[42] Y. S. Choi and S. J. Lee. "Three-dimensional volumetric measurement of red blood cell motion using digital holographic microscopy." Applied Optics, 48, 2983-2990 (2009).

[43] B. Rappaz, A. Barbul, A. Hoffmann, D. Boss, R. Korenstein, C. Depeursinge, P. J. Magistretti, and P. Marquet. "Spatial analysis of erythrocyte membrane fluctuations by digital holographic microscopy. "Blood Cells Molecules and Diseases, 42, 228-232 (2009).

[44] B. Rappaz, E. Cano, T. Colomb, J. Kuhn, C. Depeursinge, V. Simanis, P.

J. Magistretti, and P. Marquet. "Noninvasive characterization of the fission yeast cell cycle by monitoring dry mass with digital holographic microscopy." Journal of Biomedical Optics, 14, 034049 (2009).

[45] C. Remmersmann, S. Sturwald, B. Kemper, P. Langehanenberg, and G. von Bally, "Phase noise optimization in temporal phase-shifting digital holography with partial coherence light sources and its application in quantitative cell imaging." Applied Optics, 48, 1463-1472 (2009).

[46] A. Rosenhahn, F. Staier, T. Nisius, D. Schafer, R. Barth, C. Christophis, L. M. Stadler, S. Streit-Nierobisch, C. Gutt, A. Mancuso, A. Schropp, J. Gulden, B. Reime, J. Feldhaus, E. Weckert, B. Pfau, C. M. Gunther, R. Konnecke, S. Eisebitt, M. Martins, B. Faatz, N. Guerassimova, K. Honkavaara, R. Treusch, E. Saldin, S. Schreiber, E. A. Schneidmiller, M. V. Yurkov, I. Vartanyants, G. Grubel, M. Grunze, and T. Wilhein. "Digital In-line Holography with femtosecond VUV radiation provided by the free-electron laser FLASH." Optics Express, 17, 8220-8228 (2009).

[47] M. K. Kim. "Applications of digital holography in biomedical microscopy." Journal of the Optical Society of Korea, 14, 77-89 (2010).

[48] A. Ligresti, L. De Petrocellis, D. H. P. de la Ossa, R. Aberturas, L. Cristino, A. S. Moriello, A. Finizio, M. E. Gil, A. I. Torres, J. Molpeceres, and V. Di Marzo. "Exploiting nanotechnologies and TRPV1 channels to investigate the putative anandamide membrane transporter." PLoS ONE, 5, e10239 (2010).

[49] O. Mudanyali, D. Tseng, C. Oh, S. O. Isikman, I. Sencan, W. Bishara, C. Oztoprak, S. K. Seo, B. Khademhosseini, and A. Ozcan. "Compact, lightweight and cost-effective microscope based on lensless incoherent holography for telemedicine applications." Lab on a Chip, 10, 1417-1428 (2010).

[50] C. Pache, J. Kuhn, K. Westphal, M. F. Toy, J. Parent, O. Buchi, A. Franco-Obregon. C. Depeursinge, and M. Egli, "Digital holographic microscopy real-time monitoring of cytoarchitectural alterations during

simulated micro-gravity. "Journal of Biomedical Optics, 15, 026021-1 (2010).

[51] N. Warnasooriya, F. Joud, P. Bun, G. Tessier , M. Coppey-Moisan, P. Desbiolles, M. Atlan, M. Abboud, and M. Gross. "Imaging gold nanoparticles in living cell environments using heterodyne digital holographic microscopy. "Optics Express, 18, 3264-3273 (2010).

[52] P. Marquet, B. Rappaz, P. J. Magistretti, E. Cuche, Y. Emery, T. Colomb, and C. Depeursinge. "Digital holographic microscopy: a noninvasive contrast imaging technique allowing quantitative visualization of living cells with subwavelength axial accuracy. "Optics Letters, 30, 468-470 (2005).

[53] B. Rappaz, P. Marquet, E. Cuche, Y. Emery, C. Depeursinge, and P. J. Magistretti. "Measurement of the integral refractive index and dynamic cell morphometry of living cells with digital holographic microscopy." Optics Express, 13, 9361-9373 (2005).

[54] T. Ikeda, G. Popescu, R. R. Dasari, and M. S. Feld. "Hilbert phase microscopy for investigating fast dynamics in transparent systems. "Optics Letters, 30, 1165-1168 (2005).

[55] G. Popescu, T. Ikeda, C. A. Best, K. Badizadegan, R. R. Dasari, and M. S. Feld. "Erythrocyte structure and dynamics quantified by Hilbert phase microscopy. "Journal of Biomedical Optics Letters, 10, 060503 (2005).

[56] M. Hammer, D. Schweitzer, B. Michel, E. Thamm, and A. Kolb. "Single scattering by red blood cells. "Applied Optics, 37, 7410-7418 (1998).

[57] F. Brochard and J. F. Lennon. "Frequency spectrum of the flicker phenomenon in erythrocytes. "Journal de Physique, 36, 1035-1047 (1975).

[58] A. Zilker, H. Engelhardt, and E. Sackmann. "Dynamic reflection interference contrast (ric-) microscopy—a new method to study surface excitations of cells and to measure membrane bending elastic-moduli. "Journal de Physique, 48, 2139-2151 (1987).

[59] G. Popescu, T. Ikeda, K. Goda, C. A. Best-Popescu, M. Laposata, S. Manley, R. R. Dasari, K. Badizadegan, and M. S. Feld. "Optical

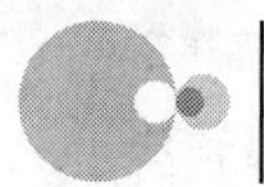



measurement of cell membrane tension." Physical Review Letters, 97, 218101 (2006).

[60] R. W. P. Drever, J. L. Hall, F. V. Kowalski, J. Hough, G. M. Ford, A. J. Munley, and H. Ward. "Laser phase and frequency stabilization using an optical-resonator." Applied Physics B-Photophysics and Laser Chemistry, 31, 97-105 (1983).

[61] N. Lue, W. Choi, G. Popescu, Z. Yaqoob, K. Badizadegan, R. R. Dasari, and M. S. Feld. "Live cell refractometry using Hilbert phase microscopy and confocal reflectance microscopy." Journal of Physical Chemistry A, 113, 13327-13330 (2009).

[62] C. A. Best. Fatty acid ethyl esters and erythrocytes: Metabolism and membrane effects, Ph. D. Thesis, (Northeastern University, Boston, MA, 2005).

[63] N. Lue, G. Popescu, T. Ikeda, R. R. Dasari, K. Badizadegan, and M. S. Feld. "Live cell refractometry using microfluidic devices." Optics Letters, 31, 2759 (2006).

[64] V. Backman, M. B. Wallace, L. T. Perelman, J. T. Arendt, R. Gurjar, M. G. Muller, Q. Zhang, G. Zonios, E. Kline, J. A. McGilligan, S. Shapshay, T. Valdez, K. Badizadegan, J. M. Crawford, M. Fitzmaurice, S. Kabani, H. S. Levin, M. Seiler, R. R. Dasari, I. Itzkan, J. Van Dam, and M. S. Feld. "Detection of preinvasive cancer cells." Nature, 406, 35-36 (2000).

[65] R. Drezek, A. Dunn and R. Richards-Kortum. "Light scattering from cells: finite-difference time-domain simulations and goniometric measurements." Applied Optics, 38, 3651-3661 (1999).

[66] J. R. Mourant, M. Canpolat, C. Brocker, O. Esponda-Ramos, T. M. Johnson, A. Matanock, K. Stetter, and J. P. Freyer. "Light scattering from cells: The contribution of the nucleus and the effects of proliferative status." Journal of Biomedical Optics, 5, 131-137 (2000).

[67] V. V. Tuchin. Tissue optics (SPIE-The International Society for Optical Engineering, 2000).

[68] G. M. Whitesides, E. Ostuni, S. Takayama, X. Jiang, and D. E. Ingber.

"Soft lithography in biology and biochemistry." Annual Review of Biomedical Engineering, 3, 335-373 (2001).

[69] J. S. Maier, S. A. Walker, S. Fantini, M. A. Franceschini, and E. Gratton. "Possible Correlation between blood-glucose concentration and the reduced scattering coefficient of tissues in the nearinfrared." Optics Letters, 19, 2062-2064 (1994).

[70] J. Beuthan, O. Minet, J. Helfmann, M. Herrig, and G. Muller. "The spatial variation of the refractive index in biological cells." Physics in Medicine and Biology, 41, 369-382 (1996).

[71] H. Liu, B. Beauvoit, M. Kimura, and B. Chance. "Dependence of tissue optical properties on solute-induced changes in refractive index and osmolarity." Journal of Biomedical Optics, 1, 200-211 (1996).

[72] Y. K. Park, C. A. Best, T. Kuriabova, M. L. Henle, M. S. Feld, A. J. Levine, and G. Popescu. "Measurement of nonlinear microrheology of red blood cells." Physical Review Letters, (under review).

[73] Y. K. Park, C. A. Best, K. Badizadegan, R. R. Dasari, M. S. Feld, T. Kuriabova, M. L. Henle, A. J. Levine and G. Popescu. "Measurement of red blood cell mechanics during morphological changes." Proc. Nat. Acad. Sci., (2010).

[74] Y. K. Park, C. A. Best, T. Auth, N. Gov, S. A. Safran, G. Popescu, S. Suresh and M. S. Feld. "Metabolic remodeling of the human red blood cell membranes." Proc. Nat. Acad. Sci., 107, 1289 (2010).

[75] Y. Park, M. Diez-Silva, D. Fu, G. Popescu, W. Choi, I. Barman, S. Suresh, and M. S. Feld. "Static and dynamic light scattering of healthy and malaria-parasite invaded red blood cells." Journal of Biomedical Optics, 15, 020506 (2010).

[76] H. F. Ding and G. Popescu. "Instantaneous spatial light interference microscopy." Optics Express, 18, 1569-1575 (2010).

[77] G. Popescu, Y. Park, W. Choi, R. R. Dasari, M. S. Feld, and K. Badizadegan. "Imaging red blood cell dynamics by quantitative phase microscopy." Blood Cells Molecules and Diseases, 41, 10-16 (2008).

[78] Y. K. Park, M. Diez-Silva, G. Popescu, G. Lykotrafitis, W. Choi, M. S. Feld, and S. Suresh. "Refractive index maps and membrane dynamics of human red blood cells parasitized by Plasmodium falciparum." Proc. Nat. Acad. Sci. ,105,13730 (2008).

[79] G. Popescu, Y. K. Park, R. R. Dasari, K. Badizadegan, and M. S. Feld. "Coherence properties of red blood cell membrane motions." Physical Review E,76,031902 (2007).

[80] M. S. Amin, Y. K. Park, N. Lue, R. R. Dasari, K. Badizadegan, M. S. Feld, and G. Popescu. "Microrheology of red blood cell membranes using dynamic scattering microscopy." Optics Express,15,17001 (2007).

[81] G. Popescu, T. Ikeda, R. R. Dasari, and M. S. Feld. "Diffraction phase microscopy for quantifying cell structure and dynamics." Optics Letters, 31,775-777 (2006).

[82] G. Popescu, K. Badizadegan, R. R. Dasari, and M. S. Feld. "Observation of dynamic subdomains in red blood cells." Journal of Biomedical Optics Letters,11,040503 (2006).

[83] Y. K. Park, G. Popescu, K. Badizadegan, R. R. Dasari, and M. S. Feld. "Diffraction phase and fluorescence microscopy." Optics Express, 14, 8263 (2006).

[84] G. Popescu, L. P. Deflores, J. C. Vaughan, K. Badizadegan, H. Iwai, R. R. Dasari, and M. S. Feld. "Fourier phase microscopy for investigation of biological structures and dynamics." Optics Letters,29,2503-2505 (2004).

[85] B. Rappaz, A. Barbul, Y. Emery, R. Korenstein, C. Depeursinge, P. J. Magistretti, and P. Marquet. "Comparative study of human erythrocytes by digital holographic microscopy, confocal microscopy, and impedance volume analyzer." Cytometry Part A,73A,895-903 (2008).

[86] D. Boal. Mechanics of the cell (Cambridge University Press,2002).

[87] R. M. Hochmuth and R. E. Waugh. "Erythrocyte membrane elasticity and viscocity." Annual Review of Physiology. 49,209-219 (1987).

[88] R. Lipowsky. "The conformation of membranes." Nature, 349, 475-481

(1991).

[89] E. Sackmann. " Supported membranes: Scientific and practical applications. "Science,271,43-48 (1996).

[90] N. Gov, A. G. Zilman, and S. Safran. "Cytoskeleton confinement and tension of red blood cell membranes. " Physical Review Letters, 90, 228101 (2003).

[91] N. Gov. "Membrane undulations driven by force fluctuations of active proteins. "Physical Review Letters,93,268104 (2004).

[92] N. S. Gov and S. A. Safran. "Red blood cell membrane fluctuations and shape controlled by ATP-induced cytoskeletal defects. " Biophysics Journal,88,1859-1874 (2005).

[93] R. Lipowski and M. Girardet. "Shape fluctuations of polymerized or solidlike membranes. "Physical Review Letters,65,2893-2896 (1990).

[94] K. Zeman,E. H. and E. Sackman. Eur. Biophys. J. ,18,203 (1990).

[95] A. Zilker,M. Ziegler and E. Sackmann. "Spectral-analysis of erythrocyte flickering in the 0. 3-4-Mu-M-1 regime by microinterferometry combined with fast image-processing. " Physics Review A,46,7998-8002 (1992).

[96] H. Strey,M. Peterson,and E. Sackmann. "Measurement of erythrocyte membrane elasticity by flicker eigenmode decomposition. " Biophysics Journal,69,478-488 (1995).

[97] D. E. Discher,N. Mohandas,and E. A. Evans. "Molecular maps of red cell deformation: Hidden elasticity and in situ connectivity. "Science, 266,1032-1035 (1994).

[98] R. M. Hochmuth,P. R. Worthy,and E. A. Evans. "Red cell extensional recovery and the determination of membrane viscosity. " Biophysics Journal,26,101-114 (1979).

[99] H. Engelhardt and E. Sackmann. "On the measurement of shear elastic moduli and viscosities of erythrocyte plasma membranes by transient deformation in high frequency electric fields. "Biophysics Journal, 54, 495-508 (1988).

[100] H. Engelhardt, H. Gaub, and E. Sackmann, "Viscoelastic properties of erythrocyte membranes in high-frequency electric fields." Nature, 307, 378-380 (1984).

[101] S. Suresh, J. Spatz, J. P. Mills, A. Micoulet, M. Dao, C. T. Lim, M. Beil, and T. Seufferlein. "Connections between single-cell biomechanics and human disease states: gastrointestinal cancer and malaria." Acta Biomaterialia, 1, 15-30 (2005).

[102] Y. Kaizuka and J. T. Groves. "Hydrodynamic damping of membrane thermal fluctuations near surfaces imaged by fluorescence interference microscopy." Physics Review Letters, 96, 118101 (2006).

[103] A. Zidovska and E. Sackmann. "Brownian motion of nucleated cell envelopes impedes adhesion." Physics Review Letters, 96, 048103 (2006).

[104] H. W. G. Lim, M. Wortis, and R. Mukhopadhyay. "Stomatocyte-discocyte-echinocyte sequence of the human red blood cell: Evidence for the bilayer-couple hypothesis from membrane mechanics. Proc. Nat. Acad. Sci. 99, 16766-16769 (2002).

[105] C. A. Best, J. E. Cluette-Brown, M. Teruya, A. Teruya, and M. Laposata. "Red blood cell fatty acid ethyl esters: A significant component of fatty acid ethyl esters in the blood." Journal of Lipid Ressearch, 44, 612-620 (2003).

[106] N. Gov, A. Zilman and S. Safran. "Cytoskeleton confinement of red blood cell membrane fluctuations." Biophysics Journal, 84, 486A-486A (2003).

[107] T. Kuriabova and A. J. Levine. "Nanorheology of viscoelastic shells: Applications to viral capsids." Physical Review E, 77, -(2008).

[108] N. Lue, J. Bewersdorf, M. D. Lessard, K. Badizadegan, K. Dasari, M. S. Feld, and G. Popescu. "Tissue refractometry using Hilbert phase microscopy." Optics Letters, 32, 3522 (2007).

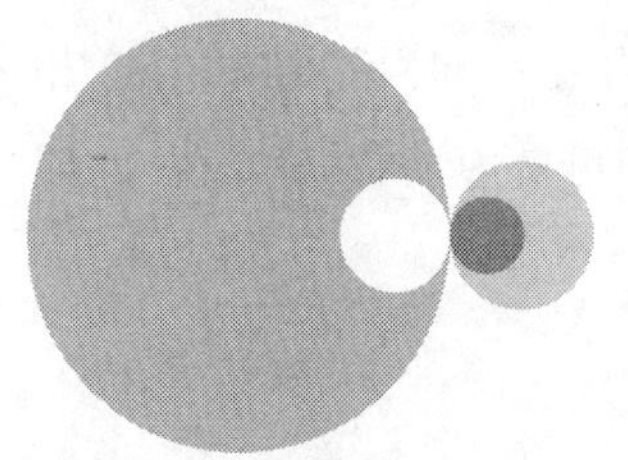

# 第 10 章 相移方法

相移干涉测量法在计量学中已经使用了数十年(见参考文献[1]~[57])。当然该原理最近才在 QPI 方法上得以实现[58]~[72]。相移 QPI 的原理已经在 8.2 节讨论过了。相移法相对于离轴法的主要优点是通过简单的数学运算,即可全面减少空间噪声的减法和除法,就能获得定量化的相位图。在本章中,我们介绍了两种已在生物研究中证明了其性能的相移 QPI 方法:自动相移数字记录干涉显微成像术和光学正交显微成像术(optical quadrature microscopy, OQM)。

## 10.1 自动相移数字记录干涉显微镜(DRIMAPS)

伦敦国王学院的 Graham Dunn 小组很早就采用 QPI 进行了深入的细胞生物学研究(见参考文献[62][63][71]~[75])。下面讨论 DRIMAPS 的原理和用该方法在细胞生物学中获得的主要成果。

### 10.1.1 原理

1995 年,Zicha 和 Dunn 发表了《An Image-Processing System For Cell Behavior Studies In Subconfluent Cultures》[71]。自动相移数字记录干涉显微

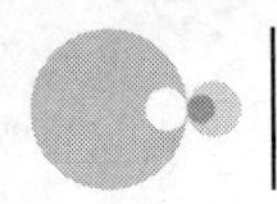



镜（Digitally Recorded Interference Microscopy with Automatic Phase Shifting,DRI MAPS)是在已有的 Horn 显微镜上实现的相移 QPI 方法。图 10.1 展示了这个实验装置。参考文献[74]介绍了使用显微镜以获得优化性能的具体细节。简单地说,照明光由分束器分成两路,以形成马赫-泽德干涉仪。参考臂包含一个样本补偿器(“虚拟样本”),使得干涉仪两臂是光学相似的。在探测器之前,两个光束经由第二个分束器重新组合在一起。增加的 π/2 相移由水平滑动光楔来实现。如同在典型的相移干涉测量中一样,由记录的四幅强度图像,可获得定量的相位图像(见第 8.2 节)。

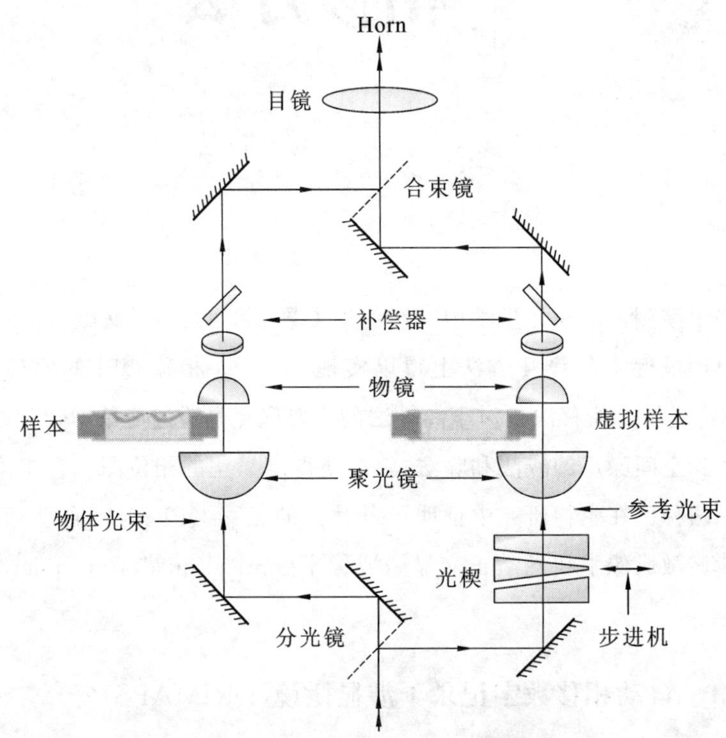


图 10.1　在 Horn 显微镜上实现的 DRIMAPS 系统

$$\phi(x,y)=\arg[I(x,y;0)-I(x,y;\pi),I(x,y;3\pi/2)-I(x,y;\pi/2)] \tag{10.1}$$

### 10.1.2　进一步发展

同一研究小组在另一不同的显微平台——Jamin-Lebedeff 显微镜上,采用了相似的 QPI 方法,如图 10.2 所示[73]。相对于 Horn 显微镜的主要区别是，在 Jamin-Lebedeff 显微镜中干涉仪的两条光路通过偏振光学器件进行分离(详细描述见参见文献[74])。因此，照明场经偏振分光器分成两束，以致所得光场具有正交偏振。该相移是通过控制检偏器相对于半波片(图 10.2 中的 λ/2)的旋转角来实现的。这个装置的主要特征是其稳定性。然而，如果样品存在双折射，则会表现出缺陷[74]。注意，当讨论使用 OCT 的微分相衬时，也会遇到类似的限制(见 7.5.1 节)。

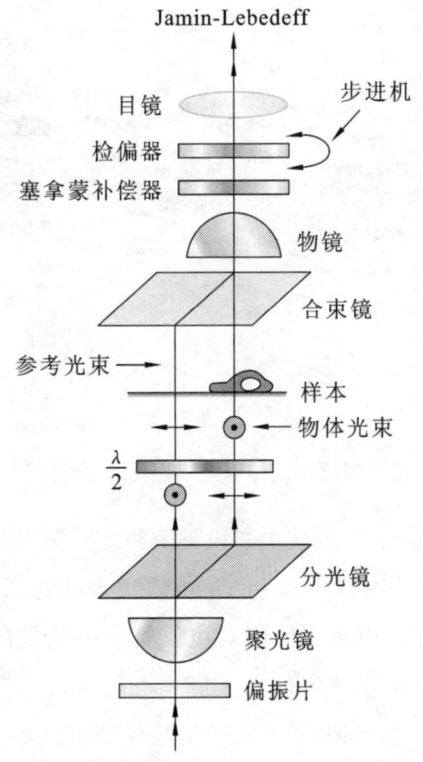


图 10.2　在 Jamin-Lebedeff 显微镜上实现的 DRIMAPS 系统。马赫-泽德干涉仪是通过偏振光学得到的

在干涉显微成像术的初期，人们就已了解到活细胞的相位图和它的非水或干物质含量之间有线性关系(见参考文献[77][78]中的 Barer 和 Davies 开拓性的工作，以及 11.1.3 节和 15.2.1 节中更深入的讨论)。大部分涉及 DRIMAPS 的生物研究用这个原理来得到培养细胞的干物质图("干图")。DRIMAPS 系统的这些应用综述如下。

### 10.1.3 应用

1995 年，Dunn 和 Zicha 应用 DRIMAPS 来研究"成纤维细胞扩散动力学"[63]。图 10.3 展示了培养 7 天的原代细胞的干物质量与时间的关系曲线。鸡心成纤维细胞的这些测量显示其干物质量单调递增[63]。与部分增长轨迹相关的噪声是由于细胞快速运动引起的测量误差造成的。踪迹上较大的尖峰和下降是由于细胞与碎片碰撞或附着在基底上残留的小碎片造成的。

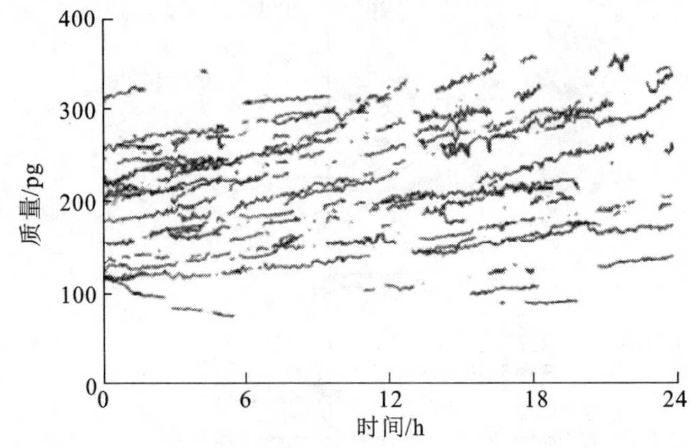


图 10.3 小鸡纤维细胞培养中干物质量与时间的关系曲线

QPI 数据提供了关于细胞质量与投影面积之间关系的重要信息。图 10.4 展示了这些测量结果，其中 Dunn 和 Zicha 发现面积与质量比有明确的上限，为 7～8 $\mu m^2/pg$。注意，该垂直轨迹对应于有丝分裂期间聚集的细胞。作者指出，子细胞质量的比例不一定是 1，实际中可高达 1.35。值得强调的是，QPI 或许是目前可以定量、动态、非侵入式产生这样的生长数据的唯一方法。我们将在 11.1.3 节、12.2.3 节和 15.1 节再次重叙 QPI 方法用于研究细胞生长的重要性。

DRIMAPS 也用于研究细胞边缘的动态波动，该应用中相位测量提供了突起和缩回率的定量信息[75]。1999 年，DRIMAPS 被用于定量研究 1 型转化生长因子-β(transforming growth factor-beta，TGF-$\beta_1$)对细胞运动的影响[72]。这些测量如图 10.5 所示。在 30 min 后获取的图像上，用白色的曲线标出了 0 min 时的细胞轮廓。在 30 min 的时间间隔里，TGF-$\beta_1$ 处理过的细胞移动了 26 $\mu$m 的距离，而对照组细胞只移动了 7 $\mu$m。伪彩标尺表示质量密度，并且可

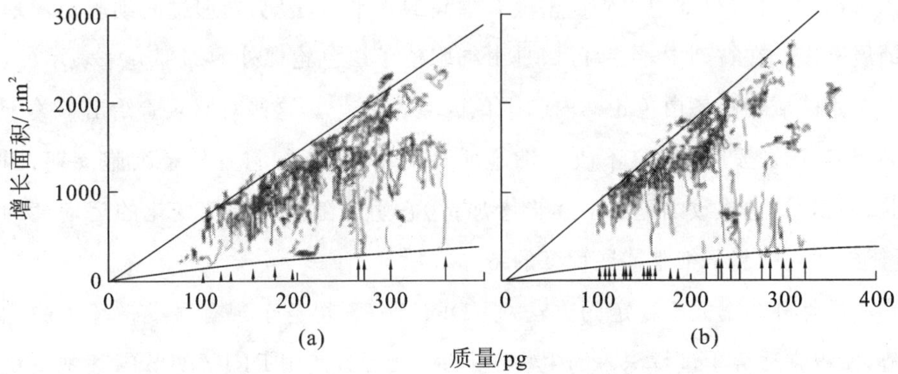


图 10.4　(a)、(b)分别为 7 天和 8 天细胞的增长面积($\mu m^2$)和干物质量(pg)的轨迹。在每个图中的直斜线表示每单位质量对应扩散的近似上限，即 7.2 $\mu m^2$/pg(见图(a))和 8.8 $\mu m^2$/pg(见图(b))。每个图中下方的曲线是对于密度 0.07 pg/$mm^3$ 的球来说，作为质量函数的赤道截面积。长箭头和短箭头分别表示细胞在胞质分裂前后 1 h 内测量的质量

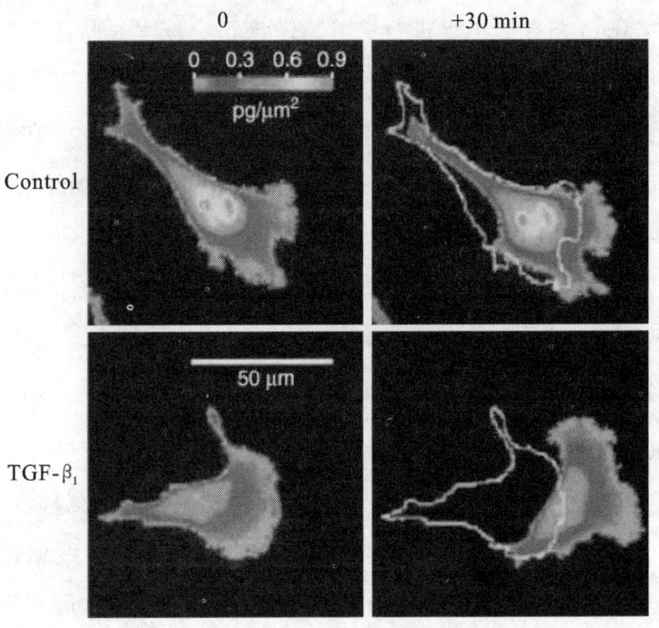


图 10.5　DRIMAPS 记录证实 30 min 内细胞的位移

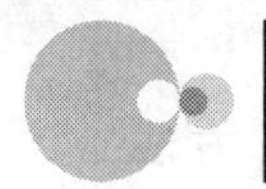



以看出，在对照组细胞中质量密度有更高的水平，这表明处理过的细胞更薄地铺展开来。在右列中，突起区域是由细胞位于白色轮廓外的那部分来表示的，而缩回区域则由各白色轮廓内的黑色区域表示[72]。这些对照实验给出了关于 TGF-$\beta_1$ 的新发现：①它不改变细胞质量的增加率；②它延长了细胞周期，因此，根据①，这导致细胞大小逐步增加；③它引起随细胞周期变化的运动性的增强；④它引起了细胞铺展程度的增加。

虽然并非本质上稳定的方法，但 DRIMAPS 得益于现有显微镜环境的优势，使得它适合于进行深入的生物学研究。因此，使用 DRIMAPS 的细胞生物学研究，把 Barer 和 Davies（见参考文献[77][78]）创立的定量成像概念带到了一个全新的水平。

## 10.2 光学正交显微成像术(OQM)

### 10.2.1 原理

光学正交显微成像术由美国东北大学开发，其生物应用研究主要由 Charles DiMarzio 领导的小组进行[79]~[88]。该正交技术是从激光雷达借鉴过来的，它被用来确定多普勒速度的正负[88]。如图 10.6 所示，其原理依赖于在马赫-泽德干涉仪中采用偏振波片增加两个场之间的相移[87]。在参考臂中的四分之一波片把初始线性偏振光转换为圆偏振光。将两个场经第二分束器的组合后，检偏器通过旋转可控的角度达到所需的相移差。因此，通过正交（即 $\pi/2$ 反相）的两次测量，可获得感兴趣相位图像的余弦和正弦分量。如果再分别测量参考光束和样品光束的强度，就可唯一地获得相位信息[87]。

### 10.2.2 进一步发展

这一原理后来被推广到同时产生所有四个需要的相移，即 $0$、$\pi/2$、$\pi$ 和 $3\pi/2$，从而消除了对独立的强度测量的需求。用四个相机同时进行测量，如图 10.7 所示（这一 OQM 实验装置更详细的描述见参考文献[79]）。线偏振氦氖激光被耦合到单模光纤并准直。非偏振分束器把光分成迈克尔逊干涉仪的参考光和样品光。干涉仪的样品臂包含一个现成的显微镜，它有自己的照明装置（卤素灯），可提供明场和 DIC 图像。通过另外一个非偏振分束器把样品

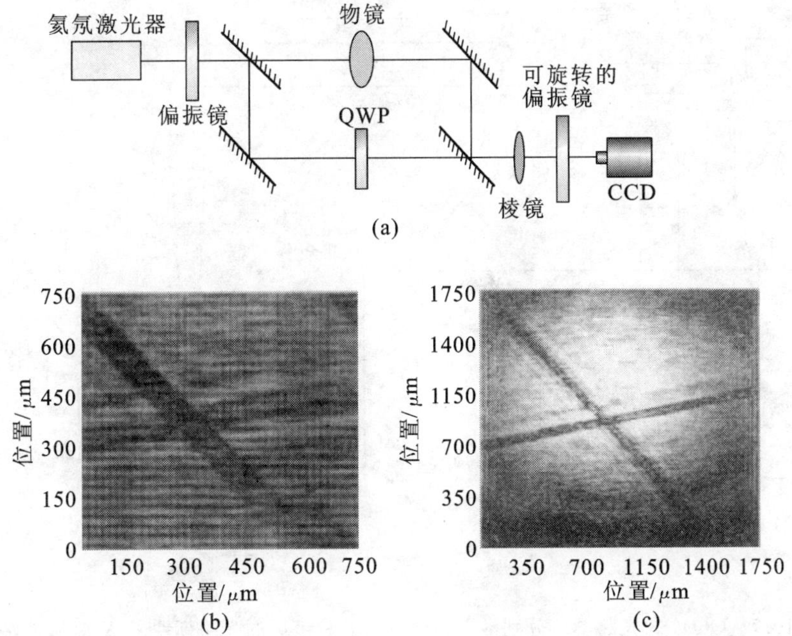


图 10.6 (a)正交干涉仪;(b)、(c)间隔为 6 mm 的两根交叉头发的重建图像,每根头发直径为 80 mm。(b)像距设为 4.5 mm,前面的头发在焦点处。(c)像距为 10.4 mm,背面的头发在焦点处。注意图像比例的变化,这符合距离成像面越远,视场越大

场和参考场重新组合起来。参考场穿过一个透镜,用于引入与样品场匹配的波前曲率。重要的是,参考场穿过四分之一波片,再次将场从线偏振变换成圆偏振。

注意,干涉仪输出的两个场相位相差 $\pi/2$,这样使得总能量是守恒的(实质上能量守恒可从三角函数关系 $\sin^2 x+\cos^2 x=1$ 证明)。因此,这两个偏振光分束器产生四个输出强度分布,分别对应普通相移干涉测量仪的四帧(见 8.2 节),

$$I_n=|U_R|^2+|U_S|^2+2|U_R\cdot U_S|\cdot\cos(\phi+n\pi/2) \tag{10.2}$$

式中:$U_R$ 和 $U_S$ 分别是参考和样品场;$n=0,1,2,3$。

参考文献[79]进行了全面的 SNR 分析,包含激光波动对应的噪声项、马赫-泽德干涉仪各路径上的像差、光束分离器和 CCD 相机的缺陷等的影响。

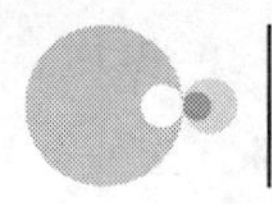



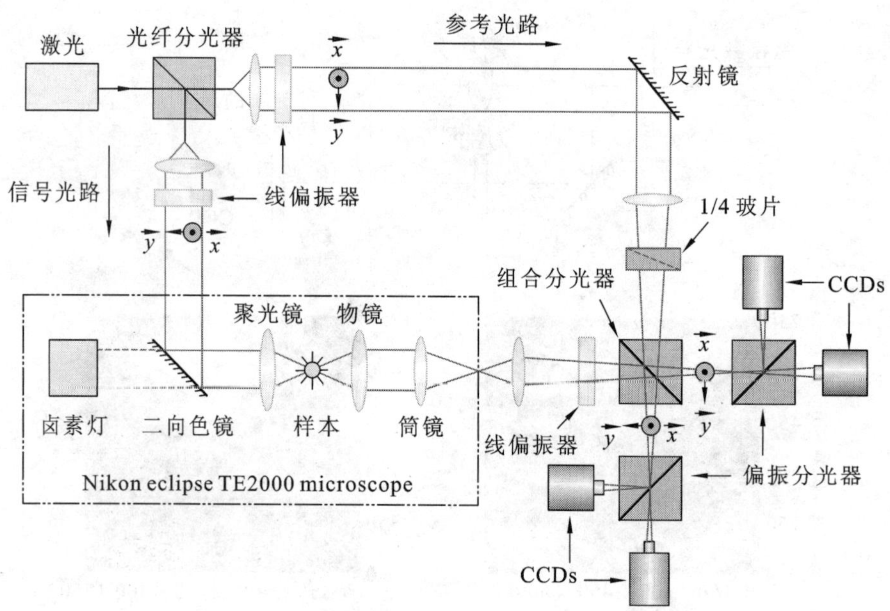


图 10.7　OQM 的光路图。分别沿干涉仪各臂及重组后的光路标明了 $X$ 轴和 $Y$ 轴方向。未标记的透镜是单镜头

当然，这种布局要求对所有四个 CCD 记录的图像进行完美的配准，即记录的图像以亚像素精度重叠，这是一个难度很高的任务[82]。尽管如此，相比于典型的相移干涉测量仪，OQM 能够同时测量所需的四帧图像，潜在地提供了高采集速率。OQM 的主要生物应用说明如下。

### 10.2.3　应用

OQM 有趣的应用之一是在胚胎中计算细胞的数目[81][85]。胚胎在植入前的细胞数量与胚胎的健康和发育直接相关[84]。2007 年，Newmark 等用 OQM 无创地计算了小鼠胚胎在植入前的细胞数量。图 10.8 说明了利用相位相减法(phase subtraction method，PSM)从数字图像中分割并逐一减去单个细胞的过程。此方法利用了由多路复用 OQM 和 DIC 显微成像术获得的多模成像能力，详细描述见参考文献[84]。

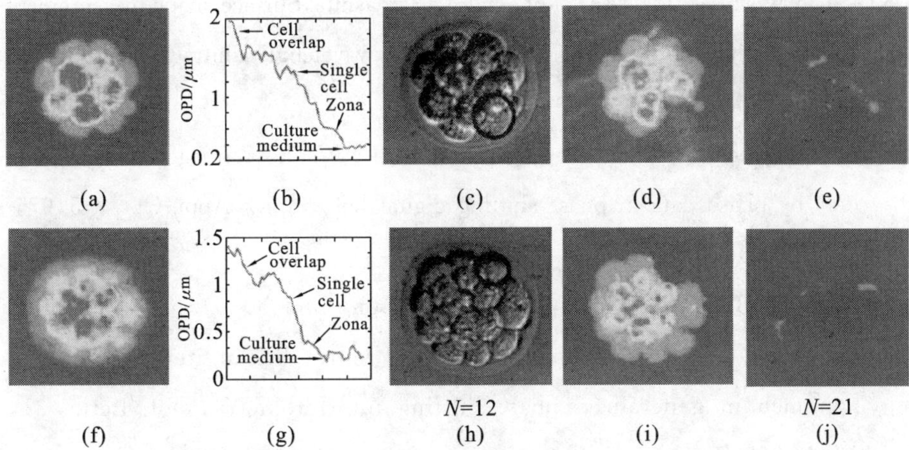


图 10.8 使用相位相减法 PSM 计算胚胎中细胞的数目。图像(a)～(e)来自 12 个细胞的胚胎,图像(f)～(j)来自 21 个细胞的胚胎。在 OQM 图像(a)和(f)上对单个细胞画线,以生成沿所述线的距离对光程差(optical pathlength deviation, OPD)的图(见图(b)、(g))。该图联合 DIC 图像以生成细胞(c)和(h)的椭圆边界。随后椭圆被用来从 OQM 图像(d)和(i)中减去细胞。在该过程结束时,极体是在 OQM 图像(e)和(j)中仅剩的细胞。通过使用 PSM,求得的细胞数目如图中所注

## 参 考 文 献

[1] X. Zhang, E. Y. Lam and T. C. Poon, Reconstruction of sectional images in holography using inverse imaging, Optics Express, 16, 17215-17226 (2008).

[2] K. Yamamoto, Y. Sugawara, M. R. McCartney and D. J. Smith, Phaseshifting electron holography for atomic image reconstruction, J Electron Microsc (Tokyo), 59, S81-S88 (2010).

[3] T. Zhang and I. Yamaguchi, Three-dimensional microscopy with phase-shifting digital holography, Opt. Lett., 23, 1221-1223 (1998).

[4] I. Yamaguchi and T. Zhang, Phase-shifting digital holography, Opt. Lett., 22, 1268-1270 (1997).

[5] I. Yamaguchi, T. Ida, M. Yokota and K. Yamashita, Surface shape measurement by phase-shifting digital holography with a wavelength shift, Applied Optics, 45, 7610-7616 (2006).

[6] I. Yamaguchi, K. Yamamoto, G. A. Mills and M. Yokota, Image reconstruction only by phase data in phase-shifting digital holography, Appl. Opt., 45, 975-983 (2006).

[7] X. F. Xu, L. Z. Cai, X. F. Meng, G. Y. Dong and X. X. Shen, Fast blind extraction of arbitrary unknown phase shifts by an iterative tangent approach in generalized phase-shifting interferometry, Opt. Lett., 31, 1966-1968 (2006).

[8] N. Warnasooriya and M. K. Kim, LED-based multi-wavelength phase imaging interference microscopy, Optics Express, 15, 9239-9247 (2007).

[9] K. Wang, Z. H. Ding, Y. Zeng, J. Meng and M. H. Chen, Sinusoidal BM method based spectral domain optical coherence tomography for the elimination of complex-conjugate artifact, Optics Express, 17, 16820-16833 (2009).

[10] X. G. Wang, D. M. Zhao, F. Jing and X. F. Wei, Information synthesis (complex amplitude addition and subtraction) and encryption with digital holography and virtual optics, Opt. Exp., 14, 1476-1486 (2006).

[11] H. H. Wahba and T. Kreis, Characterization of graded index optical fibers by digital holographic interferometry, Applied Optics, 48, 1573-1582 (2009).

[12] P. H. Tomlins and R. K. Wang, Simultaneous analysis of refractive index and physical thickness by Fourier domain optical coherence tomography, IEE Proceedings-Optoelectronics, 153, 222-228 (2006).

[13] S. Tamano, Y. Hayasaki and N. Nishida, Phase-shifting digital holography with a low-coherence light source for reconstruction of a digital relief object hidden behind a light-scattering medium, Appl. Opt., 45, 953-959 (2006).

[14] A. Stern and B. Javidi, Space-bandwith conditions for efficient phase-

shifting digital holographic microscopy, Journal of the Optical Society of America a-Optics Image Science and Vision, 25, 736-741 (2008).

[15] M. D. Stenner and M. A. Neifeld, Motion compensation and noise tolerance in phase-shifting digital in-line holography, Opt. Exp., 14, 4286-4299 (2006).

[16] G. Situ, J. P. Ryle, U. Gopinathan and J. T. Sheridan, Generalized in-line digital holographic technique based on intensity measurements at two different planes, Applied Optics, 47, 711-717 (2008).

[17] H. Sasaki, K. Yamamoto, T. Hirayama, S. Ootomo, T. Matsuda, F. Iwase, R. Nakasaki and H. Ishii, Mapping of dopant concentration in a GaAs semiconductor by off-axis phase-shifting electron holography, Applied Physics Letters, 89, (2006).

[18] M. V. Sarunic, B. E. Applegate and J. A. Izatt, Real-time quadrature projection complex conjugate resolved Fourier domain optical coherence tomography, Optics Letters, 31, 2426-2428 (2006).

[19] V. Lauer, New approach to optical diffraction tomography yielding a vector equation of diffraction tomography and a novel tomographic microscope, Journal of Microscopy-Oxford, 205, 165-176 (2002).

[20] J. T. Oh and B. M. Kim, Artifact removal in complex frequency domain optical coherence tomography with an iterative leastsquares phase-shifting algorithm, Applied Optics, 45, 4157-4164 (2006).

[21] N. A. Ochoa, M. Mora-Gonzalez and F. M. Santoyo, Flatness measurement by a grazing Ronchi test, Optics Express, 11, 2177-2182 (2003).

[22] M. B. North-Morris, J. VanDelden and J. C. Wyant, Phase-shifting birefringent scatterplate interferometer, Applied Optics, 41, 668-677 (2002).

[23] T. Nomura, S. Murata, E. Nitanai and T. Numata, Phase-shifting digital holography with a phase difference between orthogonal polarizations, Appl. Opt., 45, 4873-4877 (2006).

[24] R. M. Neal and J. C. Wyant, Polarization phase-shifting pointdiffraction interferometer, Applied Optics, 45, 3463-3476 (2006).

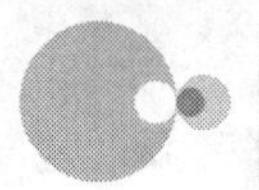



[25] G. A. Mills and I. Yamaguchi, Effects of quantization in phaseshifting digital holography, Appl. Opt., 44, 1216-1225 (2005).

[26] X. F. Meng, L. Z. Cai, X. F. Xu, X. L. Yang, X. X. Shen, G. Y. Dong and Y. R. Wang, Two-step phase-shifting interferometry and its application in image encryption, Opt. Lett., 31, 1414-1416 (2006).

[27] L. Martinez-Leon, M. Araiza, B. Javidi, P. Andres, V. Climent, J. Lancis and E. Tajahuerce, Single-shot digital holography by use of the fractional Talbot effect, Optics Express, 17, 12900-12909 (2009).

[28] X. X. Lu, Y. M. Zhang, L. Y. Zhong, Y. L. Luo and C. L. She, Fourier algorithm method for reconstruction of large-aperture digital holograms based on phase compensation, Opt. Lett., 29, 614-616 (2004).

[29] J. P. Liu and T. C. Poon, Two-step-only quadrature phase-shifting digital holography, Optics Letters, 34, 250-252 (2009).

[30] R. A. Leitgeb, R. Michaely, T. Lasser and S. C. Sekhar, Complex ambiguity-free Fourier domain optical coherence tomography through transverse scanning, Optics Letters, 32, 3453-3455 (2007).

[31] H. H. Lee, J. H. You and S. H. Park, Phase-shifting lateral shearing interferometer with two pairs of wedge plates, Optics Letters, 28, 2243-2245 (2003).

[32] E. S. Lee, J. Y. Lee and Y. S. Yoo, Nonlinear optical interference of two successive coherent anti-Stokes Raman scattering signals for biological imaging applications, Journal of Biomedical Optics, 12, 024010 (2007).

[33] G. M. Lai, Q. X. Ru, K. Aoyama and A. Tonomura, Electron-Wave Phase-Shifting Interferometry in Transmission Electron-Microscopy, Journal of Applied Physics, 76, 39-45 (1994).

[34] K. Khare and N. George, Direct coarse sampling of electronic holograms, Opt. Lett., 28, 1004-1006 (2003).

[35] J. W. Kang and C. K. Hong, Phase-contrast microscopy by in-line phase-shifting digital holography: shape measurement of a titanium pattern

with nanometer axial resolution, Optical Engineering, 46, 040506 (2007).

[36] T. Kakue, Y. Moritani, K. Ito, Y. Shimozato, Y. Awatsuji, K. Nishio, S. Ura, T. Kubota and O. Matoba, Image quality improvement of parallel four-step phase-shifting digital holography by using the algorithm of parallel two-step phase-shifting digital holography, Optics Express, 18, 9555-9560 (2010).

[37] B. Javidi and D. Kim, Three-dimensional-object recognition by use of single-exposure on-axis digital holography, Opt. Lett., 30, 236-238 (2005).

[38] M. Z. He, L. Z. Cai, Q. Liu and X. L. Yang, Phase-only encryption and watermarking based on phase-shifting interferometry, Applied Optics, 44, 2600-2606 (2005).

[39] P. Y. Guo and A. J. Devaney, Digital microscopy using phaseshifting digital holography with two reference waves, Opt. Lett., 29, 857-859 (2004).

[40] C. S. Guo, Z. Y. Rong, H. T. Wang, Y. R. Wang and L. Z. Cai, Phaseshifting with computer-generated holograms written on a spatial light modulator, Appl. Opt., 42, 6975-6979 (2003).

[41] M. Guizar-Sicairos and J. R. Fienup, Measurement of coherent x-ray focused beams by phase retrieval with transverse translation diversity, Optics Express, 17, 2670-2685 (2009).

[42] M. Gross, M. Atlan and E. Absil, Noise and aliases in off-axis and phase-shifting holography, Applied Optics, 47, 1757-1766 (2008).

[43] L. Granero, V. Mico, Z. Zalevsky and J. Garcia, Superresolution imaging method using phase-shifting digital lensless Fourier holography, Optics Express, 17, 15008-15022 (2009).

[44] B. Gombkoto, A. Kornis, Z. Fuzessy, M. Kiss and P. Kovacs, Difference displacement measurement by digital holography by use of simulated

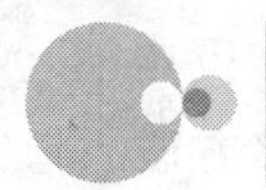


wave fronts, Appl. Opt., 43, 1621-1624 (2004).

[45] S. Gioux, A. Mazhar, D. J. Cuccia, A. J. Durkin, B. J. Tromberg and J. V. Frangioni, Three-dimensional surface profile intensity correction for spatially modulated imaging, Journal of Biomedical Optics, 14, 034045 (2009).

[46] E. Darakis and J. J. Soraghan, Compression of interference patterns with application to phase-shifting digital holography, Appl. Opt., 45, 2437-2443 (2006).

[47] H. C. Cheng, J. F. Huang, Y. C. Liu, C. W. Chang and Y. T. Chang, Group-delay-based phase-shifting method for Fourier domain optical coherence tomography, Optical Engineering, 48, 075004 (2009).

[48] L. Z. Cai, Q. Liu, Y. R. Wang, X. F. Meng and M. Z. He, Experimental demonstrations of the digital correction of complex wave errors caused by arbitrary phase-shift errors in phase-shifting interferometry, Appl. Opt., 45, 1193-1202 (2006).

[49] L. Z. Cai, M. Z. He, Q. Liu and X. L. Yang, Digital image encryption and watermarking by phase-shifting interferometry, Applied Optics, 43, 3078-3084 (2004).

[50] L. Z. Cai, M. Z. He and Q. Liu, Correction of wave-front errors caused by the slight tilt of a reference beam in phase-shifting interferometry, Appl. Opt., 43, 3466-3471 (2004).

[51] L. Z. Cai, Q. Liu and X. L. Yang, Phase-shift extraction and wavefront reconstruction in phase-shifting interferometry with arbitrary phase steps, Optics Letters, 28, 1808-1810 (2003).

[52] Y. Bitou, Digital phase-shifting interferometer with an electrically addressed liquid-crystal spatial light modulator, Optics Letters, 28, 1576-1578 (2003).

[53] Y. Bitou, Two-wavelength phase-shifting interferometry with a superimposed grating displayed on an electrically addressed spatial light modulator, Applied Optics, 44, 1577-1581 (2005).

[54] Y. Bitou, H. Inaba, F. L. Hong, T. Takatsuji and A. Onae, Phaseshifting interferometry with equal phase steps by use of a frequencytunable diode laser and a Fabry-Perot cavity, Applied Optics, 44, 5403-5407 (2005).

[55] Y. Awatsuji, T. Koyama, T. Tahara, K. Ito, Y. Shimozato, A. Kaneko, K. Nishio, S. Ura, T. Kubota and O. Matoba, Parallel opticalpathlength-shifting digital holography, Applied Optics, 48, H160-H167 (2009).

[56] Y. Awatsuji, T. Tahara, A. Kaneko, T. Koyama, K. Nishio, S. Ura, T. Kubota and O. Matoba, Parallel two-step phase-shifting digital holography, Applied Optics, 47, D183-D189 (2008).

[57] Y. Awatsuji, A. Fujii, T. Kubota and O. Matoba, Parallel three-step phase-shifting digital holography, Appl. Opt., 45, 2995-3002 (2006).

[58] Y. Awatsuji, M. Sasada, A. Fujii and T. Kubota, Scheme to improve the reconstructed image in parallel quasi-phase-shifting digital holography, Appl. Opt., 45, 968-974 (2006).

[59] K. J. Chalut, W. J. Brown and A. Wax, Quantitative phase microscopy with asynchronous digital holography, Optics Express, 15, 3047-3052 (2007).

[60] W. Chen, C. Quan, C. J. Tay and Y. Fu, Quantitative detection and compensation of phase-shifting error in two-step phase-shifting digital holography, Optics Communications, 282, 2800-2805 (2009).

[61] W. Choi, C. Fang-Yen, K. Badizadegan, S. Oh, N. Lue, R. R. Dasari and M. S. Feld, Tomographic phase microscopy, Nature Methods, 4, 717-719 (2007).

[62] G. A. Dunn and D. Zicha, Phase-shifting interference microscopy applied to the analysis of cell behaviour, Symp Soc Exp Biol, 47, 91-106 (1993).

[63] G. A. Dunn and D. Zicha, Dynamics Of Fibroblast Spreading, J. Cell Sci., 108, 1239-1249 (1995).

[64] H. Iwai, C. Fang-Yen, G. Popescu, A. Wax, K. Badizadegan, R. R. Dasari

and M. S. Feld, Quantitative phase imaging using actively stabilized phase-shifting low-coherence interferometry, Opt Lett, 29, 2399-2401 (2004).

[65] V. Mico, Z. Zalevsky and J. Garcia, Common-path phase-shifting digital holographic microscopy: A way to quantitative phase imaging and superresolution, Optics Communications, 281, 4273-4281 (2008).

[66] M. Peckham, C. Wells, P. Taylor-Harris, D. Coles, D. Zicha and G. A. Dunn, Using molecular genetics as a tool in understanding crawling cell locomotion in myoblasts, Biochemical Society Symposium, 65, 281-299 (1999).

[67] C. Remmersmann, S. Sturwald, B. Kemper, P. Langehanenberg and G. von Bally, Phase noise optimization in temporal phase-shifting digital holography with partial coherence light sources and its application in quantitative cell imaging, Applied Optics, 48, 1463-1472 (2009).

[68] N. T. Shaked, T. M. Newpher, M. D. Ehlers and A. Wax, Parallel onaxis holographic phase microscopy of biological cells and unicellular microorganism dynamics, Applied Optics, 49, 2872-2878 (2010).

[69] N. T. Shaked, Y. Z. Zhu, M. T. Rinehart and A. Wax, Two-step-only phase-shifting interferometry with optimized detector bandwidth for microscopy of live cells, Optics Express, 17, 15585-15591 (2009).

[70] N. Warnasooriya and M. Kim, Quantitative phase imaging using three-wavelength optical phase unwrapping, Journal of Modern Optics, 56, 67-74 (2009).

[71] D. Zicha and G. A. Dunn, An Image-Processing System For Cell Behavior Studies In Subconfluent Cultures, J. Microscopy, 179, 11-21 (1995).

[72] D. Zicha, E. Genot, G. A. Dunn and I. M. Kramer, TGF beta 1 induces a cell-cycle-dependent increase in motility of epithelial cells, J. Cell Sci., 112, 447-454 (1999).

[73] A. F. Brown and G. A. Dunn, Microinterferometry Of The Movement Of

Dry-Matter In Fibroblasts, J. Cell Sci., 92, 379-389 (1989).

[74] G. A. Dunn and D. Zicha, inCell Biology: A Laboratory Handbook, Celis, J. E., ed.), (Academic press, San Diego, CA, 1998).

[75] G. A. Dunn, D. Zicha and P. E. Fraylich, Rapid, microtubuledependent fluctuations of the cell margin, J. Cell Sci., 110, 3091-3098 (1997).

[76] J. P. Heath and G. A. Dunn, Cell to substratum contacts of chick fibroblasts and their relation to the microfilament system. A correlated interference-reflexion and high-voltage electronmicroscope study, J Cell Sci, 29, 197-212 (1978).

[77] R. Barer, Interference microscopy and mass determination, Nature, 169, 366-367 (1952).

[78] H. G. Davies and M. H. Wilkins, Interference microscopy and mass determination, Nature, 169, 541 (1952).

[79] W. C. Warger and C. A. DiMarzio, Computational signal-to-noise ratio analysis for optical quadrature microscopy, Optics Express, 17, 2400-2422 (2009).

[80] H. Sierra, C. A. DiMarzio and D. H. Brooks, Modeling phase microscopy of transparent three-dimensional objects: a product-ofconvolutions approach, Journal of the Optical Society of America a-Optics Image Science and Vision, 26, 1268-1276 (2009).

[81] W. C. Warger, J. A. Newmark, C. M. Warner and C. A. DiMarzio, Phase-subtraction cell-counting method for live mouse embryos beyond the eight-cell stage, Journal of Biomedical Optics, 13, 034005-1 (2008).

[82] C. L. Tsai, W. C. Warger, G. S. Laevsky and C. A. Dimarzio, Alignment with sub-pixel accuracy for images of multi-modality microscopes using automatic calibration, Journal of Microscopy-Oxford, 232, 164-176 (2008).

[83] W. S. Rockward, A. L. Thomas, B. Zhao and C. A. DiMarzio, Quantitative phase measurements using optical quadrature microscopy, Applied Optics, 47,

1684-1696 (2008).

[84] W. C. Warger, G. S. Laevsky, D. J. Townsend, M. Rajadhyaksha and C. A. DiMarzio, Multimodal optical microscope for detecting viability of mouse embryos in vitro, Journal of Biomedical Optics, 12, 044006 (2007).

[85] J. A. Newmark, W. C. Warger, C. Chang, G. E. Herrera, D. H. Brooks, C. A. DiMarzio and C. M. Warner, Determination of the number of cells in preimplantation embryos by using noninvasive optical quadrature microscopy in conjunction with differential interference contrast microscopy, Microscopy and Microanalysis, 13, 118-127 (2007).

[86] J. A. Newmark, D. J. Townsend, G. E. Herrera, C. A. DiMarzio and C. M. Warner, New imaging techniques for the evaluation of the health and viability of preimplantation embryos. , Biology of Reproduction, 68, 251-252 (2003).

[87] D. O. Hogenboom, C. A. DiMarzio, T. J. Gaudette, A. J. Devaney and S. C. Lindberg, Three-dimensional images generated by quadrature interferometry, Optics Letters, 23, 783-785 (1998).

[88] D. O. Hogenboom and C. A. DiMarzio, Quadrature detection of a Doppler signal, Applied Optics, 37, 2569-2572 (1998).

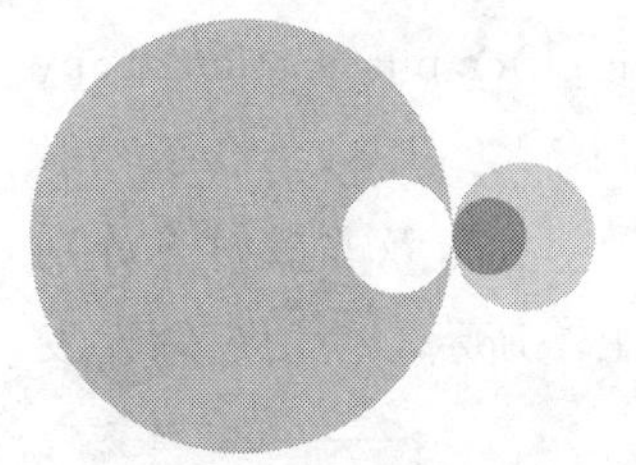

# 第 11 章 共光路方法

时间相位稳定性被认为是 QPI 最重要的评价指标之一。本章将共光路干涉测量法作为实现稳定相位测量的重要解决方案,并对其进行介绍。本质上,本章所介绍的方法,其工作的物理原理来源于以下观察:一幅显微图像(如明场、相衬),尽管是一幅干涉图,但是极其稳定。存在这样的稳定性是因为所有组成这幅图像的干涉场(即被样本散射的所有傅里叶分量)传播过程中彼此靠得很近,并穿过相同的光学元件。因此,由空气波动以及光学元件的机械振动所导致的噪声对所有场的影响是共同的,而且在最后得到的干涉图中大部分都能被抵消。本章将介绍一种共光路相移方法:傅里叶相位显微成像术(Fourier-phase microscopy,FPM),以及一种共光路离轴方法:衍射相位显微成像术(diffraction-phase microscopy,DPM)。

## 11.1 傅里叶相位显微成像术

如同第 5 章所讲述的,阿贝将图像的形成看作一个干涉现象。特别地,显微成像可以看作是来自样本的散射光与作为参考光场的平均的非散射光两者之间的干涉。这一认知打开了相衬显微成像术的大门。在相衬显微成像术中,泽尔尼克使两个光场正交并匹配其振幅,提高了干涉图的对比度。傅里叶相位显微成像术是利用同样的原理来定量地提取样本相位的方法。利用傅里叶(FPM 方法因他而得名)分解将一个低相干的光学成像场分解成其相位相对彼此可受控移动的两个空间分量,就可以获得一个高横向分辨率的定量相位图。其主要的技术实现以及生物学应用将在下文中进行描述。

### 11.1.1 原理

2004 年,我们在 MIT 的团队发表了一篇文章《Fourier phase microscopy for investigation of biological structures and dynamics》[1]。FPM 结合了相衬显微术与相移干涉测量法的原理,并将来自样本的散射光以及非散射光分别作为干涉仪的物光场与参考光场。实验装置如图 11.1 所示。使用超辐射发

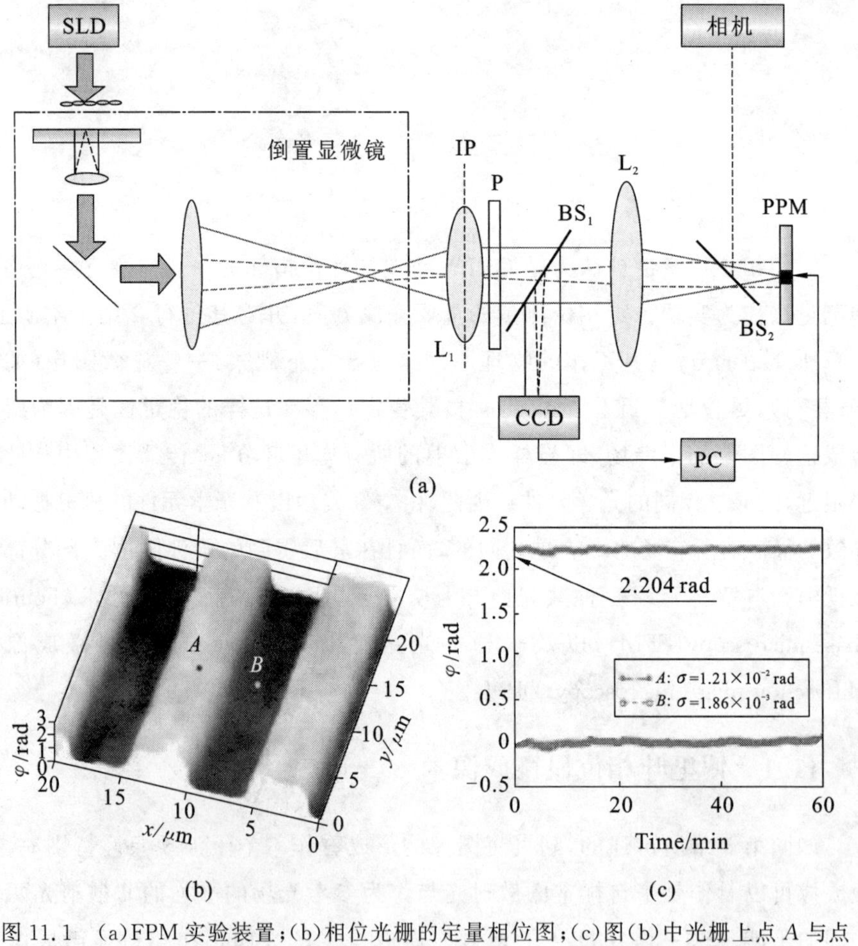

图 11.1 (a)FPM 实验装置;(b)相位光栅的定量相位图;(c)图(b)中光栅上点 $A$ 与点 $B$ 相关的光程的时间波动

光二极管(SLD,中心波长为 809 nm,带宽为 20 nm)的准直低相干光场作为一台典型的倒置显微镜的照明光源。显微镜通过输出端口,产生位于像平面 IP 的一个放大的图像。透镜 $L_1$ 被放置于同一平面 IP,其焦距使其能对零空间频率光场进行准直。像场的傅里叶变换由透镜 $L_2$(焦距 50 cm)投射到一个可编程相位调制器(programmable-phase modulator,PPM)的表面。PPM 本质上是一个使用在"相位模式"的空间光调制器(spatial light modulator,SLM)。该 PPM 包含一个可光寻址的二维液晶阵列,包含 768×768 个有效像素。偏振片 P 用于将光场的偏振方向调整到与液晶的轴平行。在这一装置中,PPM 能对其表面反射的光的相位进行精确控制。PPM 的像素尺寸为 26 μm×26 μm,相位控制的动态范围在 2π 区间内达到 8 位。在未通过 PPM 进行调制时,像场的相位与幅度会通过分束器 $BS_1$ 被精确地复制到 CCD 平面上。为了调准光路,使用一个相机通过分束器 $BS_2$ 对 PPM 的表面进行成像。

如典型的相移干涉测量中那样,使用 PPM 对散射场分量 $U_1$(虚线)的相位以 π/2 增量相对平均场 $U_0$(实线)进行了 4 次可控频移(见 8.2 节)。$U_1$ 和 $U_0$ 之间的相位差可通过所记录的四幅干涉图按如下公式获得[1]

$$\Delta\varphi(x,y)=\arctan\left[\frac{I(x,y;3\pi/2)-I(x,y;\pi/2)}{I(x,y;0)-I(x,y;\pi)}\right] \tag{11.1}$$

式中:$I(x,y;\alpha)$代表对应于相移 $\alpha$ 的干涉图的辐照度分布。

假设 $\beta(x,y)=|U_1(x,y)|/|U_0|$,那么像场 $U(x,y)$ 的相位可由下式确定:

$$\varphi(x,y)=\arctan\left[\frac{\beta(x,y)\sin(\Delta\varphi(x,y))}{1+\beta(x,y)\cos(\Delta\varphi(x,y))}\right] \tag{11.2}$$

式中的振幅比 $\beta$ 可以利用 $\beta_{\varphi\to 0}=0$ 从四帧图像中得到[1]。Kadono 等也曾基于类似的散射与非散射光的干涉,开发了一种相移干涉仪,但其相位图的重建还需要单独对非散射场的振幅进行测量[2]。Ng 等后来也实现了一个相似的系统[3]。

相位图像的提取速率受限于液晶 PPM 的刷新速率,在我们的系统中是 8 Hz。但是通过使用一个更快的移相器,获取速率可以得到进一步提高。实际上,我们后来将数据采集速率提高了大约两个数量级[4],下一节将对此进行讨论。

相位的精度与稳定性如图 11.1(b)、(c)所示。图 11.1(b)展示了一个

FPM 测量透射式相位光栅的实例。使用一个 40×(NA=0.65)的显微物镜，我们提取了一个由该光栅引起的随空间变化的相位延迟，这个光栅是由折射率 $n=1.51$ 的玻璃制成的。光栅的轮廓由探针式台阶仪测得，高度为 570±10 nm，栅距为 4 μm。这对应于高度为 $\varphi=2.217\pm0.039$ rad 的相位值。从图 11.1(b)可以看出，测量结果准确地还原了预期的相位分布。图 11.1(c)展示了图 11.1(b)中点 $A$ 与点 $B$ 对应的相位重建值随时间的变化。相位值是对应于在样本平面上 0.6 μm×0.6 μm 区域内的平均值，这一区域大小接近显微镜的衍射极限。这两点对应的标准偏差值分别是 18 mrad 和 12 mrad，证明了这种技术在不使用主动稳定方法的情况下所具有的显著的稳定性。有趣的是，在对湿样本进行研究时，实际测量的相位稳定性表现得更好[5]。

FPM 首次实现的数据获取速度限制在每分钟几帧，这一限制在后继的迭代中得以解决，在下一节中进行介绍。

### 11.1.2 进一步发展

2007 年，我们基于一个具有更快响应时间的透射式液晶调制器，开发了更快速的 FPM[4]。这个新装置称为快速傅里叶相位显微镜(fast Fourier-phase microscope，f-FPM)，提供了比先前描述的 FPM 高 100 倍的获取速率，所获得的定量相位图像具有达到衍射极限的横向分辨率，以及在采集速率为 10 f/s 或更高时，优于 2 nm 的光程稳定性。

实验装置图如图 11.2 所示。使用一个 Nd:YAG 连续激光器的二次谐波(波长 $\lambda=532$ nm，500 mW)作为一个标准倒置显微镜(Axiovert 100，Carl Zeiss，Inc)的照明光源。为了保证空间相干性与平面波照明，激光光束被耦合到一根单模光纤中，并对光纤的出射光进行准直。光透射经过样本之后，被一个 40×(NA=0.65)的物镜收集。透镜 $L_1$ 放置在显微镜的视频端口来校正光束的发散。将一个光阑 I 放置在像平面 $IP_1$，用于控制像的大小。图像被一个由透镜 $L_2$($f=1000$ mm)和 $L_4$($f=700$ mm)组成的 $4f$ 系统传递到 CCD 上。在傅里叶面 FP 放置了一个相衬滤光片(phase-contrast filter，PCF)，它由一个夹在两层氧化铟锡(indium tin oxide，ITO)电极中间的大小为 2 cm×2 cm 的向列型液晶构成。在 PCF 中心，去除了 ITO 电极上一个直径为 150 μm 的圆形部分，这样只有 PCF 的外侧部分具有相位偏置调制。驱动电场是由 I/O 板卡产生的频率为 5 kHz 的方波。傅里叶透镜 $L_2$ 能将像场进行空间上的分解，将像场在傅里叶面 $FP_1$ 上分解为平均分量 DC 以及在空间上变化的分量或散射场 AC。将 DC 分量的位置调节到与 PCF 的中心孔重合，使得当加电压时只有散射场 AC 会发生相移。直流分量 DC 与加入相移后的交流分量 AC 在 $4f$ 系统的像平面上发生干涉，最后的图像由 CCD 相机获取。为了调准光路，同时对傅里叶面 FP 进行成像，使用分束器 B 以及透镜 $L_3$，用一台摄像机获取 PCF 的像。因为 AC 与 DC 分量之间是连续过渡的，而且 PCF 的针孔大小有限，所以使用 $IP_1$ 处的光阑可控地选出 DC 分量，也就是图像中的低空间频率分量。如果 DC 对应的光斑尺寸相对于 PCF 的无调制的中央孔径过小，就会有一部分 AC 分量穿过中心孔，这时参考光束本身就会表现出很强的空间调制特性。

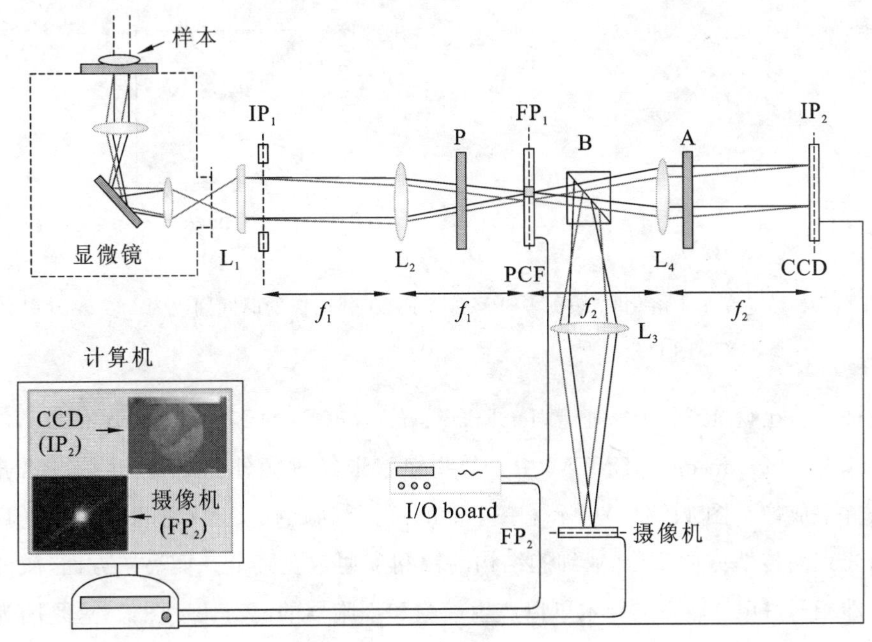


图 11.2　f-FPM 实验装置(引自参考文献[4])

f-FPM 接近视频速率的成像能力可以通过连续获取在水中溶解的糖晶的定量相位图来进行演示。糖的溶解速率可以通过控制环绕样本的加热线圈进行调节。图 11.3 演示了正在溶解的糖晶的一系列定量相位图。从图 11.3 可以看出，晶体厚度以及体积的动态变化都能被定量地监控。

进一步来看，我们还使用 f-FPM 对培养的活细胞进行了成像。活的海拉细

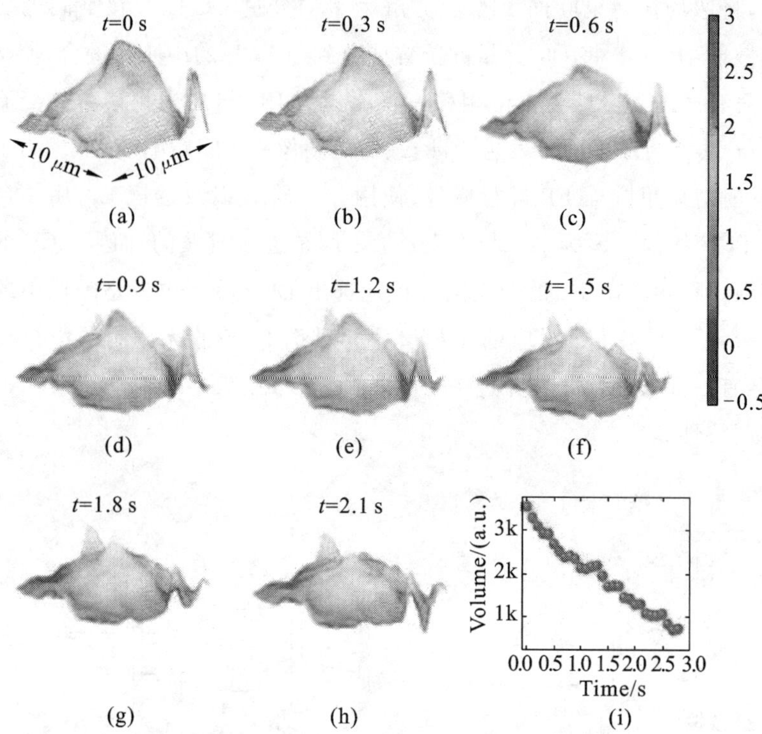


图 11.3 糖晶在水中溶化时，表面 f-FPM 序列图(相邻图像的时间间隔为 300 ms)(引自参考文献[4])

胞被培养在含 10%胎牛血清(fetal calf serum,FCS)的细胞培养基(dulbecco's modified eagle medium,DMEM)中。这些细胞未经过额外的制备，直接在培养条件下成像。图 11.4(a)展示了一个活的海拉细胞的 f-FPM 图像。由于光程沿光束的传播方向积分，亚细胞结构的锐利度通常会降低。而另一方面，微分干涉相衬(DIC)显微成像术可以产生细胞和细胞器的高对比度图像，这是因为其对相位梯度而不是相位本身敏感。按照这一想法，对定量相位图像进行了数字化处理，以实现称之为数字 DIC 的方法。这种处理方法之所以可行，是因为 f-FPM 可提供定量相位图像信息。在计算其空间梯度之前，先对定量相位图像进行数字滤波以减少中间段空间频率的贡献。通过计算相位的余弦值将相位图像转换为强度图像，样本场如果与一个平面波参考场干涉会得到这一强度图。为了更灵活地调节对比度，在这个余弦函数的参数中添加了一个可变的相移。最后，对强度图像求梯度。图 11.4(b)展示了一个加入 89°

的额外相移后的海拉细胞的数字 DIC 图像，细胞与细胞核边界清晰可见，具有比定量相位图更高的对比度。图形界面中提供了一个滑动条来控制相移，这可被看作是典型 DIC 显微镜中的沃拉斯顿棱镜的数字化模拟。使用这一数字化处理方法，单次 f-FPM 测量就可以对同一个样本提供互补的图像，这一点特别具有吸引力，因为其对比度是内在产生的，不需要对样本进行制备。

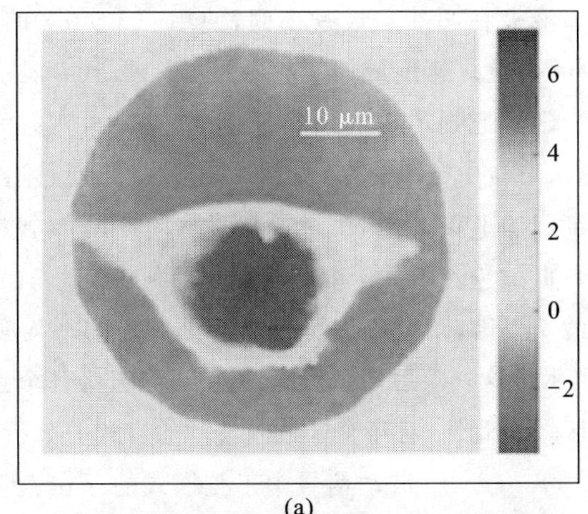


(a)

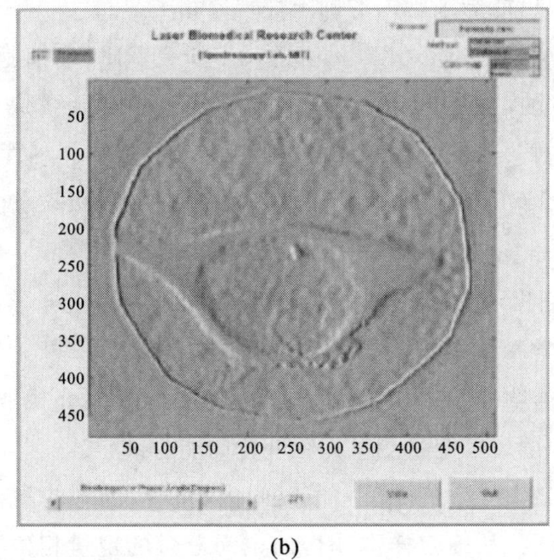


(b)

图 11.4 (a)利用 f-FPM 获得的海拉细胞的 f-FPM 图像；(b)对海拉细胞进行数字 DIC 处理的图形界面(引自参考文献[4])

### 11.1.3 生物学应用

1. RBC 膜的缓慢波动

2006 年，我们使用 FPM 测量从几秒到几小时的时间间隔内 RBC 膜的纳米级的波动[5]。实验结果显示，在细胞内部存在动态子区域，这些子区域表现出各种不同频率的振动。这些波动的性质说明，它们是由与这一生命系统有关的确定性现象所驱动的。

新鲜的人体血液夹在两片盖玻片中间，使用一个 40× 的物镜通过 FPM 直接成像，以 2 f/m 的重复速度成像 45 分钟。图 11.5(a)展示一幅血液涂片的典型宽场 FPM 图像，它显示出了单个细胞的圆盘状外观。为了分析细胞动态，将一个个细胞从背景中分割出来(见图 11.5(b))。通过追踪细胞的质心，在图像上消除了细胞的平移，如此获得了在观察周期内单个细胞波动的时间序列数据。这些数据集包含了关于细胞膜动态的独特信息 $h(x,y;t)$。测量了细胞内这些波动的功率谱，整个细胞可依据各处波动的平均频率绘制其映射图。图 11.5(c)展示了这一映射图，显示出细胞可以分为几个独立的拥有不同平均振动频率的区域。此外，对每个区域内波动的自相关分析，显示出清晰的周期性模式(见图 11.5(d))。波动信号中正弦模式的存在表明细胞动力学是非随机的，而且很可能与细胞内的确定性现象相关[5]。

目前，这些测量方法还太慢，无法进一步研究 RBC 的细胞流变学以及依赖三磷腺苷的活动，这些现象会在后面用衍射相位显微成像术来进行研究[6]~[10]，这是一种更快的测量方法，将在 11.2 节中描述。尽管如此，这些初步的测量结果表明了 QPI 方法具有用于研究活细胞中纳米级动态行为的潜力。

2. 细胞生长

2008 年，我们报道了 FPM 对细胞生长的测量[11]。几十年前，已有研究显示透过细胞的光学相移是细胞干物质含量的一种度量[12][13]。光学干涉测量方法为获取给定透明样本的相位信息提供了途径，其主要挑战是要抑制环境噪声，而环境噪声阻碍了定量测量光程变化的能力。

前面提到，FPM 可以在很长一段时间内提供活细胞的高横向分辨率、低噪声的定量相位图。从细胞样本获得的空间分辨的定量相位图，其一般表达式由下式给出：

$$\varphi(x,y) = \frac{2\pi}{\lambda}\int_{0}^{h(x,y)} [n_c^z(x,y,z) - n_0]\,dz \tag{11.3}$$

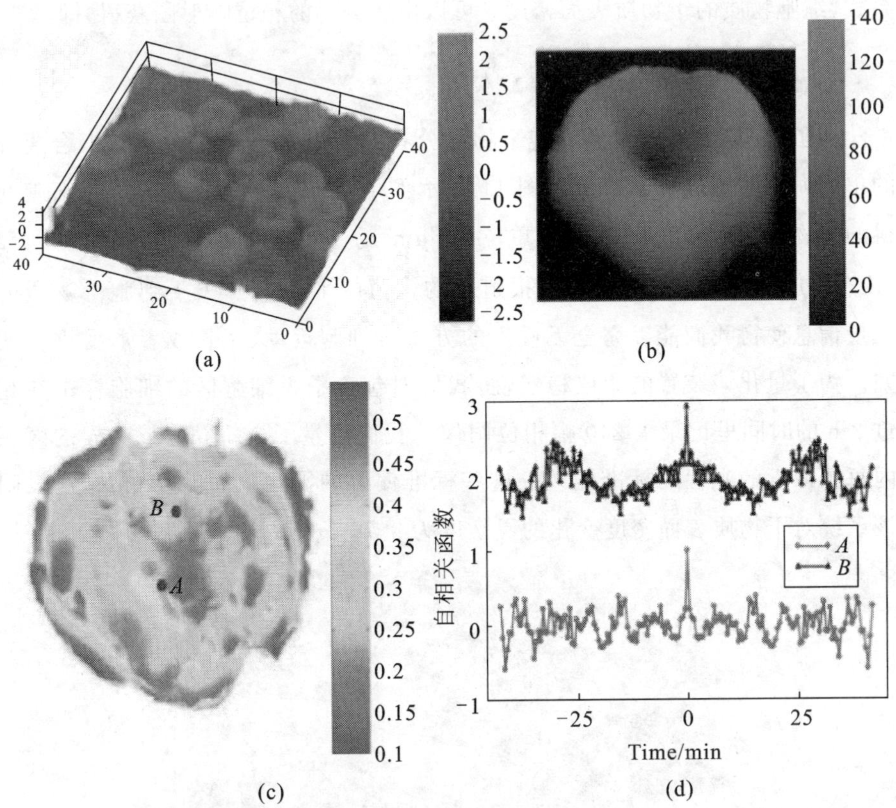


图 11.5 (a)血液涂片的 FPM 图像,竖条代表厚度,单位为 μm;(b)单个 RBC 的表面图像,竖条代表以纳米为单位的相移;(c)从 FPM 时间推移数据集计算得到的整个细胞的平均频率映射图,竖条的单位为 $min^{-1}$;(d)图(c)所示的点时间波动的归一化自相关曲线。为了更好地显示,顶部的曲线进行了平移(改编自参考文献[5],图 1-2)

式中:$\lambda$ 表示光的波长;$h$ 表示细胞局部厚度;$n_0$ 为样本周围液体的折射率;$n_c^z$ 为细胞物质的折射率,其在三维上都是非均匀函数。

不失一般性,式(11.3)可以用轴向平均的折射率 $n_c$ 改写为

$$\varphi(x,y)=\frac{2\pi}{\lambda}[n_c(x,y)-n_0]h(x,y) \tag{11.4}$$

然而,已经证明,主要由蛋白质构成的细胞,近似地认为其折射性质对蛋白质浓度有简单的依赖关系[12][13],即

$$n_c(x,y)=n_0+\alpha C(x,y) \tag{11.5}$$

式中:$\alpha$ 称为折射增量,mL/g;$C$ 表示溶液中干蛋白的浓度,g/mL;使用这个关

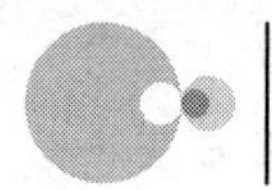

系式，细胞物质的干物质表面密度 $\sigma$ 可以由所测得的相位映射图获得，即

$$\sigma(x,y)=\frac{\lambda}{2\pi\alpha}\varphi(x,y) \tag{11.6}$$

为了说明 FPM 测量活细胞干物质分布的潜力，用 FPM 系统对汇合成片的单层海拉细胞进行了成像。图 11.6 示例了从几乎汇合成片的海拉细胞获得的干物质表面密度 $\sigma$ 的分布(单位 pg/$\mu$m$^2$)。应用式(11.6)时，使用 $\alpha$=0.2 mL/g 的折射增量，这是之前所报道过的该值的平均[14]。关于细胞干物质的定量信息使得我们能以完全无侵入的方式对细胞运动、生长或者形变进行研究。为了量化该装置的相位稳定性，我们对包含了无细胞区的细胞样本在超过 2 h 的时间里记录了 240 幅相位图像。我们测量了 15 $\mu$m×15 $\mu$m 的区域内每个像素的光程的标准偏差。这些标准偏差的平均值为 0.75 nm，这表明该系统对干物质表面密度变化的灵敏度为 3.75 fg/$\mu$m$^2$。

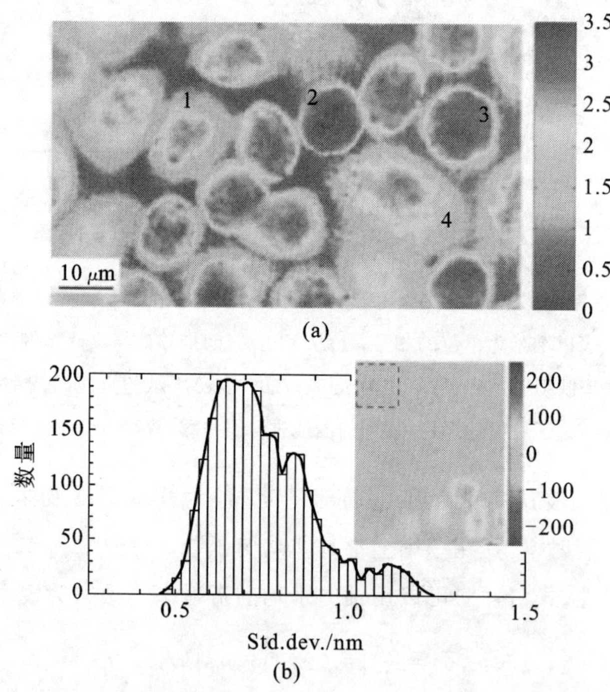


图 11.6　(a)由 FPM 所得的干物质表面密度 $\sigma(\xi,y)$ 分布图，竖条单位为 pg/$\mu$m$^2$；(b)插图所示的为 15 $\mu$m×15 $\mu$m 选区内像素的光程标准偏差直方图，插图中的竖条代表单位为 nm 的光程，这设定了系统对干物质变化的最终灵敏度为 4 fg/$\mu$m$^2$(引自参考文献[11]中的图 4)

细胞生长的定量信息可以提供关于细胞周期、功能以及病变的信息[15][16]。我们使用 FPM 量化培养的海拉细胞的生长。在长达 12 h 的时间里以 4 f/min 的速率，获取了包含时间分辨 FPM 图的数据，同时用上文提到的方法提取出干物质表面密度的信息。利用我们实验室开发的基于迭代的图像阈值及二值膨胀的 Matlab 程序，将每个完全包含在视场中的细胞分割出来。图 11.7(a)展示了图 11.6 中标示的四个细胞分割出的图像。我们在 2 h 的时间内监控了每个细胞总的干物质含量，结果如图 11.7(b)所示。4 号细胞表现出了线性生长，1 号细胞也是如此，尽管其增长速度只是 4 号细胞的 1/5。与之相比，2 号细胞物质含量几乎未表现出变化，而 3 号细胞表现出轻微的振荡现象，其产生的原因还未能掌握。这些结果表明，FPM 具有量化细胞物质微小变化的能力，因而可对细胞周期的演化及其与功能的关系进行监测。

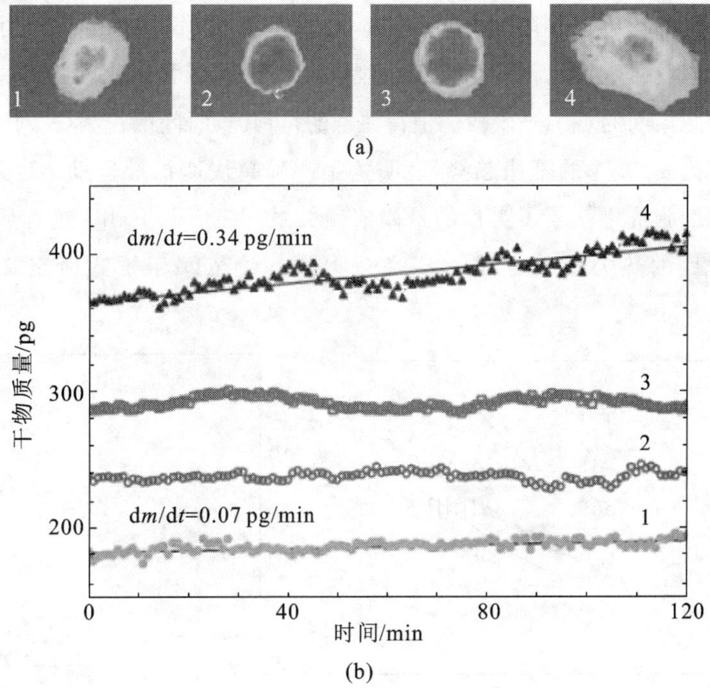


图 11.7　(a)从图 11.6 中分割出的 4 个细胞图像；(b)每个细胞总的干物质含量随时间的变化。1 号细胞与 4 号细胞上的实线为线性函数拟合，从拟合获得的斜率值标示在图中(引自参考文献[11]，图 4)

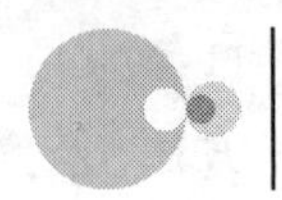


理解细胞生长这一非常基础但尚未充分认识的现象，可能是 QPI 最令人兴奋的应用之一，如 15.2 节中所再次提到的。

3. 细胞运动

对细胞运动与迁移进行定量的、基于模型的研究，其必要性在几十年前就已被认识到了[17]，其后这些研究随着新的实验和分析工具的出现而不断发展[18][19]。要理解活细胞的运动需要追踪细胞质心的位移，并按时间和细胞群体进行平均。然而，从历史上看，光学技术，诸如明场显微成像术[20]、相衬显微成像术[21][22]，以及 Nomarski/DIC[23] 显微成像术曾被应用于追踪活细胞的质心。其综述及发展时间线，可参阅参考文献[24]。最近，共聚焦显微成像技术被用来研究水螅细胞的运动[25]，双光子荧光显微成像技术则被用于研究淋巴细胞的运动[26]。

FPM 能提供质心的精确定位，这有助于高精度地研究细胞运动。图 11.8(a) 展示了细胞的均方位移随时间的变化。在观察期内，这些细胞似乎处于静息状态，也就是说，它们总干重值在整个观察期内没有显著变化。我们称这些细胞处于细胞周期的 $G_0/G_1$ 阶段。值得注意的是，其长时间的行为($\tau>10$ min)显示出指数为 $\alpha=5/4$ 的幂律趋势，表明这是一种超快速扩散运动。Upadhyaya 等在水螅细胞群中获得了类似的幂律依赖关系，并利用 Tsallis 统计研究了这种运动背后的热力学[25]。这一广义热力学理论依赖于下式所定义的非广度熵[27]：

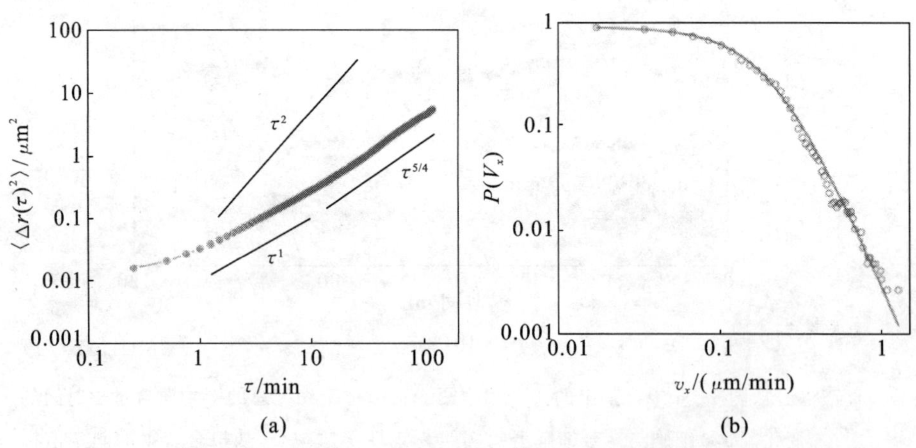


图 11.8　静息细胞的均方位移。实线代表不同指数的幂律曲线

$$S_q = \frac{1-\int [p(x)]^q \mathrm{d}x}{q-1} \tag{11.7}$$

式中：$p$ 为概率分布函数；$q$ 为非广度参数，当 $q \to 1$ 时则得到吉布斯理论，即 $S=-\int p(x)\ln[p(x)]\mathrm{d}x$。我们计算了 1 min 的时间内细胞的速度分布，发现了明显的非高斯行为。图 11.8(b)显示了投影到 $x$ 轴的速度的概率密度分布，用如下函数进行拟合[25]：

$$p(v_x)=C_q\left[1-(1-q)\frac{\gamma v_x^2}{2}\right]^{\frac{1}{1-q}} \tag{11.8}$$

式(11.8)中的参数 $\gamma$ 包含关于表观质量以及等价波尔兹曼系数的信息。然而，细胞运动不是热驱动的，波尔兹曼因子还与细胞骨架活动的能量学参数有关。从图 11.8(b)可见，式(11.8)能非常好地描述数据，这证明 Tsallis 理论能够成功地用于研究这种超扩散运动。通过拟合得到的系数 $q$ 的平均值为 $q=1.56\pm0.04$，与在水螅细胞上报道的 1.5 的数值非常吻合[25]。

然而，在时间 $\tau<10$ min 时，图 11.8(a)所示的均方位移表现出更复杂的行为，这一行为不能以简单的幂函数进行建模。特别是，在 $0<\tau<2$ min 时，质心运动表现为亚扩散，并在 $2<\tau<10$ min 时向布朗态过渡。我们猜测细胞内物质的动态行为，如细胞器的运输和细胞骨架的重构，控制了质心的短时间行为。我们通过对处于 $G_2$/M 期的细胞的进一步实验验证了这一猜测。这些细胞的内部结构具有均匀的分布，因此，不会表现出短时间的亚扩散运动。这些发现可能为一类新的应用打开了大门。在这类应用中，细胞器有潜力作为细胞内物质黏弹性的内源性报告物。

尽管最初是用低相干场实现的，FPM 没有揭示出白光方法(如相衬以及微分干涉相衬)所特有的典型的亚细胞细节。这只是因为大于 10 μm 的相干长度处于细胞厚度的量级，这不利于其层析能力。因为这个原因，LED/SLD 光源会提供与激光照明类似的结果。然而，FPM 最具有吸引力的特征依旧是由共光程干涉测量方法带来的相位稳定性。

## 11.2 衍射相位显微成像术

衍射相位显微成像术(diffraction-phase microscopy，DPM)是一种结合了

HPM(见 9.2 节)的单次拍摄成像特性与 FPM 的共光程结构的 QPI 技术(见 11.1 节)。DPM 的原理与主要应用将在 11.2.1 节中进行描述。

### 11.2.1 原理

2006 年,我们在 MIT 的团队发表了一篇文章《Diffraction phase microscopy for quantifying cell structure and dynamics》[28]。DPM 的主要进展是结合了共光程干涉方法的显著的相位稳定性以及离轴方法的高采集速度。这些特征的结合使得我们可以深入地研究一些有趣的生物现象,尤其是下文将要讨论的 RBC 动力学[6]~[10][29]~[32]。

DPM 实验装置如图 11.9 所示。使用 Nd∶YAG 激光器的二次谐波($\lambda=532$ nm)作为倒置显微镜的照明光。倒置显微镜在其输出端口产生样本的放大图像。显微镜图像可以看作是被虚拟的点光源(virtual point source,VPS)照明。中继透镜 RL 准直来自 VPS 的光,并将显微镜成的像复制到像平面 IP 上。衍射相位光栅 G(因此称为“衍射相位显微成像术”)放置在该像平面,产生包含图像所有空间信息的多个衍射级。目标是选出可进一步用作一个非常紧凑的马赫-泽德干涉仪的参考场和样本场的两个衍射级(零级与一级)。为了实现这一目的,一个标准的空间滤波透镜系统 $L_1$-$L_2$,被用来选出这两个衍射级并在 CCD 平面上产生最终的干涉图样。零级衍射光使用放置在 $L_1$ 的傅

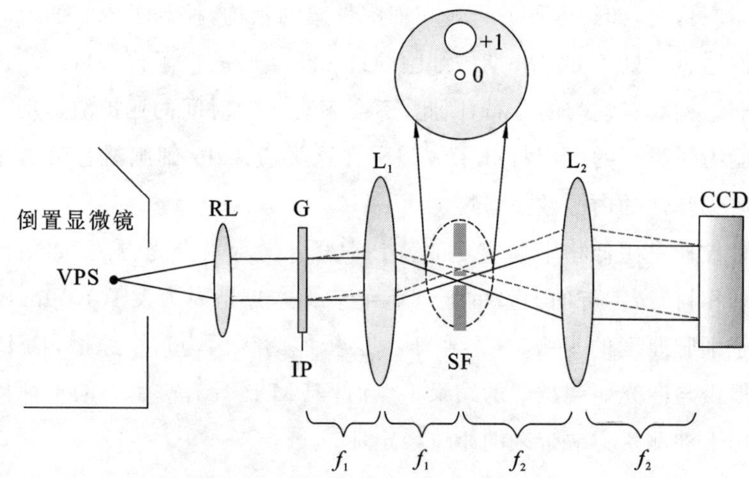


图 11.9 实验装置。VPS:虚拟点光源,G:光栅,IP:像平面,$L_1$、$L_2$:透镜(焦距分别为 $f_1$ 和 $f_2$),SF:空间滤波器(在插图中放大显示)

里叶平面的空间滤波器 SF 进行低通滤波，使其在 CCD 平面接近于一个均匀场。该空间滤波器允许一级衍射光的全部频率分量通过并阻挡其他衍射级。如此一来，一级衍射光便作为像场，而零级衍射光便作为参考场。这两束光通过相同的光学器件，即它们是沿着共同的光路传播，因而能显著地降低轴向的相位噪声。空间调制的方向选择在相对于 CCD 的 $x$ 与 $y$ 轴成 45°的方向上，从而 CCD 平面上的整个场具有以下形式：

$$U(x,y)=|U_0|e^{i[\phi_0+\beta(x+y)]}+|U_1|e^{i\phi_1(x,y)} \tag{11.9}$$

式中：$|U_{0,1}|$ 和 $\phi_{0,1}$ 分别为零级和一级衍射光的振幅以及相位；$\beta$ 代表光栅对零级衍射光引入的空间频移(即光栅本身的空间频率)。

需要注意的是，根据中心坐标定理的推论，参考场正比于显微镜像场的空间平均，即

$$|U_0|e^{i\phi_0}\propto\frac{1}{A}\iint|U(x,y)|e^{i\phi_1(x,y)}dxdy \tag{11.10}$$

式中：$A$ 为图像的总面积。

如 11.1 节讨论过的，在 FPM 中干涉测量的参考场也是像场的空间平均[1]。

CCD 在 640×480 像素的全帧分辨率下采集速率为 291 f/s。为保持显微镜的横向分辨率，选择空间频率 $\beta$ 为匹配或超过系统的数值孔径所允许的最大空间频率。在我们所有的实验中，显微镜都装配的是一个 40×(NA=0.65)的物镜，其具有 0.4 μm 的衍射极限分辨率。显微镜与中继透镜的组合产生约 100 倍的放大率，因此在光栅平面的衍射斑的尺寸大约为 40 μm。光栅的栅距为 20 μm，可以保证显微物镜所能提供的全分辨率。$L_1$-$L_2$ 透镜系统提供了额外的放大率 $f_2/f_1=3$，这样，图像的正弦调制以每周期 6 个 CCD 像素进行采样。与其他离轴方法(第 9 章中讨论过的 DHM、HPM)一样，样本的空间分辨的定量相位图像可以通过空间希尔伯特变换从单次 CCD 记录中提取出来[33]。

为了量化 DPM 系统的稳定性，进而得到对细胞形貌动态变化的灵敏度，我们以 10.3 ms/f 的速度记录了 1000 张不包含样品的图像，进行了单点以及全视场的噪声分析。全视场的光程的空间标准差在时间上的平均值为 0.7 nm，也就是说，DPM 提供的定量相位图像，其固有的稳定性可达到亚纳米级光程的水平，采样速度仅受探测器限制。

通过对夹在两块盖玻片之间的无预处理的全血液滴的成像演示了 DPM

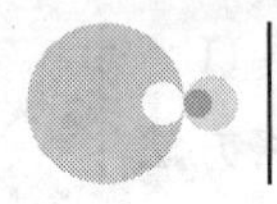


研究活细胞的能力。图 11.10 展现了一个活血细胞的定量相位图像，从中可以观察到其正常的盘状细胞形状。细胞轮廓显示在图 11.10(b)中。图 11.10(c)中的曲线表明细胞边缘的波动幅度比中心处的要大。这里展示的图像比 DPM 后来提供的数据质量要低，但是作为首次报道的 DPM 结果，它们还是很重要的。之后 DPM 进一步与荧光显微成像技术结合，这为深入开展生物研究提供了新的机会。这一进展将在后面的章节里讨论。

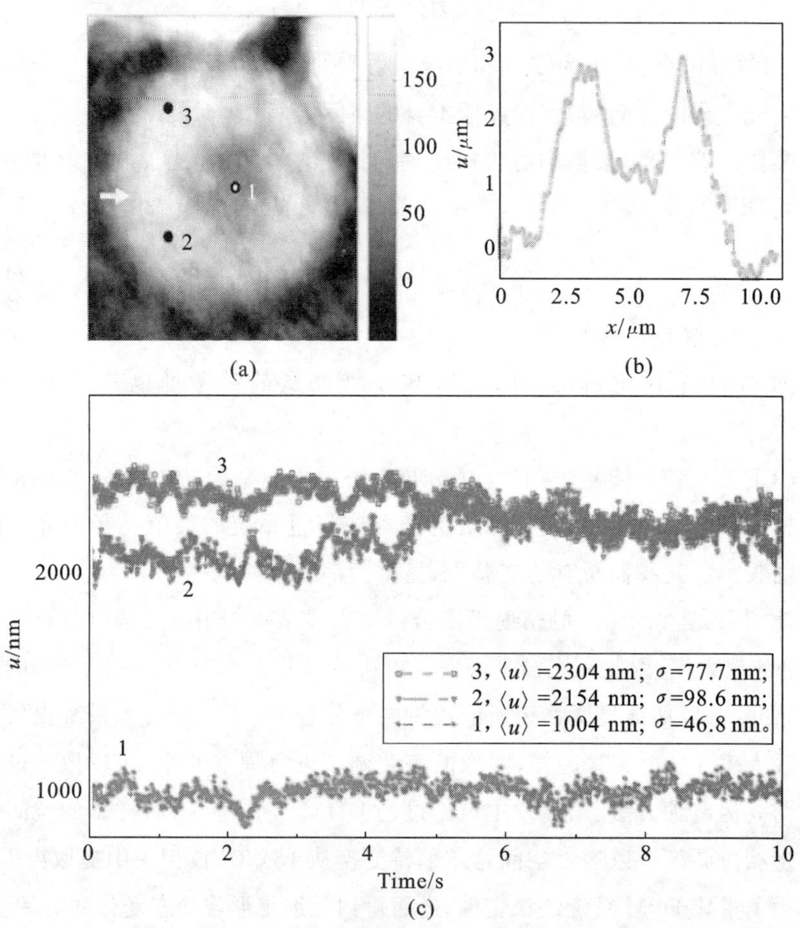


图 11.10　DPM 用于评估单细胞形状与动态变化。(a)单个 RBC 的 DPM 成像(竖条代表光程长度，单位为 nm)；(b)图(a)中细胞的厚度轮廓；(c)细胞上图(a)所示三点处的局部厚度波动。相应的平均厚度$\langle u\rangle$，以及标准差$\sigma$如图所示(引自参考文献[28])

### 11.2.2 进一步发展

1. 衍射相位及荧光显微成像术

荧光显微成像术提供了内源和外源性荧光色团的图像，可以揭示细胞内的细微过程[34]。特别有意义的是，绿色荧光蛋白(GFP)技术的最新进展使得我们可以将有天然荧光的分子通过基因方式融合到活细胞中感兴趣的蛋白质上[35][36][37]。这种类型的成像彻底革新了细胞成像，为观察与细胞生理相关的现象提供了一个新的窗口。我们在 MIT 的团队于 2006 年演示了将落射荧光显微术和 DPM 进行实际结合的实验，称其为衍射相位与荧光显微成像术(diffraction-phase and fluorescence，DPF)[38]。

DPF 实验装置如图 11.11 所示。使用 UV 光源和激发-发射滤光片对 $F_1$、

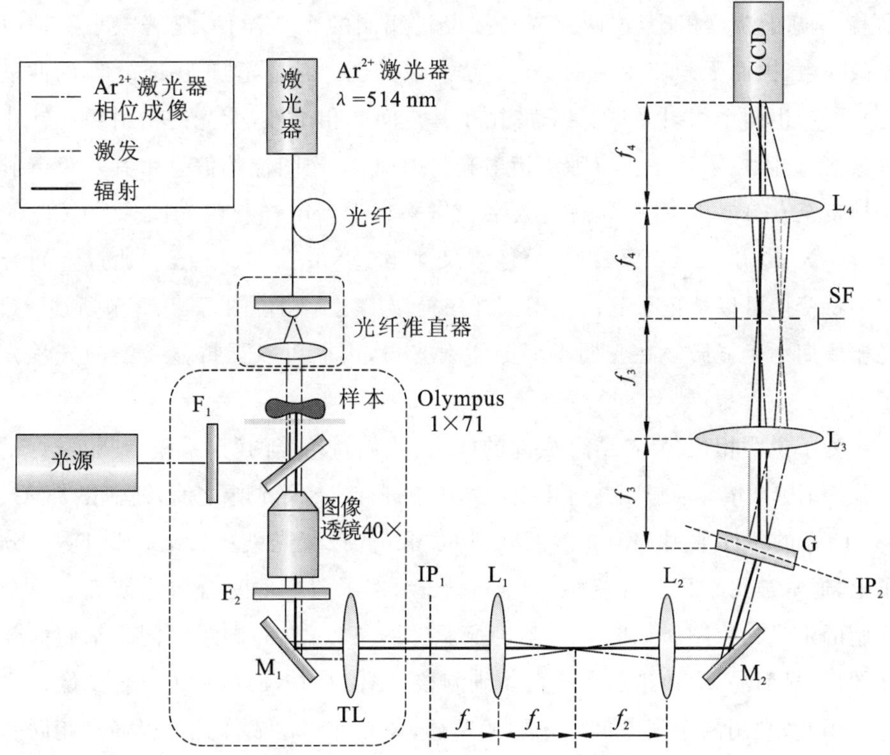


图 11.11　DPF 实验装置。$F_1$、$F_2$：滤光片，$M_1$、$M_2$：平面镜，$L_1$～$L_4$：透镜($f_1$～$f_4$ 为其各自的焦距)，G：光栅，SF：空间滤波器，$IP_1$、$IP_2$：像平面，SF：空间滤波器(引自参考文献[38])

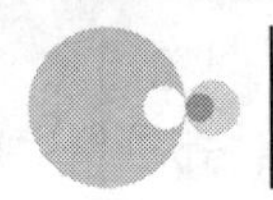


$F_2$，将一台倒置显微镜装备为标准落射荧光成像。以 $Ar^{2+}$ 激光器（$\lambda=514$ nm）为透射相位成像的照明光源。显微镜通过其视频输出端口在像平面 $IP_1$ 生成样品的图像，放大倍率为 $M=40$。透镜系统 $L_1$-$L_2$ 用于准直非散射场（空间直流分量）并将图像按倍率 $f_2/f_1=3$ 进一步放大到像平面 $IP_2$。一个幅度衍射光栅 G 放置于 $IP_2$ 平面并产生包含样本图像全空间信息的多个衍射级。与在 DPM 中相似，目标是将零级与一级衍射光分开并创建一个共光路的马赫-泽德干涉仪，以零级为参考光，一级为样本光。为实现这一目标，使用了一个标准 $4f$ 空间滤波透镜系统 $L_3$-$L_4$。这个系统仅选出零级和一级衍射光并在 CCD 平面生成最终的干涉图样。使用放置在 $L_3$ 的傅里叶平面的针孔对零级光进行低通滤波，这样零级光在通过透镜 $L_4$ 后形成平面波。空间滤波器允许一级衍射光的全部频率信息通过而阻挡掉零级衍射光的高频信息。与传统的马赫-泽德干涉仪相比，这两束光传播经过相同的光学器件，显著减小了轴向显微噪声，因而无须使用主动稳定方法。荧光也会通过光栅，在透镜 $L_3$ 的傅里叶平面产生两个衍射光斑。然而，由于其空间非相干性，荧光的衍射级比针孔宽很多，这阻拦了几乎所有零级衍射光。因此，荧光图像的信息由其一级衍射光携带至 CCD。使用一个商业数字相机采集干涉图样与荧光图像。CCD 的分辨率为 3000×2000 像素，每个像素尺寸为 7.8 μm×7.8 μm。通过空间希尔伯特变换可以从记录到的衍射图样中提取出定量相位图，如 9.2 节所述[33]。光栅周期小于显微镜在光栅平面的衍射光斑，因而可以保持显微镜的光学分辨率。

为了说明相位-荧光结合成像的能力，我们对培养的肾（系膜）细胞进行了实验。细胞被培养液包围并直接在培养皿中进行成像。成像之前，细胞在 38 ℃、5% $CO_2$ 的条件下用 Hoest 溶液处理 60 min。该荧光染料会结合到 DNA 分子上，通常被用于显示细胞核。图 11.12 示例了我们的复合成像研究。单个细胞的定量相位图像如图 11.12(a)所示。图. 11.12(b)展示了同一细胞的荧光图像，显而易见，该细胞含有两个细胞核。图 11.12(c)展示了复合图像。

因此，利用两个场空间相干性的差异，荧光和相位成像光可以通过相同的光学器件，而无须使用诸如二向色镜分开这两种光。尽管衍射光栅提供了干涉测量的稳定结构，但也会引入光损失，这可能会影响荧光成像，特别是对弱荧光色团成像时。这方面可以通过使用正弦振幅光栅最大化+1 和－1 级的衍射而得到改善。

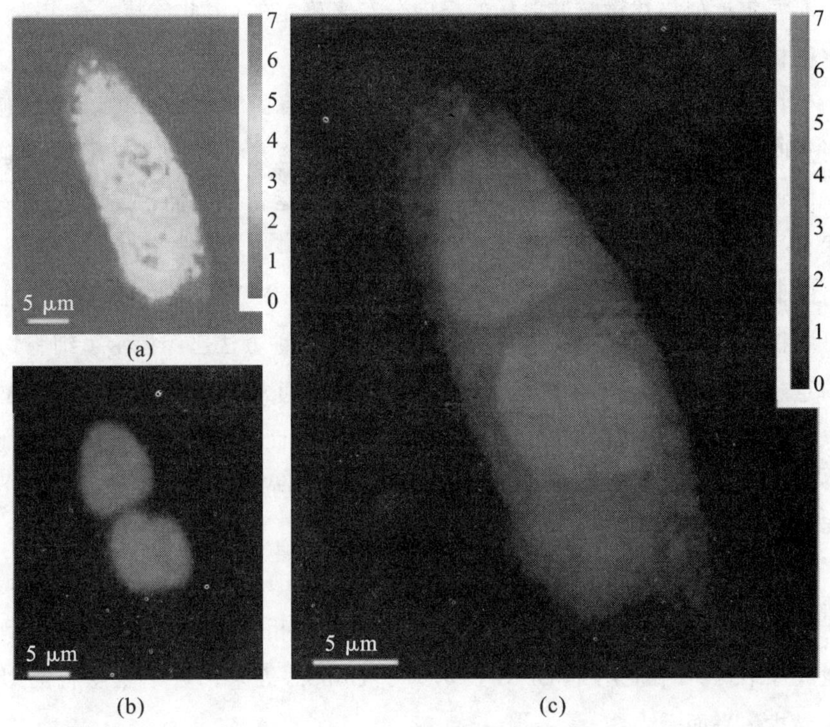


图 11.12　(a)肾细胞的定量相位图像,竖条表示以弧度为单位的光学相移;(b)同一个DNA染色细胞的荧光图像;(c)图(a)和(b)的叠加图,包括 DPM 图像、落射荧光图像,竖条表示以弧度为单位的相位(引自参考文献[38])

2. 共聚焦衍射相位显微镜

2008 年,我们提出了一种 QPI 方法,即共聚焦衍射相位显微成像术(confocal diffraction-phase microscopy,cDPM),它提供了对样本上局部区域的高灵敏度定量相位测量[39]。这项技术在一个透射式结构中结合了共光路干涉测量和共聚焦显微成像术。通过对聚苯乙烯小球以及 HT29 活细胞的成像,证明了这项技术在静态成像上的能力,通过量化 RBC 膜的纳米尺度的波动则证明了其动态成像能力。

### 11.2.3　生物学应用

1. 使用 DPM 进行菲涅尔微粒追踪

2007 年,我们在 MIT 的小组开发了基于 DPM 新的实验技术,其允许以纳米精度在三维方向对微粒进行追踪[40]。微米尺度的颗粒的轴向位置是通过

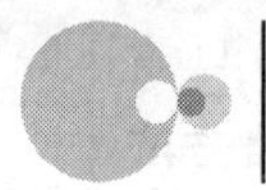



使用菲涅尔近似描述微粒散射场的横向分布来确定的(因此该技术命名为“菲涅尔微粒追踪”,或 FTP)。

生物细胞是具有多个特征时间尺度和长度尺度的复杂结构[41]。就细胞组件对短时间、小位移剪切力的响应进行局部测量的方法有很多应用。细胞与细胞内物质的力学特性决定了该生命系统的正常运行。人们已经开发了一些技术在显微尺度下探查复杂流体的流变特性[42][43][44]。通过测量内嵌微粒所散射的低相干光,可以对 0.1 pL 的体积进行研究[45][46]。内嵌微粒的三维轨迹可以根据其周围介质的黏弹性进行解释[47]。这种方法已经揭示了细胞物质新的意想不到的行为[48][49]。然而,微粒追踪技术通常依赖于对感兴趣微粒进行二维成像,并假定所研究的物质为各向同性的,而这是一种理想化的假设。在全三维空间内追踪微粒使得我们可以研究各向异性介质(如细胞有丝分裂纺锤体)的物理特性并观测边界上的表面效应[50][51]。

我们的方法称为菲涅尔微粒追踪(Fresnel particle-tracking,FPT),其依赖于量化粒子所散射光的波前。为了对散射场的相位分布成像,我们在倒置显微成像结构[38]中使用了 DPM 技术[28]。Dubois 等采用数字全息将类似的方法寻找焦平面[52]。

我们对悬浮在水中做布朗运动的 2 $\mu$m 直径聚苯乙烯小球进行了成像。目的在于根据定量相位图来推断小球相对于焦平面的轴向位置($z$ 轴)。为了恢复 $z$ 方向的位置,我们使用了如下所述的相关算法。将微粒建模为相位物体:考虑到微粒的球状轮廓,该微粒的焦面场为 $U_P$,相位为 $\phi_P$。当微粒离焦距离为 $z$ 时,在像平面上的散射场 $U_S$ 可以通过菲涅尔方程得到,其本质是焦面场 $U_P$ 与菲涅尔小波 $U_F$ 之间的卷积运算,即

$$U_S(x,y,z) \propto \iint U_P(x',y')U_F(x-x',y-y';z)\mathrm{d}x'\mathrm{d}y' \quad (11.11)$$

我们对不同 $z$ 值下的一系列场 $U_S$ 进行了数值模拟,并获得了相应的二维相位分布 $\phi_S$。实验上,DPM 提供了位于未知位置 $z_0$ 的微粒的相位图。为了计算出 $z_0$,我们对测量与模拟的相位分布进行互相关计算,并找出互相关达到最大时所对应的 $z$ 值。这个过程的示意如图 11.13 所示。注意,找出未知的深度值的原理一定程度上类似于全息方法一章(第 6 章)中所讨论的通过匹配滤波进行字符识别的过程。

为了演示这一过程,我们手动调节显微镜物镜的聚焦,首先测量了固定在

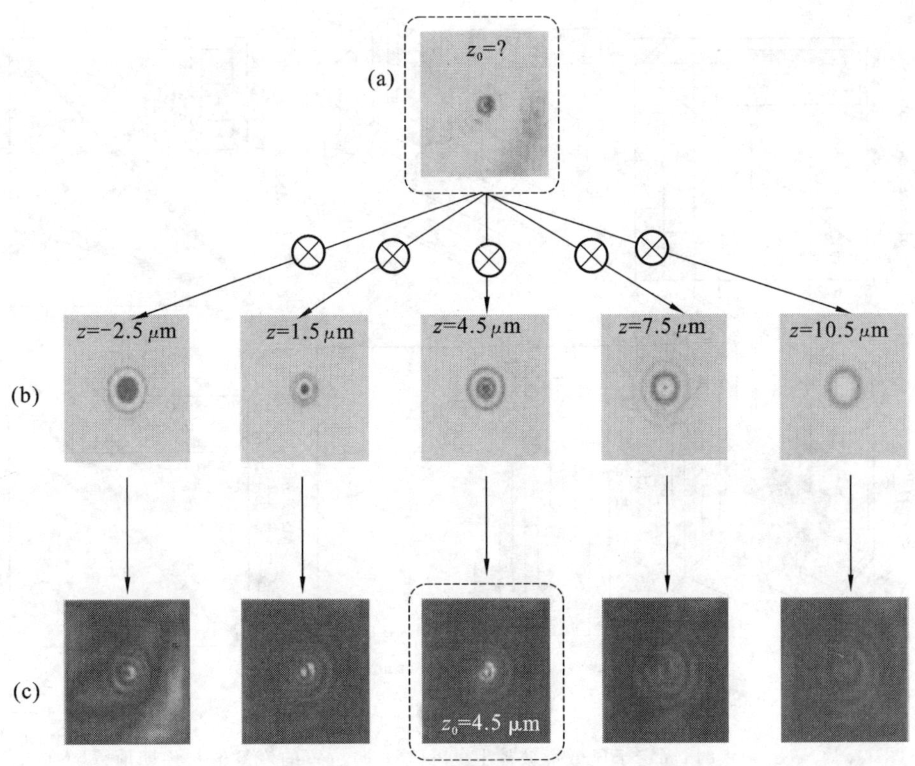


图 11.13　(a)测量到的小球散射光的相位分布；(b)微粒位置 $z$ 的不同值所对应的仿真波前分布；(c)图(a)中相位分布与图(b)中每一仿真相位分布的二维互相关结果。具有最大值的互相关提供出 $z_0$ 的值(引自参考文献[38])

显微镜玻片上的微粒的 $z$ 向位置(见图 11.14(a))。可以看出，我们的算法正确地恢复了小球相对于焦平面的位置。存在的误差很大程度上源于手动调焦的不精确。图 11.14(b)显示了对水中做布朗运动的一个小球所测量到的 660 个位置的三维轨迹。小球位置通过以 33 Hz 的速率测量 20 s 得到的 DPM 图像来恢复。在像平面上，一个 CCD 像素对应样本平面上 80 nm 的大小。然而，使用像素插值，以高于该数值的精度提取出了微粒的 $x$-$y$ 位置。微粒 $z$ 轴位置的总体精度取决于 DPM 相位成像的稳定性。为了评估测量系统的稳定性以及算法的总体鲁棒性，我们记录了固定在盖玻片上的小球的轨迹。非常明显，如图 11.14(c)所示，恢复出的位置限制在 20 nm×20 nm×20 nm 的体积内(大约 $10^{-5}$ fL)。图 11.14(d)显示了均值约为 11 nm 的 $z$ 向位置均方根的直方图。

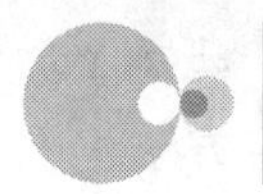

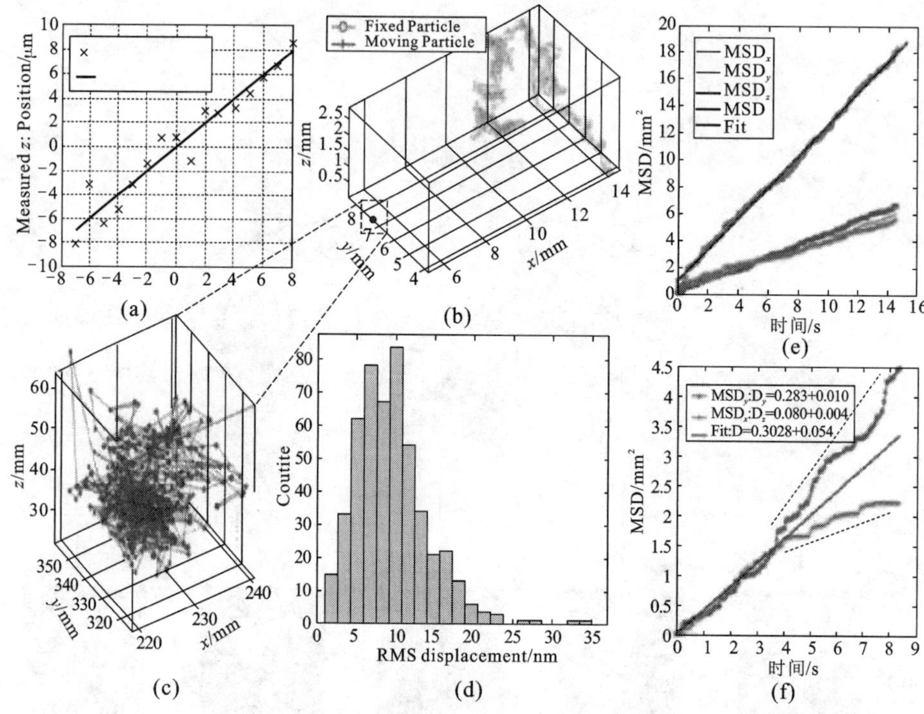


图 11.14　(a)调焦时，固定于显微镜玻片上的小球 $z$ 向位置的恢复值与预期值；(b)在水中做布朗运动以及固定于盖玻片上的 2 μm 直径小球的三维轨迹；(c)所恢复出来的图(b)中固定小球的三维轨迹；(d)固定小球 $z$ 向均方根位移的直方图；(e)水中布朗运动的微粒的总体及各单独坐标轴方向的均方位移 MSD；(f)浸入水中但紧挨盖玻片的微粒的 $y$ 轴与 $z$ 轴均方位移 MSD(引自参考文献[40])

根据对悬浮在水中的小球所测量的运动轨迹，我们获得了其均方位移(mean-squared displacement，MSD)，定义为 $\mathrm{MSD}=\overline{[\boldsymbol{r}(t+\tau)-\boldsymbol{r}(t)]^2}$，其中 $\boldsymbol{r}$ 为位置向量，水平线表示时间平均。图 11.14(e)描绘了对 $x$、$y$、$z$ 坐标方向的位移以及总位移的 MSD 对时延的依赖关系。单一 MSD 分量可以定义为 $\mathrm{MSD}_\xi=\overline{[\xi(t+\tau)-\xi(t)]^2}$，其中 $\xi=x,y,z$，$\mathrm{MSD}=\sum_\xi \mathrm{MSD}_\xi$。实线表示按公式 $\mathrm{MSD}=D\tau$ 进行的拟合，其中扩散系数 $D$ 由斯托克斯-爱因斯坦方程给出[53]。

$$D=\frac{k_\mathrm{B}T}{3\pi\eta d} \tag{11.12}$$

式中：$k_\mathrm{B}$ 是玻尔兹曼常数；$T$ 为绝对温度(在我们实验中始终为 295 K)；$\eta$ 是水

的黏度；$d$ 为微粒直径。

使用黏度作为拟合参数，得到 $\eta=1.051\pm0.005$ cp，这与预期值 1.002 cp 非常吻合。这证明了 FPT 在显微尺度上测量流体物理特性的能力。在物理边界附近时，处于布朗运动的微粒会经历各向异性的行为，即沿不同方向的位移在统计上是不同的。我们使用 FPT 分析了紧挨显微镜玻片的小球的运动。图 11.14(f)显示了这一微粒 $y$ 向与 $z$ 向的均方位移 MSD。

总之，菲涅尔微粒追踪（FPT）是一种在三维空间中进行纳米精度微粒追踪的新颖技术。我们预测 FPT 将有助于在显微尺度上更好地理解细胞物质的黏弹性。探查小球既可以内嵌在细胞中，也可以附着到细胞膜上，这将使 FPT 能够在细胞与亚细胞水平上研究各种现象。

2. 红细胞力学

RBC 在微血管中的可变形性决定了其在循环流通的环境下生存及在体内运输氧气的能力[54]。有趣的是，RBC 必须周期性地通过一个可变形性测试，即被挤压以通过脾脏中的狭窄通路（静脉窦）；如果未通过这一机械评估，细胞将被巨噬细胞杀死并移出血循环[55]。量化并理解活 RBC 的力学性能需要在纳米尺度对其结构进行灵敏的探测[56]~[64]。这类研究有望为许多人类疾病的病因提供新的认识[65]。在健康个体中，这些细胞在通过微血管时可以经受重复的大幅度的机械形变。在其 120 天的生命周期中，RBC 的机械完整性逐渐降低，最终被新的循环 RBC 所取代。一些病理条件，如球形 RBC 增多症、疟疾以及镰状 RBC 症，将引起 RBC 平衡态的形状以及力学性能的变化，这会影响到 RBC 的运输功能。因此，理解 RBC 的微流变性，不论以基础科学还是临床的观点看，都是非常有趣的。

由于缺乏通常的三维细胞骨架结构，RBC 通过其细胞质膜侧的血影蛋白主导的三角形二维网格来保持形状和机械完整性[66]。这种半柔性的纤维网络赋予了复合膜结构的剪切模量和体积弹性模量[67]。流态的磷脂双分子层被认为是复合膜的弯曲模量的主要贡献者。但是，在细胞对伴随着 RBC 力学特性变化的病理、生理条件进行响应时，发生在细胞膜与收缩蛋白网络中的分子与结构上的变化，我们还知之甚少。

许多技术最近已被用于研究活细胞的流变性[65]。微量移液枪吸引[58]、电场形变[56]以及光镊[65]等方法提供了静态条件下关于 RBC 细胞膜的剪切与弯曲模量的定量信息。然而，关于 RBC 动态的、频率依赖的力学特性的认识目前还非常有限[68]。RBC 的热波动（“摇曳”）已经被研究了 100 多年[69]，以便更好地理解脂质双层膜与细胞骨架之间的相互作用[28][70]~[72]。RBC 膜波动的动态会受到生理条件和疾病状态的影响。人们已经知道磷脂双分子层及附着的收缩蛋白网络的波动受细胞骨架缺陷、应力以及与三磷腺苷浓度相关联的代谢活动所引起的肌动蛋白-收缩蛋白解离的影响[58][73]~[76]。然而，对这些运动进行量化在实验上非常具有挑战性，并且需要可靠的空间上与时间上的数据[71][77][78]。

已有的光学方法包括 PCM[79]、RICM[80]，以及 FLIC[78]。RBC 缺少细胞核以及细胞器，因此可以被认为是光学均匀的，即具有恒定的折射率。因此，通过干涉技术测量细胞的光程能够非接触地以亚波长精度提供关于细胞膜物理形貌的信息。

2010 年，MIT 的 Park 等人发表了文章《Measurement of red blood cell mechanics during morphological changes》[8]，收集了血液样本并以 2000$g$ 的加速度在 5 ℃下离心 10 min，以分离 RBC 与血浆。细胞用盐溶液冲洗三次并最终重悬浮于磷酸盐缓冲液 PBS（pH＝7.4）中，如参考文献[81]中所述。无须进一步制备，这些 RBC 接着被放置于两盖玻片之间进行成像。

我们的样品主要由具有典型的盘状细胞形态的 RBC 组成，但也包含在悬浮液中自发形成的诸如棘状红细胞（针状形态的细胞）以及球形红细胞（即一直大致保持球状的细胞）等具有异常形态的细胞。通过考虑双分子层和细胞骨架两者的自由能贡献，这些形态变化已被成功建模[82]。

如上所述，对 RBC 的标准描述是将细胞膜看作一个扁平的表面；实际上，RBC 的细胞膜是弯曲的，并且有着紧凑的球状形貌。加州大学洛杉矶分校的 Levine 小组建立了一个模型，其中就考虑了这种几何形状的影响，并在波动分析中包含了 RBC 的曲率与形貌（这一理论的细节详见参考文献[83]）。因为细胞膜曲率的存在，形变中的球状细胞膜的弯曲与压缩模量以线性级次耦合在一起。弯曲与压缩在几何上的耦合就会产生与实验一致的波动动态，而且不需要复合膜的汉密尔顿函数中的类表面张力项的假定[84]。流体到膜的耦合是利用黏性边界条件以及膜表面的应力平衡条件实现的。

为了定量研究 RBC 的材料特性，我们分析了 RBC 膜平面外的波动的空间和时间相关性，并且使用复合的收缩蛋白网/脂质膜的黏弹性连续模型来解释它们。该模型归功于来自 Levine 组的 Kuriabova 及其同事[83]，它考虑了弯曲膜的弯曲和压缩模量之间的线性耦合关系，因此比基于扁平膜的理论能更好地描述 RBC 的动态特性。RBC 的波动动态特性在实验上是通过测量平面外的细胞膜波动的空间和时间相关性来探究的。从理论上说，这些相关性可使用前面定义的响应矩阵$\boldsymbol{\chi}$和涨落-耗散定理进行计算[85]。细胞膜上相距投影距离为 $d$ 的两点，时间差为 $t$ 时，其高度波动的相关定义为

$$\Lambda(\rho,\tau)=\langle\Delta h(\rho,\tau)\Delta h(0,0)\rangle_{r,t} \tag{11.13}$$

其中，尖括号表示空间和时间平均。有趣的是，式(11.13)中的时空相关函数与用于描述光场相关的公式(见式(3.2))具有相同的形式。根据我们之前工作的结果[86]以及涨落-耗散定理，我们发现该函数在频域 $\omega$ 的傅里叶变换由下式给出[83]：

$$\Lambda(\rho,\omega)=\left(1-\frac{d^2}{4R^2}\right)\frac{2k_{\mathrm{B}}T}{\omega}\sum_{1}\mathrm{Im}[x_{\omega\omega}(I,\omega)]P_l\left(1-\frac{d^2}{4R^2}\right) \tag{11.14}$$

式中：$P_l(x)$是 $l$ 阶勒让德多项式；$R$ 是 RBC 的半径；$k_{\mathrm{B}}$ 是玻尔兹曼常数；$T$ 是温度。

图 11.15(a)～(d)绘制了这些高度-高度相关函数。我们展示了两个固定频率处高度-高度相关性的空间衰减：一个对应弹性段(低频)；另一个对应黏性主导区(高频)。在较低的频率段，我们观察到相关函数的显著的振荡行为。负相关是因为在低频段较小的 $l$ 对响应函数的贡献占主导引起的。在较高频率下，我们观察到高度-高度相关函数存在更短程且近乎单调的衰减。引人注目的是，这一模量耦合预测衰减率 $\omega\propto q$，这与由 Gov 等[84][87]提出的含有效表面张力的细胞膜模型所描述的行为是相同的。

更进一步，我们在常见的盘状—棘状—球状的形态转化中使用了关于 RBC 力学特性的新模型(见图 11.16(a)～(c))。根据对 RBC 细胞膜动态波动的测量，提取了复合膜结构的力学特性。从瞬时厚度偏移图中减去平均厚度图，即可提供 RBC 细胞膜的瞬时位移图(见图 11.16 右列)。在从 DC 到 SC 的形态转换过程中，平衡态膜高度波动的均方根幅值 $\sqrt{\langle\Delta h^2\rangle}$ 由 134 nm(DC)逐渐减少到 92 nm(EC)和 35 nm(SC)，表明细胞刚度在增加。

为了提取 RBC 的材料特性，用我们的模型通过调整以下参数对测量得到的相关函数 $\lambda(\rho,\omega)$进行拟合：收缩蛋白网络的剪切模量 $\mu$ 与体积弹性模量 $K$、

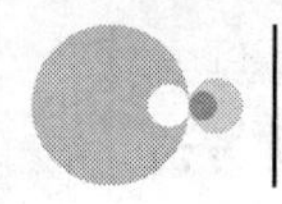

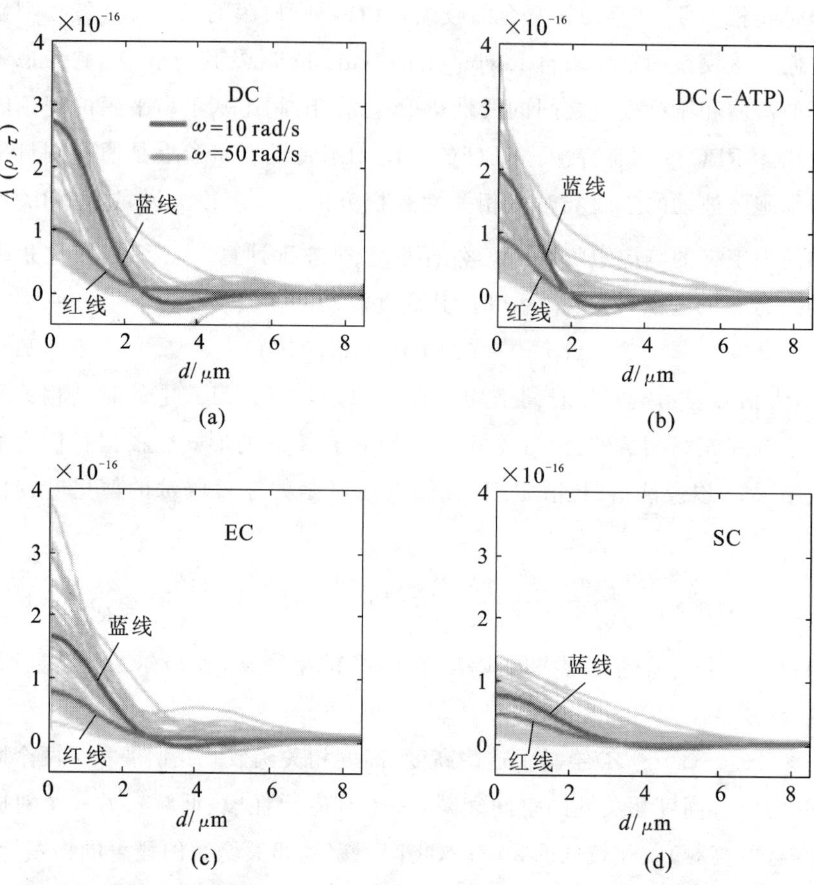


图 11.15　从实验(淡色线,每组 $N=30$)和计算(粗实线)得到的高度-高度相关函数。(a)～(d) $\omega=6$ rad/s (蓝线)和 $\omega=50$ rad/s (红线)时,关于投影距离的高度-高度相关函数。(a)DC;(b)DC-ATP;(c)EC;(d)SC(引自参考文献[8]中的图 3)

磷脂双分子层的弯曲模量 $\kappa$、细胞溶质的黏度 $\eta_c$、周围溶剂的黏度 $\eta_s$,以及球的半径 $R$。我们将 $R$ 值设置为直接由数据获得的 RBC 平均曲率半径,并将所有数据集的黏度值定为 $\eta_c=1.2$ mPa・s,$\eta_s=5.5$ mPa・s[77][78],以此来约束拟合。最后,对于三角形弹性网络,预计 $\mu=\lambda$,因此有 $K=2\mu$[79]。

从拟合中提取的参数如图 11.17(a)～(c)所示。提取的弯曲模量在 DC—EC—SC 的转换过程中($p<10^{-7}$)显著增大,其平均值为 6.3±1.0 (DC),11.9±2.5 (EC),23.8±4.1 (SC),基数为 $k_B T$(见图 11.17(b))。这些值大致上与磷脂双分子层的预期值(5～20)×$k_B T$ 吻合[80]。弯曲模量的增加意味着脂质膜

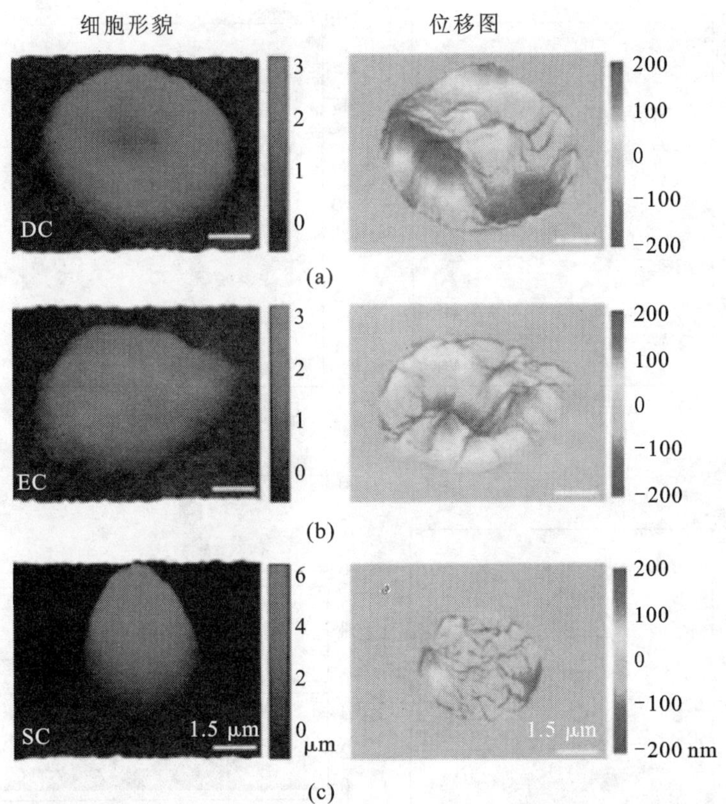


图 11.16　盘状细胞(见图(a))、棘状红细胞(见图(b))、球形红细胞(见图(c))的 RBC 形貌图(左列)与瞬时位移图(右侧),分别以 DC、EC 和 SC 来表示(引自参考文献[8]中的图 1)

组成的变化。我们直接测量了从 DC 转换为 SC 形态的过程中 RBC 表面面积的变化,发现表面面积减少了 31%(未考虑波动所储存的表面面积)。表面面积的减少一定伴随着通过细胞膜起泡和微囊泡形成的方式发生的脂质减少。因此,有证据表明,RBC 双层结构脂质成分的显著变化伴随着 RBC 由 DC 到 EC 和 SC 的形态变化过程。有人认为,这些脂质成分的变化产生了所观察到的弯曲模量的变化。

剪切模量的结果如图 11.17(b)、(d)所示。拟合的剪切模量为 6.4±1.4 (DC),10.7±3.5 (EC) 和 12.2±3.0 (SC),单位为 $\mu N \cdot m^{-1}$。这些值与更早的基于微量移液枪吸引[88]以及光镊[89]的工作相一致。所测量的剪切模量的大小也与收缩蛋白网络的简单弹性模型吻合。SC 与 EC 的剪切模量相比于

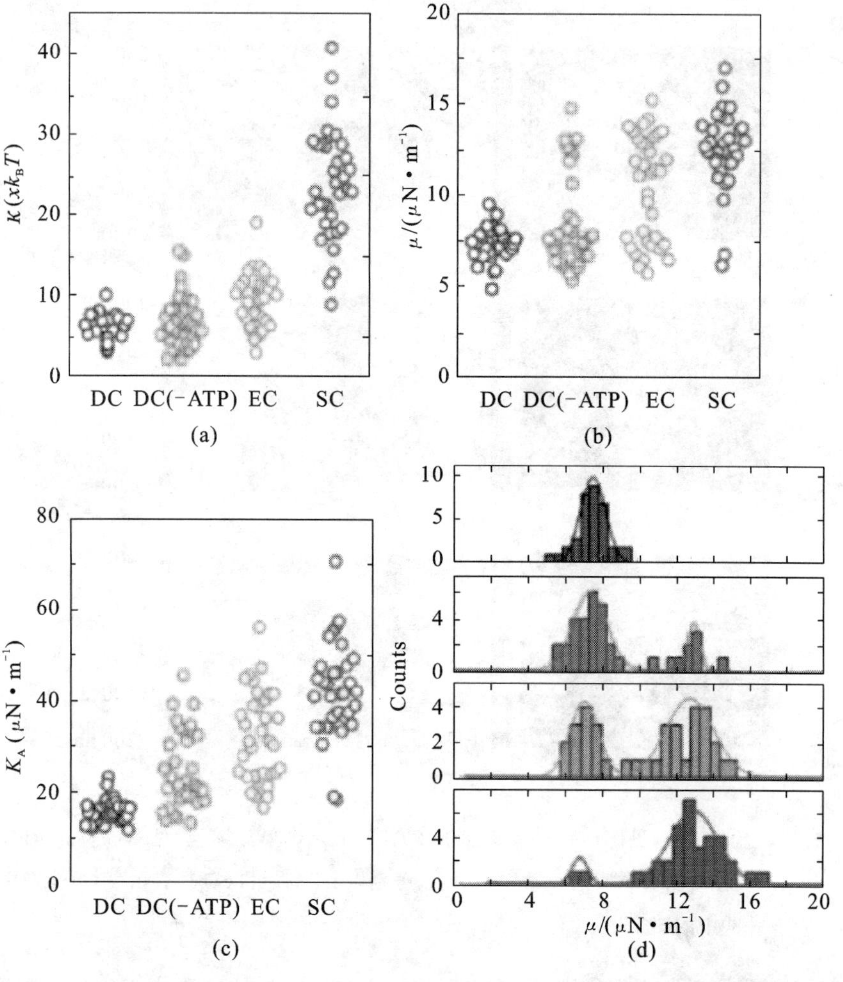

图 11.17 剪切模量与弯曲模量。(a)DC、EC、SC 的剪切模量,以水平线表征其平均值,$p$ 值证明不同形态组之间剪切模量的差异是统计显著的:DC 和 EC 之间为 $p<10^{-5}$;Ec 和 SC 之间为 $p<10^{-4}$;(b)三组细胞的弯曲模量;(c)剪切模量的分布,叠加了高斯拟合。高斯拟合的中心为 7.34 $\mu$N·m$^{-1}$(DC),6.97 $\mu$N·m$^{-1}$ 与 12.93 $\mu$N·m$^{-1}$(EC),7.40 $\mu$N·m$^{-1}$ 与 13.80 $\mu$N·m$^{-1}$(SC)(引自参考文献[8]中的图 4)

DC 大致增加了 2 倍。然而,剪切模量的值存在显著的细胞与细胞间的差异。虽然 DC 剪切模量的直方图可以用中心在 6.7 $\mu$N·m$^{-1}$的单一高斯分布来拟合,但相应的 EC 与 SC 的剪切模量分布是双峰的,峰值分别为 6.4 $\mu$N·m$^{-1}$与 13.0 $\mu$N·m$^{-1}$(EC),以及 6.8 $\mu$N·m$^{-1}$与 12.9 $\mu$N·m$^{-1}$(SC)(见图 11.17(d))。

这些数据表明本质上有两个独立的收缩蛋白网络结构：一个软性结构（$\mu \approx 7\ \mu N \cdot m^{-1}$）与一个刚性结构（$\mu \approx 13\ \mu N \cdot m^{-1}$）。基本上所有的 DC 都有软结构，但到 EC 再到 SC 的形态转换促使其向刚性网络结构过渡。我们提出观测到的形态变化一定伴随着收缩蛋白的弹性、网络连接性或其与磷脂双分子层的黏附性的变化。

3. 疟疾感染的红细胞成像

疟疾是一种由疟原虫属的真核原生生物引起的传染性疾病[66][90]。疟疾由雌性疟蚊的叮咬自然传播。这种疾病广泛传播于热带与亚热带地区，包括美洲（22 个国家）、亚洲和非洲的部分地区。每年有 3.5 亿到 5 亿疟疾病例发生，因此而丧生的人更是达到 1 百万到 3 百万之间，其中大多数是撒哈拉沙漠以南的幼儿[90]。当蚊子叮咬了一个被感染者，就会吸入含疟原虫的少许血液。这些疟原虫在蚊子体内发育，并且在约 1 周后，当蚊子下一次进食血液时，疟原虫会随蚊子的唾液注入被叮咬的人体内。在肝脏中经过 2 周到数月（偶尔为几年）的潜伏期后，疟原虫开始在 RBC 内增殖，引起包括发烧与头痛在内的一系列症状。严重的情况下，病情会恶化，导致幻觉、昏迷和死亡。五种疟原虫属的寄生虫可以传染人类，其中最严重的疾病是由恶性疟原虫引起的。间日疟原虫、卵形疟原虫和三日疟原虫会引起温和的人体疾病，这些疾病通常不是致命的。

在 RBC 内的发育过程中，恶性疟原虫会引起宿主 RBC 结构、生化和力学性质的改变[91]。主要的结构变化包括宿主 RBC 胞质内寄生虫泡的生长、细胞体积的减小、细胞膜表面纳米级的微小突起的出现，这些突起称为“瘤”或“疱”[92]。从生物化学角度来看，相当数量的血红蛋白被寄生虫在 RBC 内的发育过程中被消化，并转化成不可溶的血红素聚合物，即所知的疟原虫色素[93][94]。在被恶性疟原虫侵入的人体红细胞（P. falciparum-invaded human RBC，Pf-RBC）的后期成熟阶段，疟原虫色素表现为寄生虫泡内的褐色结晶[66]。两个主要的力学性质的变化是：RBC 可变形性的丧失[95][96][97]，以及被侵入的 RBC 细胞膜对血管内皮和其他 RBC 的细胞粘连性的增加[98]。这些变化导致了在寄生虫发育的后期，RBC 在微血管中的扣押，这与严重疟疾中重要器官的功能障碍之间存在联系。在仍具可变形性的早期阶段，尽管已经感染，Pf-RBC 仍然继续在血流中循环。

2008 年，由 Subra Suresh 与 Micheal Feld 领导的 MIT 小组使用 DPM 研

究因疟疾发生和发展所引起的 RBC 动态特性的变化[6]。为了研究 Pf-RBC 的形态变化，我们测量了细胞的瞬时厚度轮廓 $h(x,y,t_0)$[99]。图 11.18(a)～(d)显示了健康 RBC 与处于各发育阶段的 Pf-RBC 的形貌图。我们获取了细胞上每一点的有效刚性映射图 $k_e(x,y)$，这里假定细胞膜存在弹性回复力，即

$$k_e(x,y)=k_B T/\langle \Delta h\,(x,y)^2\rangle \tag{11.15}$$

式中：$k_B$ 为玻尔兹曼常数；$T$ 为绝对温度；$\Delta h(x,y)^2$ 是均方位移。

寄生虫发育各阶段 RBC 的典型 $k_e$ 映射图如图 11.18(e)～(g)所示。细胞膜波动的瞬时位移图 $\Delta h(x,y,t)$ 是通过从图像序列中的每一厚度图中减去时间平均的细胞形状后得到的。显示所有寄生虫阶段细胞膜位移的直方图如图 11.19(a)所示。

我们的 DPM 实验提供的定量信息，可用于确定附着收缩蛋白细胞骨架的 RBC 膜的平面内剪切模量。平面内剪切模量 $G$ 可通过傅里叶变换的汉密尔顿函数(应变能)与能量均分定理得到[100]：

$$G\approx\frac{k_B T\ln(A/a)}{3\pi\langle \Delta h_t^2\rangle} \tag{11.16}$$

式中：$A$ 是 RBC 的投影直径(约 8 μm)；$a$ 是 DPM 测量的最小空间波长(约 0.5 μm)。细胞膜波动位移的切向分量 $\Delta h_t^2$ 是根据 $\Delta h$ 与细胞膜法线方向的夹角 $\alpha$，从轴向膜波动 $\Delta h^2$ 中解耦得到的，如图 11.19(b)(插图)所示。

角度 $\alpha$ 是从 DPM 测得的细胞形貌信息中提取出来的；$\Delta h_t^2$ 是沿细胞外周进行计算和平均的，据此可以计算得到平面内剪切模量 $G$。我们得到对健康 RBC 膜的平均内剪切模量 $G=5.5\pm0.8\ \mu\mathrm{N}\cdot\mathrm{m}^{-1}$(见图 11.19(b))，这与微量移液枪吸引和光镊方法独立进行的健康 RBC 模量测量结果相当[88][101][102]。在环状体阶段($G=15.3\pm5.4\ \mu\mathrm{N}\cdot\mathrm{m}^{-1}$)、滋养体阶段($G=28.9\pm8.2\ \mu\mathrm{N}\cdot\mathrm{m}^{-1}$)和裂殖体阶段($G=71.0\pm20.2\ \mu\mathrm{N}\cdot\mathrm{m}^{-1}$)的模量，这些值与使用光镊对寄生虫成熟期所有阶段的 Pf-RBC 进行大形变的拉伸所推断的结果是定量吻合的[101]。

这些结果演示了利用 QPI 的纳米级精度和定量特性对细胞膜波动进行测量，而这继而可用于报告病理状态的起始与发展进程。我们将在第 15 章中对这一概念再进行讨论。

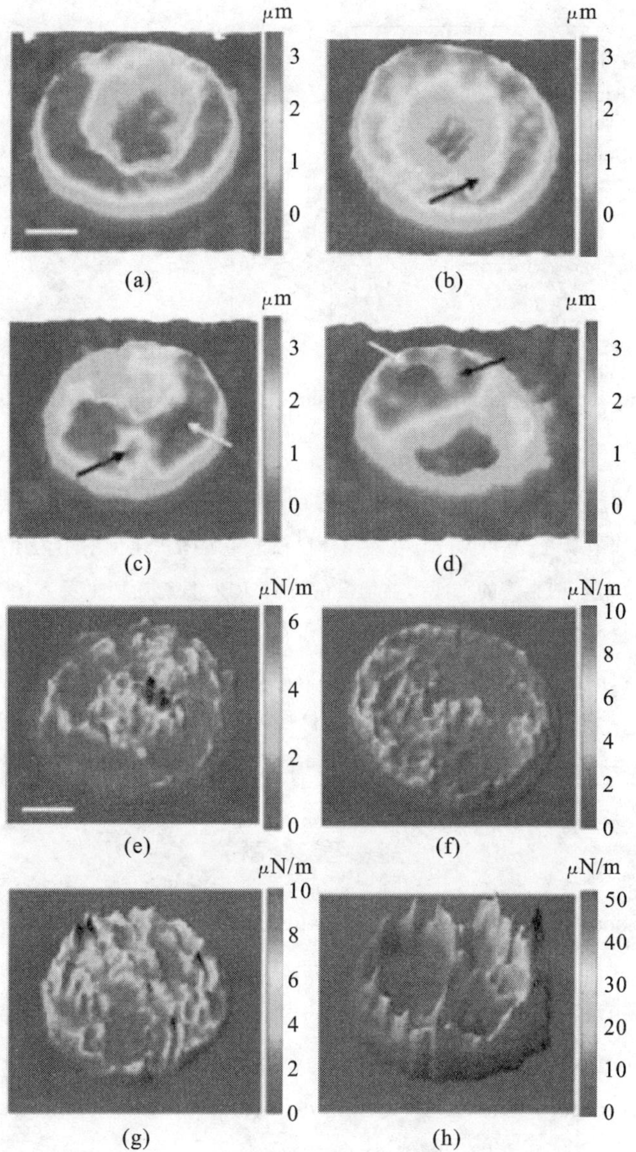


图 11.18　Pf-RBC 的形貌图以及有效弹性常数图。(a)、(e)健康 RBC;(b)、(f)环状体阶段;(c)、(g)滋养体阶段;(d)、(h)裂殖体阶段。图(a)～(d)中的形貌图是 Pf-RBC 的瞬时厚度图。有效弹性常数图是根据 Pf-RBC 细胞膜的热致膜波动的均方根位移计算得到的。黑色箭头指示的是恶性疟原虫所在位置,灰色箭头指示的是疟原虫色素的位置(标尺为 1.5 μm)(改编自参考文献[6]中的图 3)

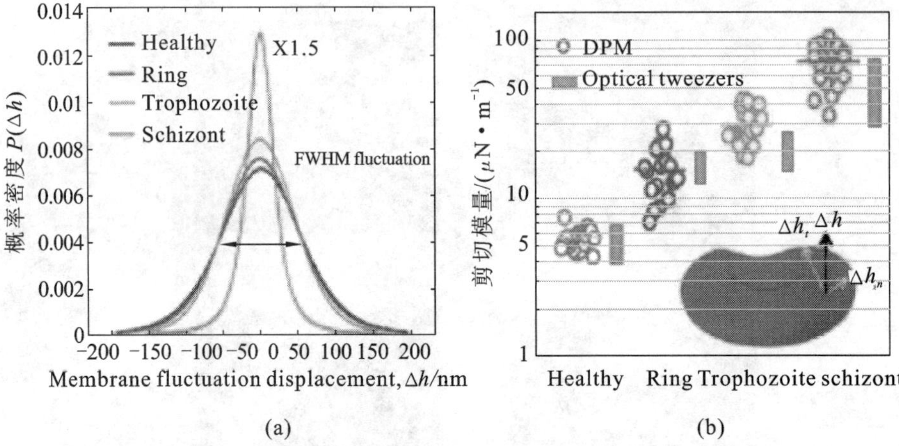


图 11.19　红细胞发育的不同阶段中 Pf-RBC 的膜波动以及平面内剪切模量。(a)Pf-RBC 的细胞厚度波动直方图(在裂殖体阶段的直方图按比例缩小为原来的 1.5 倍)；(b)RBC 细胞膜的平面内剪切模量与 Pf-RBC 发育阶段的关系图。平面内剪切模量由位于 RBC 边缘的平面内膜位移 $\Delta h_t$ 计算得到。还展示了光镊方法的估算值以作对比。插图为 RBC 与膜波动示意图：$\Delta h$，由 DPM 所测量的厚度波动；$\Delta h_t$，平面内膜位移；$\Delta h_n$，平面外膜位移，$\alpha$，$\Delta h$ 与 $\Delta h_t$ 之间的夹角。这些测量均在室温(23 ℃)下进行并且每一组都测量了 20 个样本(引自参考文献[6]中的图 4)

## 参 考 文 献

[1] G. Popescu, L. P. Deflores, J. C. Vaughan, K. Badizadegan, H. Iwai, R. R. Dasari and M. S. Feld, Fourier phase microscopy for investigation of biological structures and dynamics, Opt. Lett., 29, 2503-2505 (2004).

[2] H. Kadono, M. Ogusu and S. Toyooka, Phase-Shifting Common-Path Interferometer Using A Liquid-Crystal Phase Modulator, Optics Communications, 110, 391-400 (1994).

[3] A. Y. M. Ng, C. W. See and M. G. Somekh, Quantitative optical microscope with enhanced resolution using a pixelated liquid crystal spatial light modulator, J. Microscopy, 214, 334 (2004).

[4] N. Lue, W. Choi, G. Popescu, R. R. Dasari, K. Badizadegan and M. S. Feld, Quantitative phase imaging of live cells using fast Fourier phase microscopy, Appl. Opt., 46, 1836 (2007).

[5] G. Popescu, K. Badizadegan, R. R. Dasari and M. S. Feld, Observation of dynamic subdomains in red blood cells, J. Biomed. Opt. Lett. , 11, 040503 (2006).

[6] Y. K. Park, M. Diez-Silva, G. Popescu, G. Lykotrafitis, W. Choi, M. S. Feld and S. Suresh, Refractive index maps and membrane dynamics of human red blood cells parasitized by Plasmodium falciparum, Proc Natl Acad Sci USA, 105, 13730 (2008).

[7] Y. K. Park, C. A. Best, T. Auth, N. Gov, S. A. Safran, G. Popescu, S. Suresh and M. S. Feld, Metabolic remodeling of the human red blood cell membrane, Proc. Nat. Acad. Sci. , 107, 1289 (2010).

[8] Y. K. Park, C. A. Best, K. Badizadegan, R. R. Dasari, M. S. Feld, T. Kuriabova, M. L. Henle, A. J. Levine and G. Popescu, Measurement of red blood cell mechanics during morphological changes, Proc. Nat. Acad. Sci. , 107, 6731 (2010).

[9] G. Popescu, Y. Park, W. Choi, R. R. Dasari, M. S. Feld and K. Badizadegan, Imaging red blood cell dynamics by quantitative phase microscopy, Blood Cells Molecules and Diseases, 41, 10-16 (2008).

[10] Y. Park, M. Diez-Silva, D. Fu, G. Popescu, W. Choi, I. Barman, S. Suresh and M. S. Feld, Static and dynamic light scattering of healthy and malaria-parasite invaded red blood cells, Journal of Biomedical Optics, 15, 020506 (2010).

[11] G. Popescu, Y. Park, N. Lue, C. Best-Popescu, L. Deflores, R. R. Dasari, M. S. Feld and K. Badizadegan, Optical imaging of cell mass and growth dynamics, Am J Physiol Cell Physiol, 295, C538-44 (2008).

[12] R. Baber, Interference microscopy and mass determination, Nature, 169, 366-367 (1952).

[13] H. G. Davies and M. H. F. Wilkins, Interference microscopy and mass determination, Nature, 161, 541 (1952).

[14] R. Barer, Interference microscopy and mass determination, Nature, 169, 366-367 (1952).

[15] I. J. Conlon, G. A. Dunn, A. W. Mudge and M. C. Raff, Extracellular

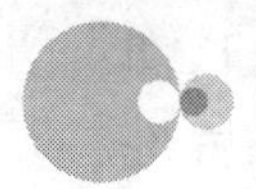



control of cell size, Nat. Cell Biol. ,3,918-921 (2001).

[16] D. E. Ingber, Fibronectin controls capillary endothelial cell growth by modulating cell shape, Proc Natl Acad Sci USA,87,3579-3583 (1990).

[17] P. Weiss and B. Garber, Shape and Movement of Mesenchyme Cells as Functions of the Physical Structure of the Medium. Contributions to a Quantitative Morphology, PNAS,38,264-280 (1952).

[18] P. K. Maini, D. L. McElwain and D. I. Leavesley, Traveling wave model to interpret a wound-healing cell migration assay for human peritoneal mesothelial cells, Tissue Eng,10,475-482 (2004).

[19] M. H. Zaman, R. D. Kamm, P. Matsudaira and D. A. Lauffenburger, Computational model for cell migration in three-dimensional matrices, Biophys J,89,1389-1397 (2005).

[20] J. C. M. Mombach and J. A. Glazier, Single cell motion in aggregates of embryonic cells, Phys. Rev. Lett. ,76,3032-3035 (1996).

[21] M. H. Gail and C. W. Boone, Locomotion of mouse fibroblasts in tissue culture, Biophys. J. ,10,981-993 (1970).

[22] A. Czirok, K. Schlett, E. Madarasz and T. Vicsek, Exponential distribution of locomotion activity in cell cultures, Phys. Rev. Lett. ,81,3038-3041 (1998).

[23] H. Grueler, Analysis of cell movement, Blood cells,10,61-77 (1984).

[24] G. A. Dunn and G. E. Jones, Timeline—Cell motility under the microscope: Vorsprung durch Technik, Nat. Rev. Mol. Cell Biol. ,5,667-672 (2004).

[25] A. Upadhyaya, J.-P. Rieu, J. A. Glazier and Y. Sawada, Anomalous diffusion and non-Gaussian velocity distribution of Hydra cells in cellular aggregates, Physica A,293,549-558 (2001).

[26] M. J. Miller, S. H. Wei, I. Parker and M. D. Cahalan, Two-photon imaging of lymphocyte motility and antigen response in intact lymph node, Science,296, 1869-1873 (2002).

[27] C. Tsallis, Possible Generalization of Boltzmann-Gibbs Statistics, Journal of Statistical Phys. ,52,479-487 (1988).

[28] G. Popescu, T. Ikeda, R. R. Dasari and M. S. Feld, Diffraction phase microscopy for quantifying cell structure and dynamics, Opt Lett,31,775-777

(2006).

[29] M. Mir,M. Ding,Z. Wang,J. Reedy,K. Tangella and G. Popescu,Blood screening using diffraction phase cytometry,J. Biomed. Opt. ,027016-1-4 (2010).

[30] M. Mir,Z. Wang,K. Tangella and G. Popescu,Diffraction Phase Cytometry: blood on a CD-ROM,Opt. Exp. ,17,2579 (2009).

[31] G. Popescu,"Quantitative Phase Imaging of Nanoscale Cell Structure and Dynamics," in Methods in Cell Biology B. P. Jena,ed. ,pp. 87-115 (Academic Press,San Diego,2008).

[32] G. Popescu,Y. K. Park,R. R. Dasari,K. Badizadegan and M. S. Feld, Coherence properties of red blood cell membrane motions,Phys. Rev. E. ,76,031902 (2007).

[33] T. Ikeda,G. Popescu,R. R. Dasari and M. S. Feld,Hilbert phase microscopy for investigating fast dynamics in transparent systems,Opt. Lett. ,30,1165-1168 (2005).

[34] J. R. Lakowicz and SpringerLink (Online service),Principles of fluorescence spectroscopy,xxvi,954 p. (Springer,New York,2006).

[35] M. Chalfie,Y. Tu,G. Euskirchen,W. W. Ward and D. C. Prasher,Green Fluorescent Protein as a Marker for Gene-Expression,Science,263,802-805 (1994).

[36] R. M. Dickson,A. B. Cubitt,R. Y. Tsien and W. E. Moerner,On/off blinking and switching behaviour of single molecules of green fluorescent protein, Nature,388,355-358 (1997).

[37] A. Miyawaki,J. Llopis,R. Heim,J. M. McCaffery,J. A. Adams,M. Ikura and R. Y. Tsien,Fluorescent indicators for $Ca^{2+}$ based on green fluorescent proteins and calmodulin,Nature,388,882-887 (1997).

[38] Y. K. Park,G. Popescu,K. Badizadegan,R. R. Dasari and M. S. Feld, Diffraction phase and fluorescence microscopy,Opt. Exp. ,14,8263 (2006).

[39] N. Lue,W. Choi,K. Badizadegan,R. R. Dasari,M. S. Feld and G. Popescu,Confocal diffraction phase microscopy of live cells,Opt. Lett. , 33,2074 (2008).

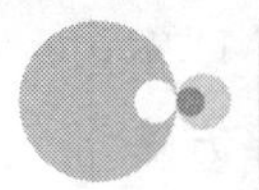



[40] Y. K. Park, G. Popescu, R. R. Dasari, K. Badizadegan and M. S. Feld, Fresnel particle tracking in three dimensions using diffraction phase microscopy, Opt. Lett., 32, 811 (2007).

[41] L. H. Deng, X. Trepat, J. P. Butler, E. Millet, K. G. Morgan, D. A. Weitz and J. J. Fredberg, Fast and slow dynamics of the cytoskeleton, Nature Materials, 5, 636-640 (2006).

[42] F. C. MacKintosh and C. F. Schmidt, Microrheology, Curr. Opin. Colloid Interface Sci., 4, 300-307 (1999).

[43] T. A. Waigh, Microrheology of complex fluids, Rep. Prog. Phys., 68, 685-742 (2005).

[44] G. Popescu and A. Dogariu, Scattering of low coherence radiation and applications, invited review paper, E. Phys. J., 32, 73-93 (2005).

[45] G. Popescu and A. Dogariu, Dynamic light scattering in localized coherence volumes, Opt. Lett., 26, 551-553 (2001).

[46] G. Popescu, A. Dogariu and R. Rajagopalan, Spatially resolved microrheology using localized coherence volumes, Phys. Rev. E, 65, 041504 (2002).

[47] T. Gisler and D. A. Weitz, Tracer microrheology in complex fluids, Curr. Opin. Colloid Interface Sci., 3, 586-592 (1998).

[48] S. H. Tsen, A. Taflove, J. T. Walsh, V. Backman and D. Maitland, Pseudospectral time-domain Maxwell's equations solution of optical scattering by tissue-like structures, Lasers in Surgery and Medicine, RS4009, 10-10 (2004).

[49] A. Caspi, R. Granek and M. Elbaum, Diffusion and directed motion in cellular transport, Phys. Rev. E, 66(2002).

[50] M. Speidel, A. Jonas and E. L. Florin, Three-dimensional tracking of fluorescent nanoparticles with subnanometer precision by use of off-focus imaging, Optics Letters, 28, 69-71 (2003).

[51] F. Chasles, B. Dubertret and A. C. Boccara, Full-field optical sectioning and three-dimensional localization of fluorescent particles using focal plane modulation, Optics Letters, 31, 1274-1276 (2006).

[52] F. Dubois, C. Schockaert, N. Callens and C. Yourassowsky, Focus plane

detection criteria in digital holography microscopy by amplitude analysis,Opt. Exp. ,14,5895-5908 (2006).

[53] A. Einstein, Investigations on the theory of the Brownian movement, Ann. Physik. ,17,549 (1905).

[54] N. Mohandas and P. G. Gallagher,Red cell membrane:past,present,and future,Blood,112,3939-3948 (2008).

[55] S. L. Robbins, V. Kumar and R. S. Cotran Robbins and Cotran pathologic basis of disease (Saunders/Elsevier,Philadelphia,PA,2010).

[56] H. Engelhardt, H. Gaub and E. Sackmann, Viscoelastic properties of erythrocyte membranes in high-frequency electric fields, Nature, 307, 378-380 (1984).

[57] M. P. Sheetz,M. Schindler and D. E. Koppel,Lateral mobility of integral membrane proteins is increased in spherocytic erythrocytes, Nature, 285,510-511 (1980).

[58] D. E. Discher,N. Mohandas and E. A. Evans,Molecular maps of red cell deformation: hidden elasticity and in situ connectivity, Science, 266, 1032-1035 (1994).

[59] C. P. Johnson, H. Y. Tang, C. Carag, D. W. Speicher and D. E. Discher, Forced unfolding of proteins within cells,Science,317,663-666 (2007).

[60] C. F. Schmidt, K. Svoboda, N. Lei, I. B. Petsche, L. E. Berman, C. R. Safinya and G. S. Grest,Existence of a flat phase in red cell membrane skeletons,Science,259,952-955 (1993).

[61] J. D. Wan,W. D. Ristenpart and H. A. Stone,Dynamics of shearinduced ATP release from red blood cells,Proceedings of the National Academy of Sciences of the United States of America,105,16432-16437 (2008).

[62] Y. Cui and C. Bustamante,Pulling a single chromatin fiber reveals the forces that maintain its higher-order structure, Proceedings of the National Academy of Sciences of the United States of America,97,127-132 (2000).

[63] T. R. Hinds and F. F. Vincenzi,Evidence for a calmodulin-activated $Ca^{2+}$ pump ATPase in dog erythrocytes,Proc Soc Exp Biol Med,181,542-549

(1986).

[64] M. Schindler, D. E. Koppel and M. P. Sheetz, Modulation of membrane protein lateral mobility by polyphosphates and polyamines, Proc Natl Acad Sci USA, 77, 1457-1461 (1980).

[65] G. Bao and S. Suresh, Cell and molecular mechanics of biological materials, Nature Mat., 2, 715-725 (2003).

[66] B. Bain, A beginner's guide to blood cells, Blackwell Pub, Malden, MA (2004).

[67] J. B. Fournier, D. Lacoste and E. Rapha, Fluctuation Spectrum of Fluid Membranes Coupled to an Elastic Meshwork: Jump of the Effective Surface Tension at the Mesh Size, Phys. Rev. Lett., 92, 18102 (2004).

[68] M. Puig-de-Morales-Marinkovic, K. T. Turner, J. P. Butler, J. J. Fredberg and S. Suresh, Viscoelasticity of the human red blood cell, Am. J. Physiol., Cell Physiol., 293, 597-605 (2007).

[69] T. Browicz, Further observation of motion phenomena on red blood cells in pathological states, Zentralbl. Med. Wiss., 28, 625-627 (1890).

[70] N. Gov, A. G. Zilman and S. Safran, Cytoskeleton confinement and tension of red blood cell membranes, Phys. Rev. Lett., 90, 228101 (2003).

[71] A. Zilker, M. Ziegler and E. Sackmann, Spectral-Analysis Of Erythrocyte Flickering In The 0.3-4-Mu-M-1 Regime By Microinterferometry Combined With Fast Image-Processing, Phys. Rev. A, 46, 7998-8002 (1992).

[72] S. Tuvia, S. Levin, A. Bitler and R. Korenstein, Mechanical Fluctuations of the Membrane-Skeleton Are Dependent on F-Actin ATPase in Human Erythrocytes, Proc. Natl. Acad. Sci. USA, 141, 1551-1561 (199R8).

[73] N. S. Gov and S. A. Safran, Red Blood Cell Membrane Fluctuations and Shape Controlled by ATP-Induced Cytoskeletal Defects, Biophys. J., 88, 1859 (2005).

[74] C. L. L. Lawrence, N. Gov and F. L. H. Brown, Nonequilibrium membrane fluctuations driven by active proteins, J. Chem. Phys., 124, 074903 (2006).

[75] S. Tuvia, S. Levin, A. Bitler and R. Korenstein, Mechanical fluctuations of the membrane-skeleton are dependent on F-actin ATPase in human erythrocytes, J. Cell Biol. , 141, 1551-1561 (1998).

[76] J. Li, M. Dao, C. T. Lim and S. Suresh, Spectrin-Level Modeling of the Cytoskeleton and Optical Tweezers Stretching of the Erythrocyte, Biophys. J. , 88, 3707-3719 (2005).

[77] F. Brochard and J. F. Lennon, Frequency spectrum of the flicker phenomenon in erythrocytes, J. Physique, 36, 1035-1047 (1975).

[78] Y. Kaizuka and J. T. Groves, Hydrodynamic damping of membrane thermal fluctuations near surfaces imaged by fluorescence interference microscopy, Phys. Rev. Lett. , 96, 118101 (2006).

[79] F. Brochard and J. F. Lennon, Frequency spectrum of the flicker phenomenon in erythrocytes, J. Physique, 36, 1035-1047 (1975).

[80] A. Zilker, H. Engelhardt and E. Sackmann, Dynamic Reflection Interference Contrast (Ric-) Microscopy—A New Method To Study Surface Excitations Of Cells And To Measure Membrane Bending Elastic-Moduli, J. Physique, 48, 2139-2151 (1987).

[81] C. A. Best, J. E. Cluette-Brown, M. Teruya, A. Teruya and M. Laposata, Red blood cell fatty acid ethyl esters: a significant component of fatty acid ethyl esters in the blood, J Lipid Res, 44, 612-620 (2003).

[82] H. W. G. Lim, M. Wortis and R. Mukhopadhyay, Stomatocytediscocyte-echinocyte sequence of the human red blood cell: evidence for the bilayer-couple hypothesis from membrane mechanics, Proc Natl Acad Sci USA, 99, 16766-16769 (2002).

[83] T. Kuriabova and A. J. Levine, Nanorheology of viscoelastic shells: Applications to viral capsids, Physical Review E, 77, 031921 (2008).

[84] N. Gov, A. G. Zilman and S. Safran, Cytoskeleton Confinement and Tension of Red Blood Cell Membranes, Phys. Rev. Lett. , 90, 228101 (2003).

[85] P. M. Chaikin and T. C. Lubensky, Principles of Condensed Matter Physics (Cambridge University Press, New, York 1995).

[86] T. Kuriabova and A. Levine, Nanorheology of viscoelastic shells: Applications to viral capsids, Phys. Rev. E, 77, 31921 (2008).

[87] G. Popescu, T. Ikeda, K. Goda, C. A. Best-Popescu, M. Laposata, S. Manley, R. R. Dasari, K. Badizadegan and M. S. Feld, Optical Measurement of Cell Membrane Tension, Phys. Rev. Lett., 97, 218101 (2006).

[88] R. Waugh and E. A. Evans, Thermoelasticity of red blood cell membrane, Biophys. J., 26, 115-131 (1979).

[89] M. Dao, C. T. Lim and S. Suresh, Mechanics of the human red blood cell deformed by optical tweezers, J. Mech. Phys. Solids, 51, 2259-2280 (2003).

[90] Wikipedia, Malaria, http://en.wikipedia.org/wiki/Main_Page.

[91] S. Suresh, J. Spatz, J. P. Mills, A. Micoulet, M. Dao, C. T. Lim, M. Beil and T. Seufferlein, Connections between single-cell biomechanics and human disease states: gastrointestinal cancer and malaria, Acta Biomaterialia, 1, 15-30 (2005).

[92] A. Kilejian, Characterization of a Protein Correlated with the Production of Knob-Like Protrusions on Membranes of Erythrocytes Infected with Plasmodium falciparum, Proc. Natl. Acad. Sci. U. S. A., 76, 4650-4653 (1979).

[93] I. W. Sherman, Biochemistry of Plasmodium (malarial parasites), Microbiological Reviews, 43, 453 (1979).

[94] D. E. Goldberg, A. F. G. Slater, A. Cerami and G. B. Henderson, Hemoglobin Degradation in the Malaria Parasite Plasmodium falciparum: An Ordered Process in a Unique Organelle, Proc. Natl. Acad. Sci. U. S. A., 87, 2931-2935 (1990).

[95] G. B. Nash, E. O'Brien, E. C. Gordon-Smith and J. A. Dormandy, Abnormalities in the mechanical properties of red blood cells caused by Plasmodium falciparum, Blood, 74, 855-861 (1989).

[96] H. A. Cranston, C. W. Boylan, G. L. Carroll, S. P. Sutera, I. Y. Gluzman and D. J. Krogstad, Plasmodium falciparum maturation abolishes

physiologic red cell deformability, Science, 223, 400-403 (1984).

[97] M. Paulitschke and G. B. Nash, Membrane rigidity of red blood cells parasitized by different strains of Plasmodium falciparum, J Lab Clin Med, 122, 581-589 (1993).

[98] L. H. Miller, D. I. Baruch, K. Marsh and O. K. Doumbo, The pathogenic basis of malaria, Nature, 415, 673-679 (2002).

[99] Y. K. Park, M. Diez-Silva, G. Popescu, G. Lykotrafitis, W. Choi, M. S. Feld and S. Suresh, Refractive index maps and membrane dynamics of human red blood cells parasitized by Plasmodium falciparum, Proc. Natl. Acad. Sci. U. S. A., 105, 13730 (2008).

[100] J. C. M. Lee and D. E. Discher, Deformation-Enhanced Fluctuations in the Red Cell Skeleton with Theoretical Relations to Elasticity, Connectivity, and Spectrin Unfolding, Biophys. J., 81, 3178-3192 (2001).

[101] S. Suresh, J. Spatz, J. P. Mills, A. Micoulet, M. Dao, C. T. Lim, M. Beil and T. Seufferlein, Connections between single-cell biomechanics and human disease states: gastrointestinal cancer and malaria, Acta Biomater., 1, 15-30 (2005).

[102] J. P. Mills, M. Diez-Silva, D. J. Quinn, M. Dao, M. J. Lang, K. S. W. Tan, C. T. Lim, G. Milon, P. H. David, O. Mercereau-Puijalon, S. Bonnefoy and S. Suresh, Effect of plasmodial RESA protein on deformability of human red blood cells harboring Plasmodiumfalciparum, Proc. Natl. Acad. Sci. USA, 104, 9213-9217 (2007).

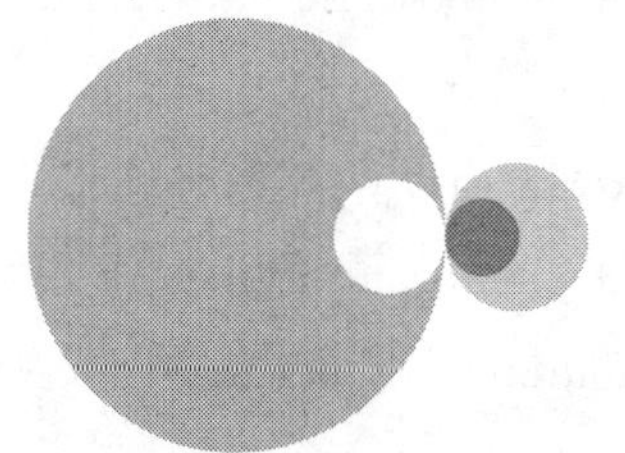

# 第 12 章 白光法

正如第 8 章已经论证的,空间相位灵敏度是 QPI 方法的一个重要的性能指标。在定量相位图像中,很多使细节模糊的空间不均匀性是由于散斑造成的。产生这些随机的干涉现象的原因是各种光场的相干叠加,这些光场来自于样本自身和光学装置界面的寄生反射,或者灰尘和光学器件缺陷形成的不需要的散射(参考文献[1]提供了对散斑的详细描述)。使用宽带照明场,或者等价地使用短相干长度的光,限制了这种不需要的随机干涉图案(散斑)的出现[2]。白光提供了 1 $\mu$m 量级的相干长度。因此,只有光程差在这个量级或更短时,不同场分量之间的叠加才是相干的。总的来说,白光具有近乎完全消除散斑结构的效果。毫不奇怪,散斑只是在激光发明后才在成像实验中观察到并成为一个热门的研究课题。通过白光和激光获得的相衬图像的简单对比,就能够清晰地说明这一点。我们将在第 12.2 节的白光和激光 QPI 部分重新进行这一对比。已经有干涉测量方法可用白光实现。接下来,我们将讨论两种已经在生物研究中成功应用的白光 QPI 方法:基于强度传播方程的 QPI 和空间光干涉显微成像术。

## 12.1 基于强度传输方程的 QPI 方法

1998 年,Paganin 和 Nugent 发表了文章《Noninterferometric phase

imaging with partially coherent light》[3]。这一 QPI 方法不包含典型的干涉测量结构，而是利用了像场本身就是干涉图案的事实[4]。这种技术基于 Teague 发展的理论[5]，并用常规明场显微镜实现。这种方法的实质是，移动指定样本经过焦点所生成的图像，其强度和相位分布在数学上是耦合在一起的。因此，测量围绕焦点的几个强度图像就可以提供焦场的定量相位图。

### 12.1.1 原理

考虑在某个平面（如像平面）上的标量场，该标量场可以写成振幅和相位的关系式：

$$U(\boldsymbol{r})=\sqrt{I(\boldsymbol{r})}\cdot \mathrm{e}^{\mathrm{i}\phi(\boldsymbol{r})} \tag{12.1}$$

式中：$\boldsymbol{r}=(x,y)$；$I$ 表示强度；$\phi(\boldsymbol{r})$表示感兴趣的空间相位分布。

在光场沿光轴变化缓慢这一近似（也即傍轴近似）下，场的传播服从强度传输方程[5]

$$k_0\frac{\partial I(\boldsymbol{r})}{\partial z}=-\nabla[I(\boldsymbol{r})\nabla\phi(\boldsymbol{r})] \tag{12.2}$$

式中：$k_0=2\pi/\lambda$，表示波数；$\nabla=(\partial/\partial x,\partial/\partial y)$。

式(12.2)表明，通过强度分布和它的轴向导数（即沿 $z$ 方向的导数）可以导出其横向相位分布的信息。强度分布能够直接在像平面测量，它的 $z$ 向导数是通过沿 $z$ 的正负方向对图像略微离焦而获得的。

假定物体为弱散射的，则等式(12.2)右边的强度可近似为均匀的，因此，可以提到散度算子之外。这样，等式(12.2)可以写为

$$\frac{\partial I(\boldsymbol{r})}{\partial z}=-\frac{I_0}{k_0}\nabla^2\phi(\boldsymbol{r}) \tag{12.3}$$

式中：$I_0$ 是焦平面上（均匀）的强度分布。

需要注意的是，式(12.3)表明，通过测量 $I$ 的纵向梯度可以直接实验获得 $\phi$ 的拉普拉斯算子。实验中，通过在焦平面附近的小段距离里平移样本，就可以测量出沿 $z$ 向的梯度（参照图 12.1）。

$$\begin{aligned}\frac{\partial I(\boldsymbol{r},0)}{\partial z}&\approx\frac{1}{2\Delta z}[I(\boldsymbol{r},\Delta z)-I(\boldsymbol{r},-\Delta z)]\\&=g(\boldsymbol{r})\end{aligned} \tag{12.4}$$

式中：$\Delta z$ 是移动量，其量级为波长的若干分之一；$g(\boldsymbol{r})$表示测得的微分。

结合式(12.3)和式(12.4)，式(12.4)中的拉普拉斯逆运算可以在频域中

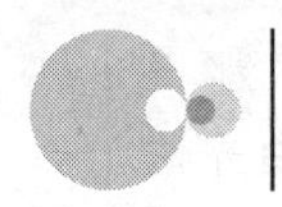


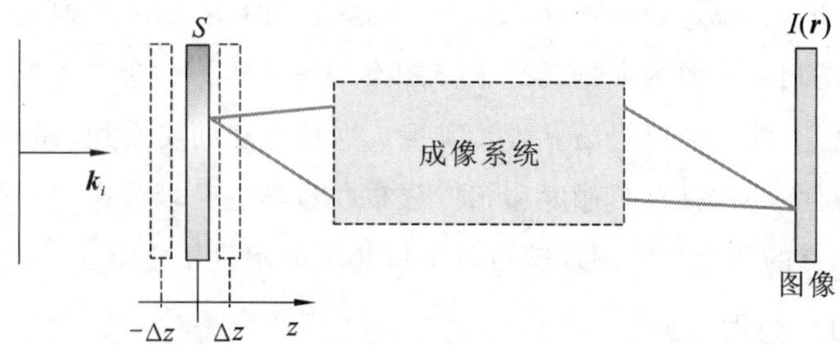


图 12.1 通过强度传输方程获得的 QPI。在每一个样本位置：$z=-\Delta z, z=0, z=\Delta z$，记录了其强度图像

进行。用 $g(\boldsymbol{r})$ 作为测得的数据，对式(12.3)关于 $\boldsymbol{r}=(x,y)$ 进行傅里叶变换，根据傅里叶变换的微分定理(见附录 B)可以得到

$$\widetilde{\phi}(k_{\perp})=\frac{k_0}{I_0}\cdot\frac{\widetilde{g}(k_{\perp})}{k_{\perp}{}^2} \tag{12.5}$$

式中：$k_{\perp}=(k_x,k_y)$ 是 $\boldsymbol{r}$ 的共轭变量。

最后，通过对式(12.5)做傅里叶变换返回到空间域，就可以得到定量相位图像 $\phi(\boldsymbol{r})$。值得注意的是，只有在测得的强度中不存在零点，即不存在相位不连续的假设下，这种相位恢复方法才有效。在有光涡旋存在的情况下，利用这一方法进行相位恢复的问题在参考文献[6]中有讨论。

当然，这种方法需要某种程度的空间相干性，从而 $\phi$ 可以被合理定义。基于部分相干场的相位恢复问题在参考文献[7][8]中有更深入的讨论。由于这个方法假设光场在傍轴近似下传播(空间类比于准单色场)，空间相干性的存在稍微有点模糊。要注意的是，尽管没有利用额外的(参考)光场去做干涉，相位仍然是通过干涉测量来恢复的，因为图像本身就是一个干涉图(如阿贝 1873 年首次描绘的那样[4])。这种方法得益于使用商业显微镜进行操作，并且天然就是共光路的，这保证了它的稳定性。最重要的是，白光照明提供了空间均匀性。

### 12.1.2 进一步的发展

有趣的是，在可见光之前，这种方法已经用硬 X 射线实现了[9]。2000 年，Allman 等利用中子辐射演示了基于同样原理的相位测量[10]，而 Bajt 等则在透射式电子显微镜上演示了定量相位成像[11]。

接下来，讨论使用强度传输方程的光域 QPI 在生物学中的主要应用。

### 12.1.3 生物学应用

1998 年，Barty 等展示了这种 QPI 方法在细胞成像中的潜力[12]。图 12.2 通过对活的颊上皮细胞的测量演示了这一能力。作为对比，也给出了相同样本的 DIC 图像(见图 12.2(a))。显然，相位图像显示了细胞中的结构细节，这些细节可能很难通过激光照明的方式显示出来。

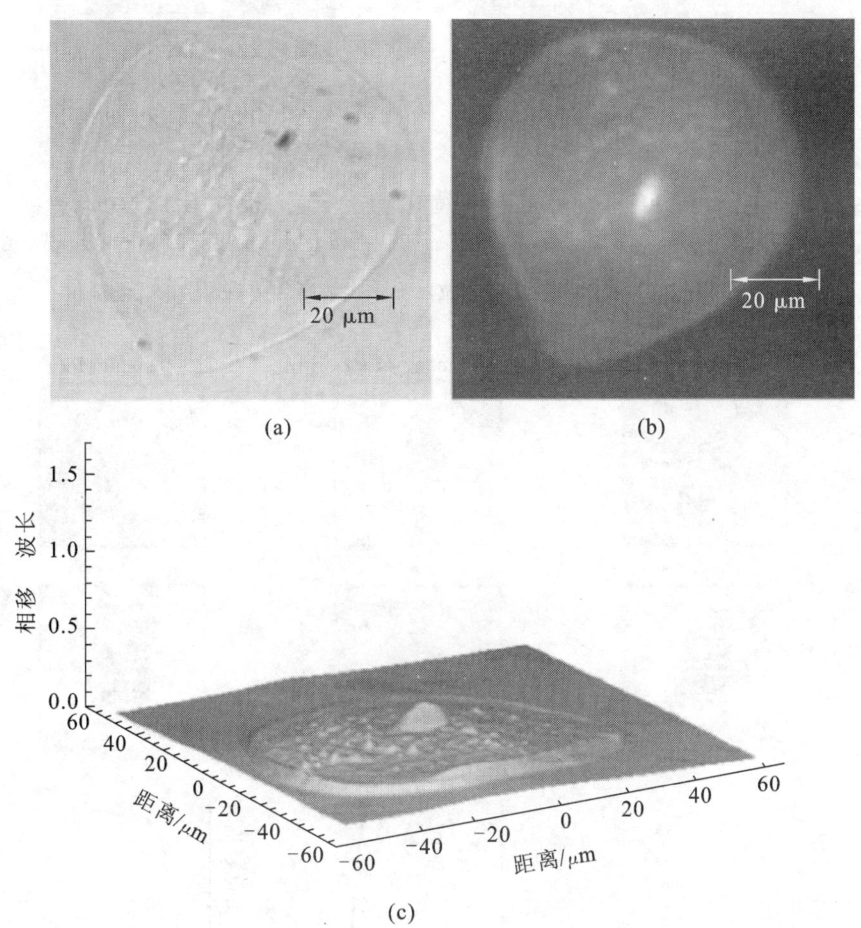


图 12.2　从最佳焦点两侧 2±0.5 μm 处所拍摄图像恢复出来的未染色颊上皮细胞的相位幅度恢复图像的比较。(a)该细胞的 DIC 图像；(b)恢复的相位图像；(c)曲面图显示细胞外的伪影水平低，细胞膜内的细胞核和线粒体都清晰可辨

此后，同样的方法被用来研究在不同的渗透压条件下的红血球容积[13]。图 12.3 展示了如何使用三次强度记录来进行相位测量。图 12.4 总结了渗透

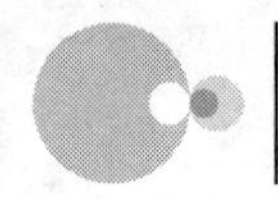



性研究的结果。

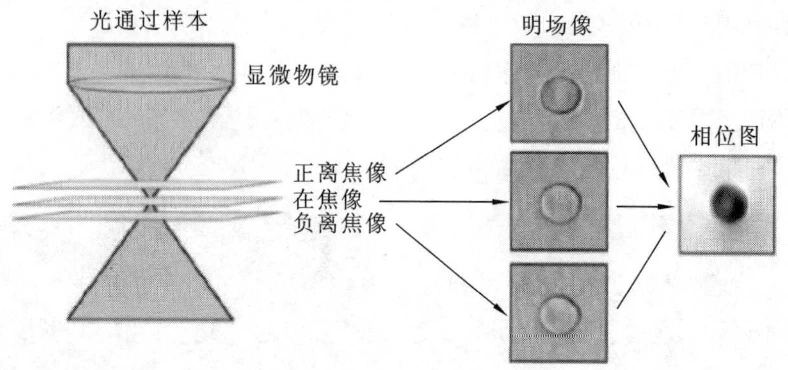


图 12.3　生成 QPM 相位图的图示。该相位图是通过大鼠红细胞一张焦面明场图和一对等距离焦(±0.5 μm)明场图计算得到的。尽管在明视场图像上几乎没有视觉上可分辨的差异,所生成的相位图显示出清晰的中央调制的光学厚度

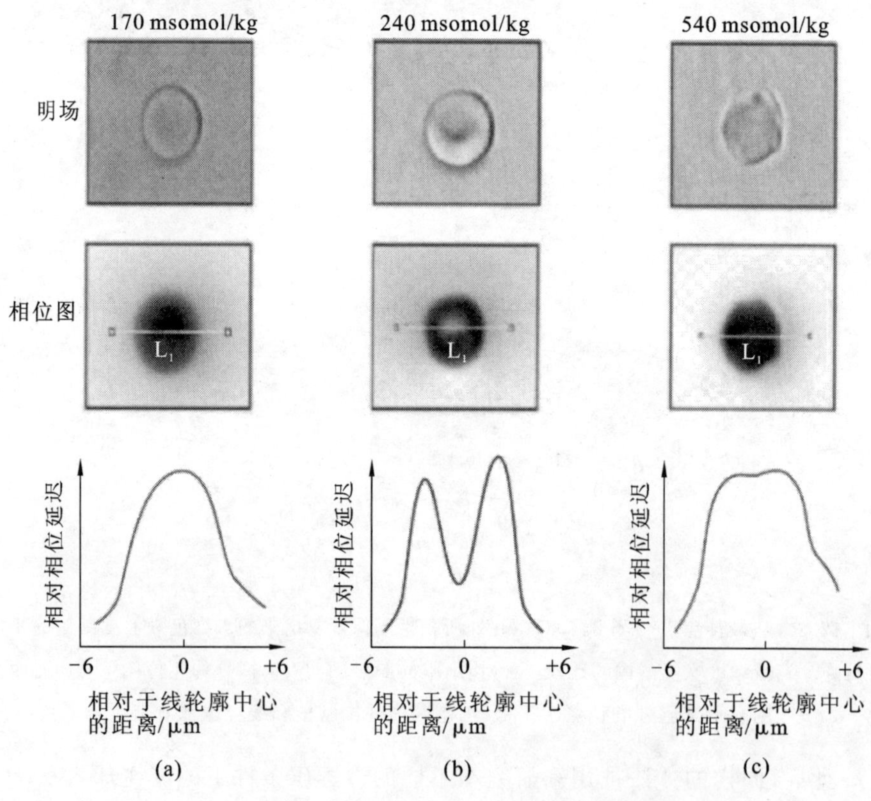


图 12.4　不同渗透度缓冲液中的大鼠红细胞形态

对于每一子图(a)(b)(c),最上面的图像是明场焦面图像,中间的图像是计算得到的相位图,最下面的曲线图表示沿相位图中所示直线位置获得的线轮廓图。在子图(a)中(低渗透溶液),通过细胞直径的线轮廓图显示出标志球状形态的相位调制。在子图(b)中(近似等渗溶液),所预期的双凹形状得到恢复。在子图(c)中(高渗透溶液),通过细胞直径的线轮廓图显示出标志圆齿状形态的相位调制。

这些例子展示了白光 QPI 方法完成非侵入式细胞成像的潜力。虽然理论算法只在一定限制条件下(傍轴近似,没有相位不连续点)是精确的,但该技术受益于空间均匀性并可使用现有的显微镜进行操作,除了移动样本经过焦面以外没有其他硬件上的改动。

## 12.2 空间光干涉显微成像术

我们在伊利诺伊大学厄巴纳-香槟分校的小组发展了空间光干涉显微成像术(SLIM)作为一种 QPI 方法,该方法结合了白光照明所具有的空间均匀性和共光路干涉测量法的稳定性[14]。SLIM 是作为现有相衬显微镜的附加模块来实现的,因此,定量相位图像能天然地与显微镜的荧光通道叠加。SLIM 提供了无散斑的图像,从而能够进行空间敏感的光程测量(0.3 nm)。共光路结构能够进行时间敏感的光程测量(0.03 nm)。由于白光场的短相干长度,SLIM 只需通过将样本扫描经过焦点,就能得到透明结构的三维层析图像。这种层析能力,我们称其为空间光干涉层析成像(spatial light interference tomography,SLIT),其更多的细节将会在 14.1 节介绍。

下面将介绍 SLIM 的原理和主要应用。

### 12.2.1 原理

这种装置的原理图如图 12.5(a)所示。SLIM 是通过在商业 PCM(PCM 的综述见 5.3 节)输出的像场上产生额外的空间调制而开发的。具体地,除了 PCM 中引入的来自于样本的散射光和非散射光之间的 π/2 相移[16],我们以 π/2 为增量产生了进一步的相移并对每一次相移记录下更多的图像,正如传统的相移干涉法中的那样(见 8.2 节)。因此,包含相移环的物镜出射光瞳,通过透镜 $L_1$ 被成像到一个反射式液晶相位调制器(liquid crystal phase modulator,LCPM)的表面。我们计算了 LCPM 上的活动图样以精确地匹配相位环图像的大小和位置,这样就可以控制像场中散射光分量和非散射光分量之间额外增加的相位延迟。因此,我们记录了对应每次相移的四幅图像(见图 12.5(b)),最终产生一幅可唯一确定的定量相位图像。图 12.5(c)描绘了培养海马神经元的定量相位图像,其正比于

$$\begin{aligned}\phi(x,y) &= k_0\int_0^{h(x,y)}[n(x,y,z)-n_0]\,\mathrm{d}z \\ &= k_0\Delta\widetilde{n}(x,y)h(x,y)\end{aligned} \tag{12.6}$$

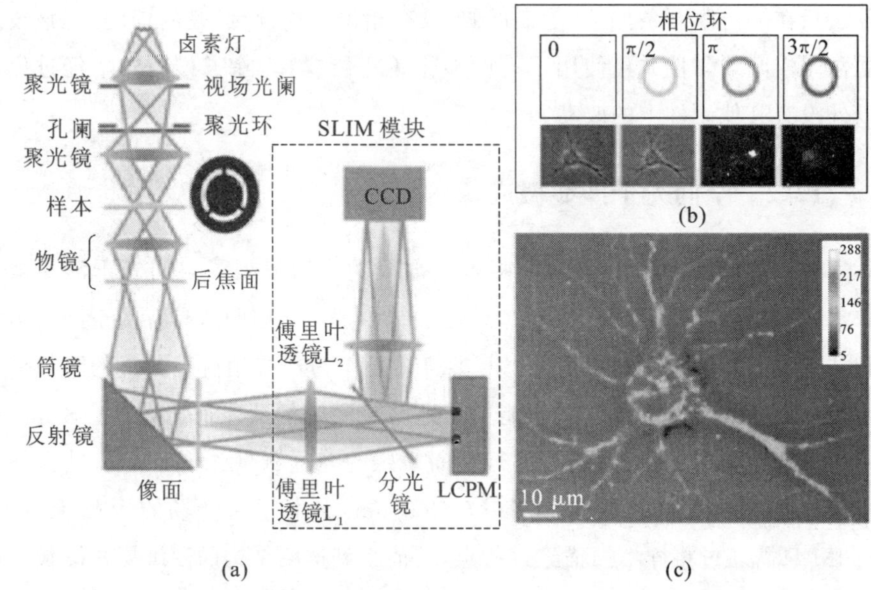


图 12.5　SLIM 的原理图。(a)SLIM 装置原理图。SLIM 模块附在一个商业相衬显微镜上(在本例中为 Axio Observer $Z_1$,Zeiss)。灯丝投影到聚光镜光阑环上。光阑环位于聚光镜的焦面上,用于准直照向样品的光。对于传统的相衬显微镜,相差物镜包含一个相位环,这使非散射光产生四分之一波长的延迟,并且将其衰减为原来的 1/5。其图像通过筒镜传到像平面,在这里 SLIM 模块对其做进一步处理。傅里叶透镜 $L_1$ 将物镜的后焦面中继到 LCPM(Boulder Nonlinear 公司)的表面,通过在 LCPM 上显示不同的掩模图案,散射分量和非散射分量之间的相位延迟可被精确调制。傅里叶透镜 $L_2$ 在与像平面共轭的 CCD 平面上重建出最终的图像。(b)相位环和对应的 CCD 记录的图像。(c)一个海马神经元的 SLIM 定量相位图像,竖条表示以 nm 为单位的光程(引自参考文献[14])

在式(12.6)中,$k_0=2\pi/\lambda$,$n(x,y,z)-n_0$ 表示细胞和其周围培养介质之间的局部折射率差。

$$\Delta\bar{n}(x,y)=\frac{1}{h(x,y)}\int_0^{h(x,y)}[n(x,y,z)-n_0]\mathrm{d}z$$

是轴向平均的折射率差,$h(x,y)$是细胞的局部厚度,$\lambda$ 为照明光的平均波长。样本面的典型辐照度约为 1 nW/$\mu$m$^2$。

对于显示在这里的所有图像,其曝光时间为 10～50 ms。曝光水平比典型的共聚焦显微成像低 6～7 个数量级,因而对于活细胞成像来说很安全[17]。

在相移干涉法中,照明光场通常被假定为单色的。对于宽带光场,所讨论的相移必须被恰当地定义[18]。因此,如果非单色光场是空间相干的,其相位等于在均值频率处振荡的等效单色光场的相位(见参考文献[19]对这一概念在 X 射线背景下的最新重述)。这个概念是 SLIM 的关键。

SLIM 的原理依赖于将统计上均匀的场 $U$ 空间分解为它的空间平均(即非散射光)分量和空间变化(散射光)分量,正如在关于 PCM 的章节中描述的一样(见 5.3 节)。

$$\begin{aligned}U(\boldsymbol{r};\omega)&=U_0(\omega)+U_1(\boldsymbol{r};\omega)\\&=|U_0(\omega)|\mathrm{e}^{\mathrm{i}\phi_0(\omega)}+|U_1(\boldsymbol{r};\omega)|\mathrm{e}^{\mathrm{i}\phi_1(\boldsymbol{r};\omega)}\end{aligned}\tag{12.7}$$

式中:$\boldsymbol{r}=(x,y)$。

利用 $U$ 的空间傅里叶表达式 $\widetilde{U}(\boldsymbol{r};\omega)$,可以非常明显地看到,平均场 $U_0$ 与直流分量 $\widetilde{U}(\boldsymbol{0};\omega)$成正比,而 $U_1$ 描述的是 $U$ 的非零频率成分。因此,像场 $U$ 可以被视为它的空间平均和空间变化分量之间的干涉。正如已经提到的,早在 1 个世纪之前阿贝在显微镜领域就已经认识到任意像可被描述为一个干涉现象(见 5.1 节):“显微镜图像是衍射现象的干涉效应。[20]”更进一步地,将图像描述为一幅干涉图样确立了 Gabor 同轴全息术的基础(见 6.1 节)[21]。空间分辨的互功率谱密度可以被写为

$$W_{01}(\boldsymbol{r};\omega)=\langle U_0(\omega)\cdot U_1^*(\boldsymbol{r};\omega)\rangle\tag{12.8}$$

其中 * 表示复共轭,尖括号表示总体平均。如果 $\omega_0$ 是功率谱 $S(\omega)=\langle|U_0(\omega)|^2\rangle$ 的平均频率,则 $W_{01}$ 可以被写为

$$W_{01}(\boldsymbol{r};\omega-\omega_0)=|W_{01}(\boldsymbol{r};\omega-\omega_0)|\mathrm{e}^{\mathrm{i}[\Delta\phi(\boldsymbol{r};\omega-\omega_0)]}\tag{12.9}$$

而时间互相关函数可通过对式(12.9)的傅里叶变换得到(见参考文献

[22]),即

$$\Gamma_{01}(\boldsymbol{r};\tau)=\left|\Gamma_{01}(\boldsymbol{r};\tau)\right|\mathrm{e}^{\mathrm{i}[\omega_0\tau+\Delta\phi(\boldsymbol{r};\tau)]} \tag{12.10}$$

其中,$\Delta\phi(\boldsymbol{r})=\phi_0-\phi_1(\boldsymbol{r})$,表示互相关函数的随空间变化的相位差。

式(12.10)表明,对于空间相干照明,互相关函数随空间变化的相位可通过在不同的时间延迟 $\tau$ 下测量得到。这个相位信息是等效于频率为 $\omega_0$ 的纯单色光的相位信息。对于我们实验中使用的白光场,单独测量了其光谱,并推算出自相关函数,如图 12.6 所示。可以看到,白光场确实与在平均频率 $\omega_0$ 振荡的单色场表现相同。利用式(12.10),可以得到在感兴趣的平面上,辐照度

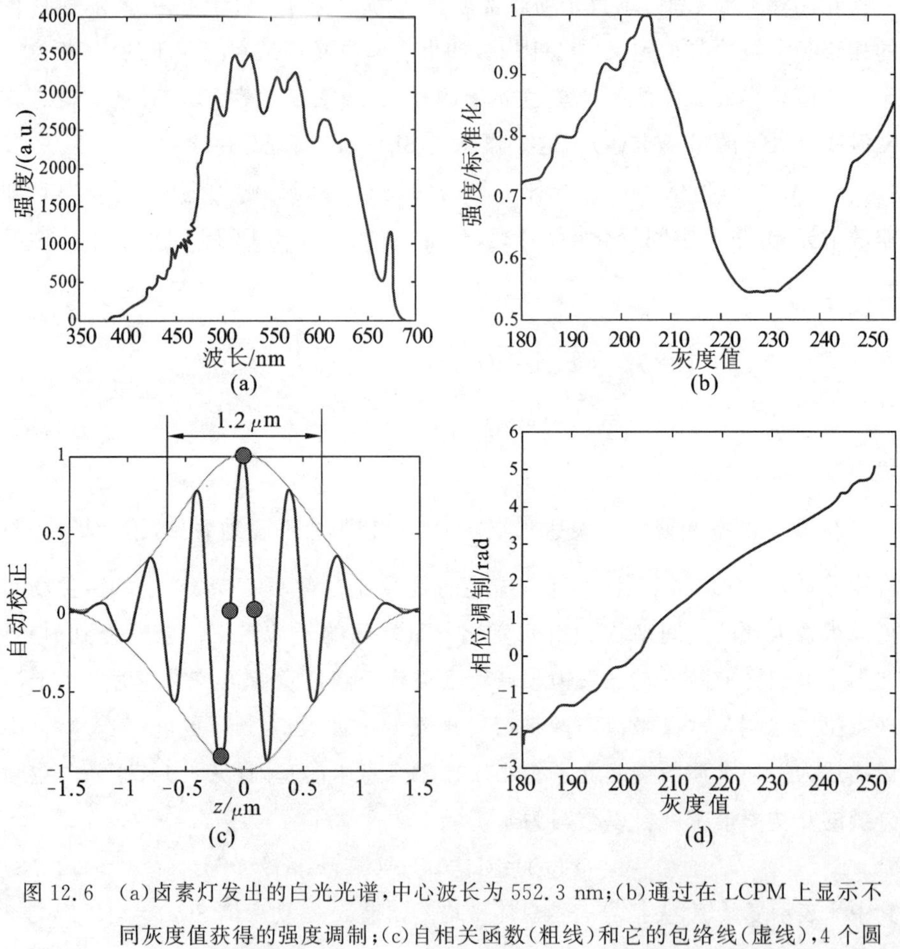

图 12.6 (a)卤素灯发出的白光光谱,中心波长为 552.3 nm;(b)通过在 LCPM 上显示不同灰度值获得的强度调制;(c)自相关函数(粗线)和它的包络线(虚线),4 个圆圈表示由 LCPM 产生的相移,介质的折射率为 1.33;(d)通过对图(c)中信号进行希尔伯特变换获得的相位-灰度校准曲线(引自参考文献[14])

分布关于时间延迟 $\tau$ 的函数为

$$I(\boldsymbol{r};\tau)=I_0+I_1(\boldsymbol{r})+2\left|\Gamma_{01}(\boldsymbol{r};\tau)\right|\cos\left[\omega_0\tau+\Delta\phi(\boldsymbol{r})\right] \tag{12.11}$$

当 $U_0$ 和 $U_1$ 间时间延迟 $\tau$ 变化时，图像上的每个点 $\boldsymbol{r}=(x,y)$ 同步获得干涉。平均场 $U_0$ 在整个平面内是一个常数，并且可以被看作是干涉仪阵列的共同参考场。另外，$U_0$ 和 $U_1$ 经过相似的光路，也就是说，它们形成一个共光路的干涉仪。因此，由于振动或空气波动引起的固有相位噪声的影响被天然地最小化了，从而能够精确地恢复 $\Delta\phi$。

对于 $\tau=0$ 附近与光周期相近的时间延迟的变化而言，$|\Gamma|$ 可被假定为在每个点都变化缓慢。图 12.6(c)所示的自相关函数的振荡分量清晰地说明了这一点。因此，利用式(12.11)，$\Gamma$ 的随空间变化的相位可以被重建为

$$\Delta\phi(r)=\arg\left[\frac{I(\boldsymbol{r};\tau_3)-I(\boldsymbol{r};\tau_1)}{I(\boldsymbol{r};\tau_0)-I(\boldsymbol{r};\tau_2)}\right] \tag{12.12}$$

式中：$\tau_k$ 是由 $\omega_0\tau_k=k\cdot\pi/2$ 解得，$k=0,1,2,3$。

如果定义 $\beta(\boldsymbol{r})=|U_1(\boldsymbol{r})|/|U_0|$，那么可以确定与像场 $U=U_0+U_1$ 相关的相位为

$$\phi(\boldsymbol{r})=\arg\left[\frac{\beta(\boldsymbol{r})\sin(\Delta\phi(\boldsymbol{r}))}{1+\beta(\boldsymbol{r})\cos(\Delta\phi(\boldsymbol{r}))}\right] \tag{12.13}$$

式(12.13)展示了定量相位图像是如何通过对每一相移所测量的四张连续强度图像恢复出来的。

为了评估 SLIM 的总体相位精度，我们对非晶碳膜成像，并将轮廓测量结果与原子力显微镜(atomic-force microscopy，AFM)比较。SLIM 和 AFM 的形貌测量分别总结在图 12.7(a)、(b)中。正如 12.7(c)中形貌直方图所展示的，这两种类型的测量结果吻合度在若干分之一纳米以内。注意，SLIM 和 AFM 都具有远小于直方图模式的宽度所暗示的误差，因为这些宽度也反映了制造过程本身所造成的表面形貌的不规则。相比于 AFM，SLIM 是无接触的、并行的，且快三个数量级以上。因此，SLIM 可以在 0.5 s 内通过光学方法测量 75 μm×100 μm 区域(见图 12.7(a))，相比之下 AFM 在 21 min 内只能测量 10 μm×10 μm 区域(见图 12.7(b))。当然，与 AFM 不同，SLIM 是在光学显微镜的受衍射限制的横向分辨率下提供纳米级的形貌精度。

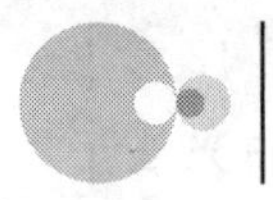

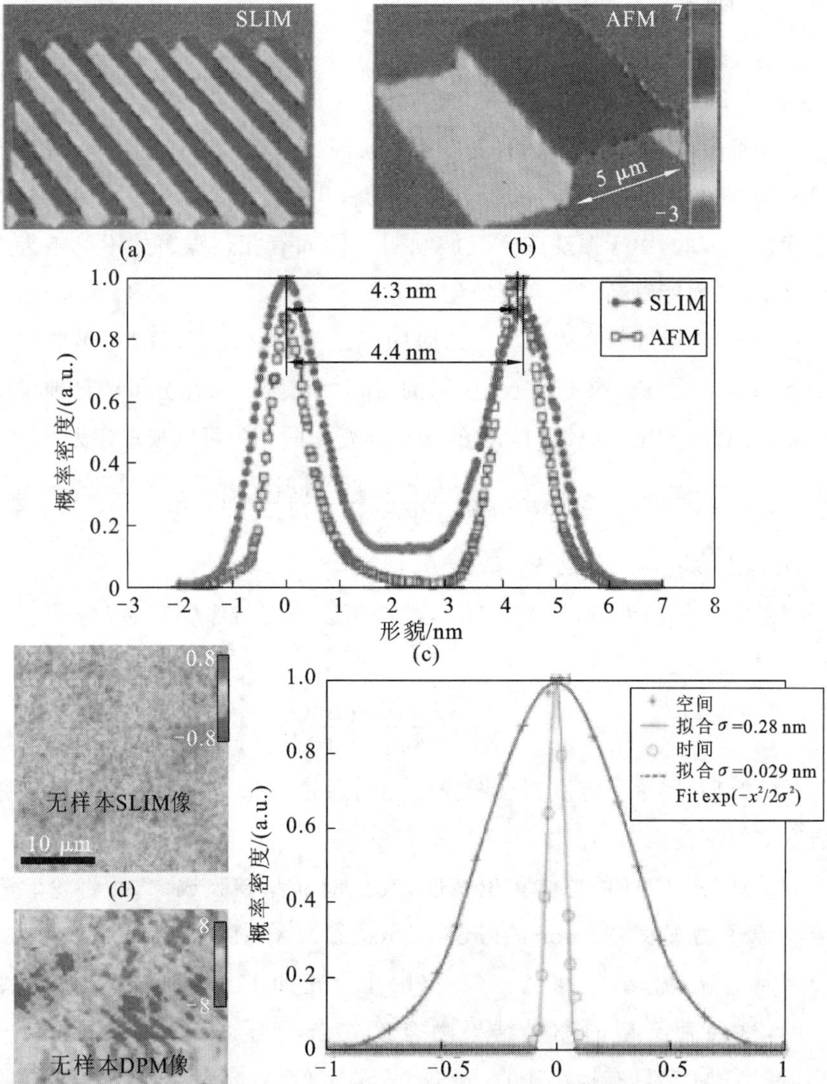

图 12.7　SLIM 和 AFM 的比较。(a)非晶碳膜的 SLIM 图像(40×,NA=0.75 的物镜);(b)同一样品的 AFM 图像,竖条指示以 nm 为单位的厚度;(c)AFM 和 SLIM 形貌直方图;(d)SLIM 中的形貌噪声,竖条以 nm 为单位;(e)基于激光的衍射相位显微技术的形貌噪声,竖条以 nm 为单位;(f)空间和时间上测量的光程噪声水平,如正文所释。实线表示高斯拟合,标准偏差也在图中指出(引自参考文献[14])

在图 12.7(d)、(e)中,我们展示了无散斑的 SLIM 图像和基于激光技术并接入同一显微镜的衍射相位显微方法(DPM)所获得的相似背景图像的比较[23](见 11.2 节)。我们注意到,如 11.2 节已经描述的,DPM 是一种稳健的高性能激光技术,可以达到亚纳米光程的时间稳定性[23]~[30]。尽管如此,SLIM 由宽光谱照明带来的无散斑效应,其结构测量的空间均匀性和精度至少比 DPM 的好一个数量级。为了量化这一时空相位灵敏度,我们重复进行了 SLIM 背景(即无样品)成像,获得了一个 256 帧的图像堆栈。图 12.7(f)分别显示了整个图像堆栈中一个 10 μm×10 μm 视场内的光程偏移的空间和时间直方图。其 0.3 nm 和 0.03 nm 的噪声水平,代表了同一帧内和帧与帧之间光程灵敏度的极限。还有几种误差源有潜力可被进一步消减:系统中非"共光路"的残余机械振动、热光源的强度与光谱的微小波动、CCD 相机的数字化噪声(本例中为 12 b),以及液晶调制器(8 b)的稳定性(重复性)。

LPCM 最大刷新速率为 60 Hz,这最终允许每秒获得 15 幅 SLIM 图像(使用 8.5.1 节以及图 8.7 中描述的分组处理)。这里展示了以 2.6 f/s 获得的定量相位图像,因为相机最大采集速率为 11 f/s。但是,采集速度不是本质上的限制,可以通过采用更快的相位调制器和 CCD 相机很容易地达到视频速率。

值得注意的是,SLIM 能够揭示单个原子层的形貌[31]。我们对石墨烯薄片进行了测量。石墨烯是六边形排列的 SP 键合的碳原子二维晶格,即石墨体材料的一个单层。这里石墨烯样本是通过使用胶带机械地剥离天然石墨晶体获得的[32]。剥离的石墨层沉积在玻片上,再用异丙醇和丙酮清洗以去除多余的胶黏剂残留。此过程可以常规地获得单层(石墨烯)和数层石墨薄片,横向尺度达几十微米。图 12.8(a)显示了这种石墨烯薄片的 SLIM 图像。这定性地说明了背景噪声低于样品本身的水平。为了量化这种结构的纳米量级的轮廓,我们通过 $h=\phi\lambda/2\pi(n-1)$,将相位分布 $\phi$ 转换为厚度 $h$,其中石墨的折射率为 $n=2.6$[33]。因此,我们生成了整个样品和个别区域的形貌直方图,如图 12.8(b)所示。总体直方图在 0 nm(背景)、0.55 nm、1.1 nm、1.65 nm 处表现出局部极大值。这些结果表明,石墨烯样品的形貌具有阶梯状轮廓,以 0.55 nm 为增量。这与文献中报道的用 AFM 在空气中(约 1 nm 步长)或用扫描隧道显微镜(scanning tunneling microscopy,STM)在超高真空中(约 0.4 nm 步长)测量的石墨烯单原子层厚度值相匹配[34][35]。空气和真空测量之间的差异表

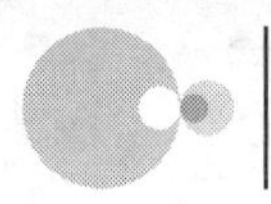


明空气中石墨烯片上环境因子(氮、氧、水、有机分子)的存在。因此,SLIM 提供了可与 AFM 相比的形貌精度,但其获取时间快得多,当然还是以非接触模式操作。

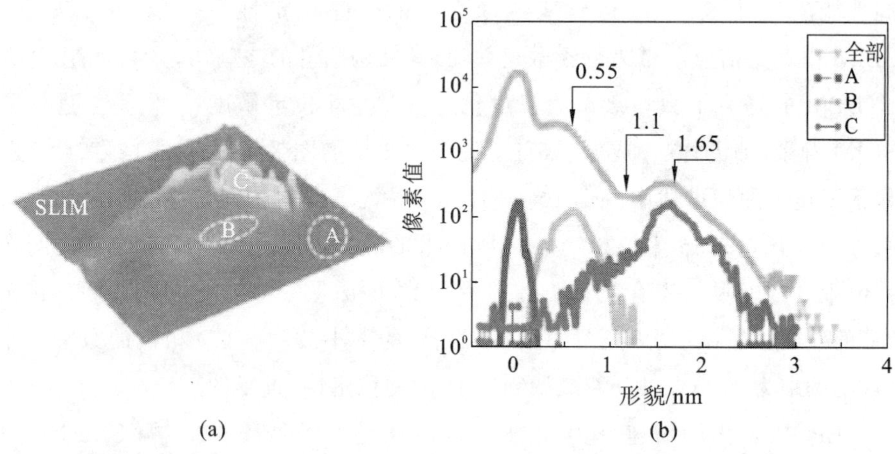


图 12.8 石墨烯的 SLIM 形貌图。(a)石墨烯薄片的定量相位图像(40×,NA=0.75 的物镜);(b)图(a)所示的各区域的形貌直方图(引自参考文献[31])

SLIM 极度的空间相位灵敏度在生物学结构和动态行为的研究中是至关重要的。在不久的将来或许还能够感测少量分子引起的运动,如活细胞中的扩散。SLIM 的一个重要特征是,它提供的相位图像可与显微镜其他通道,尤为重要的是荧光通道的图像天然重叠。这方面将在下一节详述。

### 12.2.2 进一步的发展

1. SLIM-荧光多模式成像能力

同步的荧光成像在 SLIM 独特的结构信息之外补充了有分子特异性的细胞组分信息。图 12.9(a)和(b)显示了对离体培养(days in vitro,DIV)19 天的原代海马神经元的胞体-突触微管相关蛋白 2(microtubule associated protein 2,MAP2)进行荧光染色所识别出的轴突和树突的 SLIM 成像。精细的轴突用 SLIM 是可与树突区分开的。在 SLIM 中,定量相位成像通道揭示了类似肌动蛋白丰富的突触连接结构的局部折射率变化(见图 12.9(b))。如图 12.9(c)所示,这些不均匀性可以沿产生树突棘的树突观察到。为了量化由 SLIM 观察到的这些结构上的差异,我们用以 Java 实现的半自动算法 NeuronJ 追踪了单个神经突[36]。

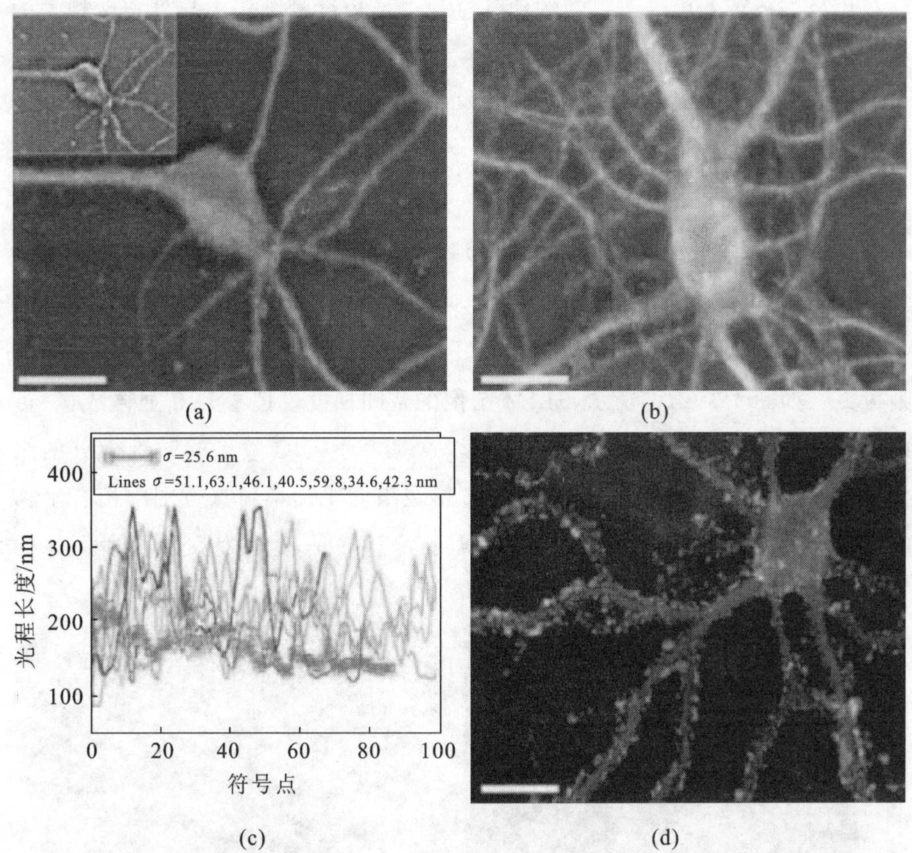


图 12.9 SLIM-荧光多模式成像。(a)、(b)通过 SLIM 和荧光显微镜获得的培养神经元(19 DIV)的混合多模式图像,对神经元的胞体树突 MAP2 和细胞核进行了标记;(c)从图(a)的插图中恢复出的沿树突(线)和轴突(符号点)的光程波动;(d)成熟海马神经元(33 DIV)的突触连接:免疫化学标记了突触蛋白和 MAP2,并用罗丹明-鬼笔环肽标记了 f-肌动蛋白。所有标尺均为 20 μm(40×,NA=0.75 的物镜)(引自参考文献[14])

结果显示了沿神经元每一分支的光程波动,其中我们发现沿轴突的光程波动的标准差 $\sigma=25.6$ nm,是在所有神经元突起中最低的。这一结果表明,细微不均匀性与连接的突触结构相关,其可以通过 SLIM 以光程变化揭示出来。通过 3 周的分散培养,大多数树突棘发育成熟,在海马神经元树突上形成突触前终扣[37][38]。这可与标记了 f-肌动蛋白、突触蛋白和 MAP2 的成熟海马神经元(33 DIV)对突触的精细显示相比(见图 12.9(d))。因此,SLIM 可能为研究丝状伪足侧枝转变形成树突棘的动态过程以及树突棘结构中与可塑性相关的变化动态提供了一个窗口[39][40][41]。注意到，在长时间内没有损失性能，并且不损害样本的情况下，SLIM 可用于对细胞动力学进行长时间成像，且不会有性能的损失或对样品的损伤。

2. 计算成像

根据测量到的定量相位信息，可以通过数值方法获得信息的其他表现形式。图 12.10(a)显示了 SLIM 获取的两个心肌细胞图像。如图 12.5(b)所示，相衬图可以通过 SLIM 的一个通道自然地获得。PCM 图像中光晕效应清晰可见。如图 12.10(c)所示，SLIM 图像的空间梯度模拟了 DIC 显微成像，可以清楚地看到 DIC 中典型的阴影伪影，这是产生 DIC 效果的一维微分的结果。在常见的 DIC 显微镜中，这是通过将在横向平面衍射点范围内稍有平移的两个像场副本进行叠加来实现的。需要注意的是，这种梯度图会对图像的边缘非常敏感。

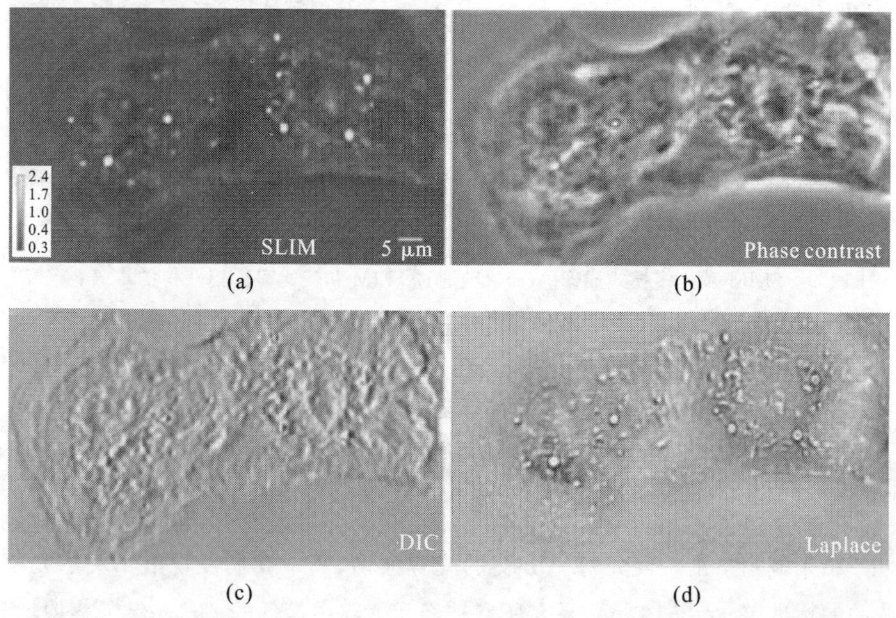


图 12.10　SLIM 计算成像。(a)两个培养心肌细胞的 SLIM 图像，竖条表示以弧度为单位的相移，物镜是 ZEISS Plan-Neofluar(40×，NA=0.75)；(b)相衬定性成像；(c)基于 SLIM 相位测量的模拟 DIC；(d)SLIM 图像的拉普拉斯算子处理结果。由于已经获得了定量相位信息，所有其他显微成像技术(如 DIC、PC 和暗场)可以通过 SLIM 成像进行数值模拟(引自参考文献[53])

此外，我们展示了图像的拉普拉斯算子处理，这是一种二阶导数运算，在揭示细胞内精细结构方面常常比 DIC 更强大，因为它不包含阴影伪影。需要注意的是，求导运算本质上是高通滤波运算（见 4.5 节），这在图 12.10(d)中尤为明显，其中心肌细胞的小颗粒比在 SLIM 图像中可更清晰地分辨出来。众所周知，心脏细胞非常活跃，即是耗能的，因此，这些类型的细胞中都富含负责细胞新陈代谢能量供给的线粒体[42]。线粒体可能是可见颗粒的主要类型，尤其在环绕细胞核的区域内。由于相衬融合了强度信息和相位信息，所以它受困于相位的不确定性，因而是定性的。因此，图 12.10(b)所示的颗粒有些是亮的，有些是暗的，而所有颗粒在 SLIM 图像中都表现出高相位值。

### 12.2.3 生物应用

1. 细胞动力学

我们实验室已经在从几分之一秒至几天的各种时间尺度上进行了活细胞的二维 SLIM 动态成像。图 12.11 总结了通过 13 分钟时间内采集的 397 幅胶质-小胶质混合培养细胞 SLIM 图像所得到的动态测量结果。为了展示小胶质细胞的动态行为，我们通过在 ImageJ 中实现的一种算法数值化地抑制了其平移运动[43]。相衬图像作为所测量的数据集的一部分，也展示出来以作对比（见图 12.11(b)和(c)）。这些结果表明，PC 无法提供有关光程动态变化的定量信息，因为光强度不线性依赖于相位。此外，由于众所周知的光晕伪影使细胞的边界显得明亮，细胞尺寸被 PCM 显著高估（图 12.11(b)、(d)显示了同一视场）[16]。相反，从时间曲线来看，SLIM 揭示了细胞内动态的细节（见图 12.11(e)、(f)）。细胞上任意两点的光程波动揭示了有趣的周期性行为（见图 12.11(f)）。细胞的不同位置的节律运动有不同的周期，这可能暗示了不同的代谢或吞噬活动速率。这种周期性可以在细胞伸出宽阔的动态丝状伪足褶边到邻近胶质细胞的上面或下面这一协调的细胞行为中观察到。

我们进一步研究了胶质细胞膜波动。由于 SLIM 极低的噪声水平，我们以超过 5 个数量级的动态范围提取了两个连续帧之间光程偏移的概率分布

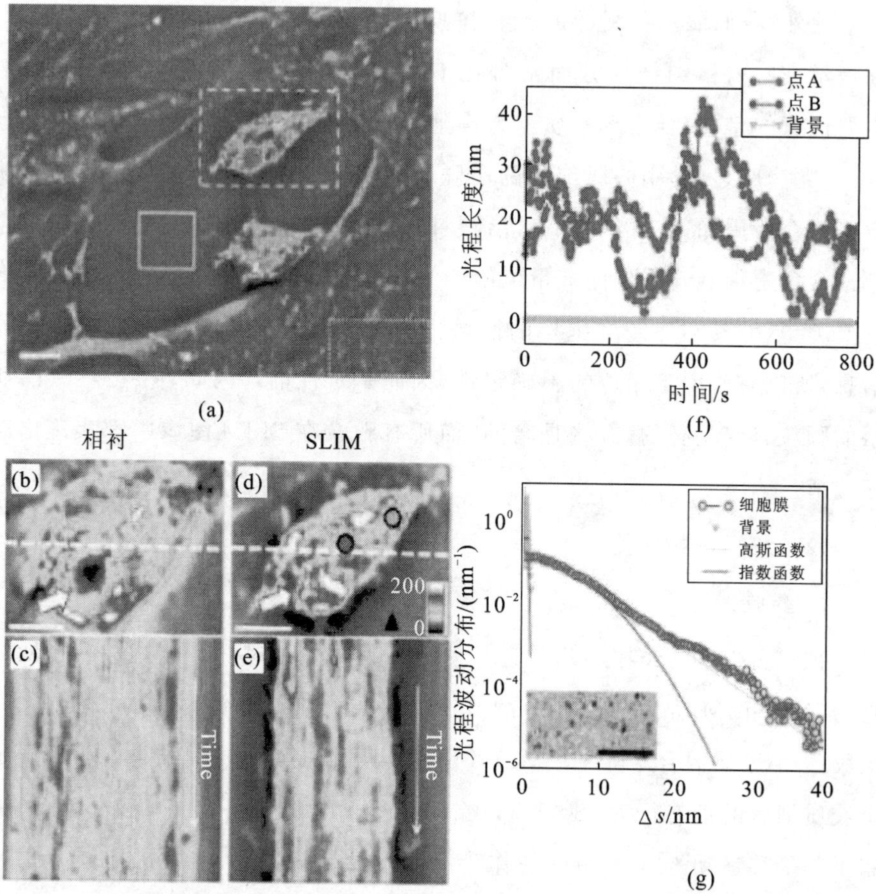

图 12.11　混合神经胶质-小胶质细胞培养的 SLIM 动态成像。(a)在神经胶质细胞环境中活跃的两个小胶质细胞的相位图，实线框表示在图(g)中使用的背景，虚线框裁剪了一个在图(b)～(e)中所用的活跃小胶质细胞，点线框表示在图(g)中使用的胶质细胞膜；(b)在图(a)所示细胞的相衬图像；(c)图(b)中虚线所示位置通过细胞的相应截面的配准的时间推移投影图，信号表示强度但不具有定量的意义；(d)图(b)中细胞的 SLIM 图像，视场是相同的，图(b)和(d)中的箭头指向细胞核，其在 PC 中被不正确地显示为低信号区；(e)图(d)中虚线所示位置通过细胞的相应截面的配准的时间推移投影图，竖条以 nm 为单位表示光程；(f)细胞上各点(见图(d))的光程波动显示出周期性的细胞内运动(实心圆)，相比于小胶质细胞的活跃信号，背景波动(黑色)是可忽略的；(g)与图(a)中虚线框所指示的胶质细胞膜相关的光程偏移分布的半对数坐标图，实线表示高斯拟合和指数衰减拟合。该分布在大约 10 nm 处从高斯跨越到指数行为。从实线框测得的背景光程分布，对细胞中的信号的影响可以忽略，并可以用高斯函数很好地拟合。插图显示了细胞膜相的瞬时光程偏移图

(见图 12.11(g))。注意,光程长度的波动是细胞骨架动态变化以及物质颗粒运输所引起的细胞膜移位和局部折射率变化造成的。值得注意的是,这种分布可以很好地用高斯函数来拟合,直到光程偏移 $\Delta s=10$ nm 为止,在该点处曲线跨越至指数衰减。正态分布表明,这些波动是由热平衡所支配的众多不相关过程导致的结果。另一方面,指数分布则表明存在由代谢活动所调节的确定性运动。

使用参考文献[44]中所述的步骤。我们使用由 SLIM 提供的定量相位信息来获取小胶质细胞的非水成分,即干重。我们在下一节展示在大肠杆菌上进行的详细的细胞生长实验。

2. 细胞生长

由于提高了灵敏度和稳定性,SLIM 可被进一步用于精确测量细胞生长。单细胞如何生长的问题已被描述为“细胞生物学中最后的几个未解决的大问题之一”[45]。尽管经过了几十年的努力,这一争论仍然存在,主要是由于以下原因:细胞小,难以测量,并且两次细胞分裂间,其大小也只增加一倍。直到最近,评估单细胞生长曲线的最新方法是用库尔特计数器测量大量细胞的体积,并结合细致的数学分析[46]。对于相对简单的细胞,如大肠杆菌,也已使用传统显微成像术对其生长进行详尽地评价[47]。然而,这些类型的方法都假设,体积是质量的较好的替代量,尽管众所周知作为渗透响应的结果,体积会非正比于质量而发生改变[48]。最近,这个技术障碍已经因使用微加工器件“称重”单个细胞的新技术的出现而被克服[49]。虽然这些方法在精度和通量方面令人印象深刻,但“理想”的方法应当是非侵入性的,并能以要求的精度测量单个细胞的质量和体积。

这里,我们证明了 SLIM 能够以要求的精度进行这样的测量。正如在傅里叶相位显微成像术(FPM,11.1 节)中所述,使用诸如 FPM 和 SLIM 这样的干涉测量技术测定细胞干重的原理,是在 20 世纪 50 年代初建立的。当时人们已经意识到,通过活细胞所积累的光学相移线性正比于细胞的干重(非水成分)[50][51][52]。最近的理论和实验已表明,细胞相位图的表面积分对小的渗透保持不变[48]，这确定了定量相位成像方法可被用于干重测量。每个像素的干重密度用 $\rho(x,y)=\dfrac{\lambda}{2\pi\gamma}\phi(x,y)$ 计算，其中 $\lambda$ 是中心波长，$\gamma$ 为蛋白质的平均折射增量(0.2 mL/g)[44]，$\phi(x,y)$ 是测得的相位，则总干重通过在干重密度图上感兴趣区域上进行积分而计算所得。因此，SLIM 通过把相位灵敏度转化为干重而提供了对干重变化的异常高的灵敏度，即空间上 1.5 fg/$\mu$m 和时间上 0.15 fg/$\mu$m[2]。

这里人们最感兴趣的问题是单细胞是按指数、线性还是其他方式进行生长的。为了回答这个问题，我们用 SLIM 对 37 ℃下生长于琼脂基底上的大肠杆菌细胞进行了成像。我们用加州理工学院 Michael Elowitz 实验室开发的 Schnitzcell 半自动软件跟踪了单细胞的演变。除了质量，这个分析使我们能评估多个参数，包括长度和体积。图 12.12(a)展示了一族大肠杆菌细胞的干重生长曲线。通过以相同的方式测量视场中的所有细胞，我们可以同时评估一群细胞的生长特征。因此，图 12.12(b)展示了 22 个细胞的生长速率 $\mathrm{d}M(t)/\mathrm{d}t$ 与干量的关系。这些数据的平均(黑色圆圈)表明增长率正比于质量，$\mathrm{d}M(t)/\mathrm{d}t=\alpha M(t)$，这说明细胞遵循指数增长的模式。这些结果与 Godin 等最近的测量结果能很好地吻合[49]。

我们的研究结果表明，使用 SLIM 可以从生物结构中捕获丰富的信息。SLIM 使用现有的相衬显微镜实现，因而有潜力在各种生物学应用中将基于相位的成像方法从只是观察提升到很宽时空尺度上的定量化。我们预计，SLIM 所能开展的研究将加深我们对与细胞分裂、生长、运输和细胞间相互作用等相关的基本现象的理解。因为照明光极短的相干长度(在水中约为 1.2 $\mu$m)，SLIM 可提供无标记的光学层析，从而可对活细胞进行三维观察，其反映了散射势的分布。这一向三维成像的扩展，称其为 SLIT，将在 14.1 节中进一步讨论。

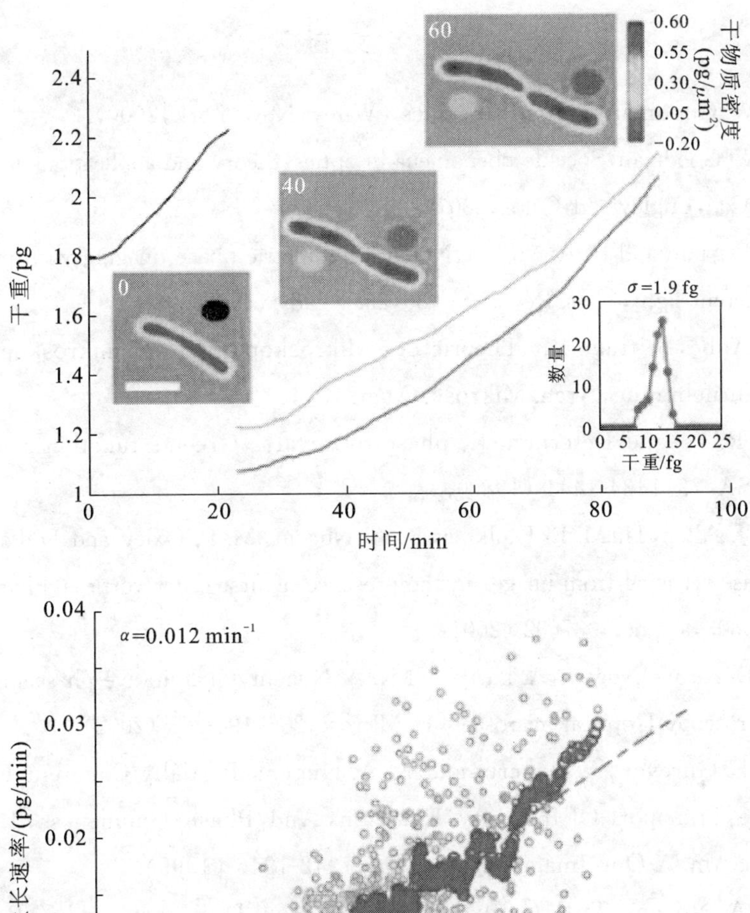


图 12.12　大肠杆菌生长的 SLIM 测量。(a)细胞群干重对时间的关系，每个细胞的生长曲线通过图像上的圆圈表示，插图展示与平均细胞同一投影区内的背景相关的干重噪声直方图(图中显示了标准差 $\sigma$)；(b)用同样的方式测得的 22 个细胞的生长速率与干重的关系，浅色圆圈表示来自各细胞生长曲线的单个数据点，暗色圆圈表示平均值，虚线是平均数据的线性拟合，斜率为 0.012 $min^{-1}$，是这个群落的平均生长常数的测量。生长速率与质量之间的线性关系表明，大肠杆菌细胞表现出简单的指数生长模式。图像显示了指定时间点的单个细胞的干重密度图

## 参 考 文 献

[1] J. W. Goodman, Statistical optics (Wiley, New York, 2000).

[2] J. W. Goodman, Speckle phenomena in optics: theory and applications (Roberts & Co., Englewood, Colo., 2007).

[3] D. Paganin and K. A. Nugent, Noninterferometric phase imaging with partially coherent light, Phys. Rev. Lett., 80, 2586-2589 (1998).

[4] E. Abbe, Beiträge zur Theorie des Mikroskops und der mikroskopischen Wahrnehmung, Arch. Mikrosk. Anat., 9, 431 (1873).

[5] M. R. Teague, Deterministic phase retrieval: a Green's function solution, JOSA, 73, 1434-1441 (1983).

[6] L. J. Allen, H. M. L. Faulkner, K. A. Nugent, M. P. Oxley and D. Paganin, Phase retrieval from images in the presence of first-order vortices, Phys. Rev. E, 6303, art. no. -037602 (2001).

[7] E. D. Barone-Nugent, A. Barty and K. A. Nugent, Quantitative phaseamplitude microscopy I: optical microscopy, J Microsc, 206, 194-203 (2002).

[8] T. E. Gureyev, A. Roberts and K. A. Nugent, Partially Coherent Fields, The Transport-Of-Intensity Equation, And Phase Uniqueness, J. Opt. Soc. Am. A-Opt. Image Sci. Vis., 12, 1942-1946 (1995).

[9] K. A. Nugent, T. E. Gureyev, D. F. Cookson, D. Paganin and Z. Barnea, Quantitative phase imaging using hard x rays, Phys. Rev. Lett., 77, 2961-2964 (1996).

[10] B. E. Allman, P. J. McMahon, K. A. Nugent, D. Paganin, D. L. Jacobson, M. Arif and S. A. Werner, Imaging-Phase radiography with neutrons, Nature, 408, 158-159 (2000).

[11] S. Bajt, A. Barty, K. A. Nugent, M. McCartney, M. Wall and D. Paganin, Quantitative phase-sensitive imaging in a transmission electron microscope, Ultramicroscopy, 83, 67-73 (2000).

[12] A. Barty, K. A. Nugent, D. Paganin and A. Roberts, Quantitative optical phase microscopy, Opt. Lett., 23, 817-819 (1998).

[13] C. L. Curl, C. J. Bellair, P. J. Harris, B. E. Allman, A. Roberts, K. A.

Nugent and L. M. D. Delbridge, Single cell volume measurement by quantitative phase microscopy (QPM): A case study of erythrocyte morphology, Cellular Physiology and Biochemistry, 17, 193-200 (2006).

[14] Z. Wang, L. J. Millet, M. Mir, H. Ding, S. Unarunotai, J. A. Rogers, M. U. Gillette and G. Popescu, Spatial light interference microscopy (SLIM), Optics Express, 19, 1016 (2011).

[16] F. Zernike, How I discovered phase contrast, Science, 121, 345 (1955).

[17] J. B. Pawley Handbook of biological confocal microscopy (Springer, New York, 2006).

[18] Z. Wang and G. Popescu, Quantitative phase imaging with broadband fields, Applied Physics Letters, 96, 051117 (2010).

[19] E. Wolf, Solution of the Phase Problem in the Theory of Structure Determination of Crystals from X-Ray Diffraction Experiments, Phys. Rev. Lett., 103, 075501 (2009).

[20] F. Zernike, Phase contrast, a new method for the microscopic observation of transparent objects, Part 1, Physica, 9, 686-698 (1942).

[21] D. Gabor, A new microscopic principle, Nature, 161, 777 (1948).

[22] L. Mandel and E. Wolf, Optical coherence and quantum optics (Cambridge University Press, Cambridge; New York, 1995).

[23] G. Popescu, T. Ikeda, R. R. Dasari and M. S. Feld, Diffraction phase microscopy for quantifying cell structure and dynamics, Opt Lett, 31, 775-777 (2006).

[24] Y. K. Park, C. A. Best, K. Badizadegan, R. R. Dasari, M. S. Feld, T. Kuriabova, M. L. Henle, A. J. Levine and G. Popescu, Measurement of red blood cell mechanics during morphological changes, Proc. Nat. Acad. Sci., 107, 6731 (2010).

[25] Y. K. Park, C. A. Best, T. Auth, N. Gov, S. A. Safran, G. Popescu, S. Suresh and M. S. Feld, Metabolic remodeling of the human red blood cell membran, Proc. Nat. Acad. Sci., 107, 1289 (2010).

注：原版英文书缺参考文献[15]，为使参考文献与正文中对应，此处也保留原版书样式。

[26] M. Mir, Z. Wang, K. Tangella and G. Popescu, Diffraction Phase Cytometry: blood on a CD-ROM, Opt. Exp. ,17,2579 (2009).

[27] Y. K. Park, M. Diez-Silva, G. Popescu, G. Lykotrafitis, W. Choi, M. S. Feld and S. Suresh, Refractive index maps and membrane dynamics of human red blood cells parasitized by Plasmodium falciparum, Proc Natl Acad Sci USA, 105, 13730 (2008).

[28] H. F. Ding, Z. Wang, F. Nguyen, S. A. Boppart and G. Popescu, Fourier Transform Light Scattering of Inhomogeneous and Dynamic Structures, Physical Review Letters, 101, 238102 (2008).

[29] G. Popescu, Y. K. Park, R. R. Dasari, K. Badizadegan and M. S. Feld, Coherence properties of red blood cell membrane motions, Phys. Rev. E. ,76,031902 (2007).

[30] Y. K. Park, G. Popescu, R. R. Dasari, K. Badizadegan and M. S. Feld, Fresnel particle tracking in three dimensions using diffraction phase microscopy, Opt. Lett. ,32,811 (2007).

[31] Z. Wang, I. S. Chun, X. L. Li, Z. Y. Ong, E. Pop, L. Millet, M. Gillette and G. Popescu, Topography and refractometry of nanostructures using spatial light interference microscopy, Optics Letters, 35, 208-210 (2010).

[32] K. S. Novoselov, A. K. Geim, S. V. Morozov, D. Jiang, Y. Zhang, S. V. Dubonos, I. V. Grigorieva and A. A. Firsov, Electric Field Effect in Atomically Thin Carbon Films, Science, 306, 666-669 (2004).

[33] P. Blake, E. W. Hill, A. H. C. Neto, K. S. Novoselov, D. Jiang, R. Yang, T. J. Booth and A. K. Geim, Making graphene visible, Applied Physics Letters, 91, (2007).

[34] M. Ishigami, J. H. Chen, W. G. Cullen, M. S. Fuhrer and E. D. Williams, Atomic Structure of Graphene on $SiO_2$, Nano Letters, 7, 1643-1648 (2007).

[35] A. Shukla, R. Kumar, J. Mazher and A. Balan, Graphene made easy: High quality, large-area samples, Solid State Communications, 149, 718-721 (2009).

[36] E. Meijering, M. Jacob, J. C. F. Sarria, P. Steiner, H. Hirling and M. Unser, Design and validation of a tool for neurite tracing and analysis in fluorescence microscopy images, Cytometry Part A, 58A, 167-176 (2004).

[37] M. Papa, M. C. Bundman, V. Greenberger and M. Segal, Morphological Analysis of Dendritic Spine Development in Primary Cultures of Hippocampal-Neurons, Journal of Neuroscience, 15, 1-11 (1995).

[38] N. E. Ziv and S. J. Smith, Evidence for a role of dendritic filopodia in synaptogenesis and spine formation, Neuron, 17, 91-102 (1996).

[39] Y. Goda and G. W. Davis, Mechanisms of synapse assembly and disassembly, Neuron, 40, 243-264 (2003).

[40] C. L. Waites, A. M. Craig and C. C. Garner, Mechanisms of vertebrate synaptogenesis, Annual Review of Neuroscience, 28, 251-274 (2005).

[41] M. S. Kayser, M. J. Nolt and M. B. Dalva, EphB receptors couple dendritic filopodia motility to synapse formation, Neuron, 59, 56-69 (2008).

[42] B. Alberts, Essential cell biology : an introduction to the molecular biology of the cell (Garland Pub. , New York, 2004).

[43] P. Thevenaz, U. E. Ruttimann and M. Unser, A pyramid approach to subpixel registration based on intensity, IEEE Transactions on Image Processing, 7, 27-41 (1998).

[44] G. Popescu, Y. Park, N. Lue, C. Best-Popescu, L. Deflores, R. R. Dasari, M. S. Feld and K. Badizadegan, Optical imaging of cell mass and growth dynamics, Am J Physiol Cell Physiol, 295, C538-44 (2008).

[45] J. B. Weitzman, Growing without a size checkpoint, J Biol, 2, 3 (2003).

[46] A. Tzur, R. Kafri, V. S. LeBleu, G. Lahav and M. W. Kirschner, Cell growth and size homeostasis in proliferating animal cells, Science, 325, 167-171 (2009).

[47] G. Reshes, S. Vanounou, I. Fishov and M. Feingold, Cell shape dynamics in Escherichia coli, Biophysical Journal, 94, 251-264 (2008).

[48] G. Popescu, Y. Park, N. Lue, C. Best-Popescu, L. Deflores, R. Dasari, M. Feld and K. Badizadegan, Optical imaging of cell mass and growth

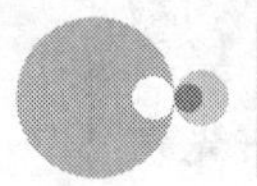



dynamics,Am. J. Physiol. :Cell Physiol. ,295,C538 (2008).

[49] M. Godin,F. F. Delgado,S. Son,W. H. Grover,A. K. Bryan,A. Tzur,P. Jorgensen, K. Payer, A. D. Grossman, M. W. Kirschner and S. R. Manalis,Using buoyant mass to measure the growth of single cells,Nat Methods,7,387-390 (2010).

[50] H. G. Davies and M. H. Wilkins, Interference microscopy and mass determination,Nature,169,541 (1952).

[51] R. Barer,Interference microscopy and mass determination,Nature,169, 366-367 (1952).

[52] M. Pluta, Advanced light microscopy (Polish Scientific Publishers, Warszawa,1988).

[53] Z. Wang,L. Millet,V. Chan,H. Ding,M. U. Gillette,R. Bashir and G. Popescu,Label-free intracellular transport measured by Spatial Light Interference Microscopy,J. Biomed. Opt. ,16(2),(2011).

[54] M. Mir, Z. Wang, Z. Shen, M. Bednarz, R. Bashir, I. Golding, S. G. Prasanth and G. Popescu, Measuring Cell Cycle Dependent Mass Growth,Proc. Nat. Acad. Sci. ,(under review).

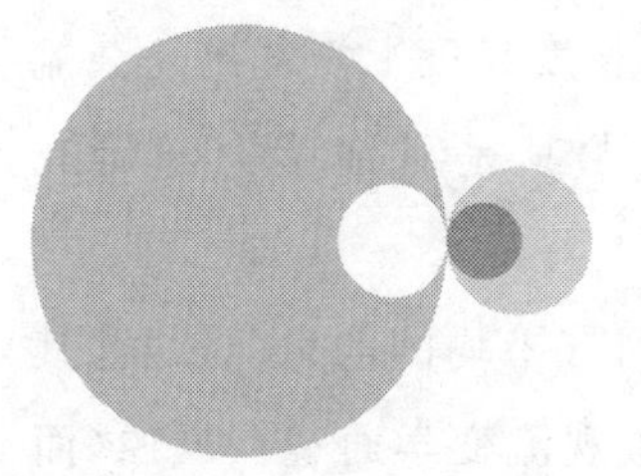

# 第 13 章 傅里叶变换光散射

光与非均匀介质的相互作用或光散射的基本原理已经在第 2 章做了介绍，这里我们回顾一下生物应用中光散射方法的重要性，并介绍与 QPI 结合的最新进展。我们将特别介绍傅里叶变换光散射(Fourier transform light scattering，FTLS)的原理。该原理可通过定量相位成像测量来提取细胞和组织的静态和动态光散射信息[1]~[8]。FTLS 是傅里叶变换近红外光谱学(Fourier transform infrared spectroscopy，FTIR)在空间域上的类似技术，它可以通过在波矢空间进行测量以提供频域信息。也即 FTIR 提供经过时域自相关测量得到的(时域或光学的)频域信息，而 FTLS 通过在空间域的测量揭示散射场的角分布(空间域)。下面将介绍 FTLS 和它在研究生物组织和活细胞的静态和动态光散射(dynamic light scattering，DLS)中的应用。

## 13.1 原理

### 13.1.1 有关的光散射方法

弹性(静态)光散射(elastic(static) light scattering，ELS)对我们理解从空气和胶态悬浮液到粗糙表面和生物组织等非均匀物质有广泛的影响[9]。在

ELS 中，通过测量散射场的分布，人们能非侵入式地推断出样品结构的定量信息（即折射率的空间分布）。动态（准弹性）光散射（DLS）是 ELS 在动态非均匀系统中的拓展[10]。处于布朗运动的粒子群向特定角度散射的光场，其时间波动与粒子的扩散系数相关。扩散波光谱学整合了高散射介质中的 DLS 的原理[11]。最近，探针粒子的动态散射被用来研究其周围复杂流体的力学特性[12]。通过这一方法，微观流变学可在不同时间和长度尺度上恢复出复杂流体的黏弹特性，这已变成当下热门的研究主题，尤其是对细胞力学研究而言[13]。

光散射研究的好处在于能提供测量体积内的固有平均的信息。然而，其所达到的空间分辨率通常是不够的。“粒子追踪”微观流变学通过在成像（而不是散射）面测量粒子位移来缓解这一问题[14][15]。然而，这种方法的缺点是需要相对较大的粒子以便单个追踪，但这也限制了有效的统计平均所需的通量。近年来，新的研究致力于发展一种新的基于 CCD 的光散射方法，以拓展研究的时空尺度[16]~[20]。尤其是已经表明可通过在散射光的菲涅尔区进行的两点强度相关从实验上得到密度相关函数[21]。这种方法称为近场散射，它的进一步改良已被成功应用和 Schlierein 显微方法结合[22][23]。

光散射已被广泛地用来研究生物样品，因为它具有非侵入性、对样品制备的要求最少，且能提取丰富的形态和动态行为的信息[24]~[32]。将 DLS 测量运用于监控生物样本内部的动态变化，已经是该领域的一个重要的方法[10][11][33]~[35]。最近，许多研究者致力于通过探测探针粒子的动态散射来研究复杂流体的力学特性[12][13][15][36]~[42]。这样，可从不同的时间尺度上恢复出复杂流体的黏弹特性。这个方法进一步被拓展到附着有微米大小的微球探针的细胞膜上。这提供了一种研究活细胞微观流变学的新方法[43]。从与诸如丝状肌动蛋白和微管这样的细胞成分的活动相关的时域光散射信号中可以提取微流变信息。这些细胞骨架结构的聚合和解聚是一个高度动态的过程，并扮演重要的功能角色[44]。

光散射测量提供的信息是测量体积内固有平均的结果。因此，空间分辨率会折中，且单个成分的散射贡献会被平均。粒子追踪微观流变学最近被提出用于测量粒子在成像（不是散射）平面的位移，在成像平面上空间分辨率得以保持[14]。然而，该方法的缺点是需要相对大的粒子以至于它们都能被逐个追踪，这同时也限制了有效统计平均所要求的通量。最近，相敏法已经被用来直接提取细胞和组织的折射率[45][46]，并由这些信息经 Born 近似后可得到角散射[47]。

### 13.1.2 傅里叶变换光散射

2008 年，我们在伊利诺伊大学厄巴纳-香槟分校的小组开发了 FTLS 方法来研究静态和动态光散射[1]。FTLS 将光学显微镜的高空间分辨率和光散射技术的固有平均特性结合在一起[48]。这个方法通过衍射相位显微术(diffraction phase microscopy，DPM)测量振幅和相位信息[49]。由于 DPM 采用共光路干涉测量结构，因此光程是稳定的，可达到亚纳米级。该特征使得 FTLS 在研究静态和动态样本时具有前所未有的灵敏度，后面将进一步描述。Choi 等发表的文章《field-based angle-resolved light scattering》，则采用了不同的干涉仪，其更类似于希尔伯特相位显微镜，而不是 DPM[50]。

图 13.1 描述了含有共光路干涉仪的实验装置，该装置的另一版本已经在 11.2 节中描述过。这里，干涉仪是与一台商品化的、由计算机控制的显微镜连接在一起的。Nd:YAG 激光器的二次谐波($\lambda=532$ nm)被用于透射式照明样品。为确保完全的空间相关性，将激光束耦合进单模光纤，并进一步用光纤准直器准直。样品散射的光被显微物镜(Axio Observer Z1，Zeiss)收集，并成像在显微镜的侧端口。衍射光栅 G 放置在成像面上，因而产生包含了图像的全部空间信息的多个衍射级。为了构成一个共光路的马赫-泽德干涉仪，用一个

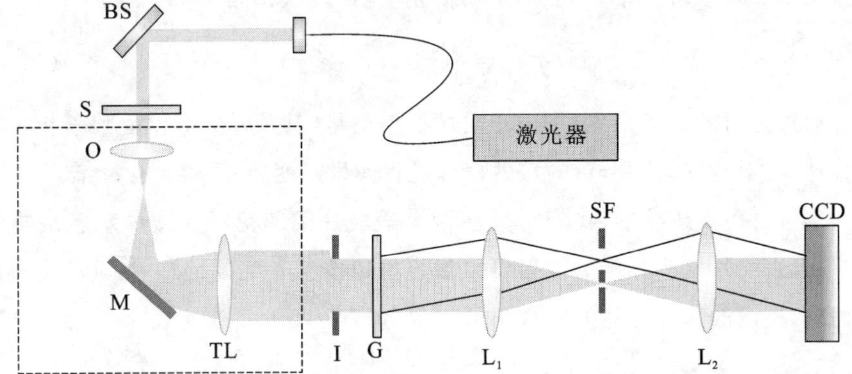


图 13.1　FTLS 实验装置。BS:分束器，O:物镜，M:镜子，TL:镜筒透镜，I:光阑，G:光栅，SF:空间滤波器，$L_1$ 和 $L_2$:透镜(引自参考文献[8])

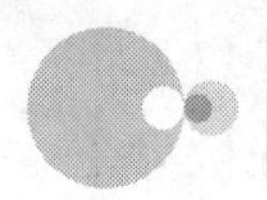



标准的空间滤波透镜系统 $L_1$-$L_2$ 选择两个衍射级并在CCD平面上产生最终的干涉图。0级光束经位于 $L_1$ 的傅里叶平面的空间滤波器SF低通滤波，这样在CCD平面上它是接近一个均匀场。同时，空间滤波器允许一级衍射光的全部频域成分通过，但阻止所有其他级次的光束通过。因而1级作为像场而0级起着参考场的作用。两个光束沿同一路径传播，因此显著减小了纵向相位噪声。空间调制方向是沿 $x$ 轴的，因此在CCD平面的合成场有如下形式：

$$U(x,y)=|U_0|\mathrm{e}^{\mathrm{i}(\phi_0+\beta x)}+|U_1(x,y)|\mathrm{e}^{\mathrm{i}\phi_1(x,y)} \tag{13.1}$$

式中：$|U_{0,1}|$ 和 $\phi_{0,1}$ 是衍射0、1级的振幅和相位；$\beta$ 表示由光栅引起的相对0级的空间频移。

为了保持显微镜的横向分辨率，$\beta$ 超出了仪器数值孔径所允许的最高频率。$L_1$-$L_2$ 透镜系统，提供了 $f_2/f_1=5$ 的额外放大率，这对应于按每周期四个CCD像素对图像的正弦调制进行采样。对干涉图进行空间高通滤波以分离出交叉项，即

$$R(x,y)=|U_0||U_1(x,y)|\cos[\phi_1(x,y)-\phi_0-\beta x] \tag{13.2}$$

这可视作复解析信号的实部 $R(x,y)$。其虚部与 $\sin[\phi_1(x,y)-\phi_0-\beta x]$ 成正比，可由希尔伯特变换得到(详细讨论见第8章的离轴干涉测量和参考文献[49][51][52])。因此，经一次CCD曝光，就可以得到像场的空间分辨的相位和振幅。根据像场信息 $\widetilde{U}$，可以将该复数场通过数值方法传播到任意平面；尤其是远场角散射分布 $\widetilde{U}$ 可简单地通过傅里叶变换得到[48]，即

$$\widetilde{U}(\boldsymbol{q},t)=\int U(\boldsymbol{r},t)\mathrm{e}^{-\mathrm{i}\boldsymbol{q}\cdot\boldsymbol{r}}\mathrm{d}^2\boldsymbol{r} \tag{13.3}$$

通过定时的图像采集，可记录时域散射信号，其采样频率仅受限于相机的采集速度。对这些时间分辨的散射信号进行傅里叶变换，可得到功率谱。

为进行对系统校准，我们对夹在两个盖玻片间的稀释的微球水悬液进行了FTLS测量，这一样本的散射可以很容易地按参考文献[48]中的米氏理论来建模。所测的这种样品的复数场可表示为[48]

$$U(\boldsymbol{r},t)=\iint_A U_F(\boldsymbol{r}')\sum_{i=1}^{N}\delta\{[\boldsymbol{r}-\boldsymbol{r}_i(t)]-\boldsymbol{r}'\}\mathrm{d}^2\boldsymbol{r}' \tag{13.4}$$

式中：$U_F$ 是每个粒子的(时不变的)复数场；$\delta$ 是二维狄拉克函数，描述了 $N$ 个移动粒子中每一个的位置 $(x_i,y_i)$；积分是在显微镜视场 $A$ 内进行的。

图 13.2(a)和(b)展示了在特定的时间点对 3 μm 聚苯乙烯微球成像得到的振幅和相位分布。对于 ELS 研究,我们以没有样品光或没有参考光时的强度图为背景图像,在处理干涉图之前将其减去。散射远场通过在空间上对式(13.4)作傅里叶变换得到。这个角度场分布可因式分解为一个由单个粒子角散射确定的形状场 $\widetilde{U}_F$ 和一个描述粒子位置空间相关性的结构场 $\widetilde{U}_S$[48],即

$$\widetilde{U}(\boldsymbol{q};t)=\widetilde{U}_F(\boldsymbol{q})\widetilde{U}_S(\boldsymbol{q};t) \tag{13.5}$$

式中:$\boldsymbol{q}$ 是空间波矢且 $\widetilde{U}_S(\boldsymbol{q};t)=\sum_i e^{i\boldsymbol{q}\cdot\boldsymbol{r}_i(t)}$。

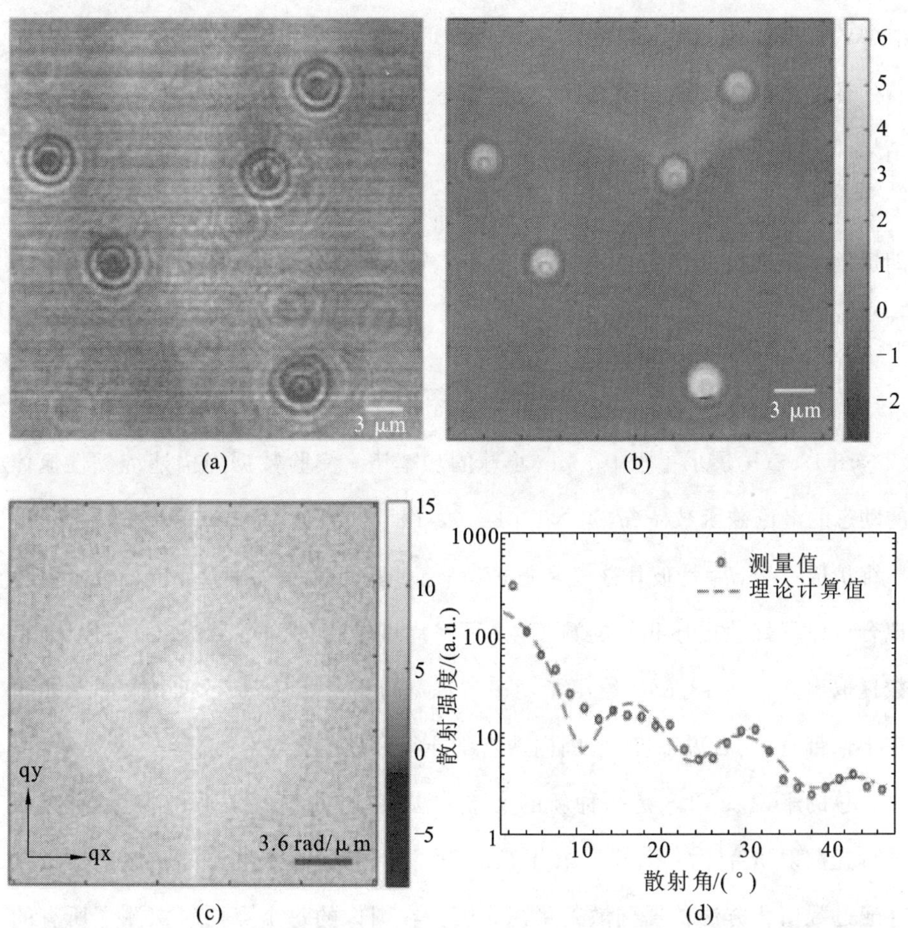


图 13.2　3 μm 小球的角散射的 FTLS 重建过程。(a)振幅图像;(b)重建的相位图像;(c)散射波矢图;(d)恢复的角散射以及与米氏计算的比较

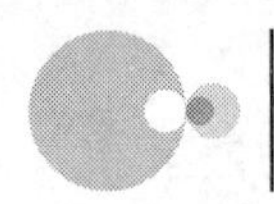



图 13.2(c)展示了图 13.2(a)和(b)中小球产生的散射强度分布$|\widetilde{U}_F(\boldsymbol{q})|^2$。对于这种粒子稀疏分布的情形，与预期相同，形状函数在整个角度范围占主导。然而，只要结构函数对远场散射有显著贡献，如在胶质晶体中时，就可通过找到各粒子的相位加权中心，而用 FTLS 单独恢复出结构函数来。将散射强度(见图 13.2(c))按方位角沿散射波数 $q=(4\pi/\lambda)\sin(\theta/2)$为定位的环进行平均，$\theta$是散射角，如图 13.2(d)所示。为了测试 FTLS 定量获得球形介电粒子的形状函数的能力，我们用米氏理论结果进行了比较[9]。角散射中的强度波动表明 FTLS 测量和米氏理论计算是定量吻合的，这与通常对胶体悬浮液测量形成鲜明对比，对胶体悬浮液所得信号是多个散射体平均的结果。

我们通过定时采集一系列相位和振幅图，研究了不同黏度的液体中作布朗运动的微米尺寸颗粒的动态光散射信号。各波矢的散射强度功率谱可表示为

$$P(\boldsymbol{q},\omega)=\left|\int\widetilde{U}(\boldsymbol{q},t)\mathrm{e}^{-\mathrm{i}\omega t}\,\mathrm{d}t\right|^2 \tag{13.6}$$

图 13.3(b)展示了水中 3 μm 小球的功率谱。实验数据用描述纯黏性流体的动态的洛伦兹函数 $P(\boldsymbol{q},\omega)\propto 1/[1+(\omega/Dq^2)^2]$拟合，式中，$D=k_BT/4\pi\eta a$ 是二维扩散系数，$k_B$ 是玻耳兹曼常量，$T$ 是绝对温度，$\eta$ 是黏度，$a$ 是小球的半径。拟合可以很好地描述我们的数据，并可将周围液体的黏度作为唯一的拟合参数提取出来。图 13.3(c)绘出了功率谱带宽的测量值与理论预期值，图示表明在十倍带宽(或者说黏度)范围内两者都能很好地吻合。

总的来说，FTLS 是一种新的实验方法，它通过 QPI 对非均匀、动态介质进行光散射研究[1][4][5][7][8]。在 FTLS 中，相干像场的光学相位和振幅被量化并通过数值化方法传播到散射平面。因为在图像的每个点同时探测了所有的散射角度(空间频率)，这样，FTLS 可以看作是 FTIR 在空域的等价方法，因为 FTIR 是在时域上的每一时刻对所有的时间频率进行探测。

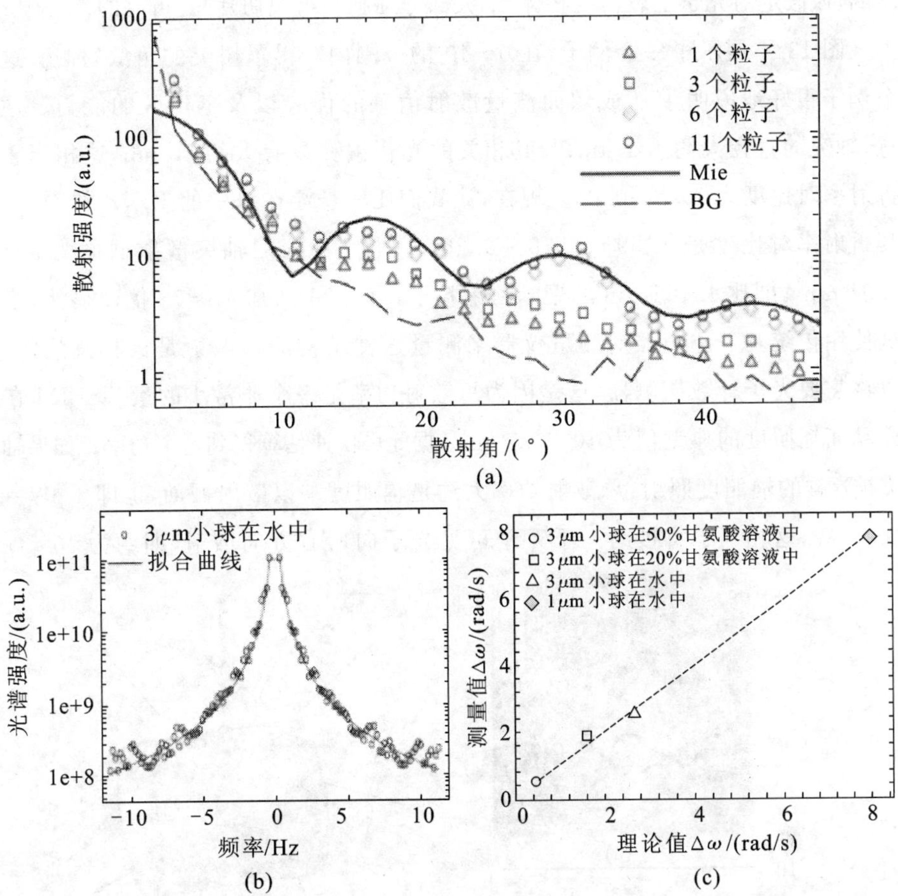


图 13.3 (a)1、3、6 和 11 个粒子的角散射信号，实线表示米氏计算，虚线表示背景信号，测量过程如文中描述；(b)水中 3 μm 小球的散射强度波动功率谱，实线表示用式(13.5)的拟合；(c)对不同粒子和流体测量的光谱带宽和理论预期的带宽(引自参考文献[1]中的图 2)

## 13.2 进一步的发展

最近，FTLS 开始以 SLIM 进行实现，SLIM 在第 12 章已进行了讨论。这种情况下，其对相位变化的空间灵敏度明显优于激光方法，并且能够分辨更多的细节，如活细胞内的细节。当然，这种情况的相移和散射信息对应的是宽光谱场的平均波长(522 nm 为我们实验中的平均波长)。这个解释假定色散效应是可忽

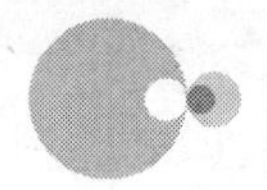



略的，该假定对光学上较薄的物体(如大部分细胞和组织切片)是可靠的。

图 13.4 展示了一个例子，在 0～40°的范围内获得了树突的角散射[5]。这个例子很好地说明了从成像面测量散射信息的优势以及 FTLS 的能力。注意，轴突的直径大约为 1 μm，与其相关的光程偏移只有大约 30 nm，这相当于折射率对比度为 $\Delta n \approx 0.03$。现在，让我们比较悬浮在水中的聚苯乙烯粒子，其折射率对比度是 1.59－1.33＝0.26。一段 1 μm 的轴突散射截面为 $\sigma = 0.04\ \mu m^2$，即比水中 1 μm 的聚苯乙烯粒子小$(0.26/0.03)^2 \approx 75$ 倍。显然，尝试使用传统基于测角器的测量仪器来测量这种结构的角散射是极具挑战的，也许需要光子计数探测器，这是因为总散射功率是一个非常小的量。SLIM 在样品面辐照度的典型值为 $10^{-9}\ W/\mu m^2$，据此可快速估算得到这个功率。如果轴突被这样的辐照度照射，总散射功率大约是辐照度乘以散射截面，也即 1 pW＝$10^{-12}$ W，这相当于每秒约一千万个可见光子向所有方向散射，即约为 $10^7/4\pi$

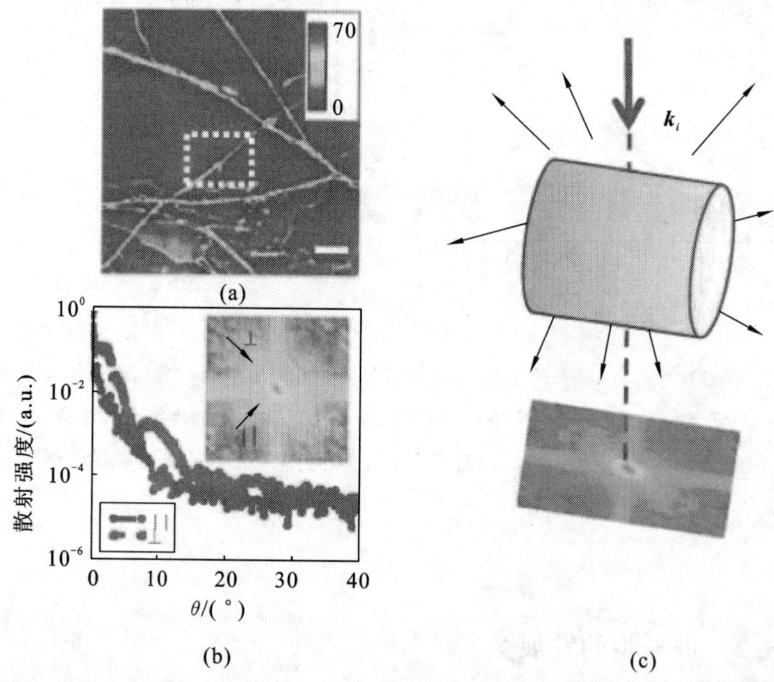


图 13.4　(a)神经元结构的 SLIM 图像，竖条表示以 nm 为单位的光学路径，标尺为 10 μm；(b)与图(a)中虚线框所选择的轴突相关的角散射，两个轮廓沿着垂直和平行于轴突方向，如插图所示；(c)传统光散射测量示意图，轴突由平面波照明并在远区进行探测(引自参考文献[5]中的图 4)

photons/(s · rad)。进一步,FTLS所允许的角分辨率本质上是光的波长和视场的比,即 $l/L \approx 0.01$ rad。用立体角来说,这一分辨率相当于 $10^{-4}$ s · rad。为了匹配这一角度分辨率,基于测角仪的测量需在每个角度探测到 1000 photons/s。最终,由 FTLS 测量提供的动态范围接近五个数量级(见图 13.4(b)),这实际上超出了传统角散射仪可达到的范围。

上述快速估算突出说明了使用传统角散射方法测量如此微弱的散射结构,至少会需要非常灵敏的探测器和非常长的获取时间,才能以与 FTLS 相近的分辨率覆盖同样的角度范围。诸如 SLIM 这样的 QPI 方法又是怎么能够只用普通灵敏度的 CCD 在几分之一秒时间内获得这些数据的呢?答案在于把图像理解为由不同角度散射场之间的干涉所形成的(如阿贝所描述及前面多次讨论的那样[53])。首先,成像平面测量同时探测了所有散射分量的总功率,这意味着更强的信号。第二,没有散射的光也在同一个平面出现,这增加了总信号的功率。第三,也许是最重要,散射和非散射场以低对比度在成像平面发生干涉,即像场是非常均匀的,因为样本是透明的(见 5.2 节关于成像相位物体)。因此,有限动态范围的 CCD 会在成像平面派上大用场,它能够捕捉整个视场强度空间波动的精细细节。与之相对,如果我们尝试用同一个 CCD 在远场直接测量图 13.4(b)中的角散射分布,则很明显所需的动态范围将超出目前可用的几个数量级。

这些 FTLS 测量再次证明,在感兴趣的场最为平滑的平面进行测量,可达到最高的灵敏度。这一重要的实验考虑已经在引言(第 1 章)的全息术部分进行了讨论。

## 13.3 生物应用

### 13.3.1 组织的弹性光散射

FTLS 已用于在实验上确定 RBC 和组织切片的散射相函数,这对各种血液成分的光学筛查和组织诊断具有重要意义[54][55]。图 13.5(a)展示了夹在两个盖玻片间的 RBC 的定量相位图像,正确地恢复出了可辨别的"酒窝"形状。对应的角散射展示在图 13.5(b)中,这里为了做对比,我们也画出了之前 Karlsson 等发表的时域有限差分(finite difference time domain,FDTD)模拟结果[56]。值得注意的是,在模拟提供的 10°范围内我们的 FTLS 测量结果和模拟结果符合得很好。

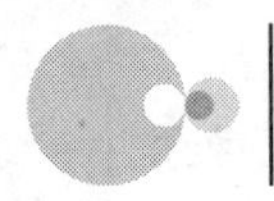



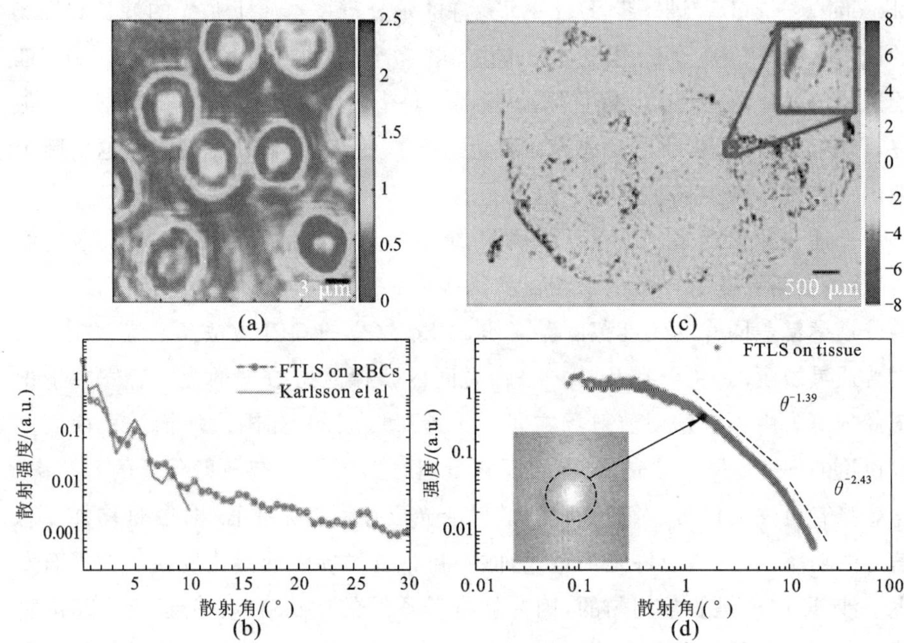


图 13.5　(a)RBC的空间分辨的相位分布,竖条表示以弧度为单位的相移;(b)与图(a)中细胞相关的散射相函数,Karlsson等的FDTD模拟结果被展示以用作对比(模拟曲线的 $x$ 轴乘以532/633的因子,以考虑计算波长633 nm引起的差异,因我们的实验中使用的是532 nm);(c)小鼠乳腺组织切片的千兆像素的定量相位图像,竖条表示以弧度为单位的相移;(d)图(c)中组织的角散射,插图展示了二维散射图,其中每个环的平均值对应于角散射曲线上的一个点,虚线表示不同指数的幂律曲线

为了将FTLS测量拓展到极低散射角度,我们通过拼接很多高分辨率显微镜图像对大视场进行扫描。图13.5(c)展示的是从大鼠肿瘤模型的乳腺组织上获得的5 μm厚组织切片的定量相位图像,该图像由约1000幅独立图像拼接而成。这幅0.3千兆像素的合成图像可通过计算机控制的亚微米精度平移台扫描样品来提供。与样品相关的散射-相函数如图13.5(d)所示。我们相信,这是首次测量如此宽的角度范围,达到了接近3个数量级并且这一结果无法通过任何单次测量方法来实现。值得注意的是,角散射的行为遵循具有不同指数的幂定律,如图13.5中的两条虚线所示。在大空间尺度上进行的这种测量可能给一些未解决的问题带来新的曙光,如生物组织的结构组合和可能的自相似行为[57]。

光场传播经过诸如组织等非均匀介质后,在辐照度、相位、频谱、方向、极化和相干性方面的变化能够揭示感兴趣样品的信息。我们使用FTLS对不同器官的组织切片定量测量其散射自由程 $l_s$ 和各向异性因子 $g$[58]。对组织散射参数的这种直接测量使我们可以在多个尺度上预测感兴趣器官中的波传播现象。通过量化每个切片由散射导致的衰减，可由朗伯-比尔定理测得散射自由程 $l_s$，$l_s=-d/\ln[I(d)/I_0]$。这里 $d$ 是组织的厚度，$I(d)$是经组织传输非散射光后的辐射强度，$I_0$ 是总的辐射强度，即散射和非散射分量之和。非散射强度 $I(d)$，即空间 DC 分量，可通过原点周围的衍射斑内对角散射进行积分计算得到。图 13.6(a)总结了对同一只大鼠各器官的 20 个样品所测得的 $l_s$ 值。

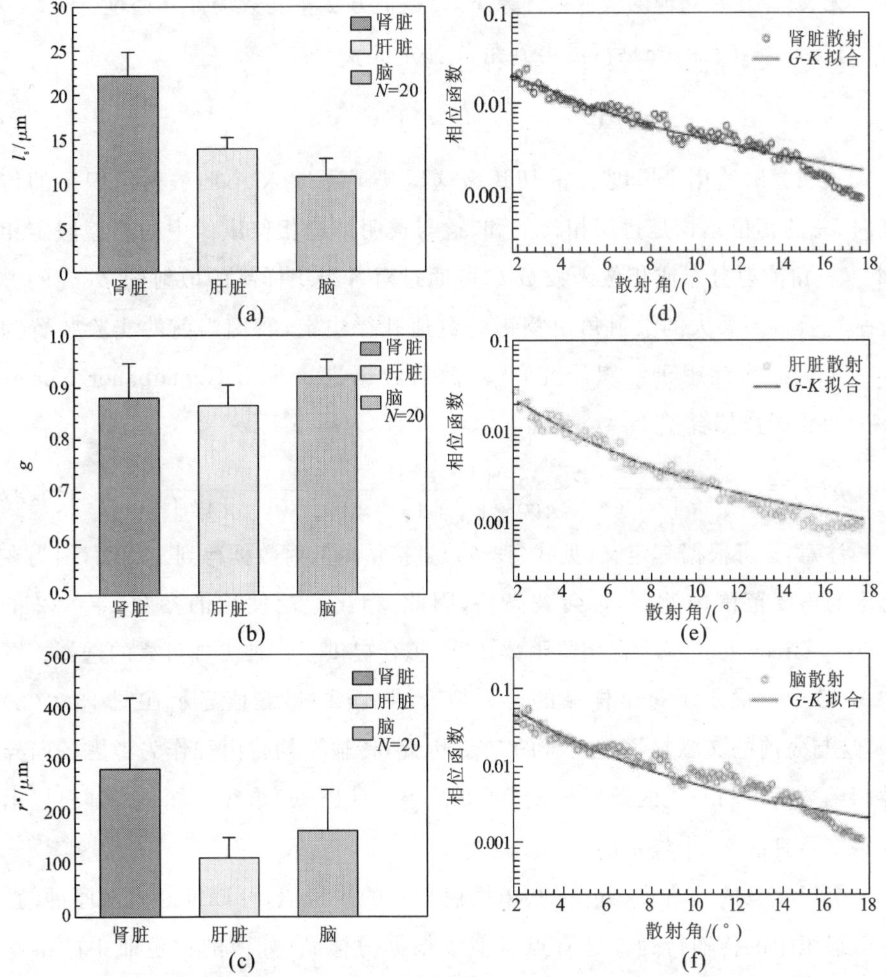


图 13.6　对三种大鼠器官每种取 20 个样品，FTLS 所测得的散射平均自由程 $l_s$（见图(a)）、各向异性因子（见图(b)）、传输平均自由程（见图(c)）。误差条对应标准偏差（$N=20$）。(d)～(f)与图 13.2(d)～(f)中散射图相关的角散射曲线。虚线表示用 $G$-$K$ 相位函数进行的拟合（引自参考文献[8]）

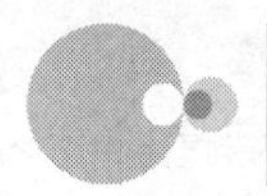



各向异性因子 $g$ 定义为散射角的平均余弦，即

$$g=\int_{-1}^{1}\cos(\theta)p[\cos(\theta)]\mathrm{d}[\cos(\theta)]\Big/\int_{-1}^{1}p[\cos(\theta)]\mathrm{d}[\cos(\theta)] \tag{13.7}$$

式中：$p$ 是归一化的角散射，即相函数。

注意这一描述适用于厚度 $d<l_s$ 的组织切片情况，因此它不能直接代入式(13.7)中以提取 $g$。因为这种情况下，$g$ 值是依赖于厚度的。式(13.7)中的计算是定义在厚度为 $d=l_s$ 的组织上，描述了组织的平均散射特性(即与组织如何切片无关)。在感兴趣的弱散射体系下，以数值方法将复数场传播经过 $N=l_s/d$ 层(每层厚度 $d=5\ \mu\mathrm{m}$)后，可得到角散射分布 $p$[58]：

$$p(\boldsymbol{q})\propto\left|\iint[U(\boldsymbol{r})]^N\mathrm{e}^{\mathrm{i}\boldsymbol{q}\cdot\boldsymbol{r}}\mathrm{d}^2\boldsymbol{r}\right|^2 \tag{13.8}$$

式(13.8)适用于厚度 $l_s$ 的切片。这反映了通过 $N$ 个弱散射组织层的传播时，总的相位累积是每层相移的和，这与透明结构相位成像中的典型假定相同[59]。角散射分布或相位函数 $p(\theta)$ 可通过对各组织样品的散射图 $p(\boldsymbol{q})$ 的方位平均获得。最大的散射角由物镜的数值孔径决定，我们当前的实验装置为18°(以10×物镜用于组织研究)。角散射数据进一步用 Gegenbauer Kernel ($G$-$K$)相函数拟合[60]。

$$p(\theta)=ag\cdot\frac{(1-g^2)^{2a}}{\pi[1+g^2-2g\cos\theta]^{a+1}[(1+g)^{2a}-(1-g)^{2a}]} \tag{13.9}$$

注意：$g$ 可根据其定义(见式(13.7))直接从角散射数据得到。然而，因为在有限的角度范围内测量，$g$ 会被高估，因此，相比广泛使用的参数 $a=1/2$ 的 Henyey-Greenstein ($H$-$G$)相位函数，$G$-$K$ 拟合提供了一种更加可靠的选择。图13.6(d)～(f)展示了每个样品的典型拟合图。$g$ 的最终值显示在图13.6(b)中，这与先前的文献报道是吻合的[61]。因此，传输平均自由程作为考虑各向异性相函数后再归一化的散射长度，可按 $l^*=l_s/(1-g)$ 求得。图13.6(c)展示了每个器官的20个样本的 $l^*$ 值。

值得注意的是，由这些薄的、单散射切片的测量值，可以推断光在厚的、强散射组织中的传输行为。这有点类似于根据薄样品(如薄的比色皿中的染料溶液)的测量来获得溶液的吸收长度(或系数)，这在实际的分光光度计测量中会经常遇到。同样地，只要检测器足够灵敏，样本可以比吸收长度薄很多，即只要低于1/e的衰减能被可靠探测到。对FTLS的情况，相位图捕获住了组织光学特性的细节，这对应于对散射引起的衰减有极高的灵敏度。这一概念再一次对应这样一个事实：成像平面上的相位测量可以极高的动态范围获得散射信号（见图 13.4）。

然而，尽管通过 QPI 测量提取组织光学特性的概念是非常有吸引力的，但这里所概述的过程包括 DC 分量的独立估算以及利用经验模型进行拟合（见式(13.9)），对于诸如病理学这样的日常应用是不理想的。致力于这一主题的最新研究表明大块组织的散射特性即 $l_s$ 和 $g$，可使用称为散射相位定理的数学模型，直接映射到组织切片上。这一主题将在 15.3.2 节进一步地讨论。

### 13.3.2 细胞的弹性光散射

光散射研究能非侵入式地揭示细胞组织结构的细微细节[30][31][62]~[65]。FTLS 被用于测量不同细胞类型的散射相位函数，证明了它有能力成为描画细胞的新研究模式。我们获得了 RBC、成肌细胞（$C_2C_{12}$）和神经元三个细胞组的散射相函数（见图 13.7(a)～(c)）。图 13.7(d)～(f)展示了与这些样品相关的角散射分布。我们对每组在不同视场进行了测量。显然，FTLS 可以在散射角约为 35°、强度为几个数量级范围内，给出散射信号。为了对比，对背景（即培养基细胞处于视场外）的散射特征进行了测量。这些信号（见图 13.7(d)～(f)）包含了由光束非均匀、光学器件上的瑕疵和培养基残留物所产生的噪声。测量结果证明了 FTLS 对单个细胞的散射是敏感的。

FTLS 数据通过基于主成分分析（principle component analysis，PCA）的统计算法进行了进一步的分析，算法目的在于将细胞组间的差异最大化同时提供了一种自动的细胞分类方法[66]。这个统计方法通过将数据和所选择的向量相乘，把数据转换到有最大方差的新坐标系中。我们的步骤如下所述。首先，对三种细胞类型的 $n(n=1,2,\cdots,45)$ 次测量值做平均（每组 15 次测量），获得平均散射强度 $\overline{I(\theta_m)}=\frac{1}{45}\sum\limits_{n=1,2,\cdots,45}I_n(\theta_m)$，其中 $m=1,2,\cdots,35$ 表示散射角数目。第二步，我们生成一个方差矩阵 $\Delta\boldsymbol{Y}_{nm}$，这里 $n$ 对应不同次测量，$m$ 是散射角。计算 $\Delta\boldsymbol{Y}$ 的协方差矩阵 $\mathrm{Cov}(\Delta\boldsymbol{Y})$，提取出它的特征值和特征向量。通过保留对应于最大特征值的三个特征向量得到三个主成分。为了构建训练集，进行了 45 次测量（即每类细胞 15 次）并用上述步骤进行处理。

图 13.8(a)和(b)中的这些数据，图中每一点对应一次 FTLS 测量。除了

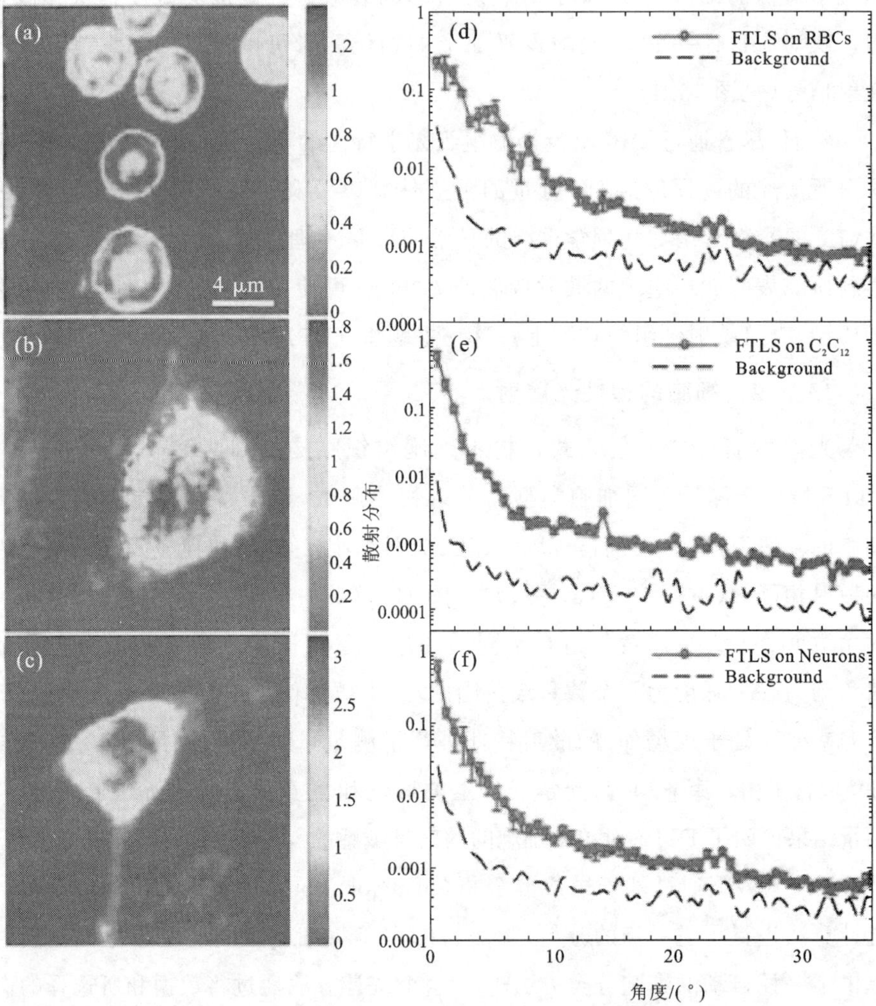

图 13.7　(a)RBC 弧度;(b)$C_2C_{12}$ 细胞;(c)神经元的定量相位图,标尺为 4 μm,竖条表示以弧度为单位的相移;(d)~(f)由 FTLS 测量得到的散射相位函数(引自参考文献[5]中的图 5)

构建训练集而进行的每组 15 次测量,我们还对神经元、RBC 和 $C_2C_{12}$ 细胞分别做了 15、15 和 10 次测量。额外的测试用测量仪评估,将一给定细胞进行正确分组的灵敏度和特异度[67]。我们测得 RBC、神经元和 $C_2C_{12}$ 细胞的灵敏度分别为 100%、100%和 70%,特异度分别为 100%、88%和 100%[5]。

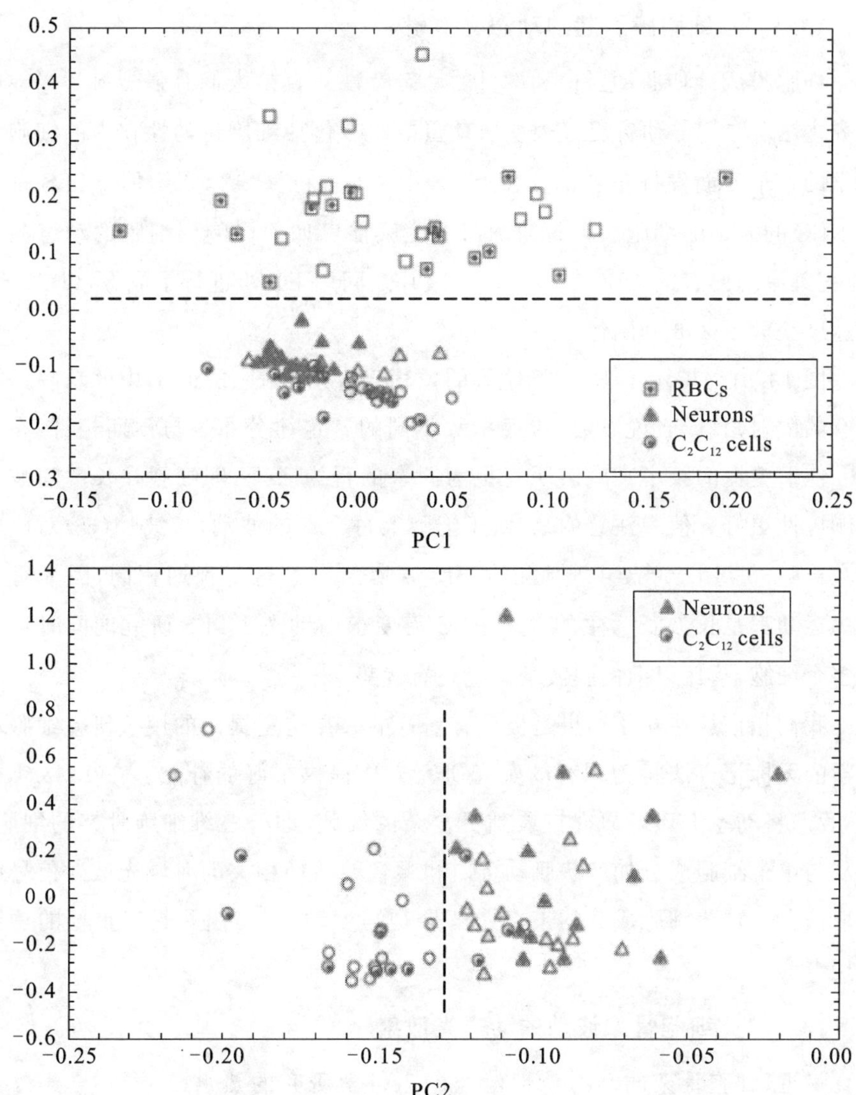


图 13.8　三种细胞类型实验数据的 PCA。中间带"+"符号对应每种样本的额外的测试用测量值。(a) PC2 与 PC1;(b) PC3 与 PC2(引自参考文献[5]中的图 6)

总之,我们展示了 FTLS 可以被用于区分不同的细胞类型。由于采用特定成像结构,能在较宽的角度范围获得与单个细胞相关的散射相位函数。这种对弱散射信号的灵敏性可能成为新一代细胞测量技术的基础,这将在强度信息之外,提取出编码在光场相位中的结构细节。

### 13.3.3 细胞膜引起的动态光散射

细胞膜成分如肌动蛋白和微管的动态特性一直是人们有强烈科学兴趣的研究主题[68]~[72]。研究已经表明肌动蛋白丝在包括细胞运动性在内的细胞动力学的各个方面发挥重要的作用[69][70]。本小节将简要介绍运用 FTLS 来研究 RBC 的波动的细胞膜[1]。为确定细胞膜摇曳如何影响到细胞的动态光散射,把健康志愿者的 RBC 夹在两个盖玻片之间用 DPM 进行了成像,以 20 f/s 的速度获取了 256 帧图像。

图 13.9(a)展示了 RBC 细胞膜的位移直方图。图 13.9(b)中的功率谱对所有的散射角(或者说波数)遵循指数不同的幂定律分布。与预期相符,在大的 $q$ 值下更慢的频率衰减表明有更为固态的行为表现,即细胞在长空间波长上顺应性更好。值得注意的是,对于细胞上每个点的波动,长波长(5°)对应的指数−1.36 与 Brochard 等预测的−1.33 吻合[73]。这与预期相同,因为每个点的运动都是长波长为主的[74]。RBC 流变学的动态 FTLS 研究能同时运用于多个细胞,这比以前的膜波动研究更有优势[51][73][75]。

我们相信这些初始结果是极其有前景的。在这里提出的用于研究细胞动力学的无标记方法将为现有的荧光研究方法提供很好的补充。在 13.3.4 小节,我们将动态 FTLS 研究扩展到更复杂的细胞,即有三维细胞骨架的细胞,并从与单个细胞成分如丝状肌动蛋白和微管的活动相关的时域光散射信号中提取信息。这些细胞成分的聚合及解聚是高度动态的过程,具有重要的功能作用[44]。

### 13.3.4 细胞骨架波动的动态光散射

最近,细胞骨架的动态特性已经成为科学研究的热点[68]~[72][76]~[81]。尤其是,已经表明肌动蛋白丝在细胞动力学各个方面起着重要的作用,包括细胞运动性[69][70][76]。之前已采用全反射荧光显微镜对肌动蛋白的聚合进行了实时研究[71][77]。在本节中,我们将展示 FTLS 能够检测胶质细胞中的 f-肌动蛋白产生的主动的(即 ATP 消耗)动力学时空行为[82]。这一活动是由动力蛋白中的肌球蛋白Ⅱ协调实现的,并构成多种细胞过程的基础,包括细胞分裂、发育极性、细胞迁移、丝状伪足延伸和胞内运输。

我们使用 FTLS 来研究肠神经胶质细胞骨架的缓慢的主动动力学行为。

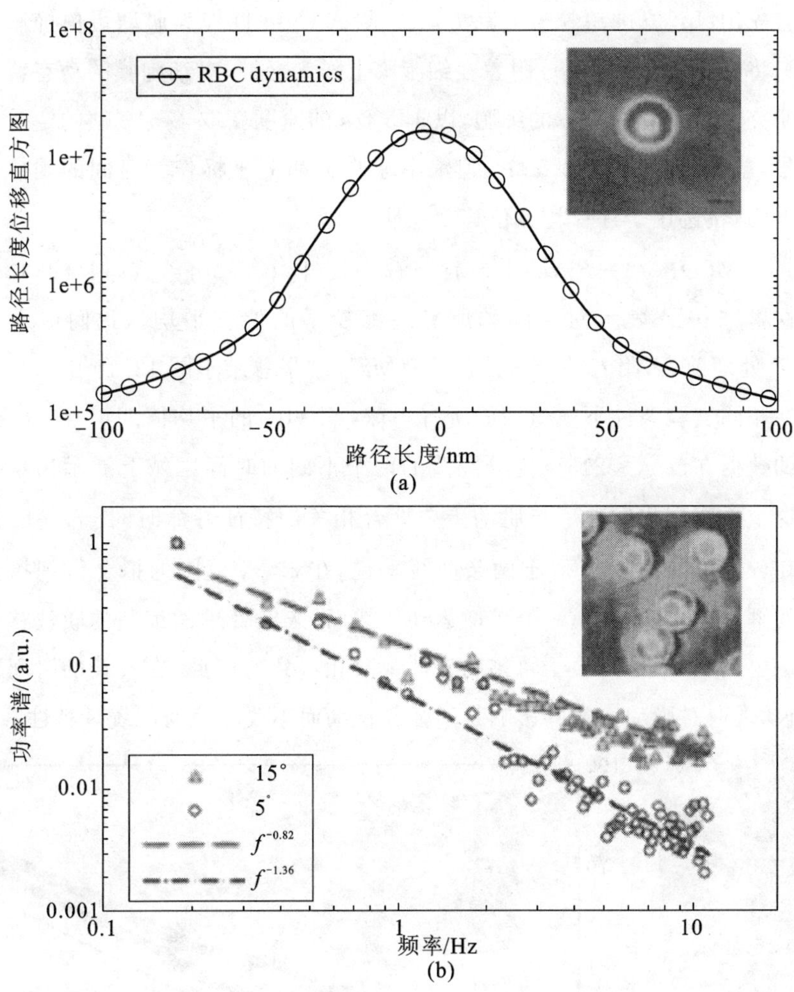


图 13.9 (a)RBC 的光程位移的直方图，插图是相位图；(b)RBC 的动态 FTLS：在 5°和 15°用幂律曲线分别拟合的对数-对数功率谱，插图展示了时间序列中的一张 RBC 相位图(引自参考文献[1]中的图 4)

在 FTLS 测量中，细胞通过显微镜配备的孵育系统保持 37 ℃的恒温。通过控制肌动蛋白的聚合活动，可测试 FTLS 对其动力学的灵敏度。为了抑制肌动蛋白聚合，将溶于 Hibernate-A 中的约 5 μM 的细胞松弛素(Cytochalasin-D，Cyto-D)加入样品皿里。Cyto-D 是自然产生的真菌代谢物，它通过覆盖和阻止微丝的快速延伸端的聚合及解聚合，而对肌动蛋白微丝有强力的抑制作用。覆盖这个“多须”端后，尖端增强的解聚会接着缩短肌动蛋白丝。

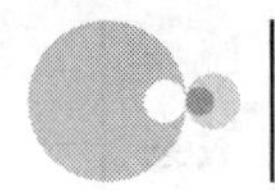



首先用已建立的单粒子追踪方法[40]测试 Cyto-D 作为肌动蛋白抑制剂的效率。将直径 1 μm 的小球附着在细胞膜上作为探针，对细胞膜的动态特性进行了研究。对附着有小球的细胞，以 1/5 f/s 的速度获取了 512 帧的定量相位图像集，总获取时间为 45 min。追踪小球的 $x$ 和 $y$ 坐标作为时间的函数被记录下来，其轨迹用于计算均方位移[83]，即

$$\mathrm{MSD}(\Delta t)=\langle [x(t+\Delta t)-x(t)]^2+[y(t+\Delta t)-y(t)]^2\rangle \quad (13.10)$$

这里＜…＞表示对时间和所有追踪粒子的位移平均。我们记录了在 Cyto-D 处理前后，附着的小球的位移。MSD 结果总结于图 13.10 中。每条曲线是在相同实验条件下被追踪的所有小球($N>10$)的平均值。正常(处理前)细胞的数据在以 $\tau_0\approx 215$ s 为分隔线的两个不同的时间区域上展示出幂律趋势。这个斜率变化反映了与肌动蛋白聚合相关的特征寿命时间 $\tau_0$，并已知 $\tau_0$ 的值在分钟范围内[84]。对于两条曲线来说，在 $t>\tau_0$ 范围的拟合得到指数约为 1 的幂律线，这表明是一个扩散运动。然而，未经处理的细胞的膜位移相比处理后要大 1.3 倍，与粒子轨迹的定性观察相一致。因此，在较长的时间区间内，肌动蛋白对膜动力学的影响是增强其运动而不改变其时间统计特性。

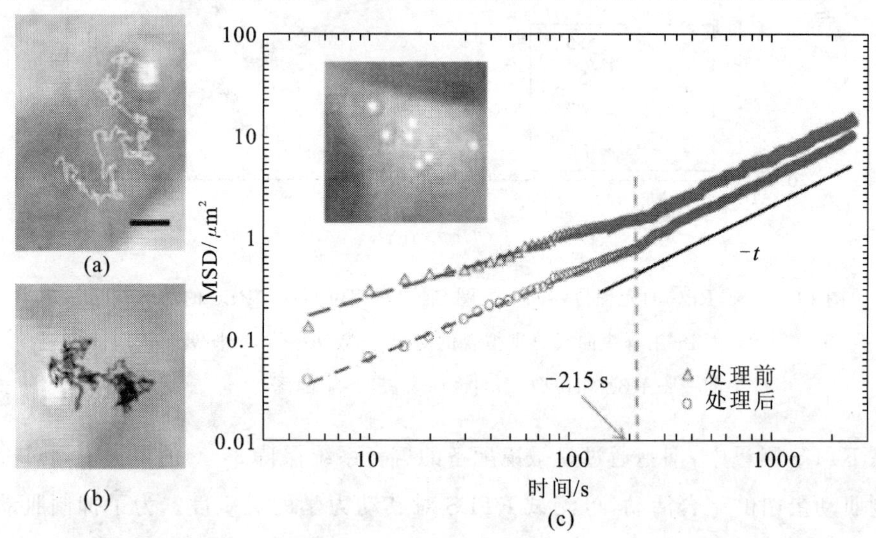


图 13.10　追踪附着在细胞膜上的小球。(a) Cyto-D 处理前的小球轨迹；(b)处理后的小球轨迹，标尺为 2 μm；(c)处理前和处理后追踪小球对应的均方位移。给出了用幂函数在两个不同时间窗内的拟合。插图展示出了膜上附着有 1 μm 小球的 EGC 的定量相位图

为了确定肌动蛋白细胞骨架如何单独影响细胞的动态光散射，对于无小球附着的细胞，在用 Cyto-D 处理前和处理后用 DPM 以 0.2 f/s 的速度，在约 45 min 的时间内分别获取了 512 帧图像(见图 13.11(a)和(b))。图 13.11(c)展示了使用肌动蛋白抑制剂前、后细胞膜的位移直方图之间的对比。从这个结果可以看出，聚合现象对整个细胞膜的动力学有显著贡献，正如更宽的直方图分布所示。另外，两条曲线在位移大于 10 nm 时展示出非高斯形状，这表明在细胞肌动蛋白抑制前后，细胞运动均具有非热平衡动力学的特征。图 13.11(d)展示了在肌动蛋白抑制剂处理前后，单细胞 FTLS 信号的空间平均功率谱的对比。未处理的细胞膜的运动具有更宽的功率谱，与图 13.11(c)中的直方图分布以及粒子追踪结果一致。另外，图 13.11(e)所示的两条频率平均的(静态)曲线，对波矢 $\boldsymbol{q}$ 有相似的函数关系，但正常细胞有约 3.4 倍的更强的波动。

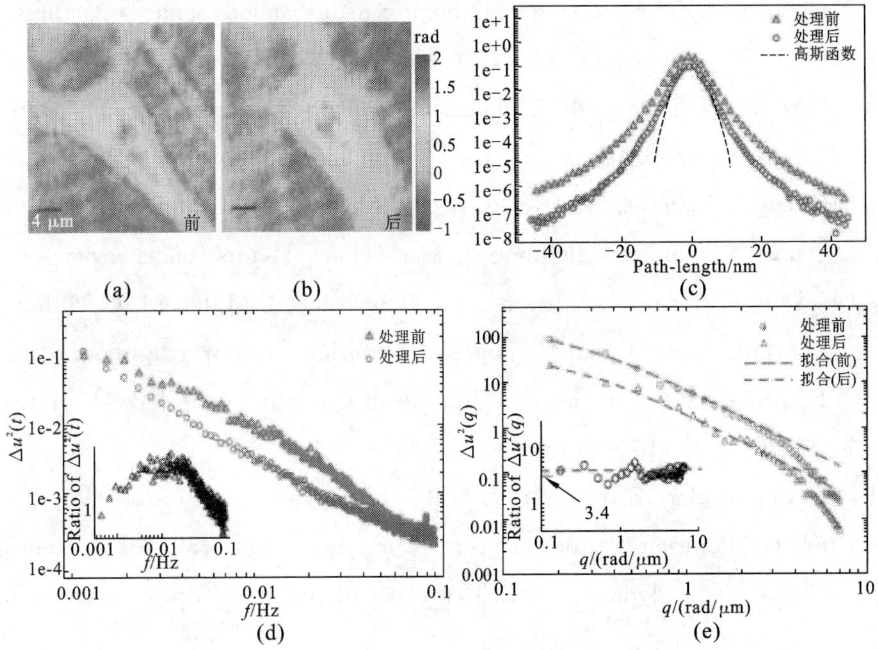


图 13.11 (a)、(b)Cyto-D 处理前、后的神经胶质细胞的定量相位图像；(c)处理前、后的胶质细胞的光程位移直方图，虚线表示高斯函数拟合；(d)处理前、后胶质细胞的空间平均的功率谱，插图展示了这两个功率谱的比值；(e)处理前、后时间平均的功率谱。虚线是按参考文献[7]进行的拟合，插图展示了这两个功率谱的比值(引自参考文献[7])

总的来说，我们回顾了 FTLS 作为一种新的方法来研究静态和动态光散射，具有前所未有的灵敏度。这是通过在像平面上测量光的相位和振幅而带来的。在 FTLS 中，散射体位置的空间分辨率得到了很好的保持。FTLS 所具有的这些特性来自于其干涉测量结构和可靠的相位恢复。FTLS 已被用于研究组织光学特性、细胞类型的刻画以及细胞膜的动态结构。我们预计，这种类型的测量将带来生命科学的新进展，因为它能在很宽的时间（毫秒到天）和空间（微米到厘米）尺度下对弱散射信号进行探测。有关 FTLS 在组织光学上的最新研究进展将在第 15 章介绍。

## 参考文献

[1] H. F. Ding, Z. Wang, F. Nguyen, S. A. Boppart and G. Popescu. "Fourier transform light scattering of inhomogeneous and dynamic structures." Physical Review Letters, 101, (2008).

[2] Z. Wang, H. Ding and G. Popescu. "Scattering-phase theorem." Optics Letters (under review).

[3] H. Ding, X. Liang, Z. Wang, S. A. Boppart, and G. Popescu. "Tissue scattering parameters from organelle to organ scale." Optics Letters (under review).

[4] H. Ding, Z. Wang, F. Nguyen, S. A. Boppart, L. J. Millet, M. U. Gillette, J. Liu, M. Boppart, and G. Popescu. "Fourier transform light scattering (FTLS) of cells and tissues." Journal of Computational and Theoretical Nanoscience, 7, 1546 (in press).

[5] H. Ding, E. Berl, Z. Wang, L. J. Millet, M. U. Gillette, J. Liu, M. Boppart, and G. Popescu. "Fourier transform light scattering of biological structures and dynamics." IEEE Journal of Selected Topics in Quantum Electronics, 16, 909-918 (2010).

[6] Y. Park, M. Diez-Silva, D. Fu, G. Popescu, W. Choi, I. Barman, S. Suresh, and M. S. Feld. "Static and dynamic light scattering of healthy and malaria-parasite invaded red blood cells." Journal of Biomedical Optics, 15, 020506 (2010).

[7] H. Ding, L. J. Millet, M. U. Gillette, and G. Popescu. "Actin-driven cell

dynamics probed by Fourier transform light scattering." Biomedical Optics Express,1,260 (2010).

[8] H. Ding,F. Nguyen,S. A. Boppart,and G. Popescu. "Optical properties of tissues quantified by Fourier transform light scattering. "Optics Letters, 34,1372 (2009).

[9] H. C. van de Hulst. Light Scattering by Small Particles (Dover Publications, New York,1981).

[10] B. J. Berne and R. Pecora. Dynamic Light Scattering with Applications to Chemistry,Biology and Physics (Wiley,New York,1976).

[11] D. J. Pine,D. A. Weitz,P. M. Chaikin,and E. Herbolzheimer. "Diffusing-wave spectroscopy. "Physical Review Letters,60,1134-1137 (1988).

[12] T. G. Mason and D. A. Weitz. "Optical measurements of frequencydependent linear viscoelastic moduli of complex fluids. "Physical Review Letters, 74, 1250-1253 (1995).

[13] D. Mizuno,C. Tardin ,C. F. Schmidt,and F. C. MacKintosh. "Nonequilibrium mechanics of active cytoskeletal networks. "Science,315,370-373 (2007).

[14] T. G. Mason, K. Ganesan, J. H. vanZanten, D. Wirtz, and S. C. Kuo. "Particle tracking microrheology of complex fluids. "Physical Review Letters,79,3282-3285 (1997).

[15] J. C. Crocker, M. T. Valentine, E. R. Weeks, T. Gisler, P. D. Kaplan, A. G. Yodh,and D. A. Weitz. "Two-point microrheology of inhomogeneous soft materials. "Physical Review Letters,85,888-891 (2000).

[16] A. P. Y. Wong and P. Wiltzius. "Dynamic light-scattering with a CCD camera. "Review of Scientific Instruments,64,2547-2549 (1993).

[17] F. Scheffold and R. Cerbino. "New trends in light scattering. "Current Opinion in Colloid & Interface Science,12,50-57 (2007).

[18] R. Dzakpasu and D. Axelrod. "Dynamic light scattering microscopy. A novel optical technique to image submicroscopic motions. II: Experimental applications. "Biophysical Journal,87,1288-1297 (2004).

[19] M. S. Amin, Y. K. Park, N. Lue, R. R. Dasari, K. Badizadegan, M. S.

Feld, and G. Popescu. "Microrheology of red blood cell membranes using dynamic scattering microscopy." Optics Express, 15, 17001 (2007).

[20] J. Neukammer, C. Gohlke, A. Hope, T. Wessel, and H. Rinneberg. "Angular distribution of light scattered by single biological cells and oriented particle agglomerates." Applied Optics, 42, 6388-6397 (2003).

[21] M. Giglio, M. Carpineti, and A. Vailati. "Space intensity correlations in the near field of the scattered light: A direct measurement of the density correlation function g(r)." Physical Review Letters, 85, 1416-1419 (2000).

[22] D. Brogioli, A. Vailati, and M. Giglio. "A schlieren method for ultralow-angle light scattering measurements." Europhysics Letters, 63, 220-225 (2003).

[23] F. Croccolo, D. Brogioli, A. Vailati, M. Giglio, and D. S. Cannell. "Use of dynamic schlieren interferometry to study fluctuations during free diffusion." Applied Optics, 45, 2166-2173 (2006).

[24] R. Drezek, A. Dunn, and R. Richards-Kortum. "Light scattering from cells: finite-difference time-domain simulations and goniometric measurements." Applied Optics, 38, 3651-3661 (1999).

[25] J. R. Mourant, M. Canpolat, C. Brocker, O. Esponda-Ramos, T. M. Johnson, A. Matanock, K. Stetter, and J. P. Freyer. "Light scattering from cells: The contribution of the nucleus and the effects of proliferative status." Journal of Biomedical Optics, 5, 131-137 (2000).

[26] C. S. Mulvey, A. L. Curtis, S. K. Singh, and I. J. Bigio. "Elastic scattering spectroscopy as a diagnostic tool for apoptosis in cell cultures." IEEE Journal of Selected Topics in Quantum Electronics, 13, 1663-1670 (2007).

[27] H. Ding, J. Q. Lu, R. S. Brock, T. J. McConnell, J. F. Ojeda, K. M. Jacobs, and X. H. Hu. "Angle-resolved Mueller matrix study of light scattering by R-cells at three wavelengths of 442, 633, and 850 nm." Journal of Biomedical Optics, 12, 034032 (2007).

[28] M. T. Valentine, A. K. Popp, D. A. Weitz, and P. D. Kaplan. "Microscope-based static light-scattering instrument." Optics Letters, 26, 890-892 (2001).

[29] W. J. Cottrell, J. D. Wilson, and T. H. Foster. "Microscope enabling multimodality imaging, angle-resolved scattering, and scattering spectroscopy." Optics Letters, 32, 2348-2350 (2007).

[30] A. Wax, C. H. Yang, V. Backman, K. Badizadegan, C. W. Boone, R. R. Dasari, and M. S. Feld. "Cellular organization and substructure measured using angle-resolved low-coherence interferometry." Biophysical Journal, 82, 2256-2264 (2002).

[31] V. Backman, M. B. Wallace, L. T. Perelman, J. T. Arendt, R. Gurjar, M. G. Muller, Q. Zhang, G. Zonios, E. Kline, T. McGillican, S. Shapshay, T. Valdez, K. Badizadegan, J. M. Crawford, M. Fitzmaurice, S. Kabani, H. S. Levin, M. Seiler, R. R. Dasari, I. Itzkan, J. Van Dam, M. S. Feld. "Detection of preinvasive cancer cells." Nature, 406, 35-36 (2000).

[32] D. F. Abbott, P. D. Kearney, and K. A. Nugent. "3-Dimensional imaging using an optical microscope." Journal of Mod. Optics, 37, 1887-1893 (1990).

[33] J. A. Newmark, W. C. Warger, C. Chang, G. E. Herrera, D. H. Brooks, C. A. DiMarzio, and C. M. Warner. "Determination of the number of cells in preimplantation embryos by using noninvasive optical quadrature microscopy in conjunction with differential interference contrast microscopy." Microscopy and Microanalysis, 13, 118-127 (2007).

[34] F. Charriere, N. Pavillon, T. Colomb, C. Depeursinge, T. J. Heger, E. A. D. Mitchell, P. Marquet, and B. Rappaz. "Living specimen tomography by digital holographic microscopy: morphometry of testate amoeba." Optics Express, 14, 7005-7013 (2006).

[35] F. J. Blonigen, A. Nieva, C. A. DiMarzio, S. Manneville, L. Sui, G. Maguluri, T. W. Murray, and R. A. Roy. "Computations of the acoustically induced phase shifts of optical paths in acoustophotonic imaging with photorefractive-based detection." Applied Optics, 44, 3735-

3746 (2005).

[36] F. Gittes, B. Schnurr, P. D. Olmsted, F. C. MacKintosh, and C. F. Schmidt. "Microscopic viscoelasticity: Shear moduli of soft materials determined from thermal fluctuations." Physical Review Letters, 79, 3286-3289 (1997).

[37] V. Pelletier, N. Gal, P. Fournier, and M. L. Kilfoil. "Microrheology of microtubule solutions and actin-microtubule composite networks." Physical Review Letters, 102, 188303, (2009).

[38] L. Ji, J. Lim and G. Danuser. "Fluctuations of intracellular forces during cell protrusion." Nature Cell Biology, 10, 1393-U38 (2008).

[39] M. L. Gardel, M. T. Valentine, J. C. Crocker, A. R. Bausch, and D. A. Weitz. "Microrheology of entangled F-actin solutions." Physical Review Letters, 91 (2003).

[40] A. J. Levine and T. C. Lubensky. "One-and two-particle microrheology." Physical Review Letters, 85, 1774-1777 (2000).

[41] A. W. C. Lau, B. D. Hoffman, A. Davies, J. C. Crocker, and T. C. Lubensky. "Microrheology, stress fluctuations, and active behavior of living cells." Physical Review Letters, 91 (2003).

[42] C. P. Brangwynne, G. H. Koenderink, E. Barry, Z. Dogic, F. C. MacKintosh, and D. A. Weitz. "Bending dynamics of fluctuating biopolymers probed by automated high-resolution filament tracking." Biophysical Journal, 93, 346-359 (2007).

[43] M. Schlosshauer. "Decoherence, the measurement problem, and interpretations of quantum mechanics." Reviews of Modern Physics, 76, 1267-1305 (2004).

[44] A. Caspi, R. Granek, and M. Elbaum. "Diffusion and directed motion in cellular transport." Physical Review E, 66 (2002).

[45] N. Lue, J. Bewersdorf, M. D. Lessard, K. Badizadegan, K. Dasari, M. S. Feld, and G. Popescu. "Tissue refractometry using Hilbert phase microscopy." Optics Letters, 32, 3522 (2007).

[46] B. Rappaz, P. Marquet, E. Cuche, Y. Emery, C. Depeursinge, and P. J.

Magistretti. "Measurement of the integral refractive index and dynamic cell morphometry of living cells with digital holographic microscopy." Optics Express, 13, 9361-9373 (2005).

[47] W. Choi, C. C. Yu, C. Fang-Yen, K. Badizadegan, R. R. Dasari, and M. S. Feld. "Field-based angle-resolved light-scatteiring study of single live COS." Optics Letters, 33, 1596-1598 (2008).

[48] G. Depetris, A. Dimarzio, and F. Grandinetti. "H2no2 + ions in the gas-phase—a mass-spectrometric and post-Scf Abinitio study." Journal of Physical Chemistry, 95, 9782-9787 (1991).

[49] G. Popescu, T. Ikeda, R. R. Dasari, and M. S. Feld. "Diffraction phase microscopy for quantifying cell structure and dynamics." Optics Letters, 31, 775-777 (2006).

[50] W. Choi, C. C. Yu, C. Fang-Yen, K. Badizadegan, R. R. Dasari, and M. S. Feld. "Field-based angle-resolved light-scattering study of single live cells." Optics Letters, 33, 1596-1598 (2008).

[51] G. Popescu, T. Ikeda, K. Goda, C. A. Best-Popescu, M. Laposata, S. Manley, R. R. Dasari, K. Badizadegan, and M. S. Feld. "Optical measurement of cell membrane tension." Physical Review Letters, 97, 218101 (2006).

[52] T. Ikeda, G. Popescu, R. R. Dasari, and M. S. Feld. "Hilbert phase microscopy for investigating fast dynamics in transparent systems." Optics Letters, 30, 1165-1168 (2005).

[53] E. Abbe. "Beiträge zur theorie des mikroskops und der mikroskopischen Wahrnehmung." Arch. Mikrosk. Anat., 9, 431 (1873).

[54] V. V. Tuchin and Society of Photo-optical Instrumentation Engineers. Tissue optics: light scattering methods and instruments for medical diagnosis (SPIE/International Society for Optical Engineering, Bellingham, Wash., 2007).

[55] Y. K. Park, M. Diez-Silva, G. Popescu, G. Lykotrafitis, W. Choi, M. S. Feld, and S. Suresh. "Refractive index maps and membrane dynamics of human red blood cells parasitized by Plasmodium falciparum."

Proceedings of the National Academy of Sciences, 105, 13730 (2008).

[56] A. Karlsson, J. P. He, J. Swartling, and S. Andersson-Engels. "Numerical simulations of light scattering by red blood cells." IEEE Transactions on Biomedical Engineering, 52, 13-18 (2005).

[57] M. Hunter, V. Backman, G. Popescu, M. Kalashnikov, C. W. Boone, A. Wax, G. Venkatesh, K. Badizadegan, G. D. Stoner, and M. S. Feld. "Tissue self-affinity and light scattering in the Born approximation: A new model for precancer diagnosis." Physical Review Letters, 97, 138102 (2006).

[58] H. F. Ding, F. Nguyen, S. A. Boppart, and G. Popescu. "Optical properties of tissues quantified by Fourier-transform light scattering." Optics Letters, 34, 1372-1374 (2009).

[59] G. Popescu, in Methods in Cell Biology, 87-115, Jena, B. P., ed. (Academic Press, San Diego, CA, 2008).

[60] K. Fujita, M. Kobayashi, S. Kawano, M. Yamanaka, and S. Kawata. "High-resolution confocal microscopy by saturated excitation of fluorescence." Physical Review Letters, 99, 228105 (2007).

[61] J. M. Schmitt and G. Kumar. "Optical scattering properties of soft tissue: A discrete particle model." Applied Optics, 37, 2788-2797 (1998).

[62] D. O. Hogenboom, C. A. DiMarzio, T. J. Gaudette, A. J. Devaney, and S. C. Lindberg. "Three-dimensional images generated by quadrature interferometry." Optics Letters, 23, 783-785 (1998).

[63] J. R. Mourant, J. P. Freyer, A. H. Hielscher, A. A. Eick, D. Shen, and T. M. Johnson. "Mechanisms of light scattering from biological cells relevant to non-invasive optical-tissue diagnostics." Applied Optics, 37, 3586-3593 (1998).

[64] G. Popescu and A. Dogariu. "Scattering of low coherence radiation and applications." invited review paper, E. Phys. J., 32, 73-93 (2005).

[65] S. A. Alexandrov, T. R. Hillman, and D. D. Sampson. "Spatially resolved

Fourier holographic light scattering angular spectroscopy." Optics Letters, 30, 3305-3307 (2005).

[66] I. T. Jolliffe. Principal Component Analysis, 2nd ed. (Springer; New York, 2002).

[67] T. W. Loong. "Understanding sensitivity and specificity with the right side of the brain." British Medical Journal, 327, 716-719 (2003).

[68] M. L. Gardel, J. H. Shin, F. C. MacKintosh, L. Mahadevan, P. Matsudaira, and D. A. Weitz. "Elastic behavior of cross-linked and bundled actin networks." Science, 304, 1301-1305 (2004).

[69] T. D. Pollard and G. G. Borisy. "Cellular motility driven by assembly and disassembly of actin filaments." Cell, 112, 453-465 (2003).

[70] T. J. Mitchison and L. P. Cramer. "Actin-based cell motility and cell locomotion." Cell, 84, 371-379 (1996).

[71] T. D. Pollard. "The cytoskeleton, cellular motility and the reductionist agenda." Nature, 422, 741-745 (2003).

[72] J. A. Theriot and T. J. Mitchison. "Actin microfilament dynamics in locomoting cells." Nature, 352, 126-131 (1991).

[73] F. Brochard and J. F. Lennon. "Frequency spectrum of the flicker phenomenon in erythrocytes." J. Physique, 36, 1035-1047 (1975).

[74] N. Gov, A. G. Zilman, and S. Safran. "Cytoskeleton confinement and tension of red blood cell membranes." Physical Review Letters, 90, 228101 (2003).

[75] A. Zilker, M. Ziegler, and E. Sackmann. "Spectral-analysis of erythrocyte flickering in the 0.3-4-mu-m-1 regime by microinterferometry combined with fast image-processing." Physical Review A, 46, 7998-8002 (1992).

[76] J. A. Cooper and D. A. Schafer. "Control of actin assembly and disassembly at filament ends." Current Opinion in Cell Biology, 12, 97-103 (2000).

[77] J. R. Kuhn and T. D. Pollard. "Real-time measurements of actin filament polymerization by total internal reflection fluorescence microscopy." Biophysical Journal, 88, 1387-1402 (2005).

[78] K. J. Amann and T. D. Pollard. "Direct real-time observation of actin filament branching mediated by Arp2/3 complex using total internal reflection fluorescence microscopy." Proceedings of the National Academy of Sciences of the United States of America, 98, 15009-15013 (2001).

[79] J. A. Theriot, T. J. Mitchison, L. G. Tilney, and D. A. Portnoy. "The rate of actin-based motility of intracellular listeria-monocytogenes equals the rate of actin polymerization." Nature, 357, 257-260 (1992).

[80] D. Uttenweiler, C. Veigel, R. Steubing, C. Gotz, S. Mann, H. Haussecker, B. Jahne, and R. H. A. Fink. "Motion determination in actin filament fluorescence images with a Spatiotemporal orientation analysis method." Biophysical Journal, 78, 2709-2715 (2000).

[81] C. C. Wang, J. Y. Lin, H. C. Chen, and C. H. Lee. "Dynamics of cell membranes and the underlying cytoskeletons observed by noninterferometric widefield optical profilometry and fluorescence microscopy." Optics Letters, 31, 2873-2875 (2006).

[82] L. J. M. Huafeng Ding, Martha U. Gillette, and Gabriel Popescu. "Spatiotemporal cytoskeleton fluctuations probed by Fourier transform light scattering." Physical Review Letters (submitted).

[83] W. C. Warger, G. S. Laevsky, D. J. Townsend, M. Rajadhyaksha, and C. A. DiMarzio. "Multimodal optical microscope for detecting viability of mouse embryosin vitro." Journal of Biomedical Optics, 12, 044006 (2007).

[84] N. Watanabe and T. J. Mitchison. "Single-molecule speckle analysis of actin filament turnover in lamellipodia." Science, 295, 1083-1086 (2002).

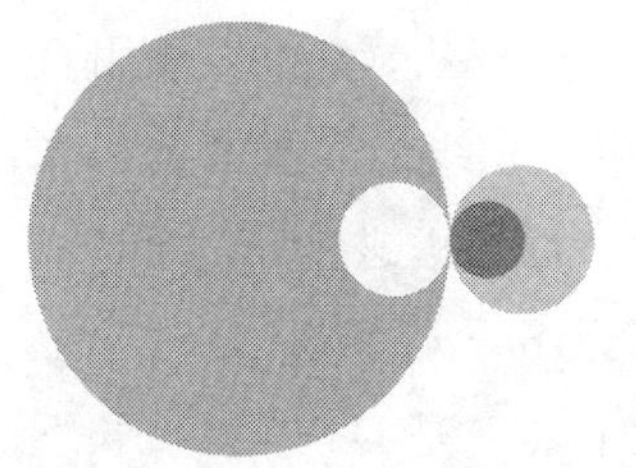

# 第 14 章 当前技术趋势

当前，随着我们在技术与应用方面的努力，QPI 技术得以迅速地发展。因此，在本书的最后两章，我们将回顾这两个领域的最新进展和发展趋势。正如讨论过的，已经提出几种有效测量定量相位图，即求 $\phi(x,y)$ 的方法。当前的研究主要集中在向其他维度来扩展 QPI 数据。折射率的实部通常是三个空间坐标和一个时间坐标的函数 $n(x,y,z;t)$，或者可以表示为四个相应频率的函数 $n(k_x,k_y,k_z;\omega)$。然而，如目前为止所讨论的，一个相位图仅能得到在 $z$ 轴方向上的整体折射率。因此，当前 QPI 方法的发展趋势旨在测量第三空间维度 $z$（即折射率层析成像）和波长（即折射率色散）。第一种测量类型能够提供透明结构（如活细胞）完整的三维视图，波长依赖性也许能够提供一种化学特异性的方法。

## 14.1 QPI 层析成像

细胞的三维成像很大程度上局限在使用荧光共聚焦显微镜，该成像方法通常要求样品是固定的[1]。去卷积荧光显微镜是另一种三维重建的方法，是共聚焦显微镜的替代品[2]。对于共聚焦显微镜，大部分焦外光通过放置在探测器前面的针孔被阻断掉了，然而在去卷积中，则是通过数值计算的方法，将

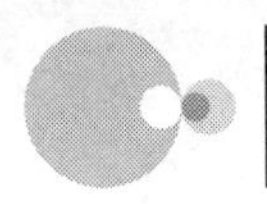



信号光传播回其最初产生的位置。

最近的 QPI 研究进展已经使透明结构的光学层析成像成为可能，且不需要荧光标记。这是一个显著的成就，因为这使得非侵入式、无限期地对活细胞进行三维成像成为可能。通过 QPI 的三维成像主要用到两种方法，分别是计算层析成像（computed tomography，CT）和衍射层析成像（diffraction tomography，DT）。CT 利用了基于 Radon 变换的重建算法，该算法借用自 von Laue 发展的 X 射线计算成像[3]。在 CT 中，利用了光线传输或者几何光学近似。相比之下，DT 通过特定模型将物体的散射特性考虑进来，比如 1969 年 Wolf 第一次描述的第一玻恩近似(见 2.5 节)[4]。Gbur 和 Wolf 在理论上探究了 DT 和 CT 的关系[5]，并且证明了在特定条件下，CT 是 DT 在短波长下的近似。接下来，我们将分别介绍这两种方法。

### 14.1.1 使用数字全息显微成像术的计算断层成像(CT)

相位敏感测量的发展使透明结构的光学层析成像成为可能，它遵循 X 射线 CT 的重建算法，该算法假定忽略散射和衍射效应[5]~[9]。基于 QPI 的投影层析成像已经应用到活细胞[10][11][12]。2006 年，洛桑联邦理工学院的 Depeursinge 组发表文章《Cell refractive index tomography by digital holographic microscopy》[11]，将 9.1 节中描述的数字全息显微镜（digital holographic microscopy，DHM）和允许样本绕垂直于照明方向的轴旋转的样品夹持器(微量吸液管)相结合(见图 14.1)。将波长为 635 nm 的激光二极管作为典型 DHM 设备的照明光源，采用 63×，NA=0.85 的物镜以及 512×512 像素的 CCD，记录速度最高可达 25 f/s。离轴对称性允许获取视场为 80 μm×80 μm、横向分辨率约 1 μm 的单次相位图[11]。

花粉粒被用作原理验证的标本。花粉粒被导入内部直径为 100 μm 并浸入甘油的玻璃微吸液管。玻璃微吸液管可视为相对于照明光的柱面透镜，为了减少其对光的强折射，玻璃盖玻片和 MO 之间填充有折射率匹配液，以抑制光在空气-玻璃界面间的折射。像在标准的 CT 重建中一样，记录 180°范围内不同样品方向的二维相位图像。为了重构一个层析像，用 2°的步距、1 Hz 的速率获取了 90 幅图像。每个定量相位图可以写成

$$\phi(x,y) = \frac{2\pi}{\lambda}\int \Delta n(x,y,z)\,\mathrm{d}z \tag{14.1}$$

待求的三维折射率衬度 $\Delta n(x,y,z)$ 由测得的投影正弦图经逆 Radon 变换

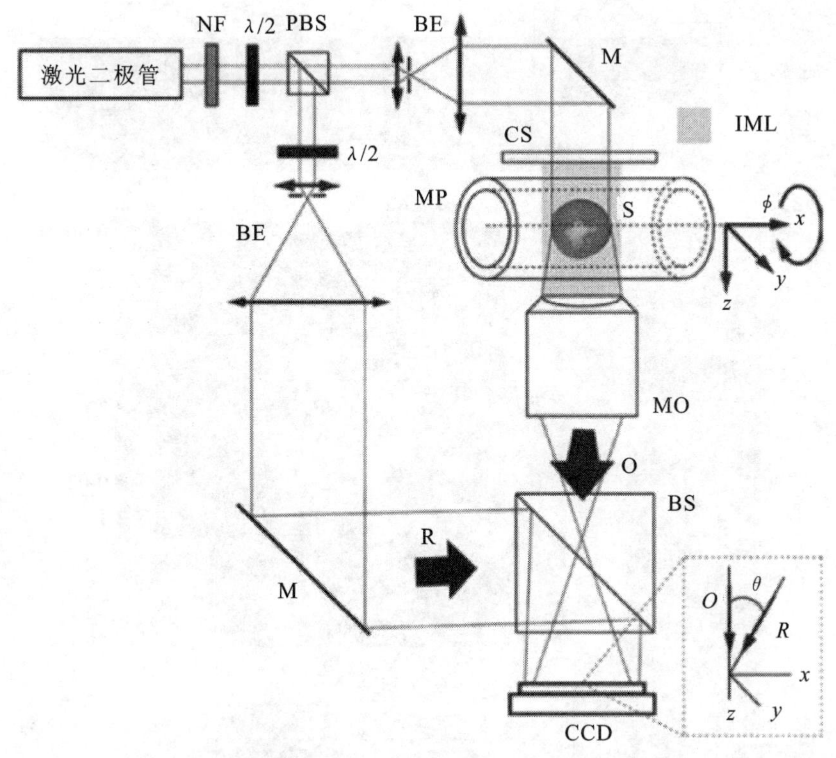


图 14.1 透射成像全息显微镜。NF:中性密度滤镜,PBS:偏振分束器,BE:含有空间滤波器的扩束器,λ/2:半波片,MO:显微物镜,M:反射镜,BS:分束器,O:物波,R:参考波,MP:微量吸液管,S:样本,IML:折射率匹配液。插图:详细展示了入射到 CCD 上的离轴光路

重建得到。傅里叶切片定理(见参考文献[3]第 3 章)将投影的傅里叶变换和在横截面的物体的傅里叶变换联系起来。然而,实际的实现通常使用滤波反投影算法,其中加权函数被用来“过滤”每个傅里叶切片[3]。

使用 DHM 对花粉粒进行的原理验证性重建如图 14.2 所示,展示了物体不同位置的切面图。在已知周围甘油的折射率为 1.473 的情况下,测量出细胞核的折射率衬度为 $\Delta n=0.06\pm0.01$。壁厚与仪器的分辨率相当,因此,其折射率测不出来。因为花粉粒的总光学厚度在某些区域大于 $2\pi$,相位解缠成为一个问题,而且更重要的是,几何光学近似变得有问题。不过,图 14.2 所示的重建证明了使用 QPI 和 CT 原理的生物结构光学层析能力。之后,这种方法被用来实现活阿米巴原虫的层析成像[10]。

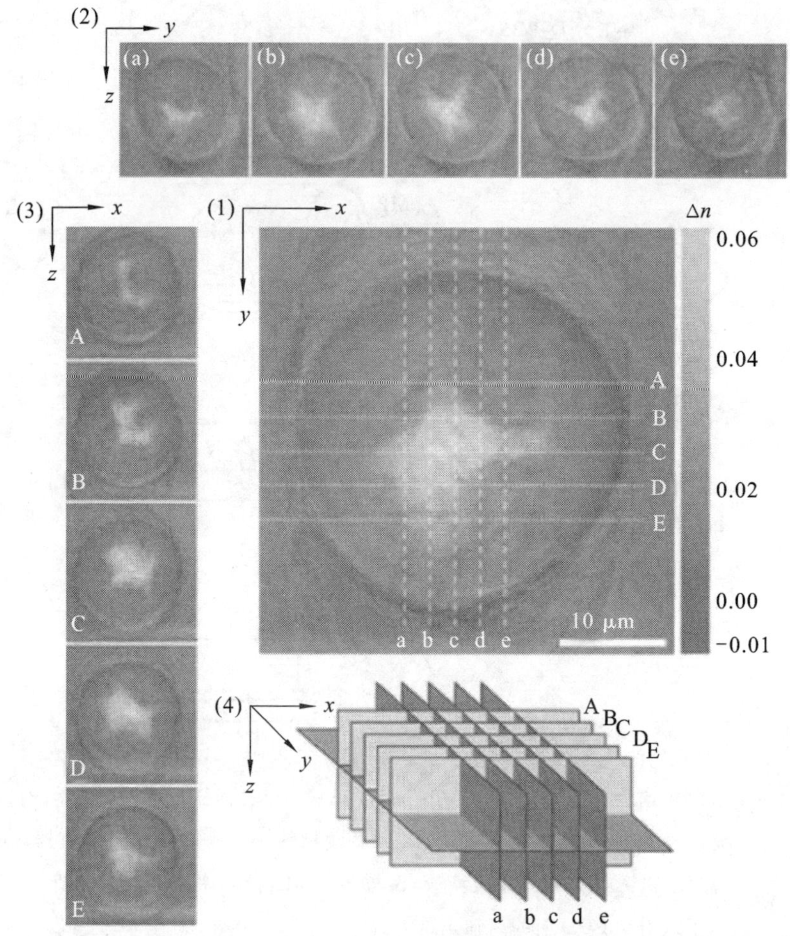


图 14.2　花粉细胞折射率的层析成像：(1)沿着花粉细胞的中间 $x$-$y$ 平面切割；(2)沿 $y$-$z$ 平面的不同位置切割；(3)沿 $x$-$z$ 平面的不同位置切割；(4)切割的示意图

2007 年，美国麻省理工学院的 Feld 组应用相同的测量原理，通过扫描光束，而不是旋转样本，实现了可变角度的照明[12]。在这种情况下，照明的角度范围由物镜的数值孔径限制在－60°～60°范围。尽管如此，通过滤波反投影算法进行的重建仍能演示活细胞的三维成像(见图 14.3)。

显然，对于高数值孔径成像，因其中衍射和散射效应十分显著，CT 中使用的几何光学近似此时是失效的。这方面 Gbur 和 Wolf 讨论过，他们的结论是，CT 是 DT 的零波长近似，前提是传播角度非常小[5]。换句话说，当应用到高数值孔径成像时,CT 重建会受到有限景深的影响。就在不久前,Choi 等讨论了通过数值计算方法将场进行传播以扩展 CT 测量中的景深[13]。

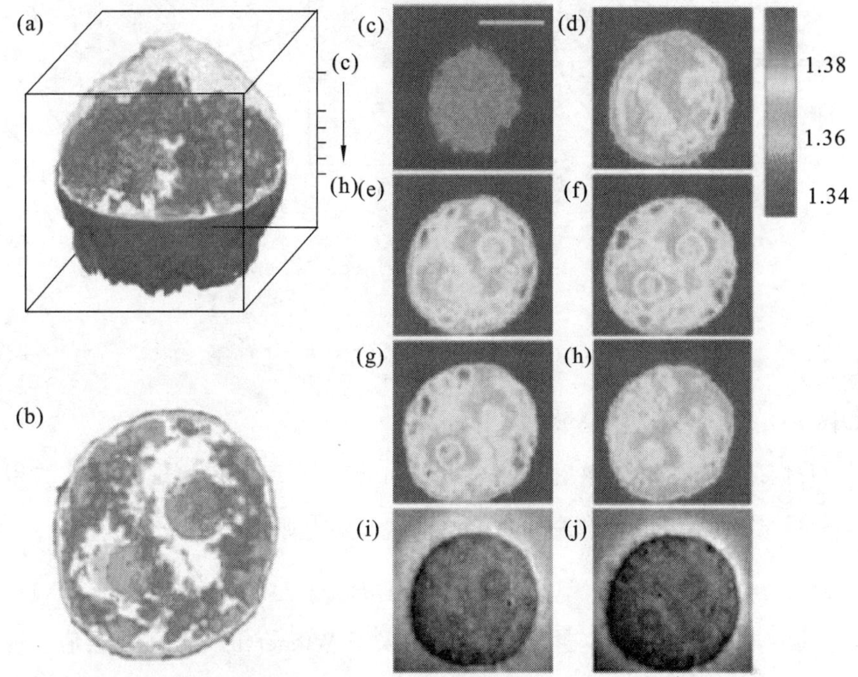


图 14.3　海拉细胞的折射率层析成像。(a) 海拉细胞三维渲染图像,省略了细胞上半球的最外层以实现内部结构可视化,立方体边长为 20 mm;(b)图 a 的俯视图;(c)~(h)图 a 所示高度的层析切片,标尺为 10 mm,竖条表示在 $\lambda=633$ nm 处的折射率;(i)、(j)分别聚焦于对应的图(e)、图(f)处的明场图像

### 14.1.2　利用空间光干涉显微成像术实现的衍射断层成像(PT)

SLIM 是一种白光 QPI 技术,我们已在 12.2 节对其进行了详细描述(见参考文献[14])。在这里我们将说明,通过结合白光照明、高数值孔径以及相位可分辨的检测,SLIM 可以提供光学层析能力。这种能力主要是由于微米级的相干窗口在轴向上与焦平面重叠。为了获得样本的层析图像,我们以不到一半瑞利距离的步距和 20 nm(见图 14.4)的精度移动样品通过焦面从而进行轴向扫描。对于透明物体,诸如活细胞,测定的实场三维分布 $U$ 等于样本的散射势和显微镜的格林函数(点扩散函数)$P$ 之间的卷积结果,即

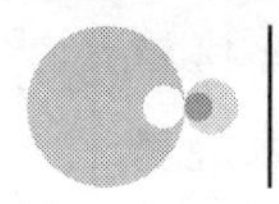

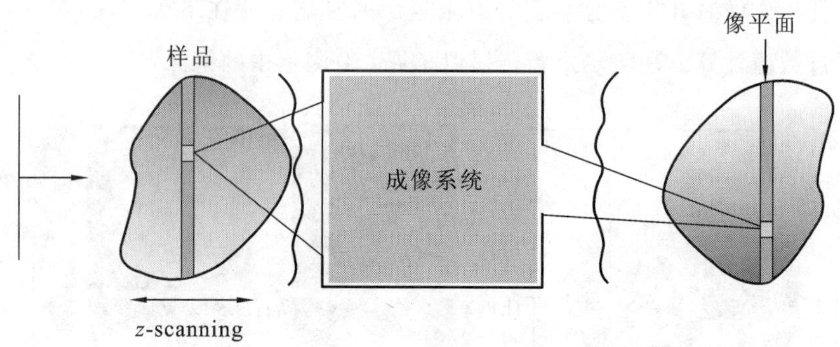


图 14.4　采用 SLIM 衍射层析的实验装置

$$U(\boldsymbol{r}) = \iiint\limits_{V\,V\,V} F(\boldsymbol{r}')P(\boldsymbol{r}-\boldsymbol{r}')\mathrm{d}^3\boldsymbol{r}' \tag{14.2}$$

式中：$F(\boldsymbol{r}') \propto n^2(\boldsymbol{r})-1$ 是散射势，且 $\boldsymbol{r}=(x,y,z)$。

我们通过测量一个散射点的一组轴向分辨的定量相位图，从而实验得出 $P$。而为了得到 $F$，我们在空间频率域中进行如下逆运算：

$$\widetilde{F}(\boldsymbol{q})=\widetilde{U}(\boldsymbol{q})/\widetilde{P}(\boldsymbol{q}) \tag{14.3}$$

其中，～表示傅里叶变换函数。我们采用 Wiener 正则化方法数值化地进行该运算，并生成单个神经元在间隔 5.6 μm 的两个不同深度上的折射率分布图(见图 14.5(a)、(b))。核仁(见图 14.5(b)中箭头)具有最高折射率 $n\approx 1.46$。图 14.5(c)显示了由间隔 14 μm 的 71 幅图像生成的同一个海马神经元的三维渲染图。为了比较，我们用荧光共聚焦显微镜获得了在完全相同条件下培养的另一个海马神经元的类似的视图。这种神经元用抗聚唾液酸的 IgG＃735 染色。共聚焦显微镜物镜数值孔径为 NA＝1.2，高于 SLIM 使用的物镜的数值孔径(NA＝0.75)，这也解释了为什么共聚焦图像有更高的分辨率。然而 SLIM 的三维无标记成像，质量上类似于由荧光共聚焦显微镜获得的图像。

因此，相比于共聚焦显微镜，基于 QPI 的层析成像能够长时间地以较低的照明光密度对活细胞进行非侵入式成像。例如，正在分离的染色体具有高折射率，从而可以在细胞有丝分裂时对其成像[14]。这类四维$(x,y,z,t)$成像可能为细胞分裂、迁移、分化和生长带来新的理解。

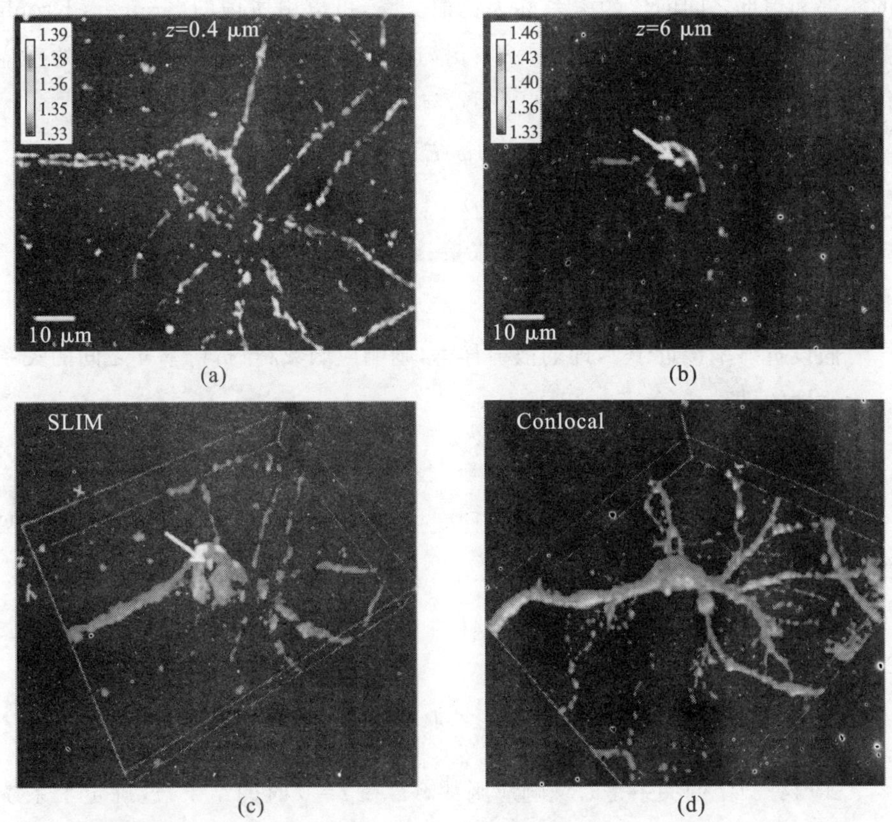


图 14.5　层析成像能力。(a)、(b)一个活神经元分别在位置 $z=0.4$ μm 和 $z=6.0$ μm 的折射率分布。胞体和核仁(箭头)都清晰可见;标尺为 10 μm。(c)同一细胞的三维渲染,视场为 100 μm×75 μm×14 μm,NA=0.75。(d)相同视场的染色神经元的共聚焦显微图,NA=1.2。神经元用抗聚唾液酸的 IgG＃735 标记。上述(c)和(d)的三维渲染用 ImageJ 完成(引自参考文献[14])

## 14.2　光谱 QPI

多个波长的相位测量在过去被用来克服相位缠绕[15]~[20]和相位噪声[21]的相关问题。此外,彩色数字全息已用于大视野成像[22]~[24]。但最近发展的多波长 QPI 则是为了一个不同的目的,即获取有关生物结构的光谱信息。

光谱 QPI 涉及的是折射率实部($n'$)的波长依赖性,其完全相当于吸收光谱:吸收光谱利用的是折射率虚部($n''$)(吸收)与波长的关系。材料响应函数的实部和虚部之间的依赖关系称为色散关系，可以由所谓的 Kramers-Kronig 关系（见参考文献[25][26][27]）进行描述，如下所述。我们先从介质的感应极化 $\boldsymbol{P}$ 开始（见第 2 章参考文献[28]），有

$$\begin{aligned} \boldsymbol{p}(\omega) &= \varepsilon_0 \boldsymbol{\chi}(\omega) \boldsymbol{E} \\ \boldsymbol{\chi}(\omega) &= \varepsilon_r(\omega) - 1 = n^2(\omega) - 1 \end{aligned} \tag{14.4}$$

式中：$\boldsymbol{\chi}$ 是介质极化率，通常是一个张量；$\varepsilon_0$ 是真空介电常数；$\varepsilon_r$ 是介质相对于真空的介电常数；$n$ 是折射率。

假设折射率接近于 1，即弱散射样本，则响应函数$\chi$与折射率 $n$ 之间的关系变为线性的，即

$$\chi(\omega) \approx 2[n(\omega) - 1] = 2[n'(\omega) - 1] + \mathrm{i}2n''(\omega) \tag{14.5}$$

Kramers-Kronig 关系建立了一种变换，使得$\chi(\omega) = \chi'(\omega) + \mathrm{i}\,\chi''(\omega)$的实部和虚部可相互获得。

$$\begin{cases} \chi'(\omega) = \dfrac{1}{\pi} P \displaystyle\int_{-\infty}^{+\infty} \dfrac{\chi''(\omega')}{\omega' - \omega} \mathrm{d}\omega' \\ n'(\omega) = 1 + \dfrac{1}{\pi} P \displaystyle\int_{-\infty}^{+\infty} \dfrac{n''(\omega')}{\omega' - \omega} \mathrm{d}\omega' \end{cases} \tag{14.6}$$

式(14.6)中的关系是时域响应函数$\chi(t)$在 $t=0$ 时的结果，这确定了系统是因果的。需要注意的是，式(14.6)表示希尔伯特变换，在复解析信号（见附录 A）的情况下会遇到。这并不奇怪，因为在这两种情况下，在一个域的负值区间上趋零的函数，其傅里叶变换的实部和虚部可通过希尔伯特变换联系起来。

式(14.6)中第二个公式指出，相同的信息可通过测量折射率的实部($n'$)或虚部($n''$)恢复出来，因为其中一个可以通过希尔伯特变换从另一个得到。图 14.6 显示出了含氧血红蛋白(oxygenated hemoglobin，$HbO_2$)的折射率和吸收之间的关系。穿过有如此折射率的、厚度为 $L$ 的样本的光场可以表示成

$$U(\omega) = U_0(\omega) \mathrm{e}^{-n''(\omega) k_0 L} \mathrm{e}^{\mathrm{i}n'(\omega) k_0 L} \tag{14.7}$$

其中，第一个指数表示衰减，第二个指数表示相位延迟；$k_0 = \omega / c$。传统光谱涉及测量材料的吸收（有时是发射）系数，即 $n''$，因为这个量可以通过振幅测量很容易地获得。但这样的测量对诸如细胞之类的薄样品是不现实的，除非所研究样品的吸收系数（或 $n''$）是非常高的。

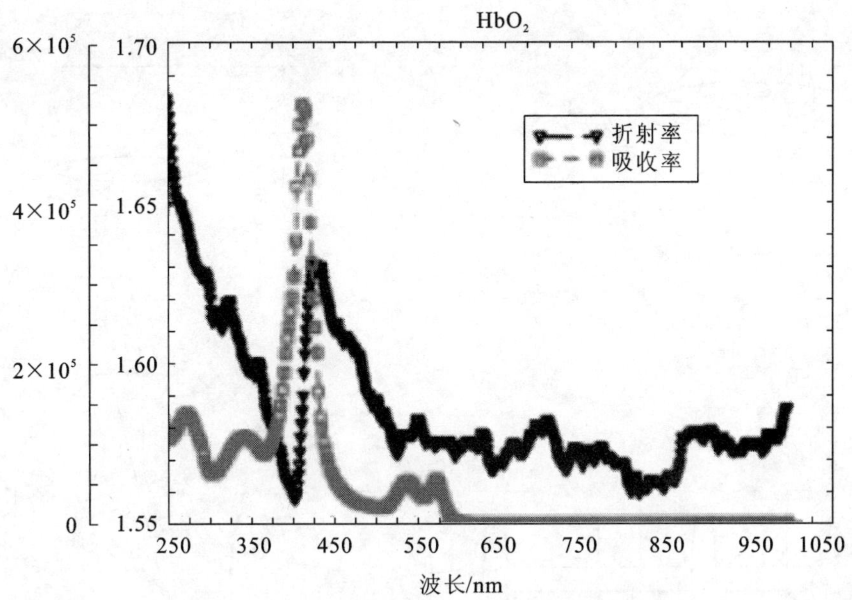


图 14.6　含氧血红蛋白的吸收率和折射率的波长依赖性

### 14.2.1　光谱衍射相位显微成像术

2009 年，Park 等报道了用光谱 QPI 方法测量 RBC 血红蛋白浓度[29]。实验装置结合了衍射相位显微成像术(diffraction-phase microscopy，DPM)(见 11.2 节和参考文献[30][31])和多波长照明，如图 14.7 所示。使用白光灯和彩色滤光片获得多波长的照明场。在参考文献[29]中，使用了 7 个不同的彩色滤光片：440±20 nm，546±10 nm，560±20 nm，580±25 nm，600±20 nm，655±20 nm 和 700±20 nm。这些场也被空间滤波以实现空间相干性。由于使用了 DPM 的共光路结构，该系统可被调节成基本无色散，从而使每个颜色对应的图像共享同一焦面。

如在 11.2 节所述，该仪器使用衍射光栅以实现一个紧凑的马赫-泽德干涉仪，并且相位重建算法涉及空间希尔伯特变换，如下所述。样本放置在倒置显微镜的样品平面，被投影到像面 $IP_1$。图像被进一步放大并传递到 $IP_2$，此处放置一个光栅以产生多个衍射级，其中只有 0 级和 1 级光束被隔离。0 级光束通过一个 $4f$ 透镜系统中的针孔进行空间低通滤波；这样该光束在相机平面近似一个平面波参考场。1 级光束作为样品光。两束光干涉产生一幅空间调制

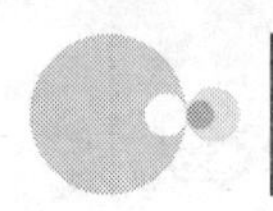

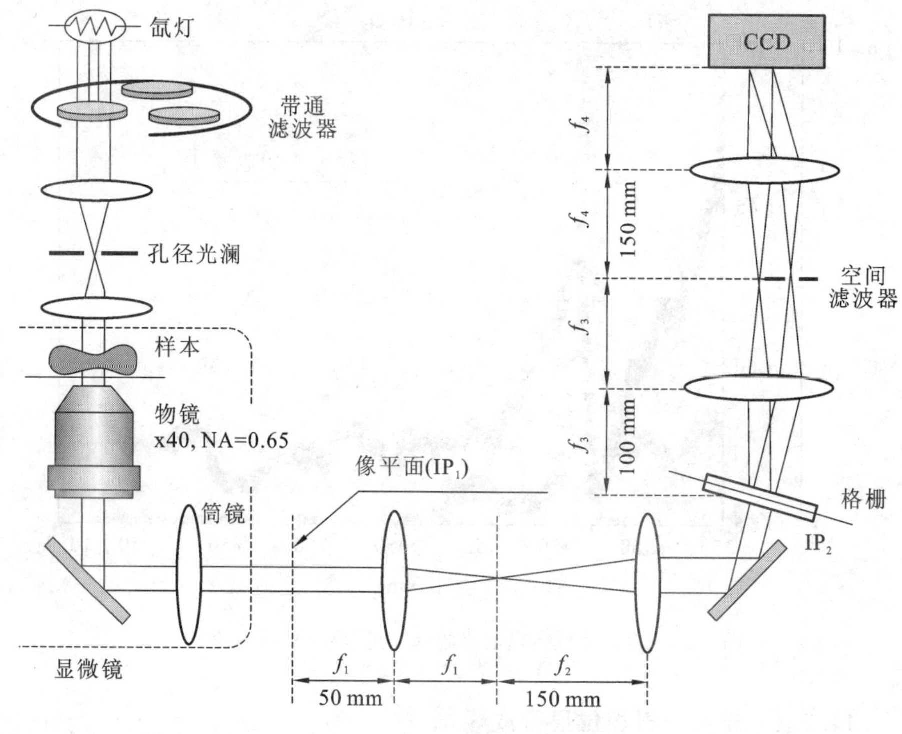


图 14.7　光谱 DPM 实验装置

的干涉图像，并由 CCD 相机捕获。由于两束光共享几乎相同的光路，共模相位噪声在干涉中被抵消。电场通过空间希尔伯特变换从记录的干涉图中提取出来(见 11.2 节)。光栅周期为 30 μm，被设定为小于显微成像系统在光栅平面的衍射极限。所有的透镜都是消色差的，以尽可能减少色散。

Hb 折射率与浓度呈线性关系，即

$$n(\lambda,C)=\alpha(\lambda)C+n_w \tag{14.8}$$

式中：$C$ 是浓度；$\alpha$ 是折射率增量(波长的函数)；$n_w$ 是水的折射率。

首先，进行校准测量以获得血红蛋白在不同波长的折射率增量：$\alpha$(440 nm)＝(0.240±0.007) mL/g，$\alpha$(560 nm)＝(0.227±0.004) mL/g 和 $\alpha$(660 nm)＝(0.221±0.005) mL/g。还发现白蛋白和水在整个可见光范围内具有非常相似的色散曲线。此外，该方法被用来测量 RBC 的 Hb 浓度和平均细胞体积(MCV)。原则上，三种颜色下的测量就可独立地提取出这两个参数。图 14.8 展示了对于 $N$＝25 个 RBC 所获得的结果[29]。平均 Hb 浓度和 MCV 分别为

(0.318±0.17) g/mL 和(90.5±3.3) fL。

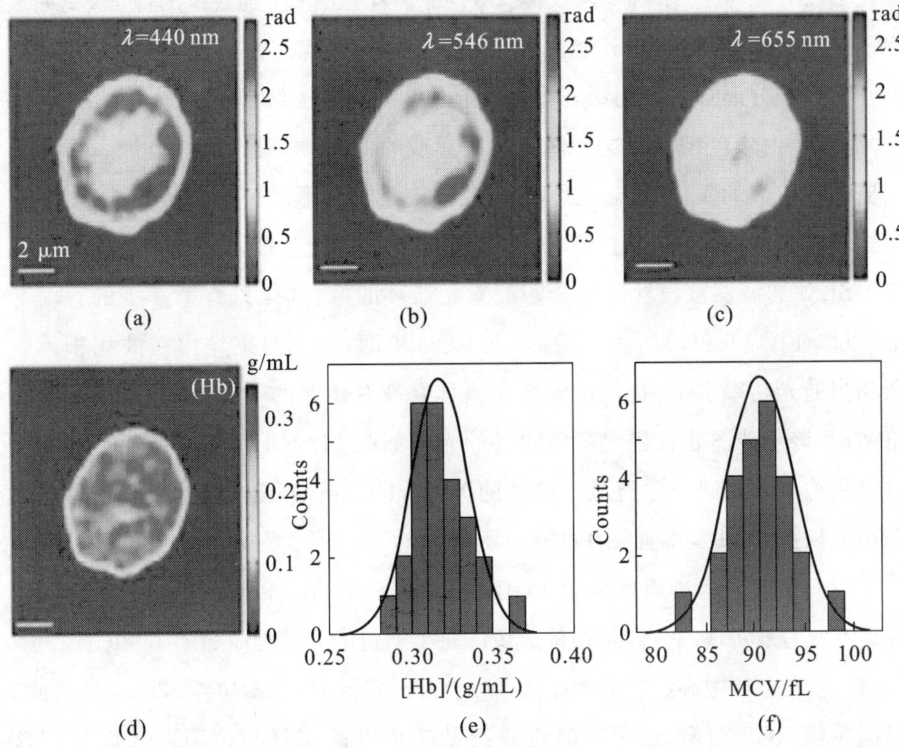


图 14.8　(a)～(c)RBC 在三个不同波长的定量相位图;(d)恢复出来的 Hb 浓度;(e)、(f)Hb 浓度和平均细胞体积(mean cell volume,MCV)($N$=25)的直方图

### 14.2.2　瞬时空间光干涉显微成像术

2010 年,我们报道了光谱 QPI 的另一种方法[32]。该方法称为瞬时空间光干涉显微成像术(instantaneous spatial light interference microscopy, iSLIM),以强调其相对于 SLIM 的单次拍照能力(见 12.2 节)。这一方法结合了 DPM 的原理、商业(白光)相衬显微镜以及同时作为滤波器和多波长探测器的 RGB 相机。实验装置如图 14.9 所示。从图 14.9(a)可以看到,iSLIM 采用了空间相干白光照明,通常是从卤素灯发出并通过聚光器环(Axio Observer Z1,Zeiss)空间滤波而获得。利用这一改进,DPM 特有的共光路结构不仅提供

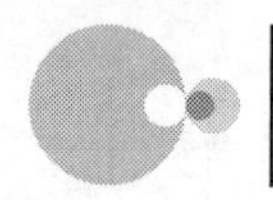



了高相位灵敏度和衍射极限的横向分辨率，而且还具有对噪声的高对比度。像在DPM(见11.2节和参考文献[30])中那样，在倒置显微镜的像面，我们放置了一个振幅衍射光栅，其能产生不同的衍射级。我们在透镜1($L_1$)产生的傅里叶平面处分离这些衍射级，其中只有第0级和第1级被允许通过。图14.9(b)展示了由彩色相机对这个傅里叶平面成的像，其中第1衍射级展示了由于光栅色散造成的颜色分离。注意，透镜系统$L_1$-$L_2$形成一个高度稳定的马赫-泽德干涉仪。为了产生此干涉仪的参考光束，0级光束被空间光调制器低通滤波。SLM滤波器被设计成完全匹配聚光器环的像，这样只有第0级的直流分量通过，如图14.9(c)所示。最后，在CCD平面，由于两束光内在的相干匹配和相当的光功率水平，我们得到了一幅具有高对比度的干涉图，并且由于共光路结构，该干涉图非常稳定。照明场的光谱如图14.9(d)所示。利用在功率谱与自相关函数之间建立傅里叶关系的Wiener-Khintchine定理，我们获得了时间相关函数$\Gamma$，其实部如图14.9(e)所示。

我们证实了通过简单地用RGB相机(Zeiss Axiocam MRc)记录干涉图，可以毫不费力地实现三色定量相位成像。每个通道的光谱响应如图14.9(d)所示。红、绿、蓝通道的中心波长分别是$\lambda_R=620$ nm、$\lambda_G=530$ nm、$\lambda_B=460$ nm。因此，根据单帧RGB图像，就可同时重建三种颜色下的定量相位图。我们利用这种方法对小球(见图14.10(a)～(d))和RBC(见图14.10(e)～(h))进行了成像。在这种情况下，波长依赖的相位可写成$\phi(\lambda)=\frac{2\pi}{\lambda}\Delta n(\lambda)h$，其中$\Delta n$是相对于周围流体的折射率衬度。我们注意到，对于小球(见图14.10(d))来说，$\phi(\lambda)\propto 1/\lambda$，这表明，与预期一致，聚苯乙烯和水的色散在可见光谱区是很小的。RBC的类似曲线则表现出质的差异，这可由细胞(见图14.10(h))上三个点的数据展示出来。这一结果表明，血红蛋白和周围血浆在可见光谱中可能展现出可测量的色散，而iSLIM可以通过简单的RGB测量对其进行量化。要解决的一个有趣问题是找出血红蛋白是否在细胞内均匀地分布。RGB测量将为平均细胞血红蛋白浓度(mean cell hemoglobin concentration，MCHC)、平均细胞氧饱和度提供新的认识，甚至也能在亚细胞尺度上提供这些参数。

综上所述，光谱DPM和iSLIM是简单稳健的方法，其可以在单个红细胞

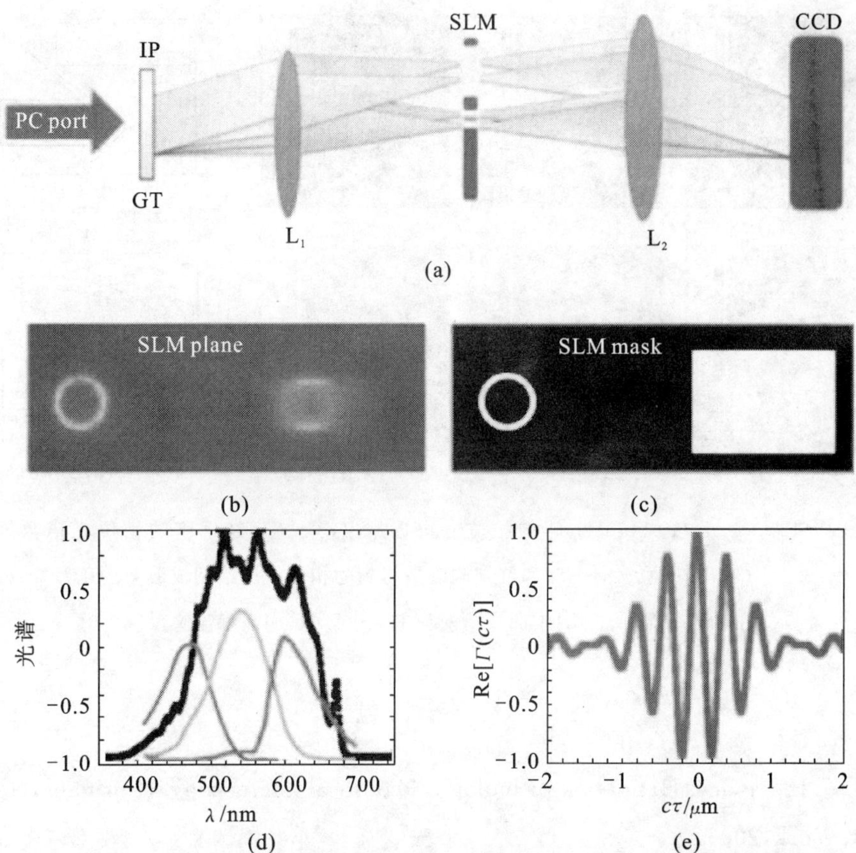


图 14.9 (a)iSLIM 实验装置，IP：在相衬（phase-contrast，PC）端口输出的像面，$L_1$-$L_2$：透镜系统，SLM：空间光调制器，CCD：电荷耦合器件；(b)由彩色相机对 SLM 平面的强度分布所成的像；(c)SLM 透射掩膜，白色代表最大的透射，黑色代表最小；(d)卤素灯光谱（黑色标记）及 RGB 相机红、绿、蓝通道的光谱灵敏度；(e)照明场的时间自相关函数，$\tau$ 是时间延迟，$c$ 是光在水中的速度（引自参考文献[32]）

尺度上同时测量体积和 Hb 浓度。这些参数可以反映许多疾病，包括各种贫血和疟疾。在适当的通量下，相比于临床上只能提供统计的整体平均值的现有技术，这里的方法可能更具有优势。此外，这类基于 QPI 的测量可能为全球所有区域均可负担得起的血液测试提供了一种方法，即可被缺乏昂贵设备和专门人才的地区使用的一种解决方案。QPI 输出是完全数字化的，这给远程诊断和远程病理学提供了一个机会。

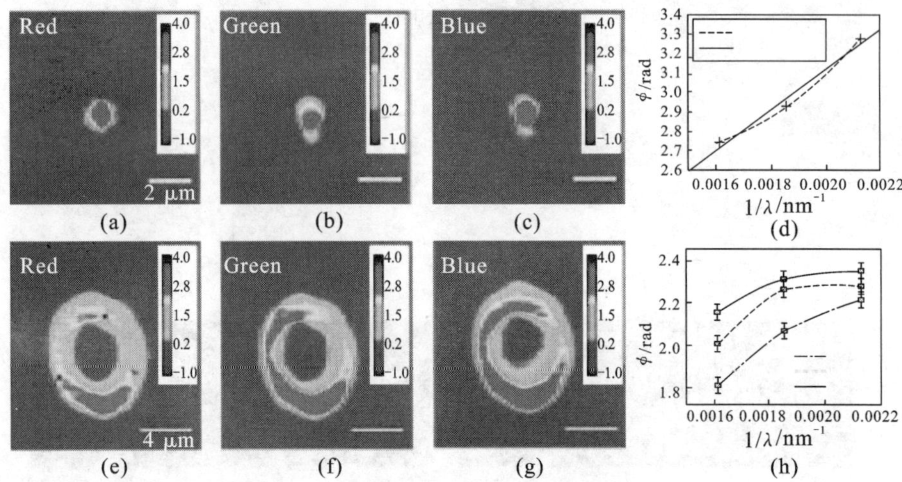


图 14.10 (a)～(c)1 μm 小球的相位光谱数据;(e)～(g)红细胞的相位光谱数据(RGB);(d)、(h)小球和红细胞测量得到的相位值被绘制成波数的函数。(e)中的方块显示了(h)中曲线所对应的三个区域(引自参考文献[32])

## 参 考 文 献

[1] J. B. Pawley. Handbook of biological confocal microscopy. (Springer, New York, 2006).

[2] J. G. McNally, T. Karpova, J. Cooper. and J. A. Conchello. "Threedimensional imaging by deconvolution microscopy." Methods—A Companion to Methods in Enzymology, 19, 373-385 (1999).

[3] A. C. Kak and M. Slaney. Principles of computerized tomographic imaging. (Society for Industrial and Applied Mathematics, Philadelphia, 2001).

[4] E. Wolf. "Three-dimensional structure determination of semitransparent objects from holographic data." Optics Communications, 1, 153 (1969).

[5] G. Gbur and E. Wolf. "Relation between computed tomography and diffraction tomography." Journal of the Optical Society of America A, 18, 2132-2137 (2001).

[6] B. Q. Chen and J. J. Stamnes. "Validity of diffraction tomography based

on the first Born and the first Rytov approximations. "Applied Optics, 37, 2996-3006 (1998).

[7] P. S. Carney, E. Wolf, and G. S. Agarwal. "Diffraction tomography using power extinction measurements." JOSA a-Optics Image Science and Vision, 16, 2643-2648 (1999).

[8] V. Lauer. "New approach to optical diffraction tomography yielding a vector equation of diffraction tomography and a novel tomographic microscope." Journal of Microscopy-Oxford, 205, 165-176 (2002).

[9] A. M. Zysk, J. J. Reynolds, D. L. Marks, P. S. Carney, and S. A. Boppart. "Projected index computed tomography." Optics Letters, 28, 701-703 (2003).

[10] F. Charriere, N. Pavillon, T. Colomb, C. Depeursinge, T. J. Heger, E. A. D. Mitchell, P. Marquet, and B. Rappaz. "Living specimen tomography by digital holographic microscopy: morphometry of testate amoeba." Optics Express, 14, 7005-7013 (2006).

[11] F. Charriere, A. Marian, F. Montfort, J. Kuehn, T. Colomb, E. Cuche, P. Marquet, and C. Depeursinge. "Cell refractive index tomography by digital holographic microscopy." Optics Letters, 31, 178-180 (2006).

[12] W. Choi, C. Fang-Yen, K. Badizadegan, S. Oh, N. Lue, R. R. Dasari, and M. S. Feld. "Tomographic phase microscopy." Nature Methods, 4, 717-719 (2007).

[13] W. S. Choi, C. Fang-Yen, K. Badizadegan, R. R. Dasari, and M. S. Feld. "Extended depth of focus in tomographic phase microscopy using a propagation algorithm." Optics Letters, 33, 171-173 (2008).

[14] Z. Wang, M. Mir, L. J. Millet, H. Ding, S. Unarunotai, J. A. Rogers, R. Bashir, M. Bednarz, I. Golding, Z. Shen, S. G. Prasanth, M. U. Gillette, and G. Popescu. "Spatial light interference microscopy (SLIM)." Nature Methods, under review.

[15] J. Gass, A. Dakoff, and M. K. Kim. "Phase imaging without 2 pi

ambiguity by multiwavelength digital holography. "Optics Letters, 28, 1141-1143 (2003).

[16] C. H. Yang, A. Wax, R. R. Dasari, and M. S. Feld. "2 pi ambiguityfree optical distance measurement with subnanometer precision with a novel phase-crossing low-coherence interferometer. "Optics Letters, 27, 77-79 (2002).

[17] S. De Nicola, A. Finizio, G. Pierattini, D. Alfieri, S. Grilli, L. Sansone, and P. Ferraro. "Recovering correct phase information in multiwavelength digital holographic microscopy by compensation for chromatic aberrations. "Optics Letters, 30, 2706-2708 (2005).

[18] N. Warnasooriya and M. K. Kim. "LED-based multi-wavelength phase imaging interference microscopy." Optics Express, 15, 9239-9247 (2007).

[19] A. Khmaladze, M. Kim, and C. M. Lo. "Phase imaging of cells by simultaneous dual-wavelength reflection digital holography." Optics Express, 16, 10900-10911 (2008).

[20] H. C. Hendargo, M. T. Zhao, N. Shepherd and J. A. Izatt. "Synthetic wavelength based phase unwrapping in spectral domain optical coherence tomography. "Optics Express, 17, 5039-5051 (2009).

[21] A. Ahn, C. H. Yang, A. Wax, G. Popescu, C. Fang-Yen, K. Badizadegan, R. R. Dasari, and M. S. Feld. "Harmonic phasedispersion microscope with a Mach-Zehnder interferometer." Applied Optics, 44, 1188-1190 (2005).

[22] J. Kato, I. Yamaguchi, and T. Matsumura. "Multicolor digital holography with an achromatic phase shifter. "Optics Letters, 27, 1403-1405 (2002).

[23] I. Yamaguchi, T. Matsumura, and J. Kato. "Phase-shifting color digital holography. "Optics Letters, 27, 1108-1110 (2002).

[24] P. Ferraro, L. Miccio, S. Grilli, M. Paturzo, S. De Nicola, A. Finizio, R.

Osellame, and P. Laporta. " Quantitative phase microscopy of microstructures with extended measurement range and correction of chromatic aberrations by multiwavelength digital holography. " Optics Express, 15, 14591-14600 (2007).

[25] M. Born and E. Wolf. Principles of Optics: Electromagnetic Theory of Propagation, Interference and Diffraction of Light. ( Cambridge University Press, Cambridge; New York, 1999).

[26] G. R. Fowles. Introduction to Modern Optics. (Holt, New York, 1975).

[27] P. Drude. The Theory of Optics. (Dover Publications, New York, 1959).

[28] Popescu, G. Nanobiophotonics. (McGraw-Hill, New York, 2010).

[29] Y. Park, T. Yamauchi, W. Choi, R. Dasari. and M. S. Feld. "Spectroscopic phase microscopy for quantifying hemoglobin concentrations in intact red blood cells. "Optics Letters, 34, 3668-3670 (2009).

[30] G. Popescu, T. Ikeda, R. R. Dasari, and M. S. Feld. "Diffraction phase microscopy for quantifying cell structure and dynamics. "Optics Letters, 31, 775-777 (2006).

[31] Y. K. Park, G. Popescu, K. Badizadegan, R. R. Dasari, and M. S. Feld. "Diffraction phase and fluorescence microscopy. "Optics Express, 14, 8263 (2006).

[32] H. F. Ding and G. Popescu. "Instantaneous spatial light interference microscopy. "Optics Express, 18, 1569-1575 (2010).

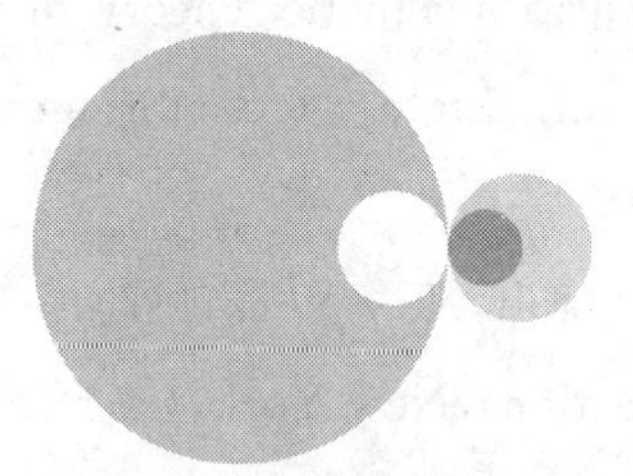

# 第15章 当前应用趋势

正如本书中介绍的，过去人们对定量相位成像(QPI)的研究主要致力于技术开发方面。然而，非常明确的是，定量相位成像技术作为一个新的研究领域，其影响力将来自于其生物学发现的新能力。本章将主要展示QPI当前的生物学应用趋势，当然，很可能还具有许多令人兴奋的QPI应用有待开展。这些应用可以被归类为基础研究应用(即关于基础生物学研究的)和临床应用(即医学相关的研究)。基础研究方面，QPI在细胞动力学(见15.1节)、细胞生长(见15.2节)和组织光学(见15.3节)上的应用是最有前景的。为实现其临床价值，QPI方法必须要满足一些特定于临床应用情景的额外要求，如高通量和成本效益。在血液筛查和组织诊断方面的一些新研究将可能满足这些要求(见15.3节)。

## 15.1 细胞动力学

### 15.1.1 研究背景和动机

活细胞就像一个机器，其组成元件的随机性和确定性运动和谐共存。在细胞中，粒子(即物质块)会经历如下完全不同类型的运输过程：随机性的(平衡的、热驱动的、布朗运动的)和确定性的(非平衡的、ATP消耗的、定向的)。

例如，运送某些分子越过磷脂双分子层的主要机制可能是随机的热扩散，而囊泡沿着树突的滑动则与此相反。很明显，当确定性行为从热噪声中出现的时候，一种生命形式就产生了，而细胞死亡则导致系统返回热平衡的状态。

用实验的方法探寻这个问题从本质上可被简化为在显微尺度上对空间上不一致的动力学行为进行量化。QPI 方法能够为细胞成像提供所需的超灵敏的定量化方法，从而恢复出与细胞功能、各种异常和死亡的复杂机制相关的信息。定量相位成像方法提供的动态信息可以分为两种来源：局部细胞厚度波动和局部折射率波动(见图 15.1)。因此，微小的光程波动可以表示为

$$\begin{aligned}\delta s(x,y)&=\delta[n(x,y)h(x,y)]\\&\approx\bar{n}(x,y)\delta h(x,y)+\bar{h}(x,y)\delta n(x,y)\end{aligned}\tag{15.1}$$

式中：$s$ 是光程；$n$ 是折射率；$h$ 是厚度。

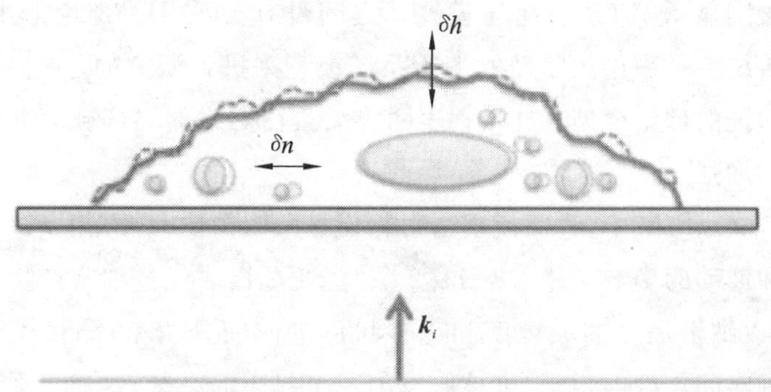


图 15.1　平面波入射到一个活细胞表面($\boldsymbol{k}$ 是入射波矢)。相位波动是由平面外的膜运动($\delta h$)和平面内物质运输所产生的局部折射率波动($\delta n$)导致的

式(15.1)表明测量到的波动是由恒定折射率下平面外的厚度改变($h$ 的贡献)和平面内的粒子运输($n$ 的贡献)引起的，后者会引起在细胞厚度恒定情况下的折射率改变。需要注意的是，通常这两种现象具有非常不同的时间尺度特征：膜波动以毫秒计，而细胞内运输则以秒到分钟计。此外，这些波动的空间和时间行为之间的关系(即色散关系)，对于每种运动模式都是特定的。这一点在实际中特别有用，因为这允许通过实验解耦出 $n$ 和 $h$ 的贡献，而这正是定量相位成像众所周知的一个挑战(这在本书导论部分也有所提及)。接下来我们将应用这个新的 DPI 动力学概念来研究 RBC 中的主动(ATP 依赖的)膜波动(对 $h$ 的贡献)和细胞内的物质运输(对 $n$ 的贡献)。

### 15.1.2 主动膜波动

RBC的膜皮层包括两个相互耦合的膜:一个是脂质双分子层;另一个是二维的收缩蛋白网络[1]。这种膜特别柔软和有弹性,因此表现出了波动性,看起来像在“摇曳”,其幅度为数十纳米量级。这些波动已被研究了很长时间,其目的是能更好地理解磷脂双分子层和细胞骨架之间的相互作用[2]~[6]。

尽管RBC膜的动力学已经被广泛探索过,但并没有明确的实验证明这种“摇曳”是纯粹热驱动的还是包含了主动因素的贡献。“摇曳”在1个世纪以前被第一次观察到[7],它通常被认为是来源于热噪声[2][8]。不同的干涉显微技术被用于研究膜波动和其力学性质,研究中假定其服从布朗运动的动力学行为[3][5]。与此相反,采用一种定性测量RBC膜局部波动的技术,研究人员发现ATP浓度和波动幅度之间存在相关性[9]。然而,最近的一个只探查RBC边缘形状的实验则显示ATP消耗与膜波动之间没有关系[10]。理论上来说,RBC膜波动在传统上是采用热驱动的平衡系统模型来进行研究的[2][3]。最近的一个经模拟验证的理论模型[11][12],则表明收缩蛋白网络的局部破坏和重组能够导致波动的增强[13][14]。

在参考文献[15]中,我们使用衍射相位显微成像技术研究了ATP对RBC膜的形态和波动的影响[16][17](见11.2节)。通过提取经过细胞产生的光程差变化,我们以纳米尺度的灵敏度和毫秒尺度的时间分辨率,测量了细胞的厚度。在这种时间尺度内,细胞可被假设为一个封闭的系统,这样折射率的变化可以忽略不计,也就是说,我们可以假设只有$h$分量的贡献(见式(15.1))。

我们制备了四种不同条件的RBC样本:健康的、不可逆性耗尽ATP的、代谢性耗尽ATP和重新充满ATP的RBC组。将细胞收集起来后,最小化制备得到健康RBC。不可逆性耗尽ATP组的RBC,是用肌苷和碘乙酰胺耗尽细胞质中的ATP库进行制备的。代谢性耗尽ATP的RBC,是通过将健康的RBC在一个无糖的培养基中培养24 h进行制备的。重新充满ATP的RBC,是通过先代谢性耗尽细胞质中的ATP,再加入D-葡萄糖重新生成而制备的。我们首先阐述ATP对RBC膜形态的影响。通过在给定时间$t$测量细胞厚度轮廓$h(x,y,t)$,我们计算出时间平均的厚度$\langle h(x,y)\rangle$(见图15.2(a)~(d)),并且观测到了健康RBC特有的双凹形状。当ATP耗尽时,对于不可逆性和代谢性耗尽组,我们都观察到了双凹形状的破坏以及棘状形变。重新引入的ATP导致双凹形状的恢复,这表明ATP对于维持RBS的双凹形状至关重要[18]。

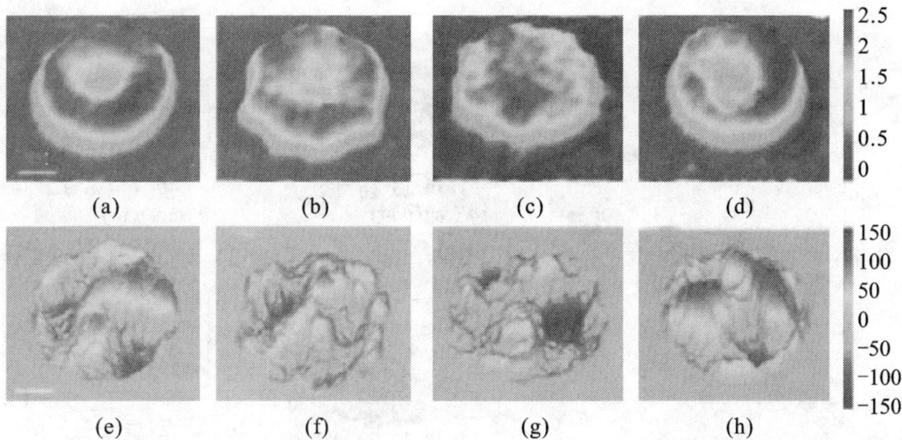


图 15.2　ATP 对 RBC 形态和动态波动的影响。(a)～(d)分别是健康的 RBC、ATP 耗尽的 RBC(不可逆性耗尽 ATP 组)、ATP 耗尽的 RBC(代谢性耗尽 ATP 组)、恢复了 ATP 水平的 RBC(＋ATP 组)形貌图;(e)～(h)分别是图(a)～(d)中膜波动的瞬时位移图。标尺为 2 $\mu$m,竖条单位分别为 $\mu$m 和 nm(引自参考文献[5]中的图 1)

为了探测动态的膜波动,我们从细胞厚度图中减去平均细胞形状来分析得到膜偏移图,$\Delta h(x,y,t)=h(x,y,t)-\langle h(x,y)\rangle$(见图 15.2(e)～(h))。与健康的 RBC 相比,波动幅度在两个 ATP 耗尽的实验组中都有所下降。然而,再引入 ATP 则使膜波动幅度增加到正常 RBC 的水平。我们对以 120 f/s 的速度在 2 s 内记录的膜波动计算了其均方根(root mean squared,RMS)位移 $\sqrt{\langle \Delta h^2 \rangle}$,计算范围覆盖了整个细胞区域(见图 15.3(a))。健康 RBC 的均方根位移是 41.5±5.7 nm。对不可逆性和代谢性耗尽 ATP 实验组,波动显著降低到 32.0±7.8 nm 和 33.4±8.7 nm。然而,在重新充满 ATP 的实验组中,波动幅度恢复到了健康 RBC 的水平(48.4±10.2 nm)。这与之前使用点测量技术的报道相一致[9]。

尽管图 15.3(a)所示的结果表明膜波动在缺乏 ATP 时会减小,但是这个结果并没有回答 ATP 是否驱动了“主动”的非热平衡动态行为,还是只简单地改变了膜的弹性性质这一问题。当然,这两种不同的情况会导致完全不同的动力学行为:①膜波动表现出偏离热平衡行为;②保留了热平衡的高斯统计特性。为了回答这个问题,我们计算了膜波动的非高斯参量 $\kappa$(见图 15.3(b)～(e))。

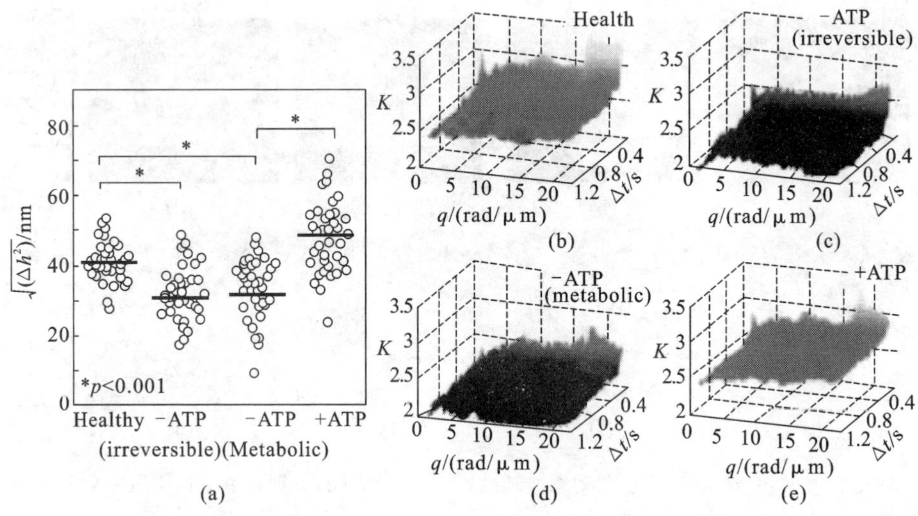


图 15.3　RBC 膜的非平衡动力学。(a) 不同 ATP 条件下的膜波动均方根位移：健康的 RBC、不可逆性耗尽 ATP 的 RBC、代谢性耗尽 ATP 的 RBC 以及先代谢性耗尽再重新引入 ATP 的 RBC，每个符号代表一个 RBC，水平线为平均值；(b)～(e) 膜波动的平均非高斯参数相对于延迟时间 $\Delta t$、空间频率 $q$ 的分布。(b)健康的 RBC 的实验组；(c)不可逆性耗尽 ATP 的实验组；(d)代谢性耗尽 ATP 的实验组；(e)重引入 ATP 至代谢性耗尽 ATP 的实验组

$$\kappa(q,\tau)=\frac{\langle\left|h(q,t+\tau)-h(q,\tau)\right|^{4}\rangle_{1}}{\langle\left|h(q,t+\tau)-h(q,\tau)\right|^{2}\rangle_{t}^{2}} \tag{15.2}$$

式(15.2)中，对于单纯的热驱动高斯运动，$\kappa=2$，对于主动的非平衡动态行为，$\kappa$ 增加到 2 以上[19]。对于健康的 RBC，我们测量得到 $\kappa$ 的平均值是 2.8，这表明膜波动包含了非平衡的动态分量，特别是在短的长度和时间尺度上($q>5$ rad/$\mu$m，$\Delta t=0.5$ s)。随着 ATP 的耗尽，$\kappa$ 减小到 2，正如纯热驱动动力学所预期的那样(不可逆性耗尽和代谢性耗尽 ATP 的实验组中，$\kappa$ 的平均值分别是 2.06 和 2.19)。重新引入 ATP 会使 $\kappa$ 增大到健康 RBC 的水平($\kappa$ 的平均值为 2.98)。

这些结果表明，定量相位成像 QPI 是研究诸如活细胞中主动的纳米尺度运动这类精细现象的一个很有价值的方法。我们的实验数据清楚地证明了来自 ATP 的主动代谢能量引起均方根位移增加了 44.9%。这个测量值低于之前一个理论模型的预测值，其预测值表明至少会有 100%的增加[19]。尽管如此，这是一个可以测量的效应，并可能和细胞功能相关。因此，在这种情况下，我们预期可用于提取膜的流变性的涨落-耗散理论[20]会引入误差，因为其假定为热平衡状

态。总体来说,我们预计基于涨落-耗散理论的模型会低估膜的力学参数。因此,由 ATP 导致的膜波动将会被热平衡模型归因于更软的膜。尽管如此,通过各种方法测量的 RBC 膜力学参数落在达到 1 个数量级的很宽范围内,有时候甚至达到 2 个数量级(例如,见参考文献[21]中的表 5.2 和表 5.3),这就意味着涨落-耗散定理仍然是膜流变学研究的一个有价值的工具[22]。

### 15.1.3 细胞内的物质转运

1. 简介

细胞发展出了一个复杂的系统,以管理从单个蛋白质到诸如细胞分裂期内的染色体这样的大复合物等材料的内部转运。这些过程对维持细胞功能来说十分必要。目前众所周知的是这些转运过程不仅仅依赖于热扩散;一个复杂的靶向性主动转运系统对于基因产物和其他细胞内资源的正确分布都是必不可少的[23]。尽管过去已经通过粒子追踪的方法对这种主动的分子马达驱动的转运过程进行了定量测量(见参考文献[24]),但描绘更全面的活细胞内主动转运过程的空间和时间分布图景仍然是一个未解决的问题。

实验中,这一问题变为在显微尺度上量化空间上不一致的动力学行为。之前已有一些这类测量,例如,使用多粒子追踪方法[26]在稠密的胶体悬浮液中进行的测量[25]和使用扩散波谱在泡沫中进行的测量[27]。在参考文献[28]中,我们引入了 QPI 技术来绘制活细胞中主动的(确定性的)和被动的(扩散的)转运过程的空间和时间分布。我们首先报道了在稠密胶体系统上进行的定量相位成像测试,其结果证明了该技术测量系统内扩散运动的能力,实验数据可以用粒子追踪方法进行确认。我们接着将这项技术应用于活细胞中,展示了我们能以高空间和时间分辨率提取胞体范围的物质转运数据。这些数据显示,细胞内的转运在空间上是高度组织化的。

正如之前提到的,阿贝认识到显微镜中图像的形成是光被样品散射后,散射波在像平面干涉的结果[29]。因此,显微镜是一个强大的散射仪器,可测量的动量转移只受限于物镜的数值孔径,基本能覆盖围绕入射波矢的整个前向半球的散射。

在式(15.1)中,光程的波动可表示为一阶的 $\delta s(x,y)=\bar{n}(x,y)\delta h(x,y)+\bar{h}(x,y)\delta n(x,y)$,其中横杠表示时间平均。因此,$\delta s(\boldsymbol{r},t)$ 包含了关于厚度($h$)和折射率($n$)波动的信息。我们已经演示了光程波动中的 $h$ 分量可揭示红细胞的新行为,而 $n$ 可很好地用一个常数进行近似[15][22][30]~[32]。过去对折射率波动的研究主要局限于细胞生长[33]和细胞折射计[34]中的空间平均的测量。

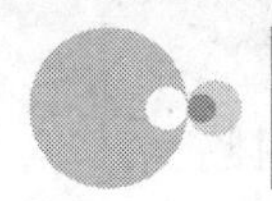



2. 原理

我们使用 QPI 来研究活细胞中物质转运导致的折射率波动。这些数据用有效色散关系 $\omega(q) \sim q^{\alpha}$ 来表征，以描述折射率波动的弛豫速率。特别地，对平流性和扩散性物质转运，我们预期的 $\alpha$ 值分别为 1 和 2。我们应用在 12.2 节中描述过的一种定量相位成像方法，空间光干涉显微成像术（spatial light interference microscopy，SLIM）[28][35][36][37]，在很宽的时空尺度上获取了细胞物质的分布。因为 SLIM 的图像采集速率远小于膜波动的弯曲和拉伸模的衰减时间，所以我们能够安全地忽略膜的厚度波动[31]。在这种情况下，光程波动只反映了细胞内的干物质转运[33]。不失一般性，我们认为折射率波动是由一个很多运动粒子构成的体系产生的。

$$\delta s(\boldsymbol{r},t) \approx \bar{h} \cdot \int \Delta n_0(\boldsymbol{r}') \sum_j \delta[\boldsymbol{r} - \boldsymbol{r}_j(t) - \boldsymbol{r}'] \mathrm{d}^2 \boldsymbol{r}' \tag{15.3}$$

式(15.3)代表了空间卷积，这个公式确定了粒子间的折射率差异 $\Delta n_0$，存在于整个视场 $\mathrm{d}^2\boldsymbol{r}$ 内的时变空间位置 $\boldsymbol{r}_j$ 上。将式(15.3)进行空间傅里叶变换，可以得到

$$\overline{\delta s}(\boldsymbol{q},t) = \bar{h} \cdot \tilde{n}(\boldsymbol{q}) \sum_j \mathrm{e}^{\mathrm{i}\boldsymbol{q}\cdot\boldsymbol{r}_j(t)} \tag{15.4}$$

式中：～表示傅里叶变换。

时域自相关函数为

$$\begin{aligned} \Gamma(\boldsymbol{q},\tau) &= \langle \delta s(\boldsymbol{q},t) \delta s(\boldsymbol{q},t+\tau) \rangle_t \\ &= N^2\, \overline{h^2} \cdot n(\boldsymbol{q})^2 \langle \mathrm{e}^{\mathrm{i}\boldsymbol{q}\cdot\Delta\boldsymbol{r}(\tau)} \rangle_t \end{aligned} \tag{15.5}$$

式中：$N$ 是粒子的总数。

我们假设该过程是各态历经的，则式(15.5)的时间平均可以通过整体平均进行计算：

$$\begin{aligned} \langle \mathrm{e}^{\mathrm{i}\boldsymbol{q}\cdot\Delta\boldsymbol{r}(\tau)} \rangle &= \int \mathrm{e}^{\mathrm{i}\boldsymbol{q}\cdot\Delta\boldsymbol{r}(\tau)} \cdot \psi(\Delta\boldsymbol{r},\tau) \mathrm{d}^2 \Delta\boldsymbol{r} \\ &= \tilde{\psi}(\boldsymbol{q},\tau) \end{aligned} \tag{15.6}$$

因此，总体平均 $\langle \mathrm{e}^{\mathrm{i}\boldsymbol{q}\cdot\Delta\boldsymbol{r}(\tau)} \rangle$，也即动态结构函数，可通过对 $t$ 时刻在 $\boldsymbol{r}$ 点能找到一个粒子的概率密度 $\psi$ 进行空间傅里叶变换 $\tilde{\psi}$ 确定。通常，概率密度 $\psi$ 满足平流-扩散方程：

$$\frac{\partial}{\partial \tau}\psi + \boldsymbol{V} \cdot \nabla\psi = D\, \nabla^2 \psi \tag{15.7}$$

式中：$D$ 是粒子系数；$\boldsymbol{V}$ 是在样本细胞内流动的平流速度。

通常，当平流性和扩散性转运均有发生时，我们预期上述定义的动态结构因子会以指数形式衰减，即

$$\tilde{\psi}(\boldsymbol{q},\tau)=\tilde{\psi}(\boldsymbol{q},0)\mathrm{e}^{-(\mathrm{i}\boldsymbol{V}\cdot\boldsymbol{q}\tau-Dq^2\tau)} \tag{15.8}$$

然而，实验数据是局部平流速度在一个宽谱范围内的平均值，所以可以将平流速度平均后的动态结构因子的时间依赖关系写成如下形式：

$$\tilde{\psi}(\boldsymbol{q},\tau)=\tilde{\psi}(\boldsymbol{q},0)\mathrm{e}^{-Dq^2\tau}\int P(|\boldsymbol{V}-\boldsymbol{V}_0|)\mathrm{e}^{-\mathrm{i}\boldsymbol{V}\cdot\boldsymbol{q}\tau}\mathrm{d}^2\boldsymbol{V} \tag{15.9}$$

其中，局部平流速度的概率分布 $P$ 仍然待定。为了获得对平流速度局部分布的深入认识，我们注意到其最大运动速度大约是 $v=0.8\ \mu\mathrm{m/s}$[38]。考虑到分子马达上的各种负载，我们预期，典型的平流速度会分布在低于该极限值的范围。平均的平流速度事实上可能远低于这个值，因为一定会存在向各个不同方向的转运。因此，我们提出 $P(v)$是一个宽度为 $\Delta v$ 的洛伦兹分布，并且散射体积内的平均平流速度会明显小于该速度，$V_0<\Delta v$。根据这个简单的模型，我们发现式(15.9)中的积分可计算为

$$\tilde{\psi}(\boldsymbol{q},\tau)=\tilde{\psi}(\boldsymbol{q},0)\mathrm{e}^{-(\mathrm{i}\boldsymbol{V}_0\cdot\boldsymbol{q}\tau+Dq^2\tau+q\Delta v\tau)} \tag{15.10}$$

式(15.10)建立了一种空间模式的衰减速率 $\omega$ 和其空间频率 $q$ 之间的关系(也即一种色散关系)，其有如下形式：

$$\omega(q)=\Delta vq+Dq^2 \tag{15.11}$$

该色散关系是基于 QPI 的细胞内转运测量的基础。因此，根据定量相位图的时间序列，可以计算数据的三维傅里叶变换($x$、$y$ 和时间)，并得到每一空间频率$(q_x,q_y)$的频率带宽。用多项式函数进行拟合可以从二次项得到速度分布谱的宽度，从线性项得到扩散系数。

3. 对布朗系统的测量

为了模拟细胞的环境条件，我们使用 SLIM 对高浓度(99%)甘油中的 1 μm 聚乙烯小球的布朗运动进行成像。图 15.4 显示了 73 μm×73 μm 视场中样本的 SLIM 相位图。我们以 1 f/s 的速率采集了 10 min 的 SLIM 图像。预期的扩散系数可以通过斯托克斯-爱因斯坦方程计算出来。然而，由于甘油中聚集的粒子悬浮液的有效黏度对浓度有很高的非线性依赖关系，我们是通过对相位图中单个粒子的追踪估计出扩散系数。图 15.4(b)显示了通过对 160 个粒子的路径进行平均得到的均方位移。实验曲线具有预期的线性趋势，并有两个斜率略有不同的区段，如图 15.4(b)所示。考虑到这些小球的整体运动，可以理解这两个扩散状态的存在。也即在短时间内且位移大致小于粒子

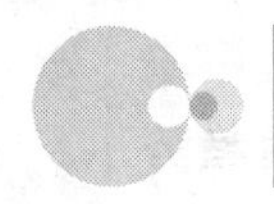

直径的情况下，由于相邻粒子的相互作用，粒子扩散变得更慢。进行线性拟合可以得到 $D=2.05\times10^{-3}\ \mu m^2/s$ 和 $D=2.82\times10^{-3}\ \mu m^2/s$。根据 SLIM 数据，我们计算了色散关系 $\omega(q)$，并且进行了角度平均以获得径向函数 $\omega(q)$。实验曲线展示了预期的 $q^2$ 依赖关系，如图 15.4(c)中的对数坐标图所示。我们发现两种不同的扩散状态也能在该图中展现出来。我们注意到两种状态间的转换出现在 $2\pi/q\approx1\ \mu m$ 的相同尺度下。所获得的扩散系数分别为 $D=1.91\times10^{-3}\ \mu m^2/s$ 和 $D=3.14\times10^{-3}\ \mu m^2/s$，这与我们通过粒子追踪方法得到的测量结果相比吻合得很好。接下来，我们对粒子间相互作用不显著的更低浓度的小球进行了测量，得到了单扩散区域[28]。

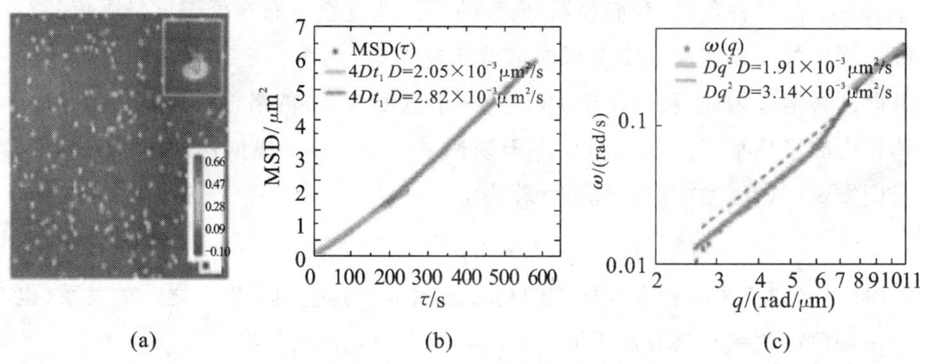


图 15.4 (a)甘油中直径 1 μm 的聚乙烯小球的定量相位图像，插图显示了单个小球的轨迹；(b)通过追踪图(a)中的单个小球而得到的均方位移，用线性函数拟合得到的两个扩散系数；(c)有关图(a)中小球的色散曲线，以二次函数拟合得到的两个扩散系数(引自参考文献[28])

4. *在活细胞中的测量*

需要注意的是，通过色散关系对扩散进行测量不需要追踪单个粒子，更重要的是，还可应用于图像中不可分辨的粒子，也即小于显微镜衍射斑的粒子。研究活细胞中的物质转运大多数都是这种情况。我们在不同种类的活细胞上进行了实验，包括胶质和小胶质细胞，它们在中枢神经系统中很常见。在这些细胞中，单个非标记粒子难以通过光学显微镜分辨或者追踪。细胞处于 37 ℃和 5% $CO_2$ 的生理条件下，在培养基中进行成像。图 15.5 展示了在胶质细胞上获得的结果。$\omega(q)$曲线展现为二次型曲线，扩散系数 $D=9.6\times10^{-3}\ \mu m^2/s$。这样小的扩散系数是由于拥挤的细胞空间限制了粒子在细胞中的运动。此外，我们在测量范围的低波数端发现了关于 $q$ 的明显的幂次律。我们从拟合色散曲线的线性项中，提取出了平流速度分布的宽度，其值为 $\Delta v=1.3$ nm/s。

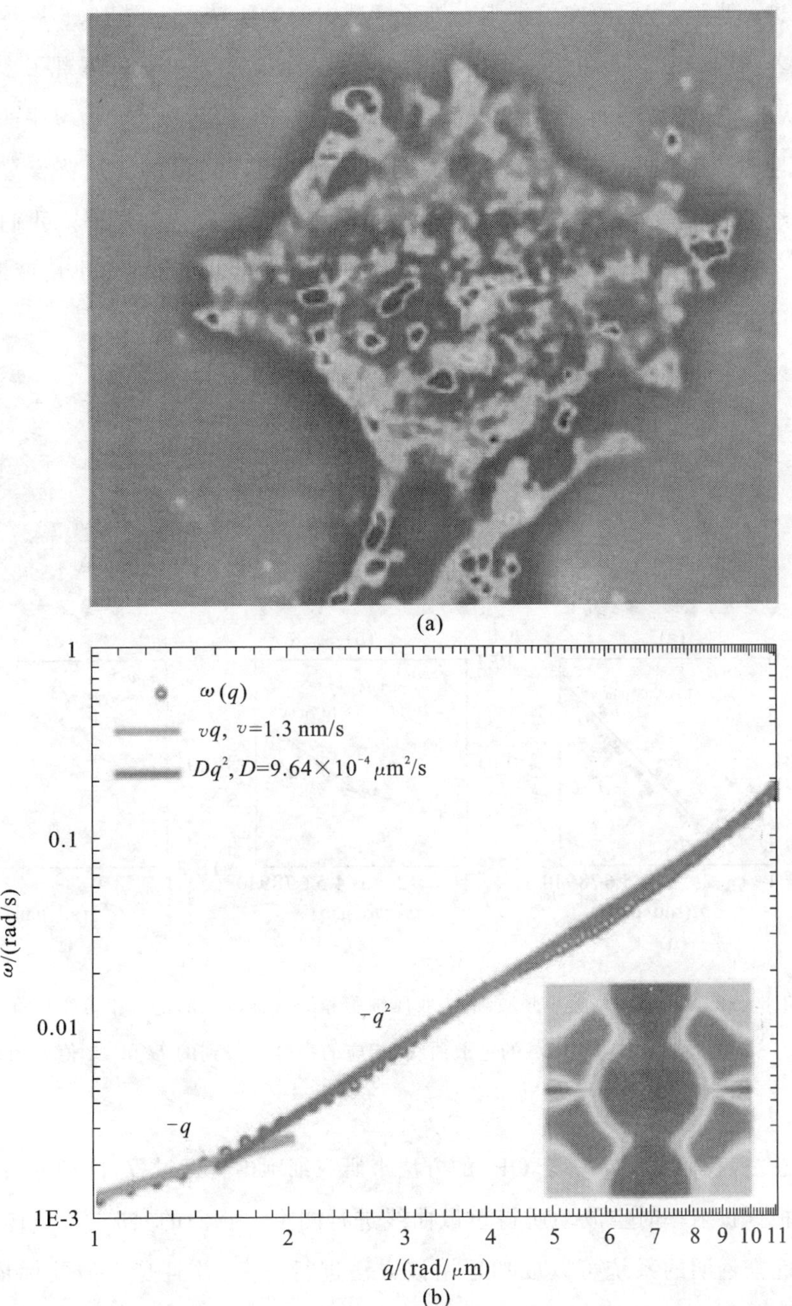


图 15.5　(a)胶质细胞的定量相位图像；(b)对图(a)中细胞测量得到的色散曲线，灰线和黑线分别指示定向和扩散运动，插图显示了 $\Delta\omega(q_x, q_y)$ 分布图(引自参考文献[28])

进一步地，我们研究了细胞一维子区域中的物质转运。图 15.6 展示了各种培养细胞的 SLIM 图像以及相应区域的 $\omega(q)$ 曲线。这些数据展现了多种行为，从培养小胶质中的纯扩散性的转运（见图 15.6(d)）到神经元树突中的完全定向性的转运（见图 15.6(f)）。沿树突测量到的完全定向的转运符合普遍知道的经蛋白质马达驱动的沿微管进行的 ATP 消耗物质转运过程。我们对一个窄条区域进行测量，该区域的长轴朝向细胞核的径向，发现在小尺度上（在 $2\pi/q=2\ \mu m$ 以下），转运是扩散性的，而在大尺度上是定向性的。

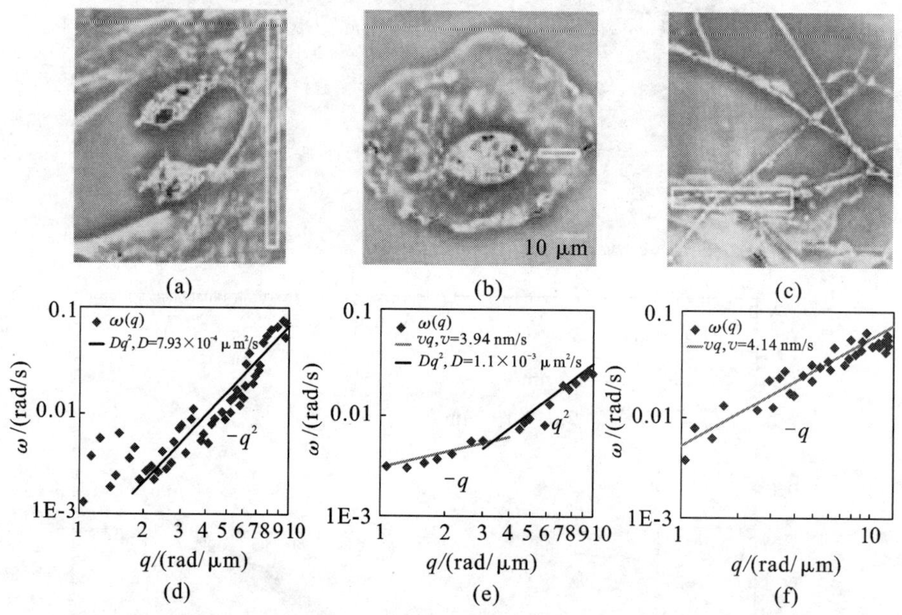


图 15.6　(a)、(b)、(c)培养小胶质细胞、胶质细胞和海马神经元的定量相位图像；(d)～(f)图(a)～(c)中区域的色散曲线，相应的拟合及得到的 $D$ 和 $\Delta v$ 值如图所示(引自参考文献[28])

总之，我们发展了基于 QPI 的方法来研究细胞内转运过程，这种方法依赖于对根据折射率时空波动所得色散曲线进行测量。我们的实验表明，连续的或者完全透明的系统可以成功地用该方法进行研究，并且是不需要标记的。并不令人吃惊的是，我们的结果证明细胞内的转运是短距离的扩散和长距离的定向运动的结合。

## 15.2 细胞生长

### 15.2.1 研究背景和动机

单个细胞是如何调节其自身生长的问题一直以来被描述为“细胞生物学中最后几个未解决的大问题之一”[39]。尽管经过了几十年的努力，但这一争论仍然持续，主要有如下原因：细胞很小，难以测量，并且平均来讲在两次分裂之间大小翻倍。直到最近，测量单个细胞生长曲线的方法还是使用 Coulter 计数器测量大量细胞的体积，再结合细致的数学分析[40]。对于相对简单的细胞，如大肠杆菌，也已使用传统显微成像技术对其生长进行详尽地评价[41]。然而，这些类型的方法都假设，体积是质量的较好的替代量，尽管众所周知作为渗透响应的结果，体积会非正比于质量而发生改变[42]。最近，振动微通道的共振频移被用于量化流经这些结构的细胞的悬浮质量[43][44]。利用这一方法，Godin 等展示了几种类型的细胞按指数规律生长，也就是说，更重的细胞生长快于更轻的细胞[43]。后来，Park 等扩展了这一原理，从而可以对贴壁细胞进行质量测量[45]。

一个理想的方法要能并行地对一群细胞进行生长测量，能进行超过一个细胞周期的连续测量，能对可能随细胞周期不同阶段而变化的细胞生长过程进行量化，还要对贴壁和非贴壁的细胞同样适用，并可工作于完全生物相容的环境中。这里我们证明 SLIM（见 12.2 节）接近于这些理想要求[35]。如前面所讨论的，利用干涉法测量细胞干物质的原理建立于 20 世纪 50 年代初期[46][47]。最近的结果表明，细胞相位图的表面积分对小的渗透性变化保持不变[42]，这确立了 QPI 方法可用于干物质测量。每一像素上的干物质密度可以计算如下：$\rho(x,y)=\frac{\lambda}{2\pi\gamma}\phi(x,y)$，其中，$\lambda$ 是中心波长，$\gamma$ 是蛋白质的平均折射增量（0.2 mL/g）[33]，$\phi(x,y)$ 是测量到的相位。总的干物质量可以由干物质密度图中感兴趣区域内的积分计算得到。这样，SLIM 的相位稳定性通过计算分别转化为 1.5 fg/$\mu$m$^2$ 和 0.15 fg/$\mu$m$^2$ 的空间和时间灵敏度。

### 15.2.2 细胞周期分辨的细胞生长

通过使用 SLIM/荧光多模式成像，我们研究了细胞周期依赖的生长测

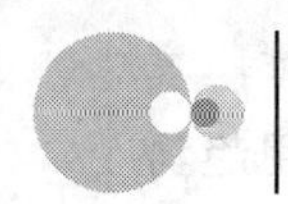



量[48]。我们对黄色荧光蛋白-增殖细胞核抗原(yellow fluorescent protein-proliferating cell nuclear antigen,YFP-PCNA)转染的人类骨肉瘤(human osteosarcoma,U2OS)细胞进行了成像,这让我们能够用一个荧光通道来监测PCNA的活动[35]。其活动在细胞周期的DNA合成阶段中达到最大,并能从荧光信号的局域化(其颗粒状形貌)中观察到,这对应于细胞周期的S阶段(见图15.7(a)、(b))。使用荧光信号作为第一个标记,有丝分裂的开始作为第二个标记,就可能分别研究细胞周期每一阶段中的细胞生长。我们对培养的U2OS细胞进行了51 h的测量,每15 min扫描了一个1.2 mm×0.9 mm的区域,同时每60 min采集一次荧光数据,如参考文献[35]中所述。图15.7(c)显示了当一个细胞分裂为两个细胞,然后其子细胞分裂为四个细胞的过程中,所测量得到的单个细胞典型生长曲线。能够区分生长得非常相似的两个子代细胞,并独立测量其干物质的能力是SLIM相对于如微共振器这样的当前方法的一个主要优势,而目前的方法还不可能实施上述测量。

由于YFP-PCNA所提供的辨别细胞周期各阶段的能力,我们可以根据观察结果,数值化同步所观察的细胞群(见图15.7(d))。据我们所知,这是首次实现这样的细胞群总体测量。图15.7(e)清楚地展示了细胞周期内$G_1$、S和$G_2$阶段生长速率的差别。可以看到,在$G_2$期,U2OS细胞明显表现出指数型生长。这些结果说明SLIM相对于已有的量化细胞生长的方法,有许多进步之处:①SLIM能同时对一群细胞进行并行的生长测量;②测量对贴壁和非贴壁细胞同样适用;③可以探索诸如细胞与细胞相互作用这样的空间和时间效应;④与荧光相结合,还可同时探测特定的化学过程;⑤测量环境是完全生物相容的,并与广泛使用的仪器中的测量环境完全相同;⑥SLIM的成像能力提供了一个直接观察细胞的方式,能够揭示伪迹和细胞形态等;⑦还可以进行传代研究,即跟踪一个细胞和它的子代。

通过增进对分离的细胞和群落中的细胞,以及健康和疾病状态细胞的生长的认识,QPI将很可能对生物学产生重大影响。例如,癌症这样的疾病具有完全不同的生长动力学的特征,并且与荧光结合,QPI还能够用于研究这些不同,并可能鉴别出能够调节生长速率的药物。

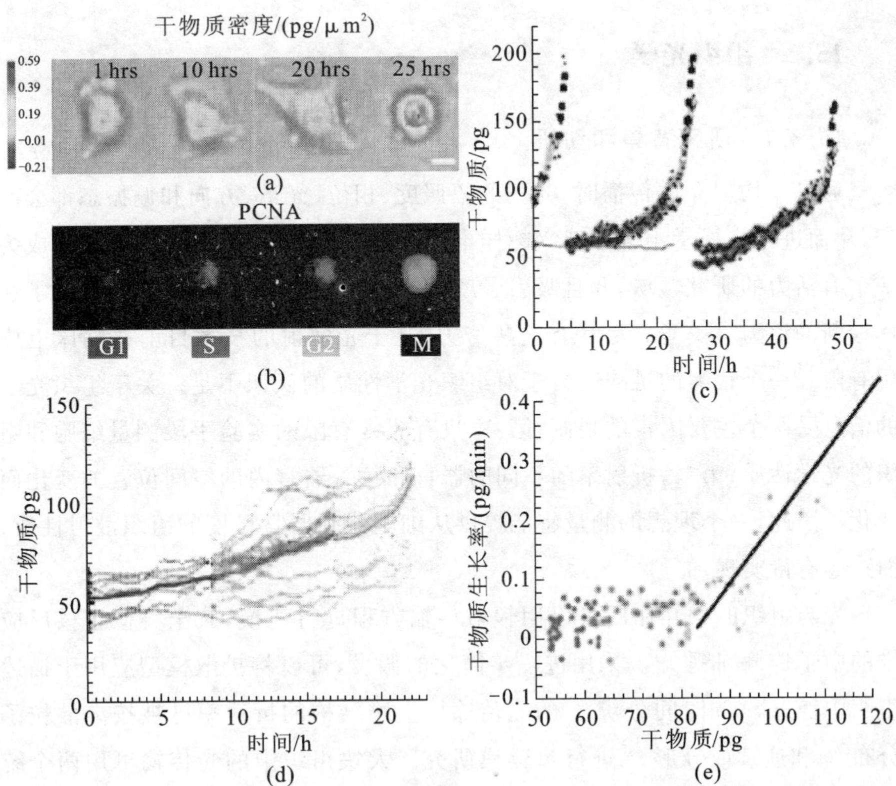


图 15.7　长达 2 天的 U2OS 生长的 SLIM 测量。(a)单个 U2OS 细胞在其整个细胞周期内图示时间点的干物质密度图，标尺是 25 μm，竖条表示干物质密度，单位是 pg/μm²；(b)同步获取的指示 PCNA 活动的 GFP 荧光图、S 期显著不同的 GFP 信号和有丝分裂期的形态变化，可用于确定细胞周期阶段；(c)一个细胞家系(也就是 1→2→4 个细胞)的干物质相对时间的变化，两个不同的子代细胞用实心和空心标记区分，小的黑色标记表示原始数据，为了清晰可见，只展示了每个父代的一个子代细胞，不同的颜色表示 GFP-PCNA 荧光所报告的细胞周期，黑色点线表示固定细胞的测量值，其标准差为 1.02 pg；(d)将 PCNA 染色确定 S 期以及人工判别确定有丝分裂的起始时间这两者结合，并进行后验同步，就可以用非同步生长的培养细胞研究细胞生长对细胞周期阶段的依赖关系，图中用颜色指示了 $G_1$、S 和 $G_2$ 期依赖的质量增长过程，每个细胞的细胞周期如上所述进行对齐，$x$ 轴表示细胞在相应细胞周期阶段内所耗费的平均时间，圆圈表示单个细胞的数据，实线表示按细胞周期阶段进行的整体平均值，可以清楚地看到，细胞生长同时依赖于细胞周期阶段和细胞的当前质量；(e)整体平均下，干物质生长率相对干物质的关系，可以看到，与 $G_1$ 和 S 期所测量的相对低的增长速率相比，$G_2$ 期显示出显著不同的指数增长率(引自参考文献[35])

## 15.3 组织光学

### 15.3.1 研究背景和动机

通过非均匀介质传播时，光场的辐照度、相位、光谱、方向和偏振态都会改变，从而进一步揭示出关于感兴趣样本的信息[49][50]。组织的光散射已经成为一个有活力的研究领域，并且吸引了广泛的研究兴趣，特别是由于其提供了在体诊断的潜力[51]~[63]。尽管有这些努力，基于光散射的技术目前在临床上应用有限。一个很大的挑战来自于对组织光学性质的认识不足。关于组织光学的信息受两个主要因素的限制：第一，只有非常有限的实验手段测量细胞和组织的光学性质；第二，折射率随不同的器官和每一器官内的空间位置的变化而变化。因此，一个理想的测量将能提供从细胞器到器官尺度的组织散射性质，而这还有待实现。

光与组织的相互作用可以用辐射传输方程进行建模，完全类似于核反应堆的中子传输问题[64]。采用进一步简化的假设，可以将扩散模型应用于描述组织中稳态[65]和时间分辨[66]的光传输。生物结构的折射率已被按离散粒子分布[67]和连续或分形[68]进行过建模研究。大块组织中的光传输可用两个统计学参数来描述：散射平均自由程 $l_s$，这一参数提供了散射过程的特征长度尺度；各向异性因子 $g$，这一参数将 $l_s$ 按比例放大为 $l_s/(1-g)$，以解释前向最大(或各向异性)的散射。对这些散射参数的直接测量极具挑战，因此，经常使用如蒙特卡洛[69]或者时域有限差分[70]这样的迭代模拟方法来代替。

下一节，我们将展示在薄组织切片上进行 QPI 以获得大块组织的散射参数。首先，我们推导了两个公式将相位分布与组织的散射参数相关联。之后，我们使用该理论结果，根据这些散射参数在大空间尺度上对组织成像。

### 15.3.2 散射相位理论

正如第 13 章所讨论的，作为傅里叶变换光谱技术在空间域上的类似技术，傅里叶变换光散射(Fourier transform light scattering，FTLS)被发展用于从 QPI 测量中提供角度散射信息[71]~[75]。因此，FTLS 被用于根据组织切片的角散射测量 $l_s$，而各向异性参数 $g$ 则通过 *G-K* 相函数对散射模式进行拟合而得到[75]。

最近，我们展示了薄切片的 QPI 可用于根据组织散射性质对其进行空间成像[76][77]。特别地，我们建立了厚度为 $L\ll l_s$ 的组织切片的相位图 $\phi(\boldsymbol{r})$ 与该块组织的散射参数，也即 $l_s$ 和 $g$ 的数学关系。首先，我们证明在组织切片某一区域内得到的散射平均自由程 $l_s$ 与该区域中的均方相位(相位方差)直接相关。其次，我们证明各向异性因子 $g$ 与相位梯度分布相关。这些关系统称为散射-相位定理，表达如下：

$$l_s=\frac{L}{\langle\Delta\phi^2(\boldsymbol{r})\rangle_r} \tag{15.12a}$$

$$g=1-\left(\frac{l_s}{L}\right)^2\frac{\langle|\Delta[\phi(\boldsymbol{r})]|^2\rangle_r}{2k_0^2} \tag{15.12b}$$

式中：$L$ 是组织切片的厚度；$\langle\Delta\phi^2(\boldsymbol{r})\rangle_r=\langle[\phi(\boldsymbol{r})-\langle\phi(\boldsymbol{r})\rangle_r]^2\rangle_r$ 是 $\phi$ 的空间方差；$\langle\rangle_r$ 表示空间平均；$k_0=2\pi/\lambda$，$\lambda$ 是光波长；$|\Delta[\phi(\boldsymbol{r})]|^2=(\partial\phi/\partial x)^2+(\partial\phi/\partial y)^2$，其中 $\boldsymbol{r}=(x,y)$。

$I_s$ 与 $\phi$ 之间关系的证明如下。

证明式(15.12a)的第一步是将 $l_s$ 定义为介质的特征长度，在该长度内，非散射光的辐照度 $I_0'$ 从初始值下降到其 1/e，也即朗伯比尔定律：

$$I_0'=I_0\mathrm{e}^{-L/l_s} \tag{15.13}$$

式中：$I_0=|U_0|^2$，$I_0'=|U_0'|^2$，其中 $U_0$ 和 $U_0'$ 分别表示入射平面波和穿过切片的非散射光，如图 15.8 所示。

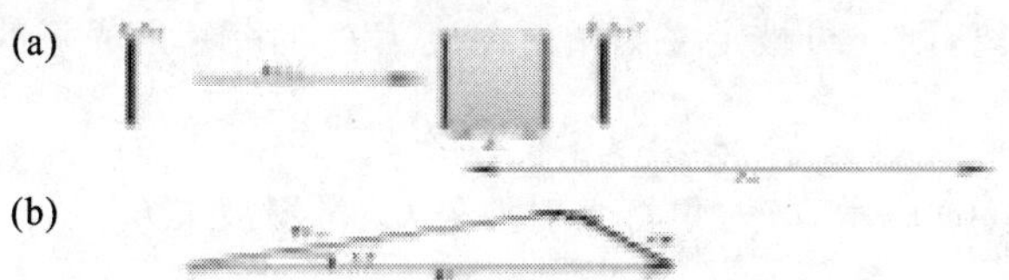


图 15.8　光穿过一个薄组织切片的示意图。$L$：样本厚度，$l_s$：平均散射自由程。$\boldsymbol{k}_0$ 和 $\boldsymbol{k}_0'$ 是入射和散射场的波矢(引自参考文献[76])

经过组织切片后的光场 $U'$，携带了关于空间相位分布 $\phi(\boldsymbol{r})$ 的信息，该光场可通过 QPI 测量得到，$U'(\boldsymbol{r})=U_0\cdot\mathrm{e}^{i\phi(\boldsymbol{r})}$。传输场可表达为非散射和散射分量的叠加，即

$$U'(\boldsymbol{r})=U_0'+U_1'(\boldsymbol{r}) \tag{15.14}$$

注意到 $U_0'$ 是 $U'$ 的零频(非散射)分量，$U_1'$ 是所有高频场成分的总和。因

此，$U_0'$可表示为$U'$的空间平均，即

$$U_0' = \langle U_0 \cdot e^{i\phi(\boldsymbol{r})} \rangle_r \tag{15.15}$$

对于相移的正态分布，其概率密度函数是具有 $\exp\left[-\frac{\phi^2}{2\langle\Delta\phi^2\rangle_r}\right] \Big/ \sqrt{2\pi\langle\Delta\phi^2\rangle_r}$ 形式的高斯函数，式(15.15)中的平均可按如下公式进行：

$$U_0' = \frac{U_0}{\sqrt{2\pi\langle\Delta\phi^2\rangle}} \int_{-\infty}^{+\infty} e^{i\phi} e^{-\frac{\phi^2}{2\langle\Delta\phi^2\rangle}} \cdot d\phi = U_0 e^{-\frac{\langle\Delta\phi^2\rangle_r}{2}} \tag{15.16}$$

式中：$\langle\Delta\phi^2\rangle_r$ 是相移分布的方差。

因为$U_0'/U_0 = \sqrt{I_0'/I_0}$，结合式(15.13) 和式(15.16)可得到散射平均自由程的表达式为

$$l_s = \frac{L}{\langle\Delta\phi^2(\boldsymbol{r})\rangle_r} \tag{15.17}$$

高斯统计这一假定提供了如式(15.17) 的解析公式，这一公式既简单又深刻。我们注意到，只要已知定量相位图像，式(15.15) 中的平均对任何非高斯分布的相移都可通过数值方法计算。

对 $g$-$\phi$ 关系的验证如下。

根据定义，$g$ 表示单次散射事件的散射角余弦的平均值。最近，我们把这一概念扩展到包括组织在内的散射介质的连续分布中[75]。由于 $l_s$ 也表示光平均散射一次的距离，则 $g$ 可被定义为透过厚度为 $l_s$ 的薄片的光场的平均余弦，即

$$g = \langle\cos\theta\rangle_\theta \tag{15.18}$$

如图 15.8(b) 所示，散射角将入射波矢 $\boldsymbol{k}_0$、散射波矢 $\boldsymbol{k}_s$ 以及动量转移 $\boldsymbol{q}_q = \boldsymbol{k}_s - \boldsymbol{k}_0$ 联系起来，即

$$\cos\theta = 1 - \frac{q^2}{2k_0^2}$$

$$q = 2k_0 \sin\frac{\theta}{2} \tag{15.19}$$

结合式(15.18) 和式(15.19)，平均余弦可表示为

$$g = 1 - \frac{1}{2k_0^2}\int q^2 P(q) q\,dq \tag{15.20}$$

式中：$q$ 是离开厚度为 $l_s$ 的切片后光场的角散射概率分布。

$P$ 是归一化角散射强度，表达式为

$$P(q)=\frac{|\widetilde{U}'(q)|^2}{\int|\widetilde{U}'(q)|^2 q\mathrm{d}q} \tag{15.21}$$

这里的$\widetilde{U}'$是$U'$的空间傅里叶变换。将式(15.21)代入式(15.20)可得到

$$g=1-\frac{1}{2k_0^2}\int|q\widetilde{U}'(q)|^2 q\mathrm{d}q\Big/\int|\widetilde{U}'(q)|^2 q\mathrm{d}q \tag{15.22}$$

通过对其分子和分母同时应用 Parseval 定理，并对分子应用微分定理，我们能够通过空间域积分将$g$表示为[78]

$$g=1-\frac{1}{2k_0^2}\int|\nabla U'(r)|^2 r\mathrm{d}r\Big/\int|\widetilde{U}'(r)|^2 r\mathrm{d}r \tag{15.23}$$

由于$U'$仅在相位上具有空间依赖性，$U'(\boldsymbol{r})=U_0\cdot \mathrm{e}^{\mathrm{i}}\phi_{l_s}(\boldsymbol{r})$，则其梯度简化为

$$\nabla U'(\boldsymbol{r})=U'(\boldsymbol{r})\nabla\phi_{l_s}(\boldsymbol{r})\cdot i \tag{15.24}$$

这样，结合式(15.12)和式(15.13)，可得到$g$的最终表达式为

$$g=1-\frac{\langle|\nabla[\phi_{l_s}(\boldsymbol{r})]|^2\rangle_r}{2k_0^2} \tag{15.25}$$

式(15.25)表达了光通过厚度为$l_s$的切片的相移分布梯度和$g$之间的关系。如果获取了厚度为$L$的相位图$\phi(\boldsymbol{r})$，且$L\ll l_s$，则$\phi_{l_s}=\phi l_s/L$。因此，各向异性因子对各测量的相位图的依赖关系为

$$g=1-\left(\frac{l_s}{L}\right)^2\frac{\langle|\nabla[\phi(\boldsymbol{r})]|^2\rangle_r}{2k_0^2} \tag{15.26}$$

总之，散射相位理论将一个薄组织切片的相位图和组织的散射特性联系起来。注意到组织可根据$l_s$和$g$在某一区域$S$内的平均值绘制其映射图。尽管这一结果可能看起来有点违反直觉，但其物理解释是直接的。$l_s$-$\phi$的关系只是简单说明了当组织粗糙度(方差)变大时，散射引起的衰减变强($l_s$更短)，也即组织越不均匀，散射越强。对于均匀组织，也即零方差时，$l_s$变为无穷大，这表明了不存在散射。另一方面，$g$-$\phi$公式包含了空间平均的相位梯度强度，或者说梯度方差。该相位梯度与传播方向的倾斜有关。梯度的模量平方表明角度平均值是基于强度的。因此，平均梯度的平方越大，则大散射角的概率越高，也即$g$的值越小(见式(15.26))。本质上，一个薄组织切片可被看作一个(复杂的)相位光栅，具有特定衍射效率(受$l_s$控制)和平均散射角度(反映在$g$值上)。

我们提出将QPI作为提取 $l_s$ 和 $g$ 的直接方法，这很有可能在生物光子学领域产生重大影响。在下一节所描述的实验结果中，我们通过在大空间尺度上映射组织的散射特性来演示这一想法，同时也讨论了成像光学系统有限数值孔径的影响[77]。我们预想这种方法将帮助建立一个大型数据库，根据散射特性来充分表征各种健康和疾病组织的类型。此外，这些测量值将提供重要的诊断价值，因为它们可以从微观(细胞器)到宏观(器官)尺度研究健康和疾病组织的组织光学。

### 15.3.3　从细胞器到器官尺度的组织散射性质

前一节推导的散射相位定理[77][79]，一方面提供了 $l_s$ 和 $g$ 之间的数学关系，另一方面，提供了通过QPI测量的薄组织切片的相移分布统计特性(见式(15.12))。

为了在实验上实现这一方法，我们使用了12.2节[35]描述的空间光干涉显微成像技术(SLIM)，该技术是我们实验室发展的一种新的定量相位成像方法。SLIM使用中心波长为532 nm的宽带光，能提供高灵敏的定量相位图像，其在时间上有0.03 nm的光程灵敏度，空间上有0.3 nm的灵敏度。为了获得大视场，这里展示的所有实验中，我们都使用了一个10×，NA=0.3的物镜。这一有限的数值孔径事实上相当于一个低通空间频率滤波器。这样，推导式(15.12)[79]时进行的空间平均可能会受到该截止频率的影响。尽管如此，由于组织具有强烈的前向散射($g$ 接近1)，我们预计低NA值不是一个显著的误差来源。然而，为了量化数值孔径对所测量的总体散射强度和 $g$ 的估算的影响，我们使用通用的Henyey-Greenstein角分布计算了相应的误差函数，即

$$\Delta P(\mathrm{NA},g)=1-\int_{\sqrt{1-\mathrm{NA}^2}}^{1}P(\cos\theta)\,\mathrm{d}\cos\theta \tag{15.27a}$$

$$\Delta g(\mathrm{NA},g)=1-\int_{\sqrt{1-\mathrm{NA}^2}}^{1}\cos\theta P(\cos\theta)\,\mathrm{d}\cos\theta \tag{15.27b}$$

式中：$P$ 是归一化到单位面积的Henyey-Greenstein分布；$P(\cos\theta)=\mathrm{const}\cdot(1-g^2)/(1+g^2-2g\cos\theta)^{3/2}$；$\Delta P$ 表示由于NA而未计入的散射强度；$\Delta g$ 表示测量的和真实的散射角平均余弦(即各向异性因子)的差值。

图15.9给出了两个误差函数。可见，由NA=0.3和组织大的 $g$ 值(见图15.9(a)和(b)中的椭圆)确定的测量范围内，强度误差值低于10%，$g$ 误差值

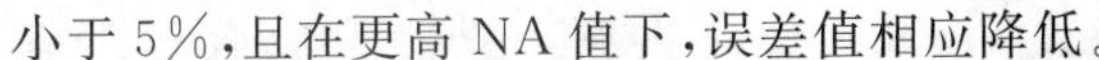
小于 5%，且在更高 NA 值下，误差值相应降低。

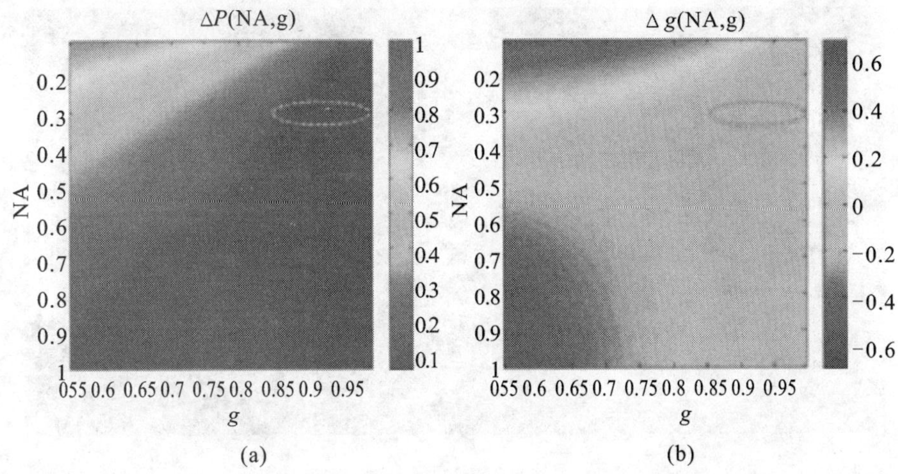


图 15.9　有限 NA 值引起的误差估计。(a)强度误差与 NA 和 $g$ 的关系图；(b)$g$ 的误差与 NA 和 $g$ 的关系图，其中虚线椭圆区域为测量区(引自参考文献[76])

我们获取了来自老鼠器官的厚度为 5 μm 的组织切片的定量相位图。样本遵循伊利诺伊大学厄巴纳-香槟分校动物关怀和使用委员会所批准协议中的标准流程。对同一老鼠每个器官进行连续切片以获取三个样本切片，并用 SLIM 成像。显微镜视场大小约为 0.4 mm×0.3 mm，因此为了成像器官的完整截面(1 cm 或者更大)，我们移动样本，获取马赛克式定量相位图像并数字化拼接这些图像。由于有移动平台 20 nm 的定位精度，以及自己开发的进行无缝拼接的代码，我们获得了由大约 1000 张 SLIM 图像组成的一张定量相位图。每一个拼接图大约有十亿个像素。注意到这些庞大的定量相位图像是覆盖了一个老鼠器官的整个截面，其分辨率为$\frac{\lambda}{2\mathrm{NA}}\approx 0.9\ \mu\mathrm{m}$。图 15.10(a)展示了一个 3 个月大的老鼠肝脏的一个组织切片的定量相位图像。

根据式(15.12)，我们计算了在整个组织切片中 9 μm×9 μm 大小窗口内的 $l_s$ 和 $g$。图 15.10(b)和(c)分别是图 15.10(a)中老鼠肝脏的 $l_s$ 和 $g$ 的映射图。可以很明显看出，组织散射参数在器官内表现出强不均匀性，这主要是由内含物的折射率不均引起的。注意背景的 $l_s$ 值非常高，说明很少散射，这与我们预期的一样。然而，背景的 $g$ 值似乎很低，这看起来违反直觉。其解释为，尽管背景噪声非常低，即比组织相位低 2～3 个数量级，但是该背景噪声具有

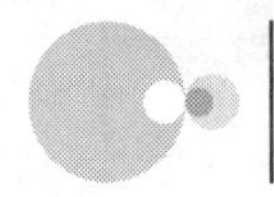



(空间)白噪声的特征,这转换为各向同性的散射。

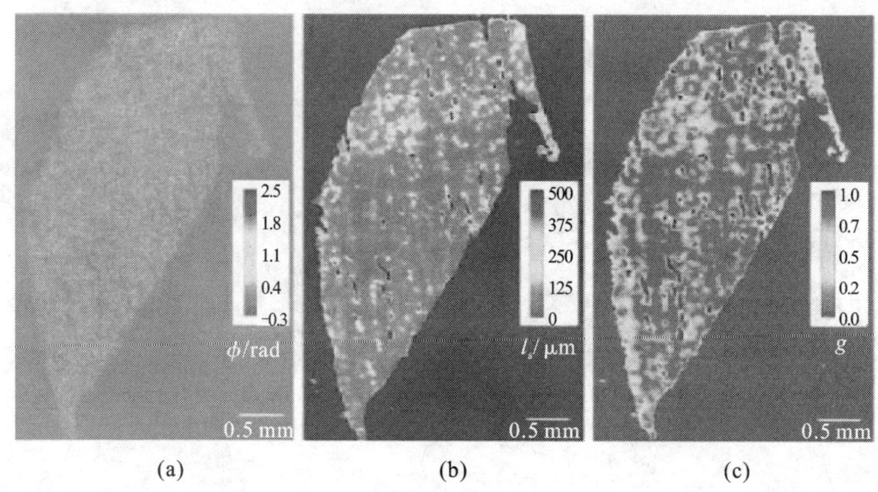


图 15.10 (a)一个 3 个月大的老鼠肝脏的一个组织切片的定量相位图像;(b)、(c)贯穿整个老鼠肝脏的组织切片的 $l_s$ 和 $g$ 映射图。竖条显示了 $l_s$ 和 $g$ 的值(引自参考文献[77])

总而言之,遵循最近的理论结果,我们的实验方法可以快速地、空间分辨地从薄组织切片的定量相位图得到组织的散射平均自由程 $l_s$ 以及各向异性因子 $g$[79]。这种基于 QPI 的方法不需要进行拟合和迭代过程。关于 $l_s$ 和 $g$ 的知识对于预测大样本的一系列散射实验的结果有重要的影响。我们的方法可用于建立一个详尽的数据库,数据库中各种健康和疾病的组织类型,可根据其从微观(细胞器)到宏观(器官)尺度的散射特性被完全表征。

## 15.4 临床应用

### 15.4.1 背景和动机

几个世纪以来,光学显微镜都是生物医学领域最广为使用的工具[80]。在常见的组织活检或血涂片检查中,显微镜向病理学家揭示了病变的存在,最终诊断也基于此给出[81]。组织病理学的过程一直没有太大改变,在此过程中来自患者的活检组织通常先固定(如用甲醛)、包埋(石蜡或者冷冻包埋),然后切成非常薄的切片(例如,3～4 μm 厚度用于光学显微成像,100 nm 或更薄用于电子显微镜成像),然后根据不同目的进行特定染色处理。最常见的是苏木紫和曙红(hematoxylin and eosin ,H&E)染料,它们将嗜碱结构呈现为蓝紫色(如细胞核),将酸性结构呈现为亮粉色(如大部分的细胞质)[81]。有效的免疫染色还依赖于操作人员的技能以及实验环境和实验方法,这些进一步限制了其用于除初步诊断标准之外的其他确诊性用途[82]。

现有的用于表征患者血液的技术,如阻抗计数器和流式细胞仪,尽管通量方面非常高效,却只能提供有限的信息,且价格昂贵,体积庞大,维护费用高,并且经常需要仔细校准。尽管有报道使用高通量流式细胞仪表征细胞形态[83],但该方法有一定局限,因为它只能提供形状的一般性描述(如椭圆形或球形),不能提供鉴别诊断所需要的分辨率。自动计数器被设计用于精确测量正常血液,并在数值异常时打上标志来提醒技术员,从而可以准备和检查血涂片[84]。尽管自动血液分析仪将需要进行血涂片的样本数减少到了15%,但是血涂片检查在鉴别诊断(一般是贫血和血小板减少)、建议进一步检查、某些感染病的快速诊断以及白血病和淋巴瘤识别等方面仍然是不可缺少的工具[85]。尽管自动化仪器能够测量血容和血红蛋白浓度,但是它们无法在单细胞水平上精确测量形态异常和形状变异,因此需要病理学家人工检查血涂片。其他可用于精确评估红细胞形态的现代方法,如共聚焦显微术,受制于复杂的操作过程,且需要使用特殊的外源性显影剂。

另外,非染色组织切片和血涂片的光吸收可以忽略,也就是说,它们是透明的或者相位物体,因此使用明场显微镜无法提供诊断信息。组织的无标记光谱成像,包括红外[86][87][88]和拉曼光谱[89]成像,已取得重大进展。光谱学方法虽然能够提供关于组织化学组成的信息,但信噪比较低,而这经常会妨阻对数据的解释[82]。更传统的无标记方法,即相衬[90]和微分干涉显微镜(DIC)[91]能在不需要染色的情况下提供透明物体的结构。但是,相衬和DIC均受到光学伪影(分别为光晕和阴影)的困扰,这经常会隐藏结构中的细节。最重要的是,这些方法提供的信息是定性的,即图像强度和组织结构的内在属性(如质量密度)之间没有线性关系。因此,常见的有诊断潜力的信号处理技术,如空间相关、平均、方差和高阶矩等,在应用于相衬和DIC图像时,会失去其生理意义。

正如整本书所讨论的,今天已经有许多方法能提供对定量相位成像的精确测量。然而,QPI在无标记病理学方面的潜力只是在最近几年才被探索。接下来我们展示最近使用QPI对血涂片和活检癌组织进行成像的结果。

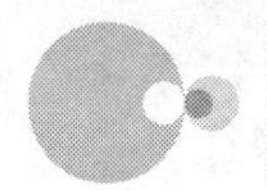


### 15.4.2 血液筛查

最近，我们采用了一种新的芯片上 QPI 方法，即衍射相位细胞计量法(DPC，其详细原理见 14.3 节以及参考文献[92])，来表征病变血细胞的特定的形态异常[93]。前面已经通过将 DPC 技术和 CD-ROM 技术结合对红血球(RBC)进行表征，证明了 DPC 技术的简单性和多用性[94]。为了从提取的相位图中获得准确的形态学参数，我们使用折射率将相位图转换为厚度图，折射率根据阻抗分析仪测量的每个样本的平均细胞血红蛋白浓度计算得到。由于其对于蛋白质浓度的线性依赖关系[95]，折射率可按如下计算：$n_c = n_0 + \beta \otimes \mathrm{MCHC}$，其中 $\beta$ 是血红蛋白折射增量(0.002 dL/g)，MCHC 是干蛋白质浓度，以 g/dL 的单位表示。接着使用细胞和周围介质之间的折射率差异，将相位图 $\phi(x,y)$ 转换为厚度图 $h(x,y)$，$\Delta n$：$h(x,y)=\dfrac{\lambda}{2\pi\Delta n}\phi(x,y)$，其中 $\lambda=532$ nm 为照明波长，$\Delta n = n_c - n_0$。一旦提取了高度信息，每个细胞的体积可通过在投影面积内对高度图进行积分得到：$V=\iint h(x,y)\mathrm{d}x\mathrm{d}y$。每个细胞的表面积通过使用 Monge 参数化确定[96]，其中每个像素的面积 dA 计算如下：$\mathrm{d}A=\mathrm{d}x\mathrm{d}y\sqrt{1+h_x^2+h_y^2}$，其中 dx 和 dy 是每个像素的宽度和高度，$hx$ 和 $hy$ 分别是沿 $x$ 和 $y$ 方向的梯度。每个细胞的表面积是所有面元和投影面积的叠加，这里假定细胞是平铺在盖玻片上的。RBC 的球度 $\psi$ 作为一个重要的参数，首先由 Canham 和 Burton 定义[97]。它被定义为一个与细胞相同体积的球体的表面积(SA)与该细胞的真实表面积之比，其取值从 0(一个盘片)到 1(一个完美的球体)，可按下式计算：$\psi = 4.84\dfrac{V^{2/3}}{\mathrm{SA}}$。知道了表面积和体积，就可以计算诸如球度($\psi$)和最小圆柱直径(MCD)等参数[98]。同样由 Canham 和 Burton 引入的 MCD 是一个理论参数。该参数可预测一个给定的 RBC 能够挤压通过的毛细血管的最小直径。MCD 可通过求解如下的定义细胞体积的多项式方程而得到：$V=\mathrm{SA}\otimes\mathrm{MCD}-\dfrac{\pi\mathrm{MCD}^3}{12}$。对于每一个成像的细胞，我们总共可以获得如下 16 个参数：周长，投影面积，圆直径，表面积，体积，球度，偏心度，最小、最大和平均高度，最小圆柱直径，圆度，累积密度，峰度，偏度，变异度。

这项研究中，来自 32 位患者的样本使用临床用 Coulter 阻抗计数器和

DPC 系统进行分析。对 DPC 系统,平均分析了每个样本中的 828 个细胞[93]。为了评估 DPC 分析和 Coulter 计数器分析的一致性,我们比较了两种方法得到的红细胞平均体积(MCV)(见图 15.11)。刚开始假定所有样本有恒定的折射率差,导致 DPC 和全血细胞计数(complete blood count,CBC)得到的体积数据(见图 15.11 中的"×"符号)之间只有弱相关性(皮尔逊相关系数,$\rho=0.52$)。

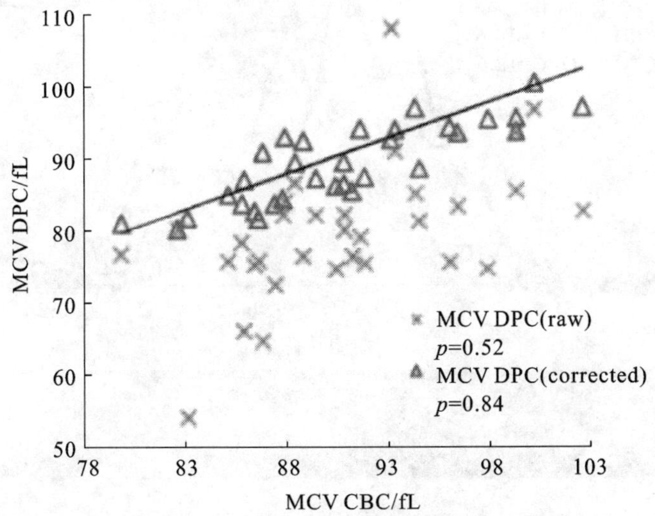


图 15.11　DPC 和阻抗计数器(全血细胞计数,CBC)测得的 MCV 值对比。图中显示了折射率校正前(raw)和校正后(corrected)的 DPC 数据。图例中显示了两个数据集的皮尔逊相关系数。直线表示 CBC 测得的 MCV 值以用于对比

然而,一旦将细胞平均血红蛋白浓度(MCHC)值考虑入内,并校正了折射率差,则相关性系数增加到 $\rho=0.84$(见图 15.11 中的"△"符号)。

DPC 作为一门新兴技术的一个重要的优势是它能涵盖所有对病理学家来说是熟悉的和直观的度量,如 MCV。一种常见的并易于用 MCV 进行诊断的疾病是红血球大小不等症,其特点是细胞体积变化很大,可以用红细胞分布宽度(red cell distribution width ,RDW)量化。图 15.12 显示了两个病人的红细胞体积分布,这两个病人一个正常,另一个表现出红血球大小不等症。我们显示了分布内各种细胞的图像,以显示对每个细胞所能获得的信息。这种类型的分析使 DPC 系统能准确地识别作为红血球大小不等症原因的多种异常形态。由于红血球大小不等症能够由诸如地中海贫血(球蛋白合成降低)以及骨

髓增生异常综合征等多种疾病造成[85],关于起因的更为详细的信息,将有助于对这些可能病因的快速和早期的自动化诊断。

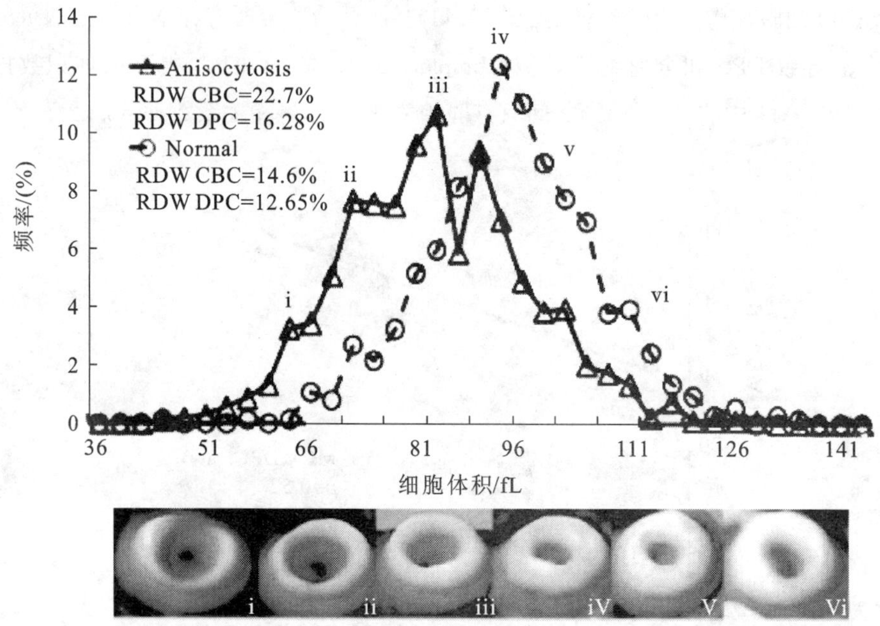


图 15.12　正常和存在红血球大小不等症的患者的细胞体积分布对比。DPC 对正常和疾病病人所测得的红血球分布宽度(RDW)值分别为 12.65%和 16.28%。红血球大小不等症病人里明显还存在更多亚群。i～vi 示例了体积峰值不同的细胞:(i) 64 fL;(ii)72 fL;(iii)84 fL;(iv) 93 fL;(v)102 fL;(vi) 117 fL

我们的结果对细胞血红蛋白含量的强依赖性表明需要对单个细胞的蛋白含量进行精确测量。之前的方法需要在折射率不同的两种溶液中对细胞进行测量[99]。虽然这种去耦法是计算折射率的有效方式,但考虑到通量以及将细胞暴露于不同的溶液可能影响它们的性质,其在临床环境下并不实用。最近已经证明,通过使用宽带光源[100]或者在不同波长下进行 DPM[101],DPC 能够直接测量单个细胞的血红蛋白浓度。这些技术均依靠血红蛋白的色散特性来推断蛋白质浓度(见 14.2 节)。这些新方法使得 DPC 不需要依靠任何外部测量,因而大大增强了它的临床实际应用以及辅助鉴别诊断的能力。

总而言之,QPI 方法也许能提供一个强大的血液筛选新工具,可被有经验的病理学家用于鉴别诊断。DPC 作为一种芯片上的 QPI 形式,可被简单地作为一种成像模式,加入已有的显微成像技术,并且可以整合进临床流程而不需要进行特殊的样本制备。除此之外，DPC 输出结果为直观的形态特征，如球度和偏度，这意味着不需要新的特殊知识就能充分利用 DPC。光谱相位测量、图像处理以及计算能力的进步将继续增强 DPC 的能力，使其始终定位在一种低成本、高通量和高灵敏度的仪器上。

### 15.4.3 无标记组织诊断

我们使用一个可编程的扫描平台实现 SLIM(详见第 12.2 节和参考文献[35][37])，该系统能以高横向分辨率对大面积的组织进行成像，其分辨率仅受物镜数值孔径的限制(即零点几微米)。所有的组织都是根据 University of Illinois 和 Provena Medical Center 审查委员会的安全条例进行处理的。样本制备方法详见参考文献[82]的第 4 章。简言之，来自患者的前列腺组织用石蜡固定，并切成 4 μm 厚度的切片。四个连续切片按如下所述进行成像。其中一个未染色切片被去除石蜡后再放置在二甲苯溶液中进行 SLIM 成像，另外三个切片分别进行 H&E、K903 和 AMACR 染色，并用配备了彩色相机的同一显微镜的明场通道进行成像。

图 15.13(a)为未染色切片的明场(即普通强度图)图像。显然，几乎观察不到什么对比度，这也说明了临床病理学中长久以来使用染色方法的动机。H&E 染色切片如图 15.13(b)所示。其对比度明显增强，因为组织结构显示出各种颜色，从暗紫色到亮粉色。图 15.13(c)显示了 SLIM 给出的光程图，对应着 4131 张图像的拼接图。因为整个样本的组织厚度为 4 μm，SLIM 图像定量获取了折射率的空间波动，该波动完全决定了与光场的弹性相互作用，即光散射性质[76][77]。

进一步，我们研究了用 SLIM 测得的折射率信息报告乳房钙化的能力。乳房 X 射线造影是检查乳腺癌的一个重要筛查工具[102]。异常钙化，即磷酸钙和草酸钙的存在[103]指示需要进一步的检查。草酸钙结晶远比磷酸钙更难用放射学方法探测，这是因为无法用 H&E 染色[104]。在偏振光下对乳房组织进行检查可以帮助草酸钙结晶的检测[105]，但如果病理学家没有高度怀疑的话，这一步骤很容易被忽略。图 15.14 说明了 SLIM 如何能完成这一挑战性任务。在图 15.14(b)中，深色的 H&E 染色区被病理学家鉴定为磷酸钙，在 SLIM 图像中显示出非均匀的折射率。另一方面，草酸钙在 H&E 染色中几乎不可见(见图 15.14(d))；很淡的颜色是由这种结晶的双折射性引起的。很明

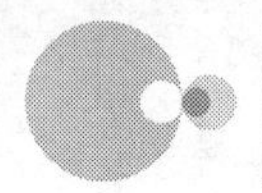

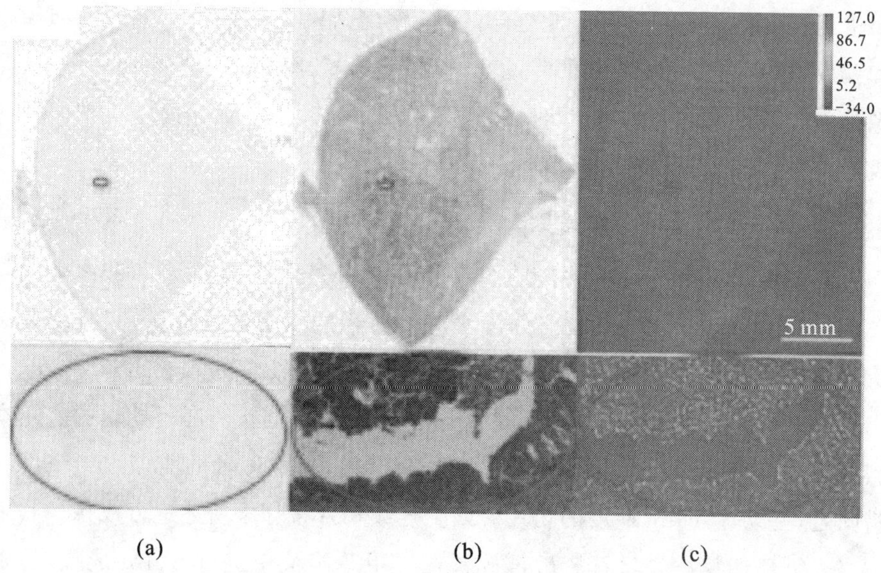


图 15.13　前列腺组织切片的多模式成像。物镜：10×，NA＝0.3，视场大小 2.0 cm×2.4 cm，放大区域（圆圈标出）大小为 630 μm×340 μm。(a)无染色切片的明场像；(b)H&E(苏木紫和曙红)染色切片的明场像；(c)无染色切片的 SLIM 相位图。竖条以 nm 为单位，表示了光程(引自参考文献[35])

显，草酸钙表现出很强的折射率特征，如 SLIM 图像所示。在未染色乳房活组织检查中，SLIM 探测未染色乳房活检样本中的草酸钙的能力可能会在现代病理学中变得非常有用。

我们还对前列腺癌病人的活检样本进行了研究。对 8 个患者上获取的 10 个活检样本进行 SLIM 成像以及 H&E 染色成像，如图 15.14(a)和(b)所示。对每一活检样本，病理学家鉴别出正常的和恶性的组织。对 SLIM 图像，我们计算了相移方差图$\langle\Delta\phi(\boldsymbol{r})^2\rangle$，尖括号表示空间平均(在 32 μm×32 μm 的区域内进行计算)。图 15.15 (c)显示了散射平均自由程图，散射平均自由程通过相移方差计算得到[76][77]，即 $l_s=L/\langle\Delta\phi(\boldsymbol{r})^2\rangle$(推导见 15.3.2 节)。空间分辨散射图与癌变区和良性区有很好的相关性，这些发现直接地证实了组织光散射作为癌症诊断方法的重要性[63][106]~[117]。很容易看出，高方差或者短散射平均自由程的区域，对应着 H&E 染色成像中较暗的区域，这些区域与癌变相关。我们的测量结果显示疾病影响了组织构架使其变得更加不均匀。

为了定量分析包含在癌变和良性区域的折射率中的信息，我们通过相应

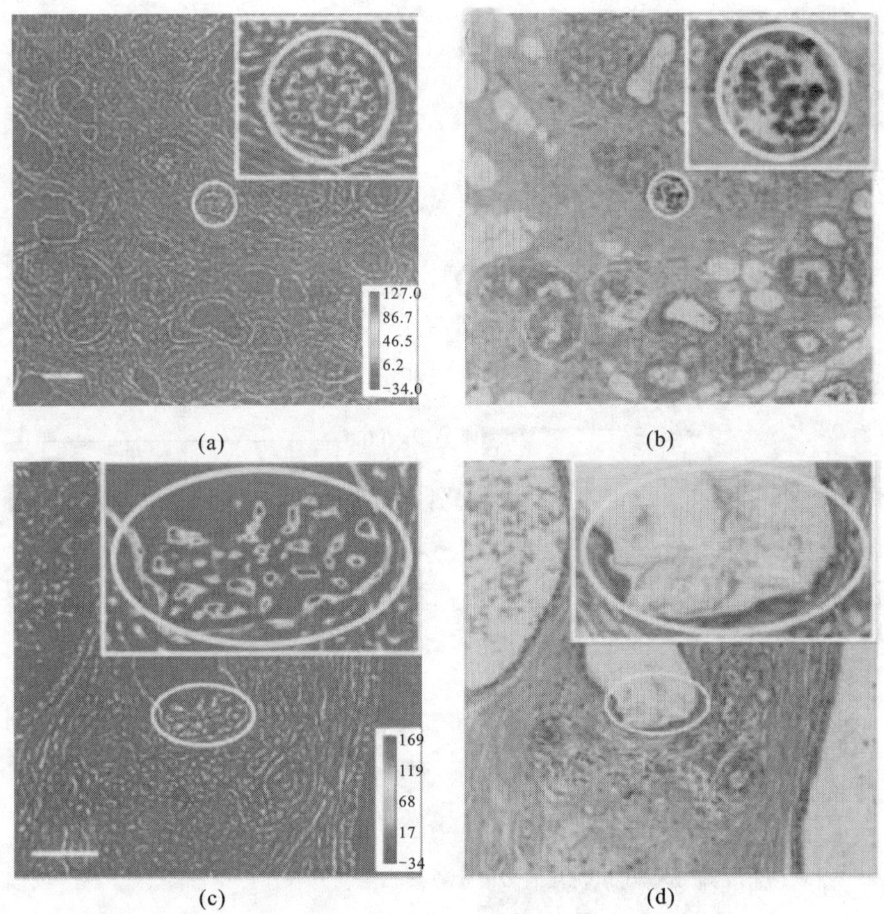


图 15.14　乳房组织的 SLIM 成像特征。(a)、(b)含有磷酸钙的乳房组织。整个切片尺寸为 2.2 cm×2.4 cm。SLIM 图像由 4785 张图像拼接而成，H&E 染色图像由 925 张图像拼接而成。图(a)：SLIM 图像，竖条以纳米为单位；图(b)：H&E 图像，标尺为 100 μm。(c)、(d)含有草酸钙的乳房组织。整个切片尺寸为 1.6 cm×2.4 cm，SLIM 图像由 2840 张图像拼接而成，H&E 染色图像由 576 张图像拼接而成。图(c)：SLIM 图像，竖条以 nm 为单位。图(d)：H&E 成像，比例尺为 200 μm(引自参考文献[35])

的直方图计算了 1 阶到 4 阶统计参数。根据这些分布，我们计算了 56 个癌变区和 53 个良性区中每一个的均值、标准差、模、偏度和峰度。这样，我们获得了一个多维数据空间，在其中寻找两组数据点之间的最佳分隔。图 15.15(d)显示了模相对于按均值归一化的标准差的关系图可以 100％地区分两组数据

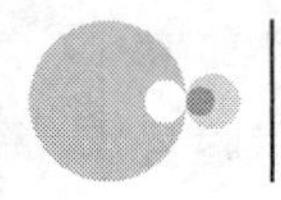

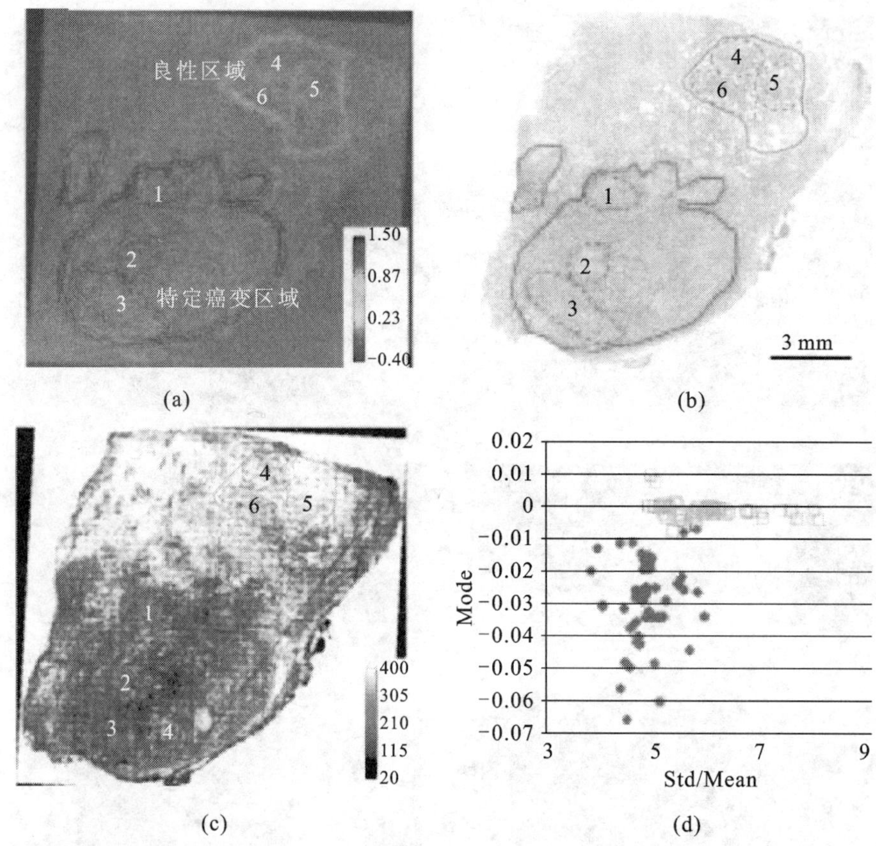


图 15.15 癌变的前列腺组织切片的多模式成像。视场大小为 1.48 cm×1.44 cm。(a)未染色切片的 SLIM。竖条以弧度显示了光程长度,标出了病理学家标记的特定癌变区域和良性区域。小区域也是由病理学家挑选出来,作为典型的癌变区(区域 1、2 和 3)和良性区(区域 4、5 和 6)。(b)H&E 染色切片图,标出了与图(a)中相同的区域。(c)组织切片的 $l_s$ 图,标出了相同的区域,竖条 $l_s$ 在微米量级。(d)来自 11 个活检样本的 56 个癌变区(深色)和 53 个良性区(浅色)的二维图(引自参考文献[35])

点(即有特异性)。

这些不错的结果将刺激从 QPI 用于活检中无标记癌变检测的进一步研究。我们希望与癌变发生和发展相关的折射率的微小变化可作为一个标志量,其不仅可用于诊断也可用于预测。该方法有可能实现高度自动化,加之其无需标记所带来的快速、低成本特性,可能会对病理学产生全球范围的重大影响。我们期望这种成像方法能通过直接获得组织的散射性质而进一步影响生物光子学领域。因此，我们预想有一个各种健康与疾病组织的 QPI 图像数据库，使得光散射的研究者可以从中查找组织的散射平均自由程以及各向异性因子，并最终预测包括光学相干层析成像、后向漫散射、散射光谱以及增强后向散射等在内的特定实验的结果。

## 参考文献

[1] N. Mohandas and E. Evans, Mechanical Properties of the Red Cell Membrane in Relation to Molecular Structure and Genetic Defects, Annual Reviews in Biophysics and Biomolecular Structure, 23, 787-818 (1994).

[2] F. Brochard and J. F. Lennon, Frequency spectrum of the flicker phenomenon in erythrocytes, J. Physique, 36, 1035-1047 (1975).

[3] A. Zilker, H. Engelhardt and E. Sackmann, Dynamic reflection interference contrast (RIC-) microscopy: a new method to study surface excitations of cells and to measure membrane bending elastic moduli, J. Physique, 48, 2139-2151 (1987).

[4] N. Gov, A. G. Zilman and S. Safran, Cytoskeleton Confinement and Tension of Red Blood Cell Membranes, Phys. Rev. Lett., 90, 228101 (2003).

[5] G. Popescu, T. Ikeda, K. Goda, C. A. Best-Popescu, M. Laposata, S. Manley, R. R. Dasari, K. Badizadegan and M. S. Feld, Optical Measurement of Cell Membrane Tension, Phys. Rev. Lett., 97, 218101 (2006).

[6] G. Popescu, Y. K. Park, R. R. Dasari, K. Badizadegan and M. S. Feld, Coherence properties of red blood cell membrane motions, Phys. Rev. E, 76, 31902 (2007).

[7] T. Browicz, Further observation of motion phenomena on red blood cells in pathological states, Zentralbl. Med. Wiss., 28, 625-627 (1890).

[8] A. Parpart and J. Hoffman, Flicker in erythrocytes. "vibratory movements in the cytoplasm"?, Journal of Cellular and Comparative Physiology, 47,

295-303 (1956).

[9] S. Tuvia, S. Levin, A. Bitler and R. Korenstein, Mechanical fluctuations of the membrane-skeleton are dependent on F-actin ATPase in human erythrocytes, J. Cell Biol, 141, 1551-1561 (1998).

[10] J. Evans, W. Gratzer, N. Mohandas, K. Parker and J. Sleep, Fluctuations of the Red Blood Cell Membrane: Relation to Mechanical Properties and Lack of ATP Dependence, Biophysical Journal, 94, 4134 (2008).

[11] N. S. Gov and S. A. Safran, Red Blood Cell Membrane Fluctuations and Shape Controlled by ATP-Induced Cytoskeletal Defects, Biophys. J., 88, 1859 (2005).

[12] N. S. Gov, Active elastic network: Cytoskeleton of the red blood cell, Phys. Rev. E, 75, 11921 (2007).

[13] J. Li, G. Lykotrafitis, M. Dao and S. Suresh, Cytoskeletal dynamics of human erythrocyte, Proceedings of the National Academy of Sciences, 104, 4937 (2007).

[14] R. Zhang and F. Brown, Cytoskeleton mediated effective elastic properties of model red blood cell membranes, The Journal of Chemical Physics, 129, 065101 (2008).

[15] Y. K. Park, C. A. Best, T. Auth, N. Gov, S. A. Safran, G. Popescu, S. Suresh and M. S. Feld, Metabolic remodeling of the human red blood cell membran, Proc. Nat. Acad. Sci., 107, 1289 (2010).

[16] Y. K. Park, G. Popescu, K. Badizadegan, R. R. Dasari and M. S. Feld, Diffraction phase and fluorescence microscopy, Opt. Express, 14, 8263-8268 (2006).

[17] G. Popescu, T. Ikeda, R. R. Dasari and M. S. Feld, Diffraction phase microscopy for quantifying cell structure and dynamics, Opt. Lett., 31, 775-777 (2006).

[18] M. Sheetz and S. Singer, On the mechanism of ATP-induced shape changes in human erythrocyte membranes. I. The role of the spectrin complex, Journal of Cell Biology, 73, 638-646 (1977).

[19] C. Lawrence, N. Gov and F. Brown, Nonequilibrium membrane fluctuations

driven by active proteins, The Journal of Chemical Physics, 124, 074903 (2006).

[20] R. Kubo, The fluctuation-dissipation theorem, Rep. Prog. Phys. ,29,255-284 (1966).

[21] D. H. Boal, Mechanics of the Cell (Cambridge University Press, Cambridge, UK; New York, 2002).

[22] Y. K. Park, C. A. Best, K. Badizadegan, R. R. Dasari, M. S. Feld, T. Kuriabova, M. L. Henle, A. J. Levine and G. Popescu, Measurement of red blood cell mechanics during morphological changes, Proc. Nat. Acad. Sci. ,107,6731 (2010).

[23] B. Alberts, Essential cell biology : an introduction to the molecular biology of the cell (Garland Pub. , New York, 2004).

[24] A. Yildiz, J. N. Forkey, S. A. McKinney, T. Ha, Y. E. Goldman and P. R. Selvin, Myosin V walks hand-over-hand: Single fluorophore imaging with 1.5-nm localization, Science, 300, 2061-2065 (2003).

[25] E. R. Weeks, J. C. Crocker, A. C. Levitt, A. Schofield and D. A. Weitz, Three-dimensional direct imaging of structural relaxation near the colloidal glass transition, Science, 287, 627-631 (2000).

[26] J. C. Crocker and D. G. Grier, Methods of digital video microscopy for colloidal studies, Journal of Colloid and Interface Science, 179, 298-310 (1996).

[27] D. J. Durian, D. A. Weitz and D. J. Pine, Multiple Light-Scattering Probes of Foam Structure and Dynamics, Science, 252, 686-688 (1991).

[28] R. Wang, Z. Wang, L. Millet, M. U. Gillette, A. J. Levine and G. Popescu, Spatiotemporal mass transport in living cells, Phys. Rev. Lett. (under review).

[29] E. Abbe, Beiträge zur Theorie des Mikroskops und der mikroskopischen Wahrnehmung, Arch. Mikrosk. Anat. ,9,431 (1873).

[30] Y. K. Park, M. Diez-Silva, G. Popescu, G. Lykotrafitis, W. Choi, M. S. Feld and S. Suresh, Refractive index maps and membrane dynamics of human red blood cells parasitized by Plasmodium falciparum, Proc.

Natl. Acad. Sci. USA,105,13730 (2008).

[31] G. Popescu, T. Ikeda, K. Goda, C. A. Best-Popescu, M. Laposata, S. Manley, R. R. Dasari, K. Badizadegan and M. S. Feld, Optical measurement of cell membrane tension, Phys. Rev. Lett. ,97,218101 (2006).

[32] G. Popescu, Y. Park, W. Choi, R. R. Dasari, M. S. Feld and K. Badizadegan, Imaging red blood cell dynamics by quantitative phase microscopy, Blood Cells Molecules and Diseases,41,10-16 (2008).

[33] G. Popescu, Y. Park, N. Lue, C. Best-Popescu, L. Deflores, R. R. Dasari, M. S. Feld and K. Badizadegan, Optical imaging of cell mass and growth dynamics, Am. J. Physiol. Cell Physiol. ,295,C538-44 (2008).

[34] N. Lue, G. Popescu, T. Ikeda, R. R. Dasari, K. Badizadegan and M. S. Feld, Live cell refractometry using microfluidic devices, Opt. Lett. ,31, 2759 (2006).

[35] Z. Wang, K. Tangella, A. Balla and G. Popescu, Tissue refractive index as marker of disease, Proc. Nat. Acad. Sci. ,(under review).

[36] Z. Wang and G. Popescu, Quantitative phase imaging with broadband fields, Applied Physics Letters,96,051117 (2010).

[37] Z. Wang, I. S. Chun, X. L. Li, Z. Y. Ong, E. Pop, L. Millet, M. Gillette and G. Popescu, Topography and refractometry of nanostructures using spatial light interference microscopy, Opt. Lett. ,35,208-210 (2010).

[38] D. L. Coy, M. Wagenbach and J. Howard, Kinesin takes one 8-nm step for each ATP that it hydrolyzes, J. Biol. Chem. ,274,3667-3671 (1999).

[39] J. B. Weitzman, Growing without a size checkpoint, J Biol,2,3 (2003).

[40] A. Tzur, R. Kafri, V. S. LeBleu, G. Lahav and M. W. Kirschner, Cell growth and size homeostasis in proliferating animal cells, Science,325, 167-171 (2009).

[41] G. Reshes, S. Vanounou, I. Fishov and M. Feingold, Cell shape dynamics in Escherichia coli, Biophysical Journal,94,251-264 (2008).

[42] G. Popescu, Y. Park, N. Lue, C. Best-Popescu, L. Deflores, R. Dasari, M. Feld and K. Badizadegan, Optical imaging of cell mass and growth dynamics, Am. J. Physiol. :Cell Physiol. ,295,C538 (2008).

[43] M. Godin, F. F. Delgado, S. Son, W. H. Grover, A. K. Bryan, A. Tzur, P. Jorgensen, K. Payer, A. D. Grossman, M. W. Kirschner and S. R. Manalis, Using buoyant mass to measure the growth of single cells, Nat. Methods, 7, 387-390 (2010).

[44] A. K. Bryan, A. Goranov, A. Amon and S. R. Manalis, Measurement of mass, density, and volume during the cell cycle of yeast, Proc Natl Acad Sci USA, 107, 999-1004 (2010).

[45] K. Park, L. Millet, J. Huan, N. Kim, G. Popescu, N. Aluru, K. J. Hsia and R. Bashir, Measurement of Adherent Cell Mass and Growth, Proc. Nat. Acad. Sci. , 2010).

[46] H. G. Davies and M. H. Wilkins, Interference microscopy and mass determination, Nature, 169, 541 (1952).

[47] R. Barer, Interference microscopy and mass determination, Nature, 169, 366-367 (1952).

[48] M. Mir, Z. Wang, Z. Shen, M. Bednarz, R. Bashir, I. Golding, S. G. Prasanth and G. Popescu, Measuring Cell Cycle Dependent Mass Growth, Proc. Nat. Acad. Sci. (under review).

[49] G. Popescu, Propagation of low-coherence optical fields in inhomogeneous media, Ph. D. thesis (CREOL/School of Optics, University of Central Florida, Orlando, 2002).

[50] G. Popescu and A. Dogariu, Scattering of low coherence radiation and applications, invited review paper, E. Phys. J. , 32, 73-93 (2005).

[51] V. Backman, M. B. Wallace, L. T. Perelman, J. T. Arendt, R. Gurjar, M. G. Muller, Q. Zhang, G. Zonios, E. Kline, J. A. McGilligan, S. Shapshay, T. Valdez, K. Badizadegan, J. M. Crawford, M. Fitzmaurice, S. Kabani, H. S. Levin, M. Seiler, R. R. Dasari, I. Itzkan, J. Van Dam and M. S. Feld, Detection of preinvasive cancer cells, Nature, 406, 35-36 (2000).

[52] R. Drezek, A. Dunn and R. Richards-Kortum, Light scattering from cells: finite-difference time-domain simulations and goniometric measurements, Appl. Opt. , 38, 3651-3661 (1999).

[53] J. R. Mourant, M. Canpolat, C. Brocker, O. Esponda-Ramos, T. M.

Johnson, A. Matanock, K. Stetter and J. P. Freyer, Light scattering from cells: the contribution of the nucleus and the effects of proliferative status, J. Biomed. Opt., 5, 131-137 (2000).

[54] V. V. Tuchin, Tissue optics (SPIE-The International Society for Optical Engineering, 2000).

[55] J. W. Pyhtila, K. J. Chalut, J. D. Boyer, J. Keener, T. D'Amico, M. Gottfried, F. Gress and A. Wax, In situ detection of nuclear atypia in Barrett's esophagus by using angle-resolved low-coherence interferometry, Gastrointestinal Endoscopy, 65, 487-491 (2007).

[56] C. S. Mulvey, A. L. Curtis, S. K. Singh and I. J. Bigio, Elastic scattering spectroscopy as a diagnostic tool for apoptosis in cell cultures, IEEE Journal of Selected Topics in Quantum Electronics, 13, 1663-1670 (2007).

[57] H. Ding, J. Q. Lu, R. S. Brock, T. J. McConnell, J. F. Ojeda, K. M. Jacobs and X. H. Hu, Angle-resolved Mueller matrix study of light scattering by R-cells at three wavelengths of 442, 633, and 850 nm, Journal of Biomedical Optics, 12, 034032 (2007).

[58] W. J. Cottrell, J. D. Wilson and T. H. Foster, Microscope enabling multimodality imaging, angle-resolved scattering, and scattering spectroscopy, Opt. Lett., 32, 2348-2350 (2007).

[59] H. Fang, L. Qiu, E. Vitkin, M. M. Zaman, C. Andersson, S. Salahuddin, L. M. Kimerer, P. B. Cipolloni, M. D. Modell, B. S. Turner, S. E. Keates, I. Bigio, I. Itzkan, S. D. Freedman, R. Bansil, E. B. Hanlon and L. T. Perelman, Confocal light absorption and scattering spectroscopic microscopy, Applied Optics, 46, 1760-1769 (2007).

[60] I. Georgakoudi, B. C. Jacobson, J. Van Dam, V. Backman, M. B. Wallace, M. G. Muller, Q. Zhang, K. Badizadegan, D. Sun, G. A. Thomas, L. T. Perelman and M. S. Feld, Fluorescence, reflectance, and light-scattering spectroscopy for evaluating dysplasia in patients with Barrett's esophagus, Gastroenterology, 120, 1620-1629 (2001).

[61] I. Itzkan, L. Qiu, H. Fang, M. M. Zaman, E. Vitkin, L. C. Ghiran, S.

Salahuddin, M. Modell, C. Andersson, L. M. Kimerer, P. B. Cipolloni, K. H. Lim, S. D. Freedman, I. Bigio, B. P. Sachs, E. B. Hanlon and L. T. Perelman, Confocal light absorption and scattering spectroscopic microscopy monitors organelles in live cells with no exogenous labels, Proceedings of the National Academy of Sciences of the United States of America, 104, 17255-17260 (2007).

[62] I. J. Bigio, S. G. Bown, G. Briggs, C. Kelley, S. Lakhani, D. Pickard, P. M. Ripley, I. G. Rose and C. Saunders, Diagnosis of breast cancer using elastic-scattering spectroscopy: preliminary clinical results, J. Biomed. Opt., 5, 221-228 (2000).

[63] V. Ntziachristos, A. G. Yodh, M. Schnall and B. Chance, Concurrent MRI and diffuse optical tomography of breast after indocyanine green enhancement, Proceedings of the National Academy of Sciences of the United States of America, 97, 2767-2772 (2000).

[64] J. J. Duderstadt and L. J. Hamilton, Nuclear Reactor Analysis (Wiley, New York, 1976).

[65] T. J. Farrell, M. S. Patterson and B. Wilson, A Diffusion-Theory Model of Spatially Resolved, Steady-State Diffuse Reflectance for the Noninvasive Determination of Tissue Optical-Properties Invivo, Medical Phys, 19, 879-888 (1992).

[66] M. S. Patterson, B. Chance and B. C. Wilson, Time Resolved Reflectance and Transmittance for the Noninvasive Measurement of Tissue Optical-Properties, Appl. Opt., 28, 2331-2336 (1989).

[67] J. M. Schmitt and G. Kumar, Optical scattering properties of soft tissue: a discrete particle model, Appl. Opt., 37, 2788-2797 (1998).

[68] M. Hunter, V. Backman, G. Popescu, M. Kalashnikov, C. W. Boone, A. Wax, G. Venkatesh, K. Badizadegan, G. D. Stoner and M. S. Feld, Tissue Self-Affinity and Light Scattering in the Born Approximation: A New Model for Precancer Diagnosis, Phys. Rev. Lett., 97, 138102 (2006).

[69] S. T. Flock, M. S. Patterson, B. C. Wilson and D. R. Wyman, Monte-Carlo Modeling of Light-Propagation in Highly Scattering Tissues. 1.

Model Predictions and Comparison with Diffusion-Theory, IEEE Transactions on Biomedical Engineering,36,1162-1168 (1989).

[70] A. Dunn and R. Richards-Kortum, Three-dimensional computation of light scattering from cells, IEEE Journal of Selected Topics in Quantum Electronics, 2, 898-905 (1996).

[71] H. Ding, Z. Wang, F. Nguyen, S. A. Boppart and G. Popescu, Fourier transform light scattering of inhomogeneous and dynamic structures, Phys. Rev. Lett. ,101,238102 (2008).

[72] H. Ding, Z. Wang, F. Nguyen, S. A. Boppart, L. J. Millet, M. U. Gillette, J. Liu, M. Boppart and G. Popescu, Fourier Transform Light Scattering (FTLS) of Cells and Tissues, Journal of Computational and Theoretical Nanoscience, 7, 1546 (in press).

[73] H. Ding, E. Berl, Z. Wang, L. J. Millet, M. U. Gillette, J. Liu, M. Boppart and G. Popescu, Fourier transform light scattering of biological structures and dynamics, IEEE Journal of Selected Topics in Quantum Electronics (in press).

[74] H. Ding, L. J. Millet, M. U. Gillette and G. Popescu, Actin-driven cell dynamics probed by Fourier transform light scattering, Biomed. Opt. Express, 1, 260 (2010).

[75] H. Ding, F. Nguyen, S. A. Boppart and G. Popescu, Optical properties of tissues quantified by Fourier transform light scattering, Opt. Lett. , 34, 1372 (2009).

[76] Z. Wang, H. Ding and G. Popescu, Scattering-phase teorem, Opt. Lett. (under review).

[77] H. Ding, X. Liang, Z. Wang, S. A. Boppart and G. Popescu, Tissue scattering parameters from organnell to organ scale, Opt. Lett. (under review).

[78] R. N. Bracewell, The Fourier transform and its applications (McGraw Hill, Boston, MA 2000).

[79] Z. Wang, H. Ding and G. Popescu, A scattering-phase theorem, Opt. Lett. (under review).

[80] Milestones in light microscopy, Nat. Cell Biol. ,11,1165-1165 (2009).

[81] V. Kumar, A. K. Abbas, N. Fausto, S. L. Robbins and R. S. Cotran, Robbins and Cotran pathologic basis of disease (Elsevier Saunders, Philadelphia, 2005).

[82] G. Popescu, Nanobiophotonics (2010).

[83] M. Piagnerelli, K. Z. Boudjeltia, D. Brohee, A. Vereerstraeten, P. Piro, J.-L. Vincent and M. Vanhaeverbeek, Assessment of erythrocyte shape by flow cytometry techniques, J. Clin. Pathol., 60, 549-554 (2007).

[84] B. J. Bain, Blood Cells A Practical Guide (Blackwell Science, London, 2002).

[85] B. J. Bain, Diagnosis from the Blood Smear, The New England Journal of Medicine, 353, 489-507 (2005).

[86] R. Bhargava, Towards a practical Fourier transform infrared chemical imaging protocol for cancer histopathology, Analytical and Bioanalytical Chemistry, 389, 1155-1169 (2007).

[87] D. C. Fernandez, R. Bhargava, S. M. Hewitt and I. W. Levin, Infrared spectroscopic imaging for histopathologic recognition, Nature Biotechnology, 23, 469-474 (2005).

[88] O. A. C. Petroff, G. D. Graham, A. M. Blamire, M. Alrayess, D. L. Rothman, P. B. Fayad, L. M. Brass, R. G. Shulman and J. W. Prichard, Spectroscopic Imaging of Stroke In Humans-Histopathology Correlates of Spectral Changes, Neurology, 42, 1349-1354 (1992).

[89] M. D. Schaeberle, V. F. Kalasinsky, J. L. Luke, E. N. Lewis, I. W. Levin and P. J. Treado, Raman chemical imaging: Histopathology of inclusions in human breast tissue, Analytical Chemistry, 68, 1829-1833 (1996).

[90] F. Zernike, How I discovered phase contrast, Science 121, 345 (1955).

[91] G. Nomarski, Differential microinterferometer with polarized waves, J. Phys. Radium, 16, 9s-13s (1955).

[92] M. Mir, Z. Wang, K. Tangella and G. Popescu, Diffraction Phase Cytometry: blood on a CD-ROM, Opt. Exp., 17, 2579 (2009).

[93] M. Mir, M. Ding, Z. Wang, J. Reedy, K. Tangella and G. Popescu, Blood screening using diffraction phase cytometry, J. Biomed. Opt., 027016-1-4

(2010).

[94] M. Mir, Z. Wang, K. Tangella and G. Popescu, Diffraction Phase Cytometry: blood on a CD-ROM, Optics Express, 17, 2579-2585 (2009).

[95] G. Popescu, Y. Park, N. Lue, C. Best-Popescu, L. Deflores, R. R. Dasari, M. S. Feld and K. Badizadegan, Optical imaging of cell mass and growth dynamics, Am. J. Physiol. Cell Physiol., 295, C538-C544 (2008).

[96] S. A. Safran, Statistical Thermodynamics of Surfaces, Interfaces, and Membranes (Addison-Wesley, 1994).

[97] P. B. Canham and A. C. Burton, Distribution of Size and Shape in Populations of Normal Human Red Cells, Circ. Res., 22, 405-422 (1968).

[98] P. B. Canham, Difference in Geometry of Young and Old Human Erythrocytes Explained by a Filtering Mechanism, Circ. Res., 25, 39-45 (1696).

[99] B. Rappaz, A. Barbul, Y. Emery, R. Korenstein, C. Depeursinge, J. M. Pierre and P. Marquet, Comparative Study of Human Erythrocytes by Digital Holographic Microscopy, Confocal Microscopy, and Impedance Volume Analyzer, Cytometry Part A, 73A, 895-903 (2008).

[100] H. Ding and G. Popescu, Instantaneous Spatial Light Interference Microscopy, Optics Express, 18, 1569-1575 (2010).

[101] Y. K. Park, T. Yamauchi, W. Choi, R. Dasari and M. S. Feld, Spectroscopy phase microscopy for quantifying hemoglobin concentrations in intact red blood cells, Opt. Lett., 34, 3668-3670 (2009).

[102] H. D. Nelson, K. Tyne, A. Naik, C. Bougatsos, B. K. Chan and L. Humphrey, Screening for breast cancer: an update for the U. S. Preventive Services Task Force, Ann. Intern. Med, 151, 727-737, W237-42 (2009).

[103] G. M. Tse, P. H. Tan, A. L. Pang, A. P. Tang and H. S. Cheung, Calcification in breast lesions: pathologists' perspective, J. Clin. Pathol., 61, 145-151 (2008).

[104] G. M. Tse, P. H. Tan, H. S. Cheung, W. C. Chu and W. W. Lam, Intermediate to highly suspicious calcification in breast lesions: a radio-pathologic correlation, Breast Cancer Res Treat, 110, 1-7 (2008).

[105] L. Cook, J. Vinding and H. W. Gordon, Polarizing calcifications, Am. J. Surg. Pathol., 21, 255-256 (1997).

[106] R. A. Drezek, R. Richards-Kortum, M. A. Brewer, M. S. Feld, C. Pitris, A. Ferenczy, M. L. Faupel and M. Follen, Optical imaging of the cervix, Cancer, 98, 2015-2027 (2003).

[107] M. G. Muller, T. A. Valdez, I. Georgakoudi, V. Backman, C. Fuentes, S. Kabani, N. Laver, Z. Wang, C. W. Boone, R. R. Dasari, S. M. Shapshay and M. S. Feld, Spectroscopic detection and evaluation of morphologic and biochemical changes in early human oral carcinoma, Cancer, 97, 1681-1692 (2003).

[108] D. A. Benaron, The future of cancer imaging, Cancer and Metastasis Reviews, 21, 45-78 (2002).

[109] V. Ntziachristos, J. Ripoll, L. H. V. Wang and R. Weissleder, Looking and listening to light: the evolution of whole-body photonic imaging, Nature Biotechnology, 23, 313-320 (2005).

[110] H. F. Zhang, K. Maslov, G. Stoica and L. H. V. Wang, Functional photoacoustic microscopy for high-resolution and noninvasive in vivo imaging, Nature Biotechnology, 24, 848-851 (2006).

[111] R. S. Gurjar, V. Backman, L. T. Perelman, I. Georgakoudi, K. Badizadegan, I. Itzkan, R. R. Dasari and M. S. Feld, Imaging human epithelial properties with polarized light-scattering spectroscopy, Nature Medicine, 7, 1245-1248 (2001).

[112] L. V. Wang, Multiscale photoacoustic microscopy and computed tomography, Nature Photonics, 3, 503-509 (2009).

[113] Z. Yaqoob, D. Psaltis, M. S. Feld and C. Yang, Optical phase conjugation for turbidity suppression in biological samples, Nature Photonics, 2, 110-115 (2008).

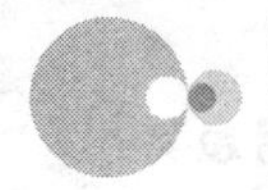



[114] B. Brooksby, B. W. Pogue, S. D. Jiang, H. Dehghani, S. Srinivasan, C. Kogel, T. D. Tosteson, J. Weaver, S. P. Poplack and K. D. Paulsen, Imaging breast adipose and fibroglandular tissue molecular signatures by using hybrid MRI-guided near-infrared spectral tomography, Proceedings of the National Academy of Sciences of the United States of America, 103, 8828-8833 (2006).

[115] A. Cerussi, D. Hsiang, N. Shah, R. Mehta, A. Durkin, J. Butler and B. J. Tromberg, Predicting response to breast cancer neoadjuvant chemotherapy using diffuse optical spectroscopy, Proceedings of the National Academy of Sciences of the United States of America, 104, 4014-4019 (2007).

[116] S. Srinivasan, B. W. Pogue, S. D. Jiang, H. Dehghani, C. Kogel, S. Soho, J. J. Gibson, T. D. Tosteson, S. P. Poplack and K. D. Paulsen, Interpreting hemoglobin and water concentration, oxygen saturation, and scattering measured in vivo by nearinfrared breast tomography, Proceedings of the National Academy of Sciences of the United States of America, 100, 12349-12354 (2003).

[117] H. Subramanian, P. Pradhan, Y. Liu, I. R. Capoglu, X. Li, J. D. Rogers, A. Heifetz, D. Kunte, H. K. Roy, A. Taflove and V. Backman, Optical methodology for detecting histologically unapparent nanoscale consequences of genetic alterations in biological cells, Proceedings of the National Academy of Sciences of the United States of America, 105, 20118-20123 (2008).

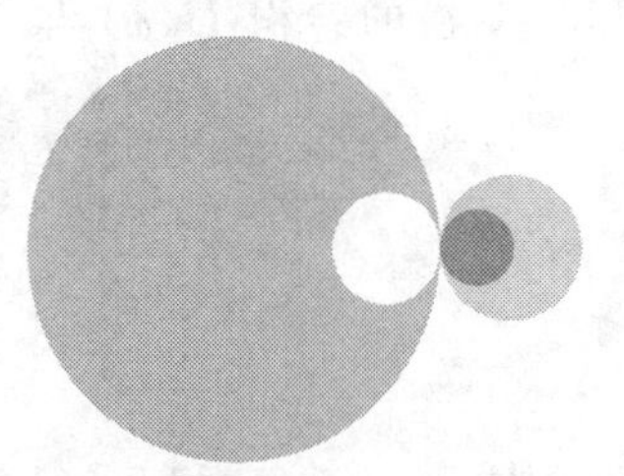

# 附录 A 复解析信号

将实信号(如光场)表示为复数形式是很便利的,这样可以避免很多复杂的三角函数运算。其关键在于实信号 $U_r(t)$ 的傅里叶变换 $U(\omega)$ 是厄米共轭的。

$$U_r(t) = \frac{1}{2\pi}\int_{-\infty}^{+\infty} \tilde{U}(\omega) \cdot e^{i\omega t} d\omega \tag{A.1a}$$

$$\tilde{U}(-\omega) = \tilde{U}^*(\omega) \tag{A.1b}$$

因此,包含在负频率中的信息与包含在正频率中的信息相同,所以去掉式(A.1a)中的负频率不会产生信息的损失。通过这一步我们得到了一个新的函数,称为实信号 $U_r$ 的复解析信号,定义为

$$U(t) = 2 \times \frac{1}{2\pi}\int_{0}^{+\infty} \tilde{U}(\omega) \cdot e^{i\omega t} d\omega \tag{A.2}$$

系数 2 的作用很快将会阐明。函数 $U(t)$ 是复函数,由于其傅里叶变换丢掉了负频率部分,所以是非厄米共轭的。为了给出 $U(t)$ 与 $U_r(t)$ 的明确关系,将式(A.2)表示为

$$U(t) = 2 \times \frac{1}{2\pi}\int_{-\infty}^{+\infty} \tilde{U}(\omega) \cdot H(\omega) \cdot e^{i\omega t} dt \tag{A.3a}$$

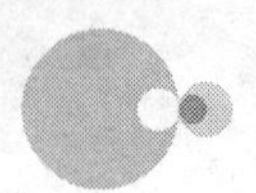


$$H(\omega)=\begin{cases}1,\omega>0\\ \dfrac{1}{2},\omega=0\\ 0,\omega<0\end{cases}\tag{A.3b}$$

式中：$H(\omega)$ 为用于抑制负 $\omega$ 的阶跃函数。

式(A.3a) 中两项乘积的傅里叶变换是两者傅里叶变换的卷积。$\widetilde{U}(\omega)$ 与 $H(\omega)$ 的傅里叶逆变换为

$$\begin{aligned}\widetilde{U}(\omega)&\rightarrow U_{\mathrm{r}}(t)\\ H(\omega)&\rightarrow \frac{1}{2}\delta(t)-\frac{\mathrm{i}}{2\pi t}\end{aligned}\tag{A.4}$$

式(A.4) 中的箭头表示傅里叶变换。式(A.3a) 通过插入 $H$ 并经卷积定理可变为

$$U(t)=U_{\mathrm{r}}(t)-\frac{\mathrm{i}}{\pi}P\int\frac{U_{\mathrm{r}}(t')}{t-t'}\mathrm{d}t'\tag{A.5}$$

这里我们用到了一个函数与狄拉克 $\delta$ 函数的卷积得到该函数本身的性质(偏移至狄拉克 $\delta$ 函数的位置)。

图 A.1 展示了实域相关的复解析信号计算步骤。式(A.5) 揭示了复解析信号非常重要的性质：

(i) 它的实部与原(实) 信号相同，即

$$\mathrm{Re}[U(t)]=U_{\mathrm{r}}(t)\tag{A.6}$$

注意，此关系中不存在比例因子，因为系数 2 已经包含在式(A.2) 中了。

(ii) 实部 $\mathrm{Re}[U(t)]$ 与虚部 $\mathrm{Im}[U(t)]$ 的关系为

$$\begin{aligned}U_{\mathrm{i}}(t)&=\mathrm{Im}[U(t)]\\ &=-\frac{1}{\pi}P\int_{-\infty}^{+\infty}\frac{U_{\mathrm{r}}(t')}{t-t'}\mathrm{d}t'\end{aligned}\tag{A.7}$$

式(A.7) 中的主值积分称为希尔伯特变换。数学上，函数 $f(x)$ 的希尔伯特变换与它和函数 $1/x$ 的卷积相等。$U$ 的实部与虚部之间的关系并不出乎意料，因为虚部单纯是由抑制 $U_{\mathrm{r}}$ 的负频率产生的，也就是说 $U_{\mathrm{i}}$ 不包含任何 $U_{\mathrm{r}}$ 中没有的信息。

(iii) 复解析信号模平方的时间平均与场辐照度成正比，即

$$\begin{aligned}\langle|U(t)|^2\rangle_t&=\langle U_{\mathrm{r}}^2(t)+U_{\mathrm{i}}^2(t)\rangle_t\\ &=2\langle U_{\mathrm{r}}^2(t)\rangle_t\end{aligned}\tag{A.8}$$

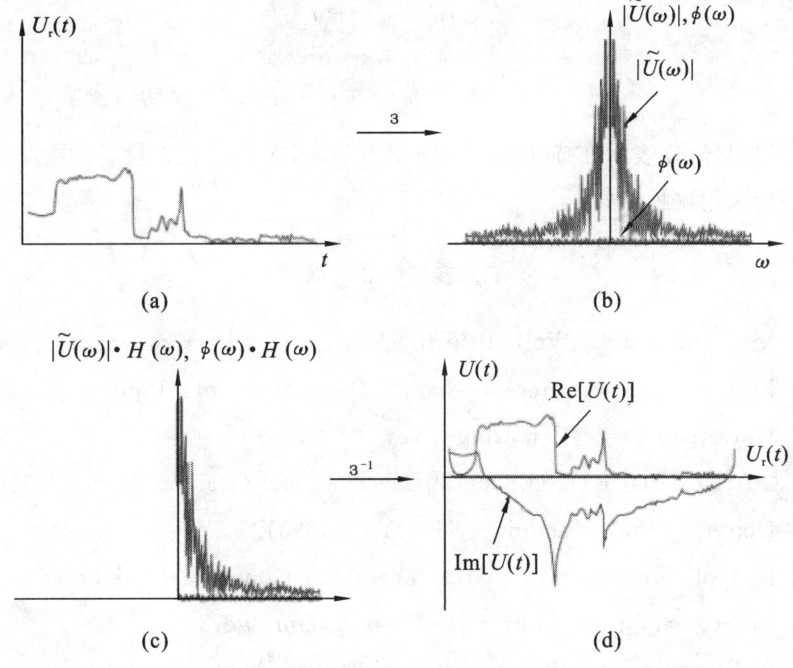


图 A.1　从实函数到它的复解析信号

有了这三条性质，我们可以将一个实域信号安全地表示为它的复解析信号，这将会极大地简化运算。比如，两个场干涉的辐照度在复表示下计算速度会有很大提升。对于实域表示，我们有（其中 $a_1, a_2 \in \mathbf{R}$ 为振幅，$\omega$ 为频率，$\phi_1$、$\phi_2$ 为相位）

$$\begin{aligned} I &= \langle [a_1\cos(\omega t+\phi_1)+a_2\cos(\omega t+\phi_2)]^2\rangle_t \\ &= \frac{a_1^2}{2}+\frac{a_2^2}{2}+\langle 2a_1a_2\cos(\omega t+\phi_1)\cdot\cos(\omega t+\phi_2)\rangle_t \\ &= \frac{a_1^2}{2}+\frac{a_2^2}{2}+2a_1a_2\left[\frac{\cos(\phi_2-\phi_1)}{2}+\left\langle\frac{\cos(2\omega t+\phi_1+\phi_2)}{2}\right\rangle_t\right] \end{aligned} \tag{A.9}$$

最后一项，也就是包含自变量 $2\omega t$ 的项，其均值为零，所以最终叠加场强为（我们利用了余弦平方的平均值为 1/2 的性质）

$$I = \frac{a_1^2}{2}+\frac{a_2^2}{2}+a_1a_2\cdot\cos(\phi_2-\phi_1) \tag{A.10}$$

现在让我们用复解析信号来计算同一个辐照度（见式(A.8)）

$$I = \frac{1}{2}\langle |U(t)|^2\rangle_t$$

$$= \frac{1}{2}\langle |a_1 \cdot e^{i\phi_1} + a_2 \cdot e^{i\phi_2}|^2 \rangle_t$$

$$= \frac{1}{2}a_1^2 + \frac{1}{2}a_2^2 + a_1 a_2 \cos(\phi_2 - \phi_1) \quad \text{(A.11)}$$

很明显,复表示在描述场叠加时更有效率,尤其是在大量场的叠加中。本书将会采用这种形式。

## 参考文献

[1] M. Born and E. Wolf. Principles of optic: Electromagnetic Theory of Propagation, Interference and Diffraction of Light (Cambridge University Press,Cambridge;New York,1999).

[2] L. Mandel and E. Wolf. Optical Coherence and Quantum Optics (Cambridge University Press,Cambridge;New York,1995).

[3] E. Wolf. Introduction to the Theory of Coherence and Polarization of Light (Cambridge University Press,Cambridge,2007).

[4] A. Papoulis. The Fourier Integral and its Applications (McGraw-Hill, New York,1962).

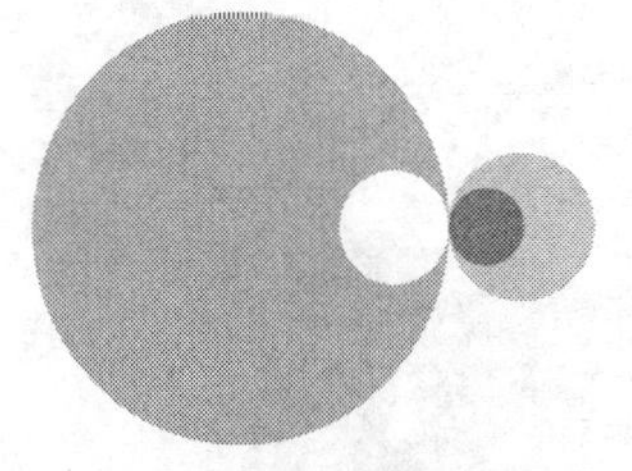

# 附录 B 二维与三维傅里叶变换

## B.1 二维傅里叶变换

在成像研究中，傅里叶变换的概念必须从一维[1]推广到二维和三维函数形式[2][3][4]。例如，通过二维傅里叶变换来研究衍射和二维成像问题将有较高的效率，而光散射问题与断层成像重建需要用到三维傅里叶变换。

二维函数 $f$ 可以由它的傅里叶变换重建为

$$f(x,y)=\frac{1}{(2\pi)^2}\int_{-\infty}^{+\infty}\int_{-\infty}^{+\infty}\tilde{f}(k_x,k_y)\cdot \mathrm{e}^{\mathrm{i}(k_x\cdot x+k_y\cdot y)}\mathrm{d}k_x\mathrm{d}k_y \tag{B.1}$$

其逆变换关系为

$$\tilde{f}(k_x,k_y)=\int_{-\infty}^{+\infty}\int_{-\infty}^{+\infty}f(x,y)\cdot \mathrm{e}^{-\mathrm{i}(k_x\cdot x+k_y\cdot y)}\mathrm{d}x\mathrm{d}y \tag{B.2}$$

因此，$\tilde{f}(k_x,k_y)$是一个复函数，其振幅和相位与正弦频率 $k=(k_x,k_y)$ 相关。等相位面的分布为

$$\begin{aligned}\phi(x,y)&=k_x\cdot x+k_y\cdot y\\&=\text{const.}\end{aligned} \tag{B.3}$$

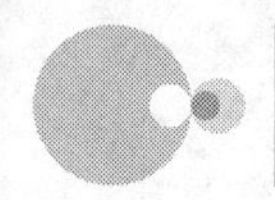


式(B.3)可以表示为

$$\phi(x,y)=k\left(x\cdot\frac{k_x}{k}+y\cdot\frac{k_y}{k}\right)=\text{const.} \tag{B.4}$$

式中：$k=|\boldsymbol{k}|, k=\sqrt{k_x^2+k_y^2}$。

从式(B.4)中可以得到，等相位面的方向与 $x$ 轴有一个 $\frac{k_x}{|\boldsymbol{k}|}$ 的夹角且波长为 $\lambda=2\pi/|k|$（见图 B.1）。

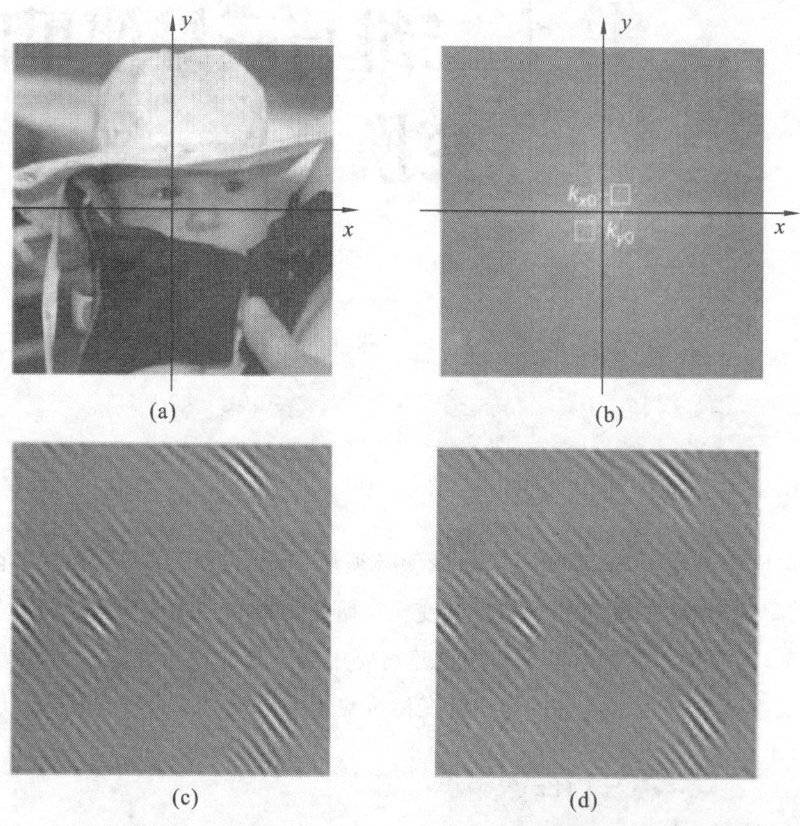


图 B.1　(a) 二维函数 $f(x,y)$ 的一个例子；(b) 傅里叶变换的模（即频谱）；(c) 正如图(b) 中方块所表示的区域，通过在频率($k_{x0}$, $k_{y0}$) 附近进行带通处理能够获得的图像实部；(d) 为图(c) 中对应的虚部。注意如果图(b) 中的滤波器关于原图保持频率对称，也就是说在方框中，则图像就会是实值的，也就是图(d)强度值将全部等于零

式(B.1)表明，二维函数 $f$(如一幅图像)是图 B.1(c) 和(d) 所示类型的波

的叠加，该过程是对每一频率$(k_x,k_y)$以适当的振幅与相位进行叠加。傅里叶变换$\tilde{f}(k_x,k_y)$是简单地对每一频率成分$(k_x,k_y)$的振幅与相位的分配。

## B.2 二维卷积

两个二维函数 $f(x,y)$ 和 $g(x,y)$ 的卷积定义为

$$f\otimes_{xy}g=\int_{-\infty}^{+\infty}\int_{-\infty}^{+\infty}f(x',y')g(x-x',y-y')\mathrm{d}x'\mathrm{d}y' \tag{B.5}$$

符号 $\otimes_{xy}$ 表示沿 $x$ 和 $y$ 坐标的卷积。注意，由于 $x'$ 和 $y'$ 的变号，$g$ 绕原点旋转了 180°，然后代换，乘积在全域积分。通常，二维函数的相应一维卷积为

$$f\otimes_{x}g=\int_{-\infty}^{+\infty}f(x',y')g(x-x',y')\mathrm{d}x' \tag{B.6}$$

在用到柱面光学器件时，可能会用到这种卷积。

$f$ 和 $g$ 的二维互相关积分为

$$f\circledV_{xy}g=\int_{-\infty}^{+\infty}\int_{-\infty}^{+\infty}f(x',y')\cdot g(x+x',y+y')\mathrm{d}x'\mathrm{d}y' \tag{B.7}$$

式中：$\circledV_{xy}$ 表示二维互相关运算。

正如一维的情况，卷积和相关的唯一区别是 $g$ 的符号，对应于 $g$ 是否绕原点旋转。

## B.3 二维函数特有的定理

旋转定理：如果 $f(x,y)$ 在$(x,y)$平面内旋转，则其傅里叶变换在$(k_x,k_y)$内旋转相同的角度。旋转坐标为

$$\begin{aligned}\begin{pmatrix}u\\v\end{pmatrix}&=\begin{pmatrix}\cos\theta & -\sin\theta\\ \sin\theta & \cos\theta\end{pmatrix}\begin{pmatrix}x\\y\end{pmatrix}\\&=\begin{pmatrix}x\cos\theta-y\sin\theta\\x\cos\theta+y\sin\theta\end{pmatrix}\end{aligned} \tag{B.8}$$

因此，旋转定理表明

$$f(x\cos\theta-y\sin\theta,x\sin\theta+y\cos\theta)\rightarrow\tilde{f}(k_x\cos\theta-k_y\sin\theta,k_x\sin\theta+k_y\cos\theta) \tag{B.9}$$

**证**　旋转后的函数的傅里叶变换为

$$\widetilde{f}_\theta(k_x,k_y)=\iint f(x\cos\theta-y\sin\theta,x\sin\theta+y\cos\theta)\mathrm{e}^{-\mathrm{i}(k_x\cdot x+k_y\cdot y)}\mathrm{d}x\mathrm{d}y \quad (\mathrm{B}.10)$$

进行如下变量替换

$$\begin{cases}u=x\cos\theta-y\sin\theta\\v=x\sin\theta+y\cos\theta\\x=u\cos\theta+v\sin\theta\\y=-u\sin\theta+v\cos\theta\end{cases} \quad (\mathrm{B}.11)$$

于是

$$\mathrm{d}u\mathrm{d}v=\begin{vmatrix}\frac{\mathrm{d}u}{\mathrm{d}x} & \frac{\mathrm{d}u}{\mathrm{d}y}\\ \frac{\mathrm{d}v}{\mathrm{d}x} & \frac{\mathrm{d}v}{\mathrm{d}y}\end{vmatrix}\mathrm{d}x\mathrm{d}y=\mathrm{d}x\mathrm{d}y \quad (\mathrm{B}.12)$$

式(B.10) 变为

$$\begin{aligned}f_\theta(k_x,k_y)&=\iint f(u,v)\cdot\mathrm{e}^{-\mathrm{i}[k_x(u\cos\theta+v\sin\theta)+k_y(-u\sin\theta+v\cos\theta)]}\mathrm{d}u\mathrm{d}v\\&=\iint f(u,v)\cdot\mathrm{e}^{-\mathrm{i}[u(k_x\cos\theta-k_y\sin\theta)+v(k_x\sin\theta+k_y\cos\theta)]}\mathrm{d}u\mathrm{d}v \quad (B.13)\\&=\widetilde{f}(k_x\cos\theta-k_y\sin\theta,k_x\sin\theta+k_y\cos\theta)\end{aligned}$$

## B.4 一维定理的推广

中心坐标定理

$$\int_{-\infty}^{+\infty}\int_{-\infty}^{+\infty}f(x,y)\mathrm{d}x\mathrm{d}y=\widetilde{f}(0,0) \quad (\mathrm{B}.14)$$

移位定理

$$f(x-a,y-b)\rightarrow\mathrm{e}^{-\mathrm{i}(k_x\cdot a+k_y\cdot b)}\cdot\widetilde{f}(k_x,k_y) \quad (\mathrm{B}.15)$$

相似性定理

$$f(ax,by)\rightarrow\frac{1}{|ab|}\cdot\widetilde{f}\left(\frac{k_x}{a},\frac{k_y}{b}\right) \quad (\mathrm{B}.16)$$

卷积定理

$$f(x,y)\otimes_{xy}g(x,y)\rightarrow\widetilde{f}(k_x,k_y)\cdot\widetilde{g}(k_x,k_y) \quad (\mathrm{B}.17)$$

相关定理

$$f(x,y)\otimes_{xy}g(x,y)\rightarrow\widetilde{f}(k_x,k_y)\cdot\widetilde{g}*(k_x,k_y) \quad (\mathrm{B}.18)$$

调制定理

$$f(x,y)\cos(bx) \to \frac{1}{2}\tilde{f}(k_x+b,k_y)+\frac{1}{2}\tilde{f}(k_x-b,k_y) \tag{B.19}$$

帕塞瓦尔定理

$$\int_{-\infty}^{+\infty}\int_{-\infty}^{+\infty}|f(x,y)|^2\mathrm{d}x\mathrm{d}y=\frac{1}{(2\pi)^2}\int_{-\infty}^{+\infty}\int_{-\infty}^{+\infty}|F(k_x,k_y)|^2\mathrm{d}k_x\mathrm{d}k_y \tag{B.20}$$

微分特性

$$\left[\left(\frac{\partial}{\partial x}\right)^m\cdot\left(\frac{\partial}{\partial y}\right)^n\right]f(x,y)\to(\mathrm{i}k_x)^m(\mathrm{i}k_y)^n\tilde{f}(k_x,k_y) \tag{B.21a}$$

$$\left[\left(\frac{\partial}{\partial x}\right)^m+\left(\frac{\partial}{\partial y}\right)^n\right]f(x,y)\to[(\mathrm{i}k_x)^m+(\mathrm{i}k_y)^n]\tilde{f}(k_x,k_y) \tag{B.21b}$$

一阶矩

$$\begin{cases}\displaystyle\int_{-\infty}^{+\infty}\int_{-\infty}^{+\infty}xf(x,y)\mathrm{d}x\mathrm{d}y=\mathrm{i}\frac{\partial\tilde{f}}{\partial k_x}(0,0)\\ \displaystyle\int_{-\infty}^{+\infty}\int_{-\infty}^{+\infty}yf(x,y)\mathrm{d}x\mathrm{d}y=\mathrm{i}\frac{\partial\tilde{f}}{\partial k_y}(0,0)\end{cases} \tag{B.22}$$

重心

$$\begin{cases}\langle x\rangle=\dfrac{\displaystyle\int_{-\infty}^{+\infty}\int_{-\infty}^{+\infty}xf(x,y)\mathrm{d}x\mathrm{d}y}{\displaystyle\int_{-\infty}^{+\infty}\int_{-\infty}^{+\infty}f(x,y)\mathrm{d}x\mathrm{d}y}=\mathrm{i}\dfrac{\dfrac{\partial\tilde{f}}{\partial k_x}(0,0)}{\tilde{f}(0,0)}\\ \langle y\rangle=\dfrac{\displaystyle\int_{-\infty}^{+\infty}\int_{-\infty}^{+\infty}yf(x,y)\mathrm{d}x\mathrm{d}y}{\displaystyle\int_{-\infty}^{+\infty}\int_{-\infty}^{+\infty}f(x,y)\mathrm{d}x\mathrm{d}y}=\mathrm{i}\dfrac{\dfrac{\partial\tilde{f}}{\partial k_y}(0,0)}{\tilde{f}(0,0)}\end{cases} \tag{B.23}$$

二阶矩

$$\begin{cases}\displaystyle\int_{-\infty}^{+\infty}\int_{-\infty}^{+\infty}x^2f(x,y)\mathrm{d}x\mathrm{d}y=-\frac{\partial^2\tilde{f}}{\partial k_x{}^2}(0,0)\\ \displaystyle\int_{-\infty}^{+\infty}\int_{-\infty}^{+\infty}y^2f(x,y)\mathrm{d}x\mathrm{d}y=-\frac{\partial^2\tilde{f}}{\partial k_y{}^2}(0,0)\\ \displaystyle\int_{-\infty}^{+\infty}\int_{-\infty}^{+\infty}xyf(x,y)\mathrm{d}x\mathrm{d}y=-\frac{\partial^2\tilde{f}}{\partial k_x\partial k_y}(0,0)\\ \displaystyle\int_{-\infty}^{+\infty}\int_{-\infty}^{+\infty}(x^2+y^2)f(x,y)\mathrm{d}x\mathrm{d}y=-\left[\frac{\partial^2\tilde{f}}{\partial k_x{}^2\partial k_y}(0,0)+\frac{\partial^2\tilde{f}}{\partial k_y{}^2}(0,0)\right]\end{cases} \tag{B.24}$$

等效宽度

$$\frac{\int_{-\infty}^{+\infty}\int_{-\infty}^{+\infty} f(x,y)\,\mathrm{d}x\mathrm{d}y}{f(0,0)} = \frac{1}{\frac{1}{2\pi}} \frac{\tilde{f}(0,0)}{\int_{-\infty}^{+\infty}\int_{-\infty}^{+\infty} \tilde{f}(k_x,k_y)\,\mathrm{d}k_x\mathrm{d}k_y} \tag{B.25}$$

## B.5 汉克尔变换

许多光学系统是圆对称的。在二维情况下点光源发出的光同样是圆对称的。这样的情况下问题可极大地简化,因为只有半径坐标为重要变量。将笛卡尔坐标系转化为极坐标系,即

$$\begin{cases} x = r\cos\theta \\ y = r\sin\theta \\ r = \sqrt{x^2 + y^2} \\ \theta = \arctan\dfrac{y}{x} \end{cases} \tag{B.26}$$

同理,用极坐标来表示傅里叶域,有

$$\begin{cases} k_x = k\cos\theta' \\ k_y = k\sin\theta' \\ k = \sqrt{k_x{}^2 + k_y{}^2} \\ \theta' = \arctan\dfrac{k_y}{k_x} \end{cases} \tag{B.27}$$

由旋转定理,如果一个函数是圆对称的,即 $f(x,y) = f(r)$,则其傅里叶变换也是圆对称的,$f(k_x,k_y) = f(k)$。

二维傅里叶变换为

$$\begin{aligned} \int_{-\infty}^{+\infty}\int_{-\infty}^{+\infty} f(x,y)\cdot \mathrm{e}^{-\mathrm{i}(k_x\cdot x+k_y\cdot y)}\,\mathrm{d}x\mathrm{d}y &= \int_0^{2\pi}\int_0^{+\infty} f(r)\cdot \mathrm{e}^{-\mathrm{i}kr\cdot\cos(\theta-\theta')}\,r\,\mathrm{d}r\mathrm{d}\theta \\ &= \int_0^{+\infty} f(r)\left[\int_0^{2\pi} \mathrm{e}^{-\mathrm{i}kr\cdot\cos\theta}\,\mathrm{d}\theta\right] r\,\mathrm{d}r \end{aligned} \tag{B.28}$$

由圆对称,我们发现式(B.28)不再依赖于 $\theta'$。对于 $\theta$ 的积分为零阶第一类贝塞尔函数,有

$$J_0(kr) = \frac{1}{2\pi}\int_0^{2\pi} \mathrm{e}^{-\mathrm{i}kr\cdot\cos\theta}\,\mathrm{d}\theta \tag{B.29}$$

因此，傅里叶关系变为

$$\begin{cases}\tilde{f}(k)=2\pi\int_0^{+\infty}f(r)J_0(kr)r\,\mathrm{d}r\\ f(r)=\dfrac{1}{2\pi}\int_0^{+\infty}\tilde{f}(k)J_0(kr)k\,\mathrm{d}k\end{cases}\tag{B.30}$$

式(B.30)定义了(第0阶)$f$和$\tilde{f}$的汉克尔变换关系。所以，由于圆对称，二维傅里叶变换降为一维积分，其中核函数$\mathrm{e}^{\mathrm{i}\boldsymbol{k}\cdot\boldsymbol{r}}$被$J_0(kr)$所代替。图B.2给出了第一类贝塞尔函数在阶数$n=0,1,2$时的图形。

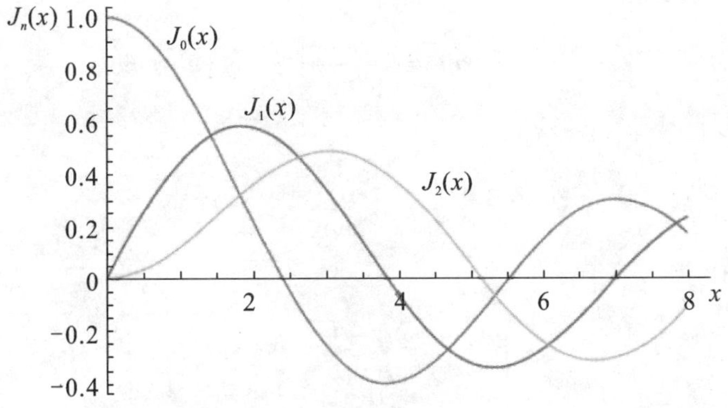


图B.2　不同阶数的第一类贝塞尔函数

关于第一类贝塞尔函数的常用等式有

$$\begin{cases}J_n(x)=\dfrac{1}{2\pi\mathrm{i}^n}\cdot\int_0^{2\pi}\mathrm{e}^{\mathrm{i}x\cos\theta}\cdot\mathrm{e}^{\mathrm{i}n\theta}\mathrm{d}\theta\\ \dfrac{\mathrm{d}}{\mathrm{d}x}[x^mJ_m(x)]=x^mJ_{m-1}(x)\\ \int_0^{+\infty}J_n(x)\mathrm{d}x=1\end{cases}\tag{B.31}$$

汉克尔变换满足类似于一维与二维傅里叶变换的一些重要的定理[2]。

中心坐标定理

$$\begin{aligned}\tilde{f}(0)&=2\pi\int_0^{+\infty}\tilde{f}(r)J_0(0)r\mathrm{d}r\\&=2\pi\int_0^{+\infty}f(r)r\mathrm{d}r\end{aligned}\tag{B.32}$$

移位定理

相对原点的移位将会破坏圆对称，汉克尔变换不满足移位定理。

相似性定理

$$f(ar) \to \frac{1}{a^2}\tilde{f}\left(\frac{k}{a}\right) \tag{B.33}$$

卷积定理

$$\int_0^{+\infty}\int_0^{2\pi} f(r')g(\rho)r'\mathrm{d}r'\mathrm{d}\theta \to \tilde{f}(k)\cdot \tilde{g}(k)$$
$$(\rho^2 = r^2 + r'^2 - 2rr'\cos\theta) \tag{B.34}$$

帕塞瓦尔定理

$$\int_0^{+\infty} |f(r)|^2 r\mathrm{d}r = \frac{1}{(2\pi)^2}\int_0^{+\infty} |\tilde{f}(k)|^2 k\mathrm{d}k \tag{B.35}$$

拉普拉斯算子

$$\nabla^2 f = \frac{\mathrm{d}^2 f}{\mathrm{d}r^2} + \frac{1}{r}\frac{\mathrm{d}f}{\mathrm{d}r} \to -k^2\tilde{f}(k) \tag{B.36}$$

二阶矩

$$\int_0^{+\infty} r^2 f(r)r\mathrm{d}r = \frac{\tilde{f}''(0)}{-4\pi} \tag{B.37}$$

等效宽度

$$\frac{2\pi\int_0^{+\infty} f(r)r\mathrm{d}r}{f(0)} = \frac{\tilde{f}(0)}{\frac{1}{2\pi}\int_0^{+\infty}\tilde{f}(k)k\,\mathrm{d}k} \tag{B.38}$$

## B.6　三维傅里叶变换

傅里叶变换对自然推广到三维函数为

$$f(x,y,z) = \int_0^{+\infty}\int_0^{+\infty}\int_0^{+\infty}\tilde{f}(k_x,k_y,k_z)\cdot \mathrm{e}^{\mathrm{i}(k_x\cdot x + k_y\cdot y + k_z\cdot z)}\mathrm{d}k_x\mathrm{d}k_y\mathrm{d}k_z$$
$$\tilde{f}(k_x,k_y,k_z) = \int_0^{+\infty}\int_0^{+\infty}\int_0^{+\infty} f(x,y,z)\cdot \mathrm{e}^{-\mathrm{i}(k_x\cdot x + k_y\cdot y + k_z\cdot z)}\mathrm{d}x\mathrm{d}y\mathrm{d}z \tag{B.39}$$

接下来我们讨论柱面和球面坐标系下的三维傅里叶变换。

## B.7 柱坐标

此情况下

$$
\begin{aligned}
f(x,y,z) &= g(r,\theta,z) \\
\tilde{f}(k_x,k_y,k_z) &= \tilde{g}(k_\perp,\theta',k_z)
\end{aligned}
\tag{B.40}
$$

其中

$$
\begin{aligned}
x+\mathrm{i}y &= r\cdot \mathrm{e}^{\mathrm{i}\theta} \\
k_x+\mathrm{i}k_y &= k_\perp\cdot \mathrm{e}^{\mathrm{i}\theta'}
\end{aligned}
\tag{B.41}
$$

函数 $g$ 和 $\tilde{g}$ 有如下联系：

$$
g(r,\theta,z)=\int_{-\infty}^{+\infty}\int_0^{2\pi}\int_0^{+\infty}\tilde{g}(k_\perp,\theta',k_z)\cdot \mathrm{e}^{\mathrm{i}[k_\perp r\cos(\theta-\theta')+k_z\cdot z]}\,\mathrm{d}k_\perp\,\mathrm{d}\theta'\mathrm{d}k_z
\tag{B.42a}
$$

$$
\tilde{g}(k_\perp,\theta',k_z)==\int_{-\infty}^{+\infty}\int_0^{2\pi}\int_0^{+\infty}g(r,\theta,z)\cdot \mathrm{e}^{-\mathrm{i}[k_\perp r\cos(\theta-\theta')+k_z\cdot z]}\,\mathrm{d}r\mathrm{d}\theta\mathrm{d}z
\tag{B.42b}
$$

在圆对称情况下，即 $f$ 独立于 $\theta$，也就独立于 $\theta'$，有

$$
\begin{aligned}
f(x,y,z) &= h(r,z) \\
\tilde{f}(k_x,k_y,k_z) &= \tilde{h}(k_\perp,k_z)
\end{aligned}
\tag{B.43}
$$

因此，式(B.42) 变为(使用汉克尔变换的性质)

$$
h(r,z)=\frac{1}{2\pi}\int_{-\infty}^{+\infty}\int_0^{+\infty}\tilde{h}(k_\perp,k_z)\cdot J_0(k_\pm\cdot r)\cdot \mathrm{e}^{\mathrm{i}k_z\cdot z}\cdot k_\perp\,\mathrm{d}k_\perp\,\mathrm{d}k_z
\tag{B.44a}
$$

$$
\tilde{h}(k_\perp,k_z)=2\pi\int_{-\infty}^{+\infty}\int_0^{+\infty}h(r,z)\cdot J_0(k_\pm\cdot r)\cdot \mathrm{e}^{-\mathrm{i}k_z\cdot z}\cdot r\mathrm{d}r\mathrm{d}z
\tag{B.44b}
$$

可以看出式(B.44a) 中的积分表示一个关于 $r$ 的汉克尔变换沿 $z$ 的一维傅里叶变换。

如果问题是柱形对称的，也就是 $f$ 对于 $\theta$ 和 $z$ 都独立，有

$$
\begin{aligned}
f(x,y,z) &= p(r,z) \\
\tilde{p}(k_x,k_y,k_z) &= \tilde{p}(k_\perp)\cdot \delta(k_z)
\end{aligned}
\tag{B.45}
$$

傅里叶变换简化为

$$p(r)=\frac{1}{2\pi}\int_{0}^{+\infty}\tilde{p}(k_{\perp})\cdot J_{0}(k_{\perp}r)k_{\perp}\,\mathrm{d}k_{\perp}$$

$$\tilde{p}(k_{\perp})=2\pi\int_{0}^{+\infty}p(r)\cdot J_{0}(k_{\perp}r)r\,\mathrm{d}r \tag{B.46}$$

## B.8 球面坐标

在球面坐标下

$$\begin{cases}f(x,y,z)=g(r,\theta,\phi)\\ \tilde{f}(k_x,k_y,k_z)=\tilde{g}(k,\theta',\phi')\end{cases} \tag{B.47}$$

坐标变换形式为

$$\begin{cases}x=r\sin\theta\cos\phi,y=r\sin\theta\sin\phi,z=r\cos\theta\\ k_x=k\sin\theta'\cos\phi',k_y=k\sin\theta'\sin\phi',k_z=k\cos\theta'\end{cases} \tag{B.48}$$

式中：$k=\sqrt{k_x{}^2+k_y{}^2+k_z{}^2}$。

傅里叶积分变为

$$g(r,\theta,\phi)=(2\pi)^3\int_{-\infty}^{+\infty}\int_{0}^{2\pi}\int_{0}^{2\pi}\tilde{g}(k,\theta',\phi')\cdot \mathrm{e}^{ikr[\cos\theta\cos\theta'+\sin\theta\sin\theta'\cos(\phi-\phi')]}\cdot k^2\sin\theta'\,\mathrm{d}k\mathrm{d}\theta'\mathrm{d}\phi'$$

$$\tilde{g}(k,\theta',\phi')=(2\pi)^3\int_{-\infty}^{+\infty}\int_{0}^{2\pi}\int_{0}^{2\pi}g(r,\theta,\phi)\mathrm{e}^{-ikr[\cos\theta\cos\theta'+\sin\theta\sin\theta'\cos(\phi-\phi')]}\cdot r^2\sin\theta\,\mathrm{d}r\mathrm{d}\theta\mathrm{d}\phi \tag{B.49}$$

在圆对称情况下，即 $f(x,y,z)$ 独立于 $\phi$，有

$$\begin{cases}f(x,y,z)=g(r,\theta)\\ \tilde{f}(k_x,k_y,k_z)=\tilde{g}(k,\theta')\end{cases} \tag{B.50}$$

圆对称情况下的傅里叶变换为

$$\begin{cases}g(r,\theta)=2\pi^3\int_{0}^{+\infty}\int_{0}^{\pi}\tilde{g}(k,\theta')J_0(kr\sin\theta\sin\theta')\cdot \mathrm{e}^{ikr\cos\theta\cos\theta'}k^2\sin\theta'\,\mathrm{d}k\mathrm{d}\theta'\\ \tilde{g}(k,\theta')=2\pi^3\int_{0}^{+\infty}\int_{0}^{\pi}g(r,\theta)J_0(kr\sin\theta\sin\theta')\cdot \mathrm{e}^{-ikr\cos\theta\cos\theta'}r^2\sin\theta\,\mathrm{d}r\mathrm{d}\theta\end{cases} \tag{B.51}$$

$$\begin{cases}f(x,y,z)=h(r)\\ \tilde{f}(k_x,k_y,k_z)=\tilde{h}(k)\end{cases} \tag{B.52}$$

在这种情况下，积分简化为

$$\begin{cases} h(r) = \dfrac{1}{2\pi^2}\displaystyle\int_0^{+\infty} \tilde{h}(k)\operatorname{sinc}(kr)k^2\,\mathrm{d}k \\ \tilde{h}(k) = 4\pi\displaystyle\int_0^{+\infty} h(r)\operatorname{sinc}(kr)r^2\,\mathrm{d}r \end{cases} \tag{B.53}$$

## 参考文献

[1] A. Papoulis. The Fourier Integral and Its Applications (McGraw-Hill, New York, 1962).

[2] R. N. Bracewell. The Fourier Transform and Its Applications (McGraw-Hill, Boston, MA, 2000).

[3] J. D. Gaskill. Linear Systems, Fourier Transforms, and Optics (Wiley, New York, 1978).

[4] J. W. Goodman. Introduction to Fourier Optics. (McGraw-Hill, New York, 1996).

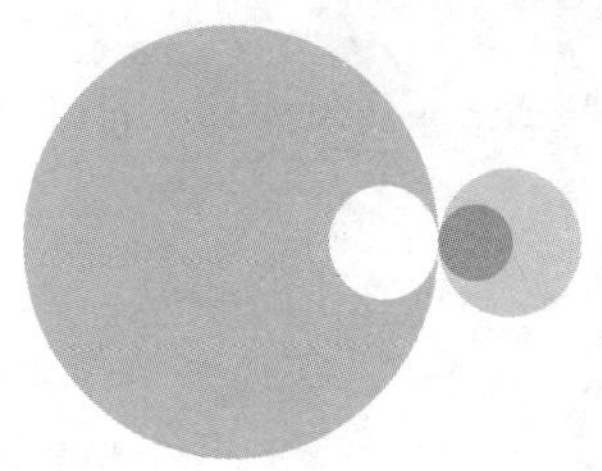

# 附录 C
# QPI 作品

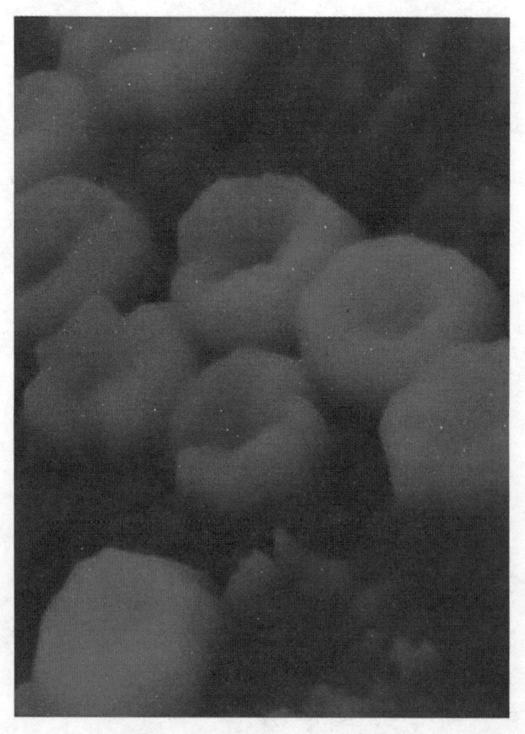

图 C.1　RBC(通过 FPM 获取)

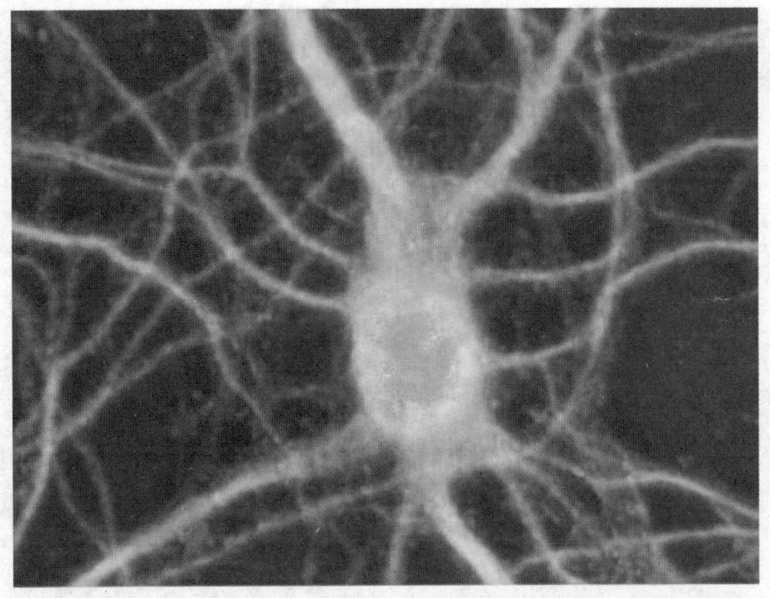

图 C.2　神经元(通过 SLIM 红、荧光绿、蓝通道获取)

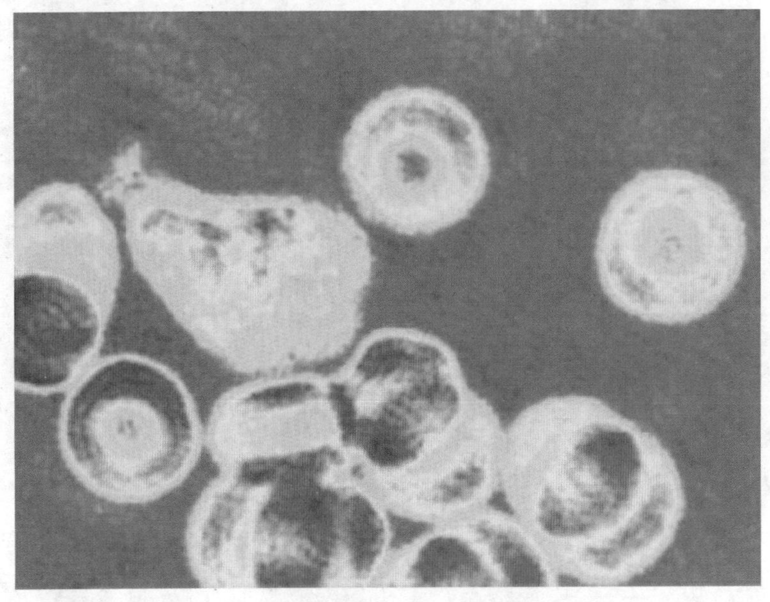

图 C.3　RBC 和巨噬细胞(通过 HPM 获取)

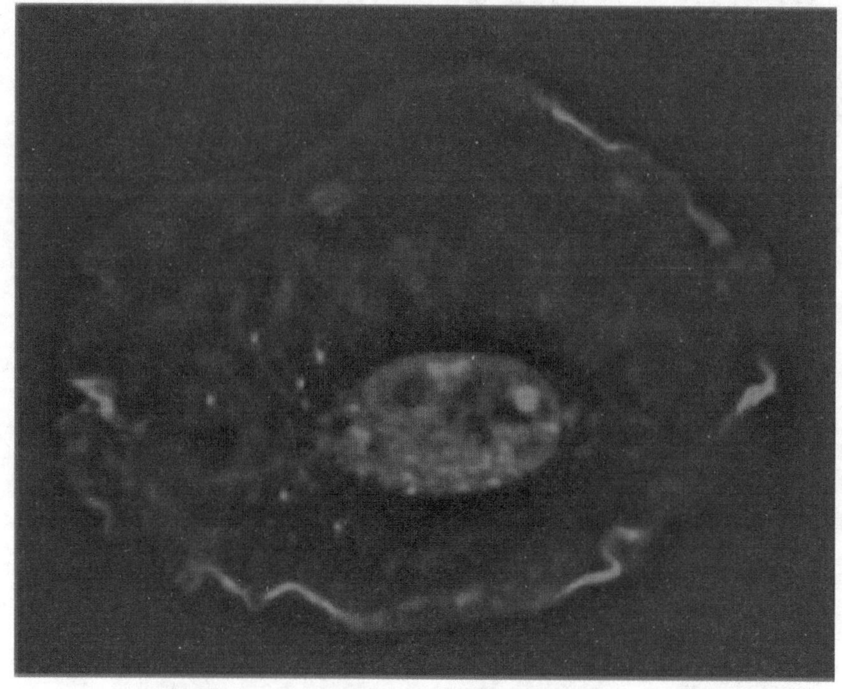

图 C.4　胶质细胞(通过 SLIM 获取)

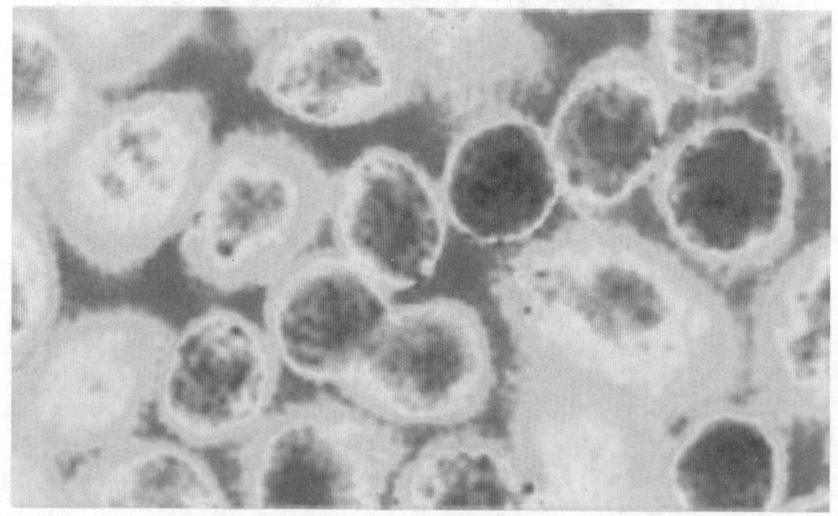

图 C.5　海拉细胞(通过 FPM 获取)

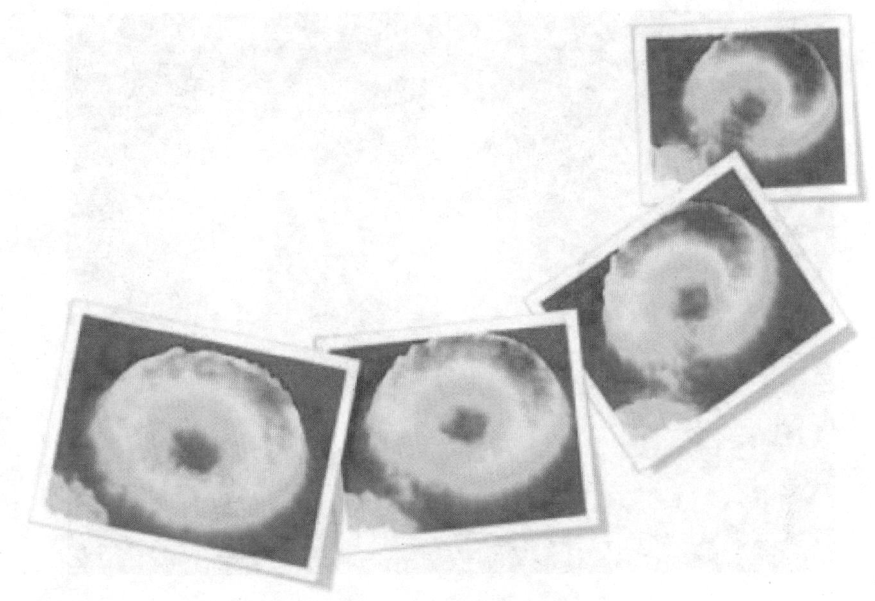

图 C.6　被巨噬细胞压扁的 RBC(通过 HPM 获取)

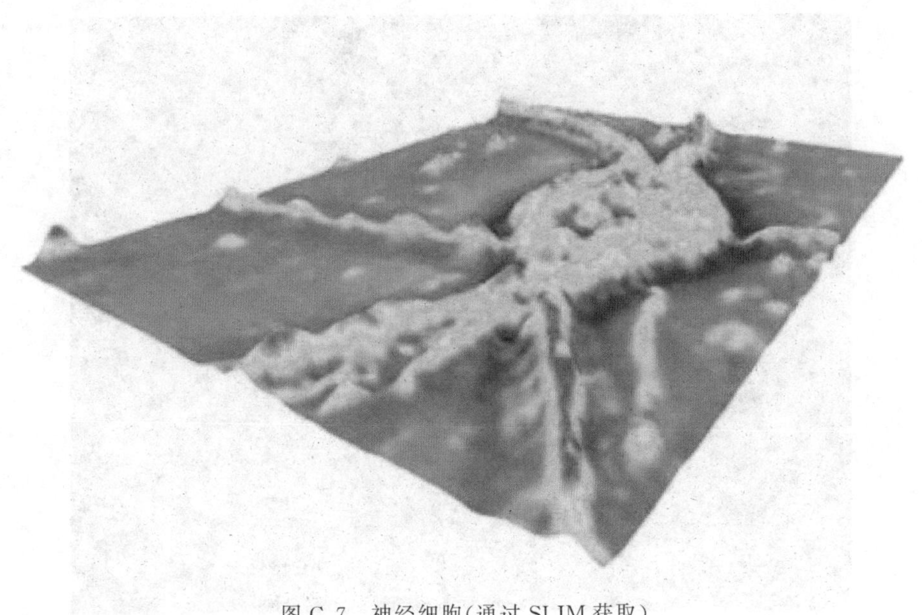

图 C.7　神经细胞(通过 SLIM 获取)

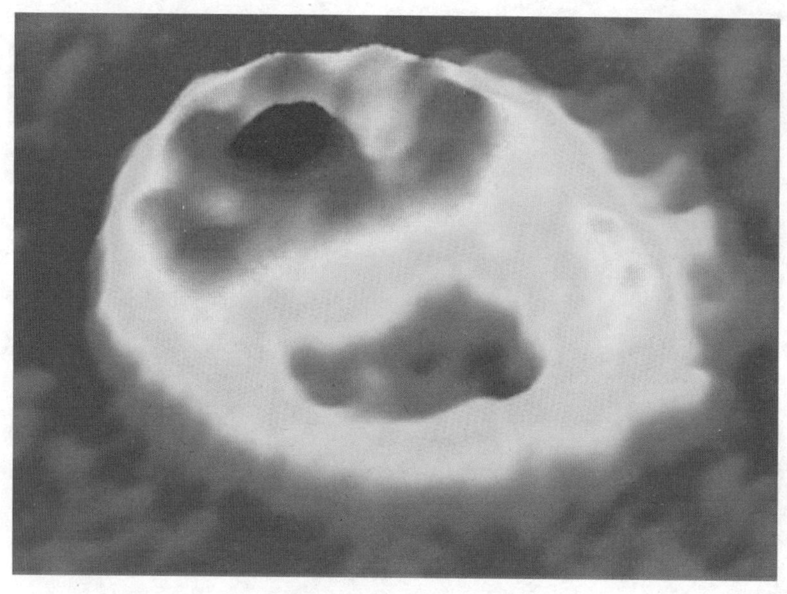

图 C.8　感染疟疾的细胞(通过 DPM 获取)

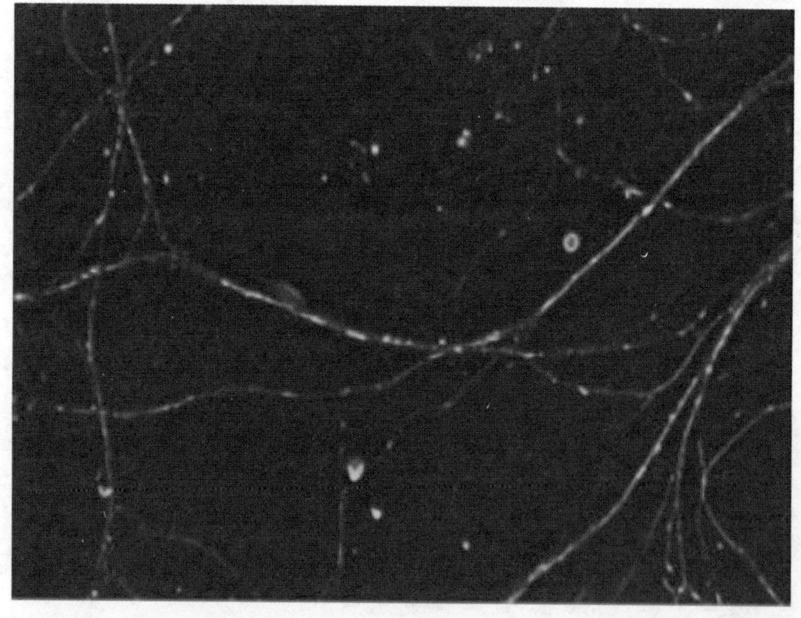

图 C.9　神经网络:SLIM 和 SLIM 的拉普拉斯变换

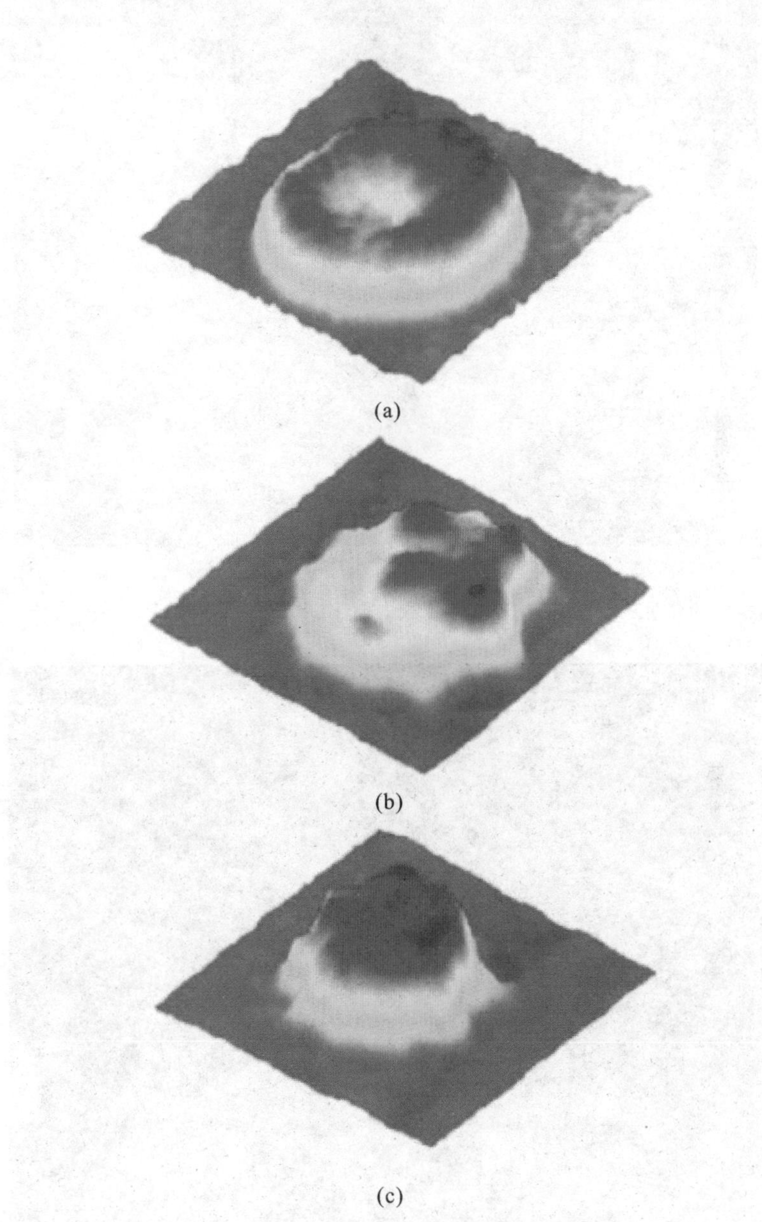

图C.10　(a)盘状细胞;(b)棘状红细胞;(c)球形红细胞(通过稳定 HPM 获取)

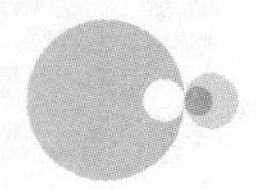



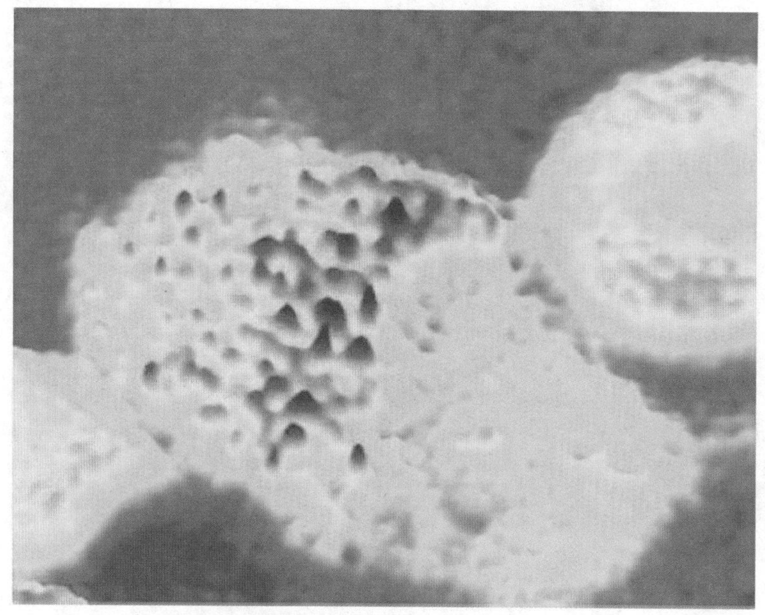

图 C.11　嗜酸性粒细胞与红细胞(通过 HPM 获取)

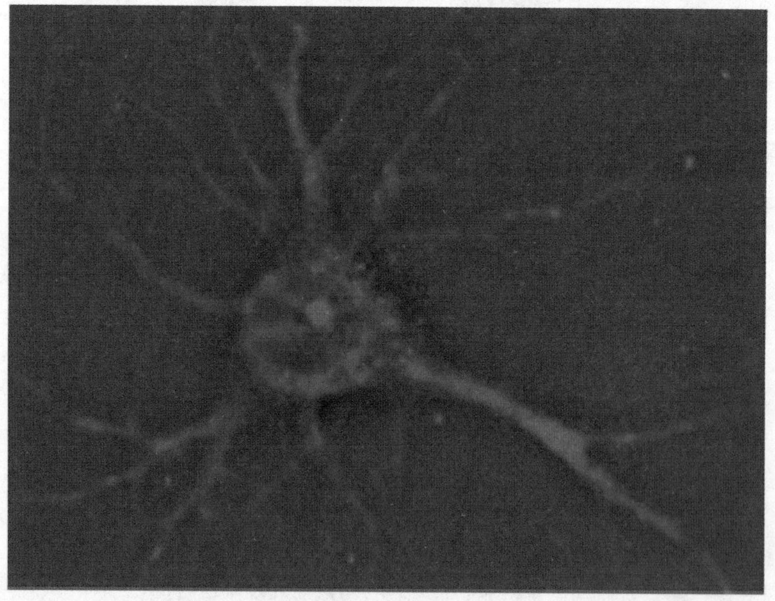

图 C.12　神经元(通过 SLIM 获取)

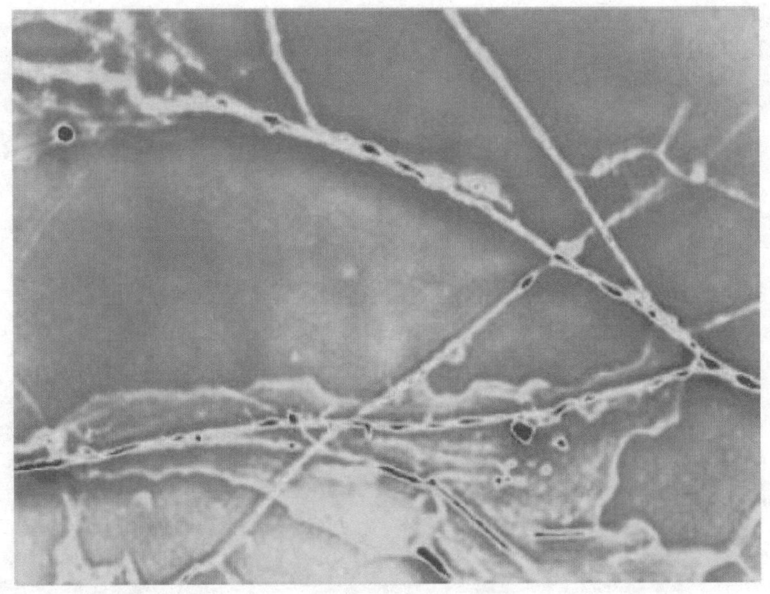

图 C.13　树突结构(通过 SLIM 获取)

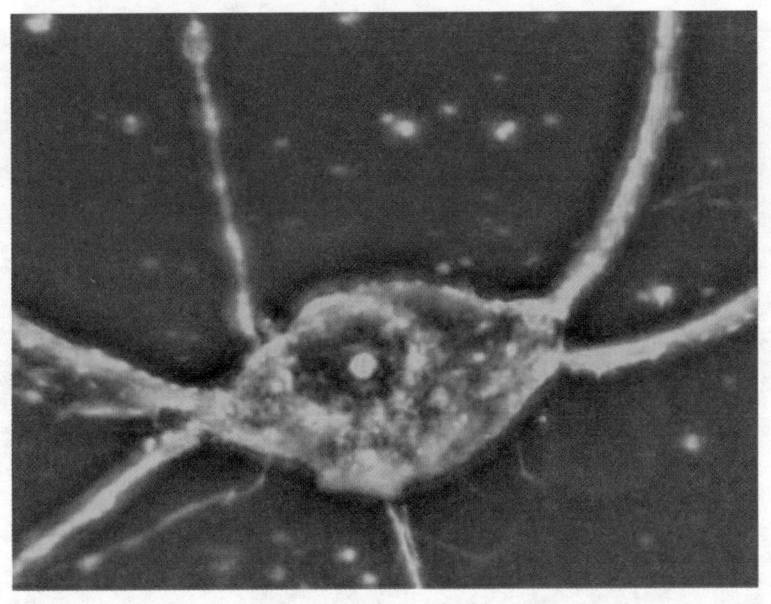

图 C.14　神经元与核仁(通过 SLIM 获取)

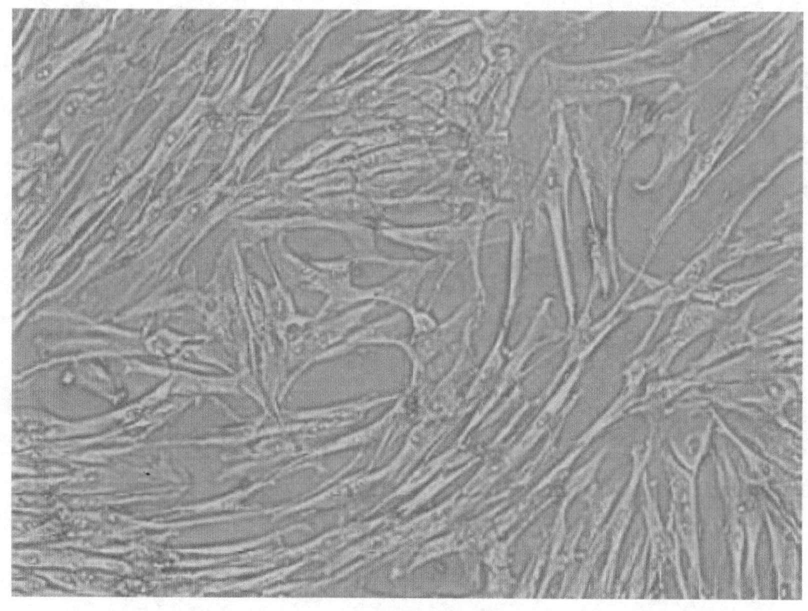

图 C.15　成纤维细胞(通过 SLIM 获取)

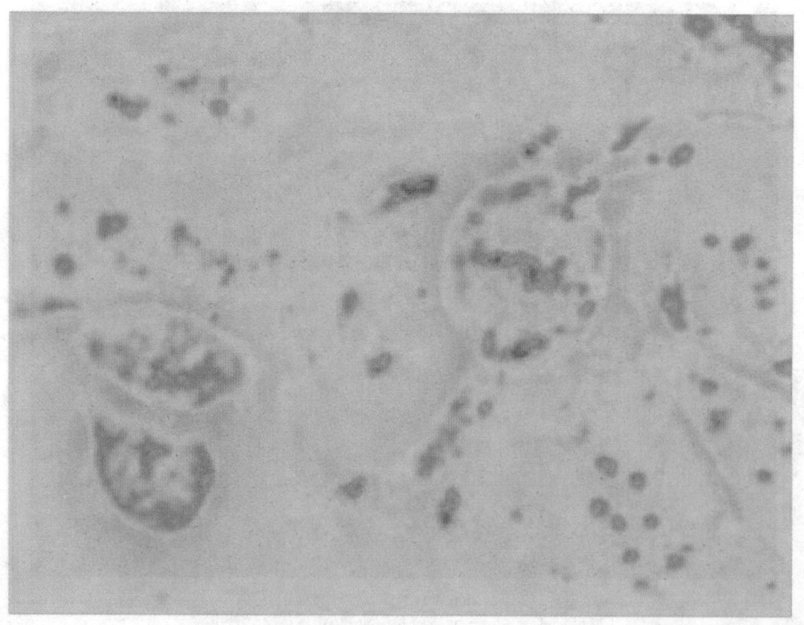

图 C.16　染色体(通过 SLIM 获取)

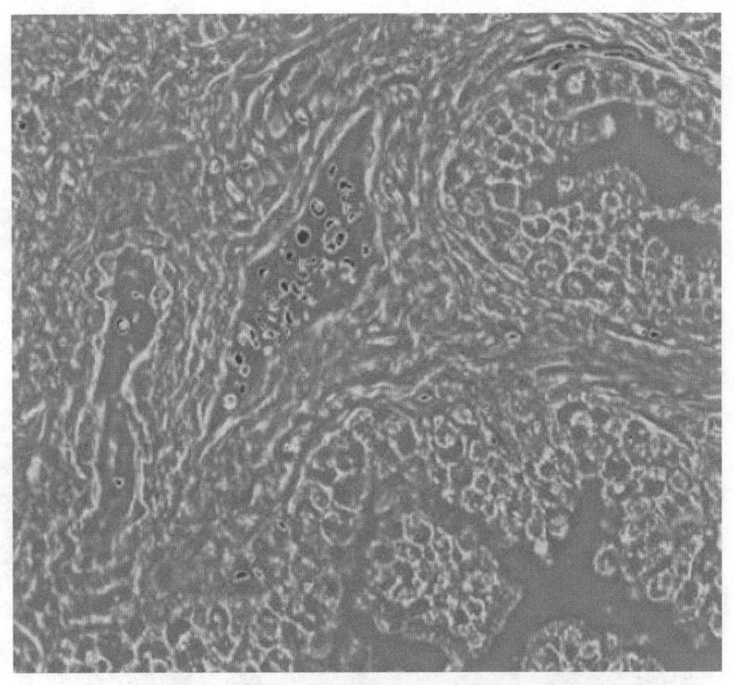

图 C.17　带有血管的前列腺活检(通过 SLIM 获取)

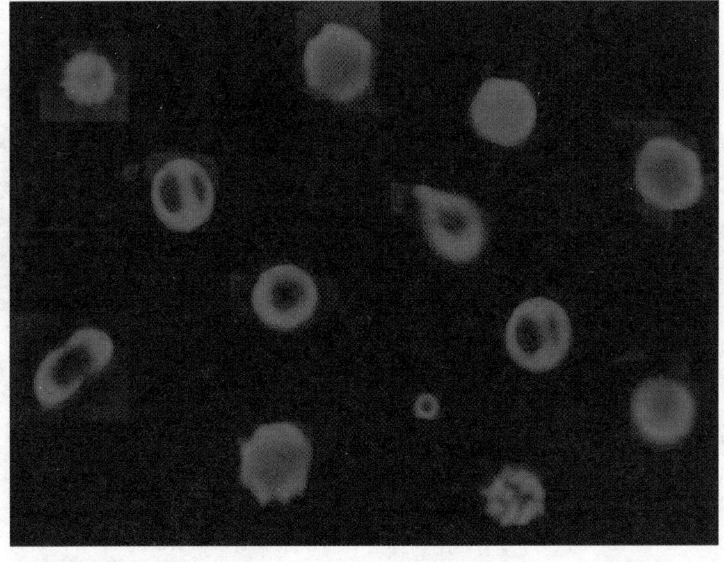

图 C.18　RBC(通过 SLIM 获取)

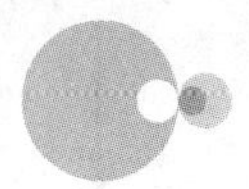



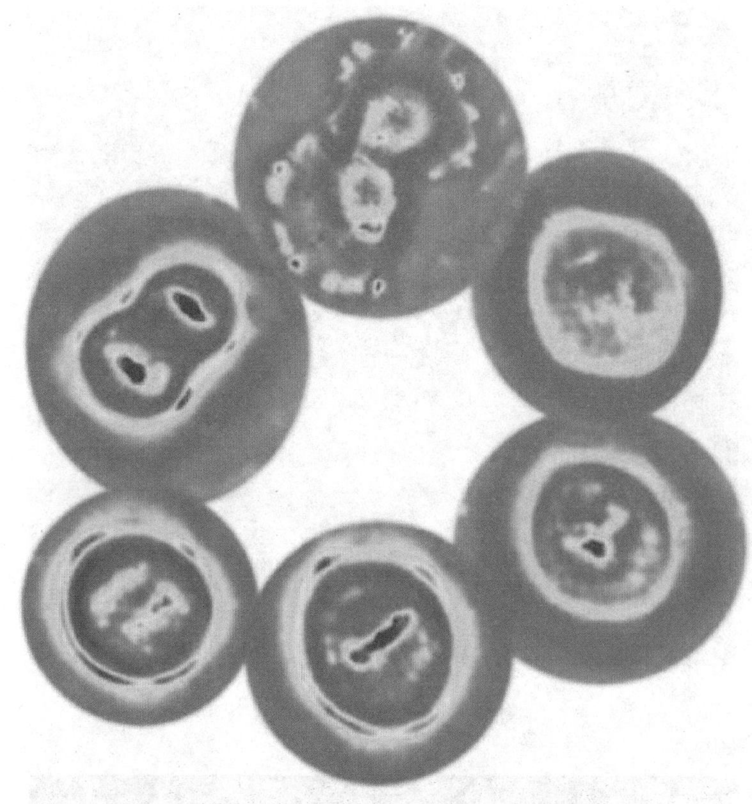

图 C.19　细胞周期(通过 SLIM 获取)

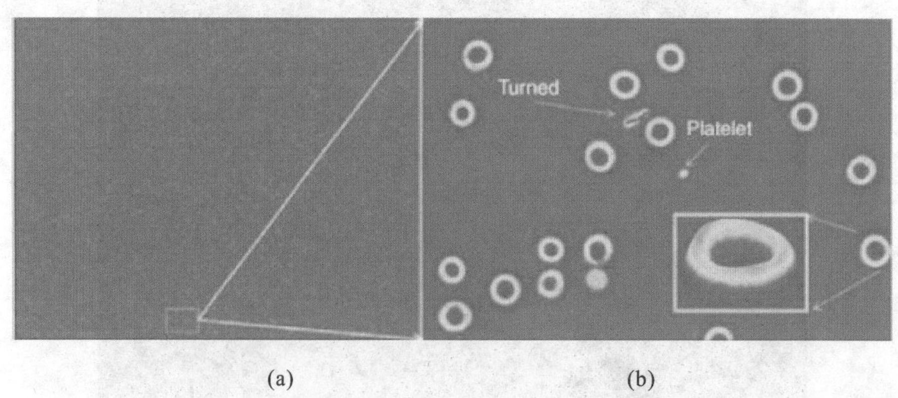


(a)　(b)

图 C.20　血液涂片(通过 SLIM 获取)